Udo Pollmer, Gunter Frank,
Susanne Warmuth
Lexikon der Fitneß-Irrtümer

SERIE PIPER

Zu diesem Buch

Wer Sport treibt, lebt gesünder und nimmt ab. Energy-Drinks bringen die verbrauchte Energie zurück. Sport verhindert Drogensucht, und wer regelmäßig trainiert, verringert das Herzinfarkt-Risiko. Alles wahr? Von wegen! Udo Pollmer, Gunter Frank und Susanne Warmuth sind zahllosen populären Irrtümern und raffiniert von der Industrie oder mächtigen Sportverbänden in die Welt gesetzten Legenden nachgegangen. Ihre aufrüttelnde Erkenntnis: Die meisten der propagierten Verhaltensweisen, Ernährungstips und Wundermittel kann man sich sparen, ja vieles ist dem körperlichen Wohlbefinden und einem langen Leben sogar eher abträglich. Das »Lexikon der Fitneß-Irrtümer« ist eine Warnung vor Bewegungsterror und Wellness-Hysterie und ein wohltuendes Plädoyer für einen pfleglichen Umgang mit dem eigenen Körper.

Udo Pollmer, geboren 1954, gilt als Deutschlands renommiertester und streitbarster Ernährungsspezialist. Seit 1995 wissenschaftlicher Leiter des Europäischen Instituts für Lebensmittel- und Ernährungswissenschaften (www.eule.com), veröffentlichte er mit Susanne Warmuth den Bestseller »Lexikon der Ernährungsirrtümer«. Er lebt bei Heilbronn.
Gunter Frank, geboren 1963, Facharzt für Allgemeinmedizin, Notfallmedizin und Naturheilverfahren, betreibt seit 1996 eine allgemeinmedizinische Praxis in Heidelberg, ist Referent für Health Management an der St. Galler Business School und bildet Ärzte und Studenten in Naturheilverfahren aus.
Susanne Warmuth, geboren 1959, ist Biologin und lebt als Lektorin und Übersetzerin naturwissenschaftlicher Bücher in Darmstadt.

Udo Pollmer
Gunter Frank
Susanne Warmuth

Lexikon der Fitneß-Irrtümer

Mißverständnisse, Fehlinterpretationen und Halbwahrheiten von Aerobic bis Zerrung

Ein Eichborn. Lexikon

Piper München Zürich

Von Udo Pollmer und Susanne Warmuth liegen in der Serie Piper vor:
Lexikon der Ernährungsirrtümer (4023)
Lexikon der Fitneß-Irrtümer (mit Gunter Frank, 4211)

Ungekürzte Taschenbuchausgabe
Piper Verlag GmbH, München
April 2005

Umschlag/Bildredaktion: Büro Hamburg
Heike Dehning, Charlotte Wippermann,
Alke Bücking, Kathrin Hilse
Foto Umschlagvorderseite: Bob Thomas/Getty Images
Gesamtherstellung: Clausen & Bosse, Leck
Printed in Germany ISBN 3-492-24211-1

www.piper.de

Inhalt

Zum Geleit

Epidemien rafften im Mittelalter Großteile der Bevölkerung hin, heute bedrohen uns epidemiologische Risikofaktoren. Epidemiologen malen die Zeichen epidemischer Zivilisationskrankheiten an die Wand: Herzinfarkt und Schlaganfall bedrohen die moderne Menschheit wegen ihres Lotterlebens. So wird landauf, landab gepredigt: Wir rauchen, essen und trinken zuviel und bewegen uns zuwenig. Nur eine standardisierte Einheits-Lebensweise (an die sich nicht einmal alle Ärzte halten) brächte Heil. Wer krank wird, ist selbst dran schuld.

Für dieses Lotterleben sollte es eigentlich Strafpunkte bei der Krankenversicherung geben, so hört man neuerdings, und Bonuspunkte fürs Sporttreiben; Sportverletzungen müßten aber selber bezahlt werden. Wer sich nun verwundert die Augen reibt, sollte in diesem Buch weiterlesen. Trotz des beklagten Lotterlebens wird die zivilisierte Menschheit immer älter. Der demographische Faktor und nicht das Lotterleben bedroht unsere Sozialsysteme, weil wir immer älter und gesünder werden. Die Zivilisation beschert uns in früher unvorstellbarem Ausmaß Gesundheit und lange Lebenserwartung. Ist es da verwunderlich, daß die Folgekrankheiten der altersbedingten Arteriosklerose, nämlich Herzinfarkt und Schlaganfall, häufiger geworden sind? Die Statistiken weisen ein hohes Durchschnittalter aus, wenn der Sensenmann mit diesen Krankheiten zuschlägt, während uns die Epidemiologen mit ihrer Zahlenakrobatik verschweigen, wie viele Lebensmonate uns das Lotterleben eigentlich kostet.

Im Mittelalter landeten Ketzer auf dem Scheiterhaufen, voran ging ein Ketzerprozeß und eine Verurteilung durch die damaligen Experten. Heute ist man rücksichtsvoller: Andersdenkende sind in den Augen der Wahrheitsverwalter und Gutmenschen in einer wissenschaftlichen Gesinnungsgemeinde nur Nestbeschmutzer. Um solche handelt es sich auch bei den Autoren dieses Buches. Wer sich seiner eigenen Wahrheiten über die gesunde Lebensweise gewiß ist, wird aus den stichwortartig aufgelisteten Fitneß-Irrtümern nichts lernen können und das Buch womöglich nach wenigen Seiten angewidert aus der Hand legen.

Dies dürfte auch für unerschütterlich Sportbegeisterte einschließlich derjenigen gelten, die wissenschaftlich verbrämt immer wieder aufs neue nachweisen wollen, daß Sport gesund sei. Doch welcher Sport, welche Gesundheit ist dabei gemeint? Sind doch beide Begriffe gar nicht so eindeutig zu definieren, was der Blick in ein Sportlexikon zeigen kann. Betrachtet man Sport als *körper-*

liche Aktivität nach Reglement oder *Brauchtum zwecks individueller Bedürfnisbefriedigung und nicht zum Broterwerb (Ausnahme: Profisport),* dann läßt sich damit gut erklären, warum beispielsweise viele Langstreckenläufer so lange laufen, wie die Knie tragen und bis es schließlich nicht mehr geht. Nimmt man die WHO-Definition von Gesundheit hinzu, dann ruht diese auf drei Säulen: der körperlichen, geistig-seelischen und sozialen. Die meisten bewegten Anhänger der Sport- bzw. Fitneß-Bewegung empfinden zweifellos geistig-seelisches und soziales Wohlbefinden bei ihrer individuellen Bedürfnisbefriedigung. Dies geht aber oft auf Kosten der körperlichen Gesundheit. Akute Sportverletzungen und chronische Sportschäden gehören zum Sportalltag dazu; in Deutschland gibt es mehrere Spezialkliniken nur für diese Klientel. Aber auch mit mindestens 600 plötzlichen Herztoden pro Jahr durch Sporttreiben muß in Deutschland gerechnet werden, speziell bei Sportlern mit vorgeschädigtem Herzen, die etwas für ihre Gesundheit tun wollen oder dazu animiert wurden.

„Gesunde Lebensweise« erscheint so als ein Feld, bei dem es sich lohnt, es von verschiedenen Seiten zu beleuchten und zu betrachten. Dazu gehören auch die Fragen: Wieviele unserer Krankheiten entstehen eigentlich schicksalsbedingt (z.B. durch die Gene oder Unfälle) und wieviele selbstverschuldet durch Fehlverhalten (Lotterleben oder Risikosporttreiben)? Kann man Gesundheit wie bei einem Bausparvertrag jahrzehntelang ansparen, und wie sicher kann man sein, daß man das angesparte Gesundheitskapital wirklich ausbezahlt bekommt? Oder sollte man es anstelle der gesunden Lebensweise, die ja meistens mit jahrzehntelangem Verzicht auf Lebensqualität einhergeht, nicht lieber mit dem alten Horaz halten: *Carpe diem!* – Nutze Tag und Stunde, heut' ist heut'?

Patentrezepte liefert auch dieses Buch nicht, wie sollte es das auch bei diesen uralten Fragen der Menschheit, deren Gehirn sich seit dem Turmbau zu Babel nicht geändert hat? Es geht um Machbarkeitswahn und Schicksal, um Missionarstum der Besserwissenden und blinder Gefolgschaft der Ahnungslosen sowie um Aktionismus und Ideologie. Dem Leser wird hierzu vieles zum Nachdenken mitgegeben; letztlich liegt es aber an ihm, sich eine eigene Position für seinen Lebensstil zu erarbeiten und zu prüfen, wieviel Fremdbestimmung er dabei zulassen und wieviel Individualität er pflegen will.

Prof. Dr. med. H.-V. Ulmer
Sportphysiologische Abteilung der Johannes Gutenberg-Universität Mainz

Gesundheit ist die einzige satirefreie Zone in unserer Gesellschaft. Hier herrschen die strengen Regeln der Political Correctness.

Manfred Lütz, Facharzt für Psychiatrie und Psychotherapie, Theologe und Autor

Fit für was!

Fürs Überleben, sprach Darwin. Fürs Vaterland, forderte Turnvater Jahn. Für die ewige Jugend, jubelt der Zeitgeist. Für die Gesundheit, mahnt die Gesundheitsministerin. Ja, was denn nun? Ist Fitneß gut für oder gegen alles, oder darf sich jeder das ihm Genehme aussuchen?

Megatrends, wie der grassierende Fit- und Wellnessboom, oder im Brustton der Überzeugung geäußerte Selbstverständlichkeiten à la»Sport ist gesund« fordern es heraus: Dem muß man einfach mit fröhlichem Mißtrauen und gesunder Skepsis auf den Grund gehen. Gesagt, getan. Wir starten also eine Entdeckungsreise in die Welt der Pulsuhren, Waschbrettbäuche und Mentalseminare, wagen den Aufstieg auf den Olymp der Sportwissenschaft, begeben uns in die Niederungen der Gesundheitspolitik. Dabei werden wir mehr als einmal auf Abenteuerliches stoßen. Entsprechend fallen die Expeditionsberichte heiter, bissig oder realsatirisch aus, sie sind häufig politisch ziemlich inkorrekt, doch leider allzuoft auch bitterernst.

Fitneß ist ein weites Feld, bei dem vor allem der Körper beackert wird. Schweißbäche fließen, die einen wollen Muskelberge auftürmen, die anderen schuften für flache Bäuche und kernige Pobacken. Als Lohn der Mühe winken Schönheit, Jugend und Erfolg – versprechen zumindest die Hochglanzgazetten. Aber auch in der Landwirtschaft erntet nicht jeder Bauer dicke Kartoffeln. Hier wie dort muß den natürlichen Gegebenheiten zur Not ein wenig nachgeholfen werden: Spritzen gegen unliebsame Zeiterscheinungen, Saugpumpen gegen überquellende Fettreservoire, Pülverchen als Wachstumshilfe oder zur dringenden Ergänzung der erschöpften Nährstoffvorräte. Wenn alles gut geht, kommt am Ende ein marktgerechter Körper der Handelklasse A heraus: eine glatte, makellose Oberfläche, die Inhaltsstoffe sind Nebensache. Der Kopf scheint – mentale Fitneß hin oder her – in vielen Fällen sowieso nur als Halterung für eine möglichst dekorative Gesichtsmaske gebraucht zu werden.

Wenn allenthalben verlautbart wird, daß es jedem und jeder möglich ist, einen »Superbody« zu erlangen, sofern er/sie nur vier Wochen lang genau nach Plan turnt, cremt und kaut, fällt es leicht, verächtlich über die die Nase zu rümpfen, die nach wie vor mit ihrem bewährten Standardmodell herumspazieren und womöglich sogar damit zufrieden sind. Einfach uncool. Aber wehe denen, die zugeben, sie hätten die angesagten Verschönerungsmaßnahmen vergeblich probiert! Faul, lasch, willensschwach, müssen sie sich nennen lassen. So jemand bringt es sicher auch in anderer Beziehung zu nichts. Zu weit hergeholt? Keineswegs: Immerhin 42 Prozent der Unter-30jährigen stimmten dem Satz zu: »Wer nicht an sich arbeitet, um eine gute Figur zu haben und leistungsfähig zu bleiben, ist selbst schuld, wenn er z.B. berufliche Nachteile hat oder nicht so leicht einen Partner findet.« Das ermittelte das Institut für Demoskopie Allensbach im Auftrag der Körber-Stiftung im Oktober 2000. So wird der Fitneßdrang zum Fitneßzwang.

Vorbei ist's mit dem einst ebenso unbekümmerten wie ehrlichen Slogan »fit for fun«. Kindern wird der Spaß an der Bewegung von überängstlichen Eltern und gedankenlosen Stadtplanern aberzogen. (Wo dürfen sie schon noch nach Herzenslust herumtoben und sich schmutzig machen?) Als Jugendliche oder Erwachsene müssen sie sich dann der Faulheit bezichtigen lassen und werden von Lehrern und Ärzten auf den Sportplatz gescheucht. »Fitneß« ist längst zur bierernsten Pflicht geworden. Nicht nur der persönliche Erfolg hängt davon ab, sondern auch das Wohl und Wehe jedes Einzelnen – genauer gesagt seine Gesundheit, und damit seine Zukunft.

Bekanntlich ist die Gesundheit heute unser höchstes Gut. Bis vor kurzem hatte diese Position noch die Liebe inne, in Gestalt der gepredigten Nächstenliebe beispielsweise. Doch offenbar hat die im Gegensatz zur Gesundheit als Geschäftsmodell weitgehend ausgedient. Egal wie hoch die Gesundheit nun anzusiedeln ist, unstrittig ist sie zumindest unser teuerstes Gut, blickt man auf die Ausgaben des Gesundheitsystems. Andererseits stellen diese »Ausgaben« natürlich auch Einnahmen dar. Welch ein Zufall, daß es den an der Gesundheitsreform beteiligten Interessengruppen trotz herzerweichenden Gejammers einfach nicht gelingen will, auf ihre Einnahmen zu verzichten!

Dabei gibt ihnen die Weltgesundheitsorganisation (WHO) Schützenhilfe. Ihre Definition von Gesundheit ist das, was der Volksmund als »ganzheitlich« bezeichnet: Sie spricht von »völligem körperlichen, seelischen und sozialen Wohlbefinden«. In der Praxis bedeutet das nicht mehr und nicht weniger, daß abgesehen von ein paar frisch Verliebten und eine Handvoll Bekiffter alle anderen Menschen nicht mehr als gesund firmieren können, also »krank« sein müssen. Die WHO-Definition ist ebenso sympathisch wie fatal: Schließlich kommt niemand umhin, gelegentlich Unannehmlichkeiten und Mißstimmungen zu ertragen. Von Kindesbeinen müssen wir lernen, egal ob für die Schule oder fürs Leben, die Mühe ist stets größer als die Freude. Ein Hürdenläufer muß jahrelang trainieren, wenn er bei Olympia auf dem Treppchen stehen will. Selbst der umjubelte Erfolgreiche muß nach wie vor herbe Niederlagen einstecken können.

Liebeskummer, Geldsorgen, die Trauer über den Tod eines geliebten Menschen: All das ist nach der Definition der WHO pathologisch und sollte der Menschheit erspart bleiben. Das »völlige Wohlbefinden« ersetzt die religiöse Vorstellung von der ewigen Glückseligkeit im Paradies. Unbeabsichtigt öffnet die WHO so die Tür zur »schönen neuen Gesundheitswelt«: Bei einem Mangel an »völligem Wohlbefinden« darf sich jeder ein Rezept abholen, und schon ist alles wieder gut. Orwell läßt grüßen.

Doch auch dieses Glück kann nicht von Dauer sein. Denn nach einer anderen Definition ist Gesundheit nur ein Mangel an Arztbesuchen. »Wer gesund ist, wurde nur nicht oft genug untersucht«, lautet ein ärztliches Bonmot. Je mehr Vorsorge, je mehr medizinische Betreuung desto mehr Kranke (und desto mehr Umsatz im Gesundheitssystem, möchte man hinzufügen). Ungewolltes Ergebnis: Je mehr ich für meine Gesundheit tue, desto weniger fühle ich mich gesund.

Die WHO hat einer neuen Religion den Weg geebnet, der *religio sanitatis*, die dem Gott der Ewigen Wellness huldigt. Manfred Lütz, Chefarzt eines psychiatrischen Krankenhauses, formuliert es so: »Alle Üblichkeiten der Altreligionen sind inzwischen im Gesundheitswesen angelangt. Halbgötter in Weiß, Wallfahrten zum Spezialisten, Krankenhäuser als Kathedralen unserer Zeit, die das ›Gefühl schlechthinniger Abhängigkeit‹ erzeugen, das nach Friedrich Schleiermacher Religion charakterisiert. Diätbewegungen gehen als wellenförmige Massenbewegungen über Land, in ihrem Ernst die Büßer- und Geißlerbewegungen des Mittelalters bei weitem übertreffend.« Wer sich von seinen Sünden reinigen will, greift nicht mehr zum Weihwasserkessel, sondern trinkt Entschlackungstees oder kauft im florierenden Ablaßhandel Vitamine und sonstige geldbeutel- und gewissenerleichternde Supplemente.

Wer trotzdem krank wird, hat – logischerweise – gesündigt. Krankheit und Alter werden zum Zeichen von Schuld und Sühne. Doch was erwartet die Fitten, die getreulich gesportelt und gesund gegessen haben? Kein Himmelreich auf Erden, nein ein hohes Alter! Stimmte das, dann können sie ihren Triumph im Pflegeheim bis zur bitteren Neige auskosten.

Was ist Gesundheit dann? Es ist im Gegensatz zur Auffassung der WHO ein Zustand, in dem der Mensch »vergißt«, daß er gesund ist. Ein Zustand, der es ihm erlaubt, sich all seinen vielfältigen Lebensaufgaben zu widmen, ohne dabei an Krankheit, Gesundheit oder die Endlichkeit seiner biologischen Existenz denken zu müssen. Wellness, das umfassende Wohlgefühl, verschaffen nicht Gurkenmilch, Moorbäder oder luftgepolsterte Joggingschuhe, sondern eine sinnvolle Lebensaufgabe – und die Bereitschaft, sich selbst mit seinen Stärken und Schwächen anzunehmen.

Aber es schadet doch nicht, wenn die Menschheit in Sachen »Gesundheit« ein wenig aufgeklärt wird? Je mehr wir über Gesundheit wissen, über Symptome, Krankheiten und Therapien informiert sind, desto besser können wir vorbeugen oder im Krankheitsfall rechtzeitig etwas dagegen tun. Klingt logisch, hat aber seine Tücken. Denn Ratgeber – ob in gedruckter Form oder in Funk und Fernsehen – verbreiten nicht »Gesundheit«, sondern Informationen über die gerade angesagten Malaisen. Und das Phänomen kennt jeder Medizinstudent: Wenn sich alles nur noch um Krankheiten dreht, wird jeder, aber auch wirklich jeder, zum Hypochonder und stellt sich schlimme Diagnosen. Er ist meist so überzeugt davon, daß ihn das freundliche Abwinken seines Therapeuten zutiefst verletzt. Und genau das ist der unausgesprochene Effekt und nicht selten das verborgene Ziel einer massiven »Aufklärung«: Sie verunsichert die Menschen, um sie dann mittels teurer Checkups, Fitneßgeräte und Vitamintabletten von ihren Ängsten zu erlösen. Die passenden Tips einschließlich der Bezugsquellen liefern die Aufklärer ja gerne mit.

Wir, die Autoren dieses Lexikons, erlauben uns deshalb, nicht nur die populärsten Behauptungen zu Fitneß, Wellness, Sport und Erfolg auf den Prüfstand zu stellen, sondern zugleich das Geschäft mit der Angst vor Krankheit und Alter zu durchleuchten. Dabei geht es uns nicht nur um Ihr sauer verdientes Geld, sondern auch darum, sich die eigene Unbefangenheit und Vitalität zu bewahren und zu stärken. So halten wir es ab jetzt in diesem Buch mit Friedrich Nietzsche: »Der Einwand, der Seitensprung, das fröhliche Misstrauen, die Spottlust sind Anzeichen der Gesundheit: Alles Unbedingte gehört in die Pathologie.« Will sagen: No body is perfect – und muß es auch nicht sein.

Udo Pollmer
Gunter Frank
Susanne Warmuth

Aerobic ist ein Gesundheitssport

Kenneth Cooper, der häufig als Vater des Aerobics apostrophiert wird, war und ist tatsächlich ein rechter Gesundheitsapostel. Nicht nur, daß der gottesfürchtige Baptist eine Zeitlang in China als »medizinischer Missionar« wirkte, wie er im Gespräch mit dem Herausgeber einer medizinischen Zeitschrift erklärte, nein, er predigt neben dem von ihm entwickelten Ausdauertraining auch die Einnahme von Vitaminen und Mineralstoffen aus eigener Herstellung. Seine frohe Botschaft lautet: Wer meinem Rat folgt, wird mit Gesundheit und einem langen Leben belohnt. Niedergeschrieben sind die detaillierten Anleitungen zum Bewegungstraining in der »Cooper-Bibel« mit dem Titel *Aerobics.* Seit seinem Erscheinen 1968 wird das Buch der Bücher immer wieder neu aufgelegt und hat sich mittlerweile millionenfach verkauft.

Was hat »Aerobics« nun aber mit »Aerobic« zu tun? Eigentlich herzlich wenig. Die moderne Variante der rhythmischen Gymnastik mit Musikbegleitung hat ihren Namen lediglich bei Cooper entlehnt; wenn überhaupt, ist der also höchstens Vater wider Willen. Und anfänglich soll er von der Anleihe auch alles andere als begeistert gewesen sein. Das einzig verbindende Element zwischen Aerobics und Aerobic ist die beabsichtigte Steigerung der Ausdauer. Die Bezeichnung »aerobic« bezieht sich dabei auf die Stoffwechselsituation: Bei einem Training im aeroben Bereich steht ausreichend Sauerstoff für die Energiegewinnung zur Verfügung. Im anaeroben Bereich dagegen wird Laktat gebildet, und die Muskulatur übersäuert mit der Zeit (siehe dazu *Laktat: Die Laktat-Messung hilft, das Training zu optimieren*).

Das Aerobic, das sich Mitte der achtziger Jahre anschickte, die Fitneßstudios der Welt zu erobern, war also kein Ausdauertraining à la Cooper, sondern eine Gymnastik zu moderner Musik. Entwickelt wurde es von der Tanzlehrerin Leni Cazden und der Schauspielerin Jane Fonda; deren Popularität und Marketingtalent trugen viel zur rasanten Verbreitung der neuen Sportart bei. Wegen der tänzerischen Anklänge, der mitreißenden Rhythmen und nicht zuletzt wegen der unglaublich schicken Bekleidung fühlten sich vor allem Frauen davon angesprochen. Verstärkend hinzu kamen die üblichen Verheißungen wie »hilft beim Abnehmen«, »formt die Problemzonen«, »strafft die Haut«, »hält jung und vital« et cetera pe pe. Ach so, ja, gesund sollte Aerobic natürlich auch irgendwann sein, vor allem eben für das Herz-Kreislauf-System – was Mr. Cooper dann wieder ein wenig versöhnte.

Aber während die Wohltaten, wie meist in solchen Fällen, noch vergeblich auf einen wissenschaftlichen Nachweis warten (siehe *Gewicht: Sport macht schlank, Herzgesundheit: Sport schützt das Herz*), sind die Gefahren nicht zu übersehen. Die schnellen, mit Schwung ausgeführten, häufig wiederholten Bewegungen und Belastungswechsel strapazieren vor allem Knie- und Sprunggelenke, das Fußgewölbe sowie die Beinmuskulatur. Als Folge der Erschütterungen beim Aufsetzen auf dem Boden kommen aber auch Streßfrakturen am Schienbein und sogar Innenohrschäden vor.

Eine australische Website, die sich mit der Prävention von Verletzungen durch Aerobic befaßt, zählt auf, wer besonders gefährdet ist:
- Anfänger, die die körperlichen Anstrengungen nicht gewöhnt sind
- Anfänger über 40
- Jeder, der gerade eine Sportverletzung auskuriert hat
- Jeder, der nach einer Pause von vier Wochen wieder mit dem Training beginnt
- Trainer und Teilnehmer, die auf hohem Niveau trainieren

Die Frage drängt sich auf, wer demnach nicht verletzungsgefährdet ist und warum das Ganze eigentlich gesund sein soll.

»Durch den hohen Aufforderungscharakter der Musik und den Zwang der Gruppe treten … sehr oft Überforderungen auf, die zu Überlastung und Übersäuerung führen«, schreibt Richard Rost, der ehemalige Leiter des Instituts für Kreislaufforschung und Sportmedizin an der Sporthochschule Köln, in seinem »Gesundheits-ABC der verschiedenen Sportarten«. Er warnt besonders »Untrainierte, die ihre Grenzen nicht einhalten«, und »ältere Menschen, die möglicherweise schon Vorschädigungen im Herz-Kreislauf-System haben«. Aha, weil die Leute Probleme mit dem Herz haben, sollten sie sich von Sport fernhalten, der das Herz-Kreislauf-System trainiert. Zum Hintergrund dieser Logik siehe *Herztod: Intensives Training beugt dem Herzinfarkt vor.*

Dann vielleicht doch lieber Aerobics statt Aerobic? Leider zeichnen sich auch die hochgelobten Ausdauersportarten durch ein beachtliches Verletzungsrisiko aus (siehe *Ausdauersport: Ausdauersportarten sind gesünder*). Und daran, daß das Cooper-Training die Lebenserwartung um sechs bis neun Jahre verlängert, wie der Meister in dem eingangs erwähnten Interview behauptet, haben nicht nur wir unsere Zweifel. Der Biostatistiker Paul T. Williams vom Lawrence Berkeley National Laboratory in Kalifornien nahm sich die Aerobics Center Longitudinal Study zur Brust, eine Studie, die in Fachkreisen immer wieder als Beleg dafür angeführt wird, daß Fitneßsteigerungen die Lebenserwartung erhöhen. Die Studie wurde am Cooper Aerobics Center in Dallas, Texas, durchgeführt, einer Einrichtung mit Klinik und Forschungszentrum, die Kenneth Cooper Anfang der siebziger Jahre gründete. Williams weist in seiner Arbeit nach, daß die von den Forschern beobachteten Fitneßänderungen im Rahmen des statistischen Fehlerbereichs liegen. Das heißt, die gemessenen Unterschiede könnten ebensogut auf Zufall beruhen und erlauben demzufolge nicht den Schluß, daß sie für die Veränderungen in der Lebenserwartung verantwortlich sind.

Quellen:

W. C. Roberts: Kenneth Hardy Cooper, MD, MPH: A Conversation with the Editor. The American Journal of Cardiology 2002/89/S. 295 ff.

K. H. Cooper: Aerobics. M. Evans and Co, Inc., New York 1968 (deutsch: Bewegungstraining. Praktische Anleitung zur Steigerung der Leistungsfähigkeit. Fischer Taschenbuch, Hamburg 1970)

Anon.: 25 Jahre im Rückblick. Eine neue Sportart entwickelt sich. In: All about Aerobics. 2001. In: http://www.fitness-center.at/wissen/aerobic/geschichte/geschichte_1.htm

J. B. Bragman: Sports Medicine and Injury. Kap. 15 Aerobics. 2000. In: http://www.bragmanhealth.com/books/sports/ch15.html#

Sport and Recreation Victoria, Australia: Preventing Aerobic Injuries. 2003. In: http://www.sport.vic.gov.au/web/srv/srvsite.nsf/pages/research_injury_aerobics?OpenDocument

H. Potter: Lower limb injuries in aerobics participants in Western Australia: An incidence study. Australian Journal of Physiotherapy 1996/42/S. 111 ff.

T. J. Michaud et al.: Ground reaction forces in high impact and low impact aerobic dance. Journal of Sports Medicine and Physical Fitness 1993/33/S. 359 ff.

J. F. Clapp III., K. D. Little: The physiological response of instructors and participants to three aerobics regimens. Medicine & Science in Sports & Exercise 1994/26/S. 1041 ff.

J. Iwamoto, T. Takeda: Stress fractures in athletes: review of 196 cases. Journal of Orthopedic Science 2003/8/S. 273 ff.

R. Rost: Sport und Gesundheit. Gesund durch Sport, gesund trotz Sport. Springer-Verlag, Berlin 1994, S. 171 f.

P. T. Williams: The Illusion of Improved Physical Fitness and Reduced Mortality. Medicine & Science in Sports & Exercise 2003/35/S. 736 ff.

Das Amateur-Ideal geht auf die alten Griechen zurück

Vor 1981 blieb oder wurde so mancher Weltklassesportler von den Olympischen Spielen ausgeschlossen, weil er seinen kostbaren Schweiß zuvor auch schon mal für Geld vergossen hatte! Ob solch merkwürdigen Gebarens hätte ein echter Hellene ungläubig den Kopf geschüttelt. Zwar erhielten die Sieger im olympischen Hain von Elis tatsächlich nur einen symbolischen Olivenzweig, aber in ihrer Heimatstadt angekommen, wurden sie für jeden Sieg fürstlich entlohnt. Die gleichen Athleten, die in Olympia antraten, kassierten außerdem bei anderen Wettbewerben fette Siegprämien – ohne daß jemand die Nase rümpfte, geschweige denn, es ihnen hätte verbieten wollen.

Obwohl schon zu klassischen Zeiten der Ruf nach einem Ausschluß der Berufssportler bei den Spielen laut wurde, geht die heute übliche Unterscheidung zwischen Amateur und Profi genaugenommen auf englische Gentlemen zurück, die bei ihren sportlichen Aktivitäten dem gemeinen Volk nicht zu nahe kommen wollten. In den Satzungen ihrer »Amateur Athletic Clubs«, die sie Mitte des 19. Jahrhunderts gründeten, legten sie daher fest, daß es den Mitgliedern untersagt sei, einen materiellen Vorteil aus sportlichem Tun zu ziehen. Und um ganz sicherzugehen, daß sich niemand, der seinen Lebensunterhalt durch ehrliche Arbeit verdiente, in ihre noblen Kreise verirren konnte, wurden alle Handwerker und Arbeiter als »Profis« definiert und von vornherein von der Mitgliedschaft ausgeschlossen. In seinen Anfängen war der Amateursport also die bewußt exklusiv gehaltene Freizeitbeschäftigung einer reichen Oberschicht.

Doch warum durften an den modernen Olympischen Spielen jahrzehntelang nur Amateure teilnehmen, obwohl die antiken Spiele diese Einschränkung nicht vorsahen? Weil das der Preis war, den Pierre de Coubertin bezahlen mußte, um die Olympischen Spiele der Antike in moderner Form wiedererstehen lassen zu können. Denn die einflußreichen Persönlichkeiten, die er als Unterstützer für sein Ziel brauchte, waren damals in den Amateur-Clubs der gehobenen Stände zu finden. Deshalb lud er 1894 ganz bewußt die Amateur-Clubs zu einem Internationalen Athletik-Kongreß nach Paris ein. Vordergründig sollte es um Fragen und Probleme des Amateurstatus gehen, doch bereits in der ersten Fassung des Programms stand als letzter Punkt »Über die Möglichkeit einer Wiederaufnahme der Olympischen Spiele«. Im endgültigen Programm gab es schon einen eigenen Abschnitt »Olympische Spiele«. Und »plötzlich wurde der Name des Kongresses geändert«, schrieb Pierre de Coubertin in seinen *Olympischen Erinnerungen*, ohne den Urheber dieser Änderung zu benennen. Auf den Einladungskarten stand nun »Kongreß für die Wiederaufnahme der Olympischen Spiele«. Coubertins Coup gelang! Die Teilnehmer, das heißt, die anwesenden Vertreter der Amateur-Clubs beschlossen, 1896 in Athen die ersten Olympischen Spiele der Neuzeit zu veranstalten – und entgegen dem olympischen Vorbild natürlich nur mit Amateuren.

Coubertin selbst war das Amateurwesen herzlich egal. In seinen *Erinnerungen* apostrophiert er den Amateursport als »wunderbare Mumie« und gesteht an anderer Stelle: »Ich habe mich niemals für diese Frage begeistert. Sie hatte mir als Vorwand gedient, um den zur Wiederaufnahme der Olympischen Spiele bestimmten Kongreß zusammenzurufen. Da ich den Wert sah, den man ihm [dem Amateurbegriff] in sportlichen Kreisen beimaß, brachte auch ich den gewünschten Eifer mit, aber es war ein Eifer ohne wirkliche Überzeugung.« Coubertin wußte natürlich sehr wohl, daß die neu gewonnenen Unterstützer seines Vorhabens auf diesem für sie wesentlichen Punkt bestehen würden. »Namentlich die Engländer zeigten sich in dieser Hinsicht ganz besonders verbissen.« Deshalb gab er nach, obwohl er den Hintergrund der Amateurregelung ganz klar erkannte: »Im Grunde genommen bedeutet es eine soziale Verteidigung, eine Kastenfrage«, die rein gar nichts mit Sportlichkeit oder Fairneß zu tun hatte.

Die Gretchenfrage »Profi oder Amateur?« lag von Anbeginn an wie ein Schatten über den Olympischen Spielen der Neuzeit. Folge waren nicht enden wollende Diskussionen um den Status und so manche bittere Disqualifikation. Zu den prominentesten Opfern gehörte beispielsweise das finnische Laufwunder Paavo Nurmi. 80 Jahre lang konnte sich die Amateurregelung halten – bis das Internationale Olympische Komitee (IOC) kurz vor der Pleite stand. 1981 endlich beugten sich die Delegierten des 11. Olympischen Kongresses und die Vollversammlung des IOC den Realitäten: Man verkaufte die Fernsehrechte an den Sommerspielen von Los Angeles 1984 für 225 Millionen US-Dollar, Sponsoren durften sich engagieren, und Sportler, die für ihre Leistung materielle Zuwendungen erhielten, wurden zugelassen. Geld und Pragmatismus hatten gesiegt.

→ **Profitum:** Das Profitum im Sport ist eine neuzeitliche Entwicklung
→ **Staatsamateur:** Der Staatsamateur ist eine Erfindung des sozialistischen Systems

Quellen:

K.-W. Weeber: Die unheiligen Spiele. Das antike Olympia zwischen Legende und Wirklichkeit. Artemis und Winkler, Düsseldorf 2000

J. Swaddling: The ancient Olympic games. British Museum Press, London 1999

P. de Coubertin: Olympische Erinnerungen. Limpert, Wiesbaden 1959 (Reprint)

E. Eggers: Für eine Handvoll Oliven. Vor 20 Jahren stellte der Olympische Kongreß die Weichen für die Kommerzialisierung des Sports. 26.9.2001 In: http://www.jungle-world.com/_2001/40/31a.htm

Hinter »Anorexia athletica« verbirgt sich eine harmlose Gewichtsabnahme

Vor einiger Zeit erschreckte eine Meldung die heile Welt des Sports. Ein Drittel aller deutschen Leistungssportlerinnen, so hieß es, sei eßgestört. Tatsächlich gilt es in der Fachwelt als unstrittig, daß Eßstörungen unter Athleten häufiger auftreten als in der Allgemeinbevölkerung. Je nach Sportart sind 15 bis 62 Prozent betroffen!

Weil das gute Image des Sports in Gefahr war, wurde flugs ein neuer Begriff geschaffen, die »Anorexia athletica« (= Magersucht der Sportler, im Gegensatz zur Anorexia nervosa, der »normalen«, »nervös bedingten« Magersucht). Schließlich galt es, untergewichtige Sportler vom Ruch einer schweren psychiatrischen Erkrankung zu befreien. So war 1997 im *Deutschen Ärzteblatt* zu lesen, bei der »Anorexia athletica« handele es sich um die »bewußte Verringerung des Körpergewichts bis zur Grenze des Untergewichts, um eine bestimmte sportliche Leistung zu erreichen«. Bei dieser »anorektischen Reaktion« könne die Athletin ihr Eßverhalten noch steuern. Alles also ganz harmlos? Glaubt man den Autoren, können Athleten, die aus Wettbewerbsgründen Gewicht herunterhungern, nach Beendigung ihrer Karriere wieder selbstbestimmt zu normalem Eßverhalten zurückkehren. Und außerdem kann der Sport ja nichts dafür, daß sich Eßgestörte besonders zu ihm hingezogen fühlen und deshalb vermehrt in Sportarenen anzutreffen sind!

Diese Argumentation mutet seltsam an, zumal in der Internationalen Klassifikation psychischer Störungen (ICD 10) die »übertriebene körperliche Aktivität« zur Herbeiführung des Gewichtsverlusts explizit als Kennzeichen der Magersucht aufgeführt wird. Anorektische Sportler weisen außerdem genau wie andere Magersüchtige die Merkmale Streßbelastung, körperliche Aktivität und schlanker Körperbau auf. Die Faktoren Streß und körperliche Aktivität gelten dabei als Auslöser, der Faktor schlanker Körperbau als prädisponierend, also als Eigenschaft, die das Eintreten der Erkrankung erleichtert. Für die überwiegende Mehrzahl der Fachleute stellen Hyperaktivität und exzessiv betriebenes Jogging, Radfahren, Fitneßtraining, Gymnastik et cetera bedeutsame und hinlänglich bekannte klinisch-psychopathologische Faktoren dar, die direkt mit

Magersucht im Zusammenhang stehen. Daher ist es keineswegs Zufall, daß Magersüchtige häufig Sport treiben, sondern Teil ihrer Erkrankung.

Umgekehrt kann Sport auch zur Einstiegsdroge werden. Bei sehr intensivem Training schüttet der Körper nämlich Endorphine aus, um über Schmerzen hinwegzutrösten. Angenehmer Nebeneffekt ist eine euphorisierende Wirkung. Fällt der Endorphinspiegel nach der Belastung wieder ab, können depressive Gefühle als klassisches Entzugssymptom auftreten. Starker Streß kurbelt die Endorphinproduktion wieder an, zum Beispiel erneutes hartes Training oder eben auch Nahrungsentzug. Über diese Mechanismen wird am Ende der Appetit unterdrückt (siehe *Sucht: Sport schützt vor Suchtgefahren*). Die Streßreize sind austauschbar oder, noch effektvoller, kombinierbar. So kann es vorkommen, daß die massiven Gewichtsverluste für einen Leistungssportler völlig überraschend eintreten und dieser dann trotz viel gutem Zureden von irritierten Trainern und sich sorgenden Eltern nicht mehr dazu gebracht werden kann, sich wieder normal zu ernähren. Die Eßstörung ist in diesem Fall der Preis für den Ehrgeiz und die Fähigkeit, seinen eigenen Körper bis an die Grenze der Leistungsfähigkeit zu treiben.

Wenn Sport also dazu benutzt wird, die körpereigene Opiatproduktion am Laufen zu halten, scheint es wenig wahrscheinlich, daß anorektische Sportler nach Beendigung der aktiven Zeit selbstbestimmt zu normalem Eßverhalten zurückfinden und damit freiwillig auf eine ihrer »Drogen« verzichten. Intensiver Sport ist dann keine zufällige Nebenbeschäftigung von Magersüchtigen mehr, sondern wird zur Ursache des Problems. Denkt man naturwissenschaftlich statt ideologisch, erscheint dies zumindest plausibel. Eine aussagekräftige Untersuchung über Langzeitfolgen der »Anorexia athletica« steht jedenfalls noch aus.

Vom persönlichen Ehrgeiz einmal abgesehen, sind nicht wenige Sportarten mit rigider Gewichtskontrolle verbunden, das heißt, mit plan- und regelmäßigen Gewichtsreduktionen. Nach Angaben von Beate Herpertz-Dahlmann, Psychiaterin an der Klinik für Jugendpsychiatrie und -psychotherapie in Aachen, ist die Rate an Eßgestörten in den figurbetonten und gewichtsabhängigen Sportarten wie Ballett, Gymnastik und Eiskunstlauf sowie bei Joggern und Gewichthebern besonders hoch. Nicht selten werden die Sportlerinnen und Sportler von ihren Trainern in die Eßstörung getrieben, weil diese ständig am Gewicht ihrer gertenschlanken Zöglinge herumnörgeln. Für viele beginnt damit ein Leidensweg mit weitreichenden gesundheitlichen Störungen, die sogar schon einen Namen haben: die »athletische Triade« (siehe S. 33). Die Liste der eßgestörten Leistungssportler ist lang, und manchmal bewegt sogar das eine oder andere Schicksal die Medien, wie etwa im Fall des Skispringers Sven Hannawald, der Eiskunstläuferin Eva-Maria Fitze oder des Olympia-Ruderers Bahne Rabe. Die meisten Betroffenen aber sind namenlos. Sie schaffen es erst gar nicht in die Schlagzeilen, weil ihr Körper vor dem Erreichen von Medaillenrängen versagt.

Natürlich ist diese verheerende Entwicklung auch vielen Sportärzten nicht verborgen geblieben. Aber von Sucht wollen sie nichts wissen. Ganz anders sehen das Ärzte, die solche Patienten therapieren: Was die magersüchtigen Sportler von anderen Eßgestörten unterscheidet, ist die noch größere »Professionalität« beim Hungern. »Die kennen ihre Energiebilanz ganz genau und achten mathematisch exakt darauf, dauerhaft weniger zu essen als sie verbrauchen«, warnt der Internist Christian Ehrig von der medizinisch-psychosomatischen Klinik in Prien am Chiemsee. Klaus-Jürgen Neumärker, Direktor der Universitätsklinik für Psychiatrie und Psychotherapie des Kindes- und Jugendalters an der Berliner Charité, hält die Verharmlosung durch den Begriff »Anorexia athletica« für gefährlich: »Eine nach formalen Gesichtspunkten vorgenommene Einteilung der Eßstörungen, zum Beispiel bei AthletInnen oder BallettstudentInnen, findet inhaltlich keine Repräsentation und kann im Einzelfall mit erheblichen, ärztlich nicht zu vertretenden Problemen behaftet sein.« Auf deutsch: Eine Magersucht wird bei einem Sportler durch die unsinnige Bezeichnung »Anorexia athletica« verharmlost und kann dazu führen, daß diese in vielen Fällen tödliche Erkrankung zu spät erkannt oder falsch therapiert wird.

Der elitäre Leistungssport zeigt uns nur die Spitze des Eisbergs. Mit welchen Zahlen ist zu rechnen, nachdem die Fitneßwelle breite Bevölkerungsschichten – von der pubertierenden Schülerin bis zum Manager – erreicht hat? Bedenkenlos wird Übergewichtigen von Ärzten und Ernährungsberatern, von Krankenkassen oder Gesundheitssendungen zu einer Kombination von Diät und Ausdauersport geraten, damit sie etwas für Gesundheit und Wohlbefinden tun. Wer klärt hier über Risiken und Nebenwirkungen auf? Für Jugendliche ist das Risiko besonders groß: Sie bemühen sich nicht nur intensiver, ihren Körper entsprechend den Vorgaben der Zeitgeist- und Fitneßpostillen zu »designen«, sie sind auch stärker als Erwachsene gefährdet, von ihren Endorphinschüben abhängig zu werden.

Und was empfehlen die Experten in dieser Situation? Wie nicht anders zu erwarten Obst, Gemüse und Vitamintabletten und natürlich dringend eine Dauerbetreuung durch Ernährungsberater. Dabei wäre etwas ganz anderes notwendig, um Jugendliche aus diesem Teufelskreis herauszuhalten: Eine verantwortungsvolle Sportpolitik muß diese Zusammenhänge endlich akzeptieren und alles unternehmen, um bei jungen Sportlern eine Nahrungsrestriktion zu verhindern. Statt Höchstgewichte sind Mindestgewichte zu fordern, damit Jugendliche am Wettkampf teilnehmen dürfen.

→ **Athlet**: Die athletische Triade ist eine olympische Disziplin
→ **Gymnastik**: Ästhetische Sportarten fördern die Weiblichkeit

Quellen:

C. Bergh, P. Södersen: Anorexia nervosa, self-starvation and the reward of stress. Nature Medicine 1996/2/S. 21f.

J. Wilmore: Eating and weight disorders in the female athlete. International Journal of Sport Nutrition 1991/1/S. 104 ff.

B. Herpertz-Dahlmann, B. Müller: Leistungssport und Eßstörungen aus kinder- und jugendpsychiatrischer Sicht. Monatsschrift für Kinderheilkunde 2000/148/S. 462 ff.

D. Clasing et al.: Die eßgestörte Athletin. Deutsches Ärzteblatt 1997/94/S. A-1998-A-2002

K. J. Neumärker, A. J. Bartsch: Anorexia nervosa und »Anorexia athletica«. Wiener Medizinische Wochenschrift 1998/148/S. 245 ff.

R. I. Dorin, L. M. Crapo: ACTH – Normal Physiology. In: M. E. Wierman (Hrsg.): Diseases of the Pituitary. Humana Press, Totowa 1997, S. 153 ff.

H. Hübner: Endorphins, Eating Disorders and Other Addicitve Behaviors. Norton & Company, New York 1993

G. C. Patton et al.: Onset of adolescent eating disorders: population based cohort study of 3 years. British Medical Journal 1999/318/S. 765 ff.

O. Lanner: Hungern für den Sieg. http://www.netdoktor.de/feature/bulimie.htm

J. Sundgot-Borgen, R. Bahr: Eating disorders in athletes. In: M. Harries et al. (Hrsg.): Oxford Textbook of Sports Medicine. Oxford University Press, Oxford 1998, S. 138 ff.

D. M. Garner: Pathogenesis of anorexia nervosa. Lancet 1993/341/ S. 1631 ff.

A. Schek: Gestörtes Eßverhalten und Eßstörung im Leistungssport. Ernährungs-Umschau 2002/49/H. 1/S. 10 ff.

Mit Hormonkuren kann man das Altern verzögern

Altern ist laut Zeitgeist so attraktiv wie Fußpilz. Eine Kränkung für jedes männliche oder weibliche Ego, das einst angetreten war, die Welt zu erobern. Mitten im vollen Leben wird es des allmählichen Niedergangs gewahr, der uns Sterbliche unaufhaltsam den regelmäßigen Arztterminen, den falschen Zähnen und ergonomischen Krückstöcken näherbringt. Niemand entgeht dem unaufhaltsam fortschreitenden Verfall, heißt es. Irrtum! Der Hummer macht da eine Ausnahme. Er wird einfach nicht alt. Er bleibt jung und wächst immer weiter, solange er lebt – beziehungsweise, bis er eben auf der Speisekarte eines anderen Lebewesens landet.

Aus dieser Beobachtung sowie der Tatsache, daß beim Menschen die Produktion des Wachstumshormons mit dem Ende der Pubertät abnimmt, um im Lauf der Jahre völlig zu versiegen, schlossen findige Anti-Aging-Ärzte, daß sich das Altern aufhalten lassen müßte, wenn man das Stöffchen künstlich zuführt. Seither spritzen sie ihren Patienten menschliches Wachstumshormon. Dabei kann der Kunde zwischen den etwas teureren gentechnischen Präparaten und den günstigen Extrakten für den schmalen Geldbeutel wählen. Letztere stammen beispielsweise aus menschlichen Gehirnen, die Verstorbenen in der Leichenhalle entwendet wurden. Auf diesem Wege haben sich bereits Dutzende von Patienten mit der Creutzfeld-Jakob-Krankheit infiziert. Dagegen ist Hirnwurst von britischen BSE-Kühen vergleichsweise harmlos.

Und was bewirkt das Hormon ansonsten? Eher wenig. Im Gegensatz zum Hummer leben Menschen mit höheren Spiegeln an Wachstumshormon nicht länger. Im Gegenteil, je mehr Wachstumshormon ein Organismus produziert, desto größer wird er. Doch mit der Größe eines Menschen steigt sein Risiko, an Krebs zu erkranken. Tierversuche fielen ebenfalls wenig ermutigend aus. Mäuse, die unter einem Mangel an diesem Hormon litten, lebten 50 Prozent länger als solche mit normalen Hormonspiegeln. Andererseits verkürzte eine anhaltende Überproduktion des Hormons das Leben der Tiere. Beim Menschen kommt es bei vielen Patienten zu Gelenkschmerzen, Ödemen und dem Karpaltunnelsyndrom, einer Sensibilitätsstörung der Hand. Darüber hinaus befürchtet die Deutsche Gesellschaft für Endokrinologie speziell bei der typischen Klientel der Anti-Aging-Medizin eine Zunahme von Diabetes.

Aber so leicht wirft eine jugendverliebte Gesellschaft die Flinte nicht ins Korn. Schließlich will sie bis ins hohe Alter begehrenswert und attraktiv sein. Wenn man schon nicht länger leben kann, so wäre doch ein Elixier der Jugend hilfreich. Mag sein, daß der Tod unausweichlich ist, aber vielleicht könnte man sich und seiner Umwelt das Alter ersparen. Auch hier hätte die Natur ein Vorbild parat: diesmal keinen Riesenhummer, sondern unscheinbare Insekten. Bei manchen Grillenarten spenden die Männchen ihrer Angebeteten nicht nur den zur Fortpflanzung erforderlichen Samen, sondern gleich ein ganzes Spermatophor, das zusätzlich ein reichhaltiges Lunchpaket enthält. Die Besonderheit: Weibchen, die sich von der kulinarischen Offerte verlocken lassen und davon kosten, bleiben länger jung. Logisch, daß sie sich um möglichst viele Dates bemühen, das spart ihnen Faltencremes, Botox-Parties und Hormonkuren.

Die Wirkstoffe aus dem Spermatophor sind bis heute leider unbekannt. Einige Experten in Japan hinderte dies jedoch nicht, vorsorglich die Herstellung eines anderen Insektenextraktes patentieren zu lassen: Man nehme Seidenspinnermännchen vor der Paarung sowie den preisgünstigen Staub der vermahlenen Puppenhüllen des Schmetterlings. Das Ganze wird tiefgefroren und unter Einwirkung von Alkohol und Ultraschall extrahiert. So erhält man nach Ansicht der Forscher einen Extrakt voller Testosteron, der – wie sollte es anders sein – müde Männer munter macht.

Testosteron steht derzeit hoch im Kurs, vor allem als Mittel zur Bekämpfung der Andropause, des neu entdeckten Klimakteriums der Männer. Wenn Frauen in der Mitte ihres Lebens über Hitzewallungen, Schweißausbrüche und Stimmungstiefs klagen, wollen emanzipierte Männer nicht mehr abseits stehen. Seither haben sie dank medizinischer Belehrung auch ohne wirkliche Beschwerden etwas zum Jammern gefunden: das physiologische Nachlassen der männlichen Keimdrüsen im Alter, von Experten mittlerweile zur »Krankheit« hochstilisiert.

In der Tat sinken die männlichen Hormonspiegel ebenfalls im Laufe der Jahre, wenn auch nicht so rasant wie bei der Frau. Doch das Testosteron ist kein Stoff, von dem jedermann jederzeit den Spiegel eines 18jährigen haben sollte. Die Gehalte passen sich gewöhnlich den biologischen Notwendigkeiten der Spezies Mensch an. Bei Männern beispielsweise, die eine Familie gründen und Kinder haben wollen, steigt der Testosteronspiegel. Ist das Kind geboren, sinkt der Pegel wieder, so daß auch das Interesse am Sex etwas nachläßt. Jetzt steht die Sorge um das eigene Kind im Vordergrund. Der sinkende Testosteronspiegel äußert sich gleichzeitig in einem besseren Fettansatz. Die Herren bekommen daher nicht selten ein Bäuchlein, das aber gewöhnlich der guten Verköstigung durch die treusorgende Gattin zugeschrieben wird.

Mit einem längeren Leben hat das Testosteron auf den ersten Blick nichts zu tun. Auf den zweiten allerdings schon – aber ganz anders, als es sich die Anti-Aging-Geschäftswelt vorgestellt hat. Denn es spricht einiges dafür, daß nicht der hohe Testosteronspiegel das Leben verlängert, sondern der niedrige. Menschen mit einem niedrigen Pegel dürfen sich über eine höhere Lebenserwartung freuen. Beispielsweise Frauen. Sie haben wesentlich weniger von dem männlichen Sexualhormon im Blut und leben im Schnitt fast zehn Jahre länger als Männer. In der Fachpresse wird der Tatbestand, ein Mann zu sein, als wichtigster Risikofaktor für ein kürzeres Leben gewertet. Oder anders formuliert – Mann zu sein, schadet der Gesundheit. Legt man die Grundsätze öffentlicher Kampagnen zur Prävention und Lebensverlängerung an, so brächte eine Geschlechtsumwandlung sogar mehr als der Verzicht auf den Glimmstengel.

Mag sein, daß dieses Argument dem einen oder anderen Leser als Beweis nicht genügt, schließlich lassen sich die Unterschiede zwischen Mann und Frau nicht auf ein einziges Hormon reduzieren. Aber es gibt einen viel deutlicheren Beleg, daß dem Testosteron eine Schlüsselrolle bei der Lebenserwartung zukommt: Kastraten leben im Schnitt bis zu 15 Jahre (!) länger als »echte« Männer. Liebe Experten für Anti-Aging und gesunde Lebensführung: Gehen Sie doch bitte mit gutem Beispiel voran! Und nicht vergessen: Je eher Sie zur Kastrationsvorsorge schreiten, desto größer Ihr Gewinn an Lebenszeit. Es wäre doch zu schade, wenn wir in absehbarer Zeit auf Ihre bahnbrechenden Geschäftsideen in Sachen Anti-Aging verzichten müßten.

Denn um nichts anderes als um trübe Geschäfte handelt es sich nach Einschätzung des *arznei-telegramms*, eines anzeigenfreien Fachdienstes für Ärzte: »Anti-Aging ist eine Multimilliarden-Dollar-Industrie. (...) Es gibt aber bis heute, so die Teilnehmer eines interdisziplinären Workshops zum Thema Anti-Aging, keine Belege dafür, daß irgendeine Substanz bei Menschen oder auch nur bei (...) Mäusen oder Ratten Alterungsprozesse verzögern kann. Die Mehrzahl der Anti-Aging-Produkte ist nicht einmal hinreichend auf Sicherheit geprüft. Die Experten bescheinigen der Anti-Aging-Bewegung Quacksalberei und Scharlatanerie.«

→ **Bewegungsmangel**: Bewegungsmangel verkürzt das Leben
→ **Lebenserwartung**: Sport verlängert das Leben

Quellen:

C. Ainsworth: Beastly gifts. New Scientist 22/29. 12. 2001, S.48 f.

D. Concar: Forever young. New Scientist 22. 9. 2001, S. 26 ff.

Anon.: Anti-Aging – Milliardengeschäft mit Quacksalberei. arznei-telegramm 2002/33/H. 6/S. 66

P. Aldhouse: French officials panic over rare brain disease outbreak. Science 1992/258/S. 1571 f.

K. S. Yu et al.: Testosterone-rich extracts of male moth and male pupae, extraction method, and health food and drugs containing them. Japanisches Patent v. 8.11.2002, 322 195

C. Strasburger et al: Mißbräuchlicher Einsatz von humanem Wachstumshormon in der Anti-Aging-Medizin. Deutsches Ärzteblatt 2002/99/S. A3177 ff.

I. M. Chapman, M. O. Thorner: Growth hormone: normal physiology. In: M. E. Wierman (Hrsg.): Diseases of the Pituitary. Humana Press, Totowa 1997, S. 79 ff.

I. P. F. Owens: Sex differences in mortality rate. Science 2002/297/S. 1008 f.

T. T. Samaras, H. Elrick: Less is better. Journal of the National Medical Association 2002/94/ S. 88 ff.

B. Mason: Why zoo cats lose their control. New Scientist 27. 7. 2002, S. 20 f.

K. Hirschenhauser et al: Monthly patterns of testosterone and behavior in prospective fathers. Hormones and Behavior 2002/42/S. 172

E. Wespes, C. C. Schulman: Male andropause: myth, reality, and treatment. International Journal of Impotence Research 2002/14, Suppl. 1/S. 93 ff.

P. B. Gray et al: Marriage and fatherhood are associated with lower testosterone in males. Evolution and Human Behavior 2002/23/S. 193 ff.

Wer hungert, lebt länger

»Länger leben durch Hungern« lautet die jüngste Parole derer, die ihrer Kundschaft biblisches Alter versprechen. Sogar wissenschaftliche Fachgesellschaften wie die amerikanische Caloric Restriction Society mühen sich um die Popularisierung der Idee. Damit stünde der Menschheit ein neuer und auf den ersten Blick recht simpler Königsweg für ein hohes Alter voller Vitalität offen: Es genügt, die Kalorienzufuhr um mindestens 30 bis maximal 60 Prozent zu verringern. Das verlängert das Leben von Hefen, Würmern, Insekten, Fischen und Nagetieren, so der Altmeister der Diät-Altersforschung, Richard Weindurch von der University of Wisconsin. Der Effekt ist beachtlich: 50 Prozent mehr Lebenszeit sind im Labor locker drin. Doch vor den Preis haben die Götter den Schweiß gesetzt, in diesem Falle schlimmer noch: den Hunger. Denn eine Verminderung der Kalorienzufuhr um 30 bis 60 Prozent entspricht einer Zufuhr von 1000 bis maximal 2000 Kilokalorien am Tag. Da sind wir wieder bei den – für die Gesundheit so riskanten – Diäten angelangt, nur mit dem Unterschied, daß jetzt ein ganzes Leben lang gehungert werden soll.

Was passiert beim Hungern? Anfangs steigt die Aktivität der Tiere an, sie werden unruhig und suchen Futter. Sinkt die kalorische Zufuhr weiter, dann vermeidet der Körper alles, was unnötig Energie verbraucht; die Körpertemperatur sinkt, und die Lethargie nimmt zu. Im Ergebnis sind die Tiere nicht nur schlanker, sondern auch kleiner, sie entwickeln eine wesentlich geringere Bemuskelung sowie ein schwächeres Skelett. Durch das langsamere Wachstum werden sie später geschlechtsreif und können sich nur unter Schwierigkeiten oder gar nicht fortpflanzen. Das sexuelle Interesse schwindet, weil die knappen Nahrungsressourcen nicht ausreichen, um Nachwuchs aufzuziehen. So haben die Männchen keinen Grund mehr, mit ihren Käfiggenossen um die Herzensdame zu kämpfen. Damit unterdrückt der Hunger auch noch Aggressionen. Viele Tiere verfallen in einen Zustand, der dem Winterschlaf ähnelt. Der lebensverlängernde Effekt läßt sich aber mit einem einfachen Mittel wieder aufheben. Man braucht nur die Temperatur in den Käfigen ein wenig zu erhöhen, und schon sterben die Tiere – egal wie sehr sie auch hungern mögen – zum gleichen Zeitpunkt wie sonst auch.

Für den Menschen bedeutet eine solche Ernährung nicht nur, daß er anhaltend unter starkem Hunger leidet, wegen der Absenkung der Körpertemperatur friert er ständig, und mangels Fettpolsterung muß er bereits beim Sitzen auf einem Stuhl mit Schmerzen rechnen. Seine Haut wird extrem empfindlich und reißt bei der geringsten Beanspruchung, er leidet unter Hämorrhoiden sowie Darmblutungen. Auch der schönste Körper verfällt unter diesem Ernährungsregime und wirkt eher gespenstisch als attraktiv. Wer mit dieser Form der Nichternährung liebäugelt, sollte sich sportliche Betätigung auf jeden Fall abschminken; dafür reicht die Energie nicht mehr. Und aus den geringeren Aggressionen resultiert wohl auch keine friedlichere Welt, denn die Erfahrung zeigt, daß Kriege oft um die Speisekammern angezettelt werden.

Damit das Konzept beim Menschen funktioniert, nützt eine zeitlich befristete Diät gar nichts, da die ausgehungerten Kandidaten wenig später alles Versäumte wieder nachholen. Man müßte die Anti-Aging-Kundschaft schon lebenslänglich in Käfige sperren. Am besten möglichst rechtzeitig beginnen, also im zarten Kindesalter, um das Wachstum zu bremsen. Und das Schild am Gitter nicht vergessen: »Bitte nicht füttern!« Im Grunde gibt es bis heute nur eine einzige Gruppe, die dies, wenn man so will, freiwillig geschafft hätte: die Eßgestörten.

Dennoch verweisen die wichtigsten Protagonisten dieser Idee – wie Roy Walford (Autor der »120 Jahre-Diät«) – auf ein Experiment am Menschen, an dem er selbst teilgenommen hat: Es war das große Biosphere-2-Treibhaus in Arizona, in dem eine Gruppe von acht Personen ein hermetisch abgeschlossenes und sich selbst erhaltendes Ökosystem auf 13 000 Quadratmetern betreiben sollte. Eigentlich wollten die Umweltexperten, die die Modellwelt konstruiert hatten, vorführen, wie der Globus vor dem drohenden Untergang infolge der Umweltsünden gerettet werden kann. Aber ihre Hybris endete mit einem Fiasko: Der Versuch mußte abgebrochen werden, weil das künstliche Ökosystem zu veröden begann und statt dessen die Kakerlaken das Kommando übernahmen. Und die Insassen wären beinahe mangels Sauerstoff erstickt. Aber all das ertrugen sie auf bewundernswerte Weise. Zu einem echten Problem erwuchs nur der Hunger, eine Folge schlechter Ernten. Bald kam es zu Auseinandersetzungen darüber, wem wieviel Essen zusteht. Dennoch lag ihre kalorische Zufuhr mit 1700 bis 2000 Kilokalorien im oberen Bereich der Diätregime der Altersforscher. Inzwischen sind die meisten abgemagerten Teilnehmer wieder wohlgenährt, allerdings auch ein bißchen dicker als vorher.

Nach Ansicht des Frankfurter Biologie-Professors Roland Prinzinger ist der physiologische Preis für ein längeres Leben eine größere Inaktivität. Er ist überzeugt, daß der »Takt des Lebens« den Energieverbrauch und damit auch die Lebenserwartung bestimmt. Fledermäuse oder Igel, die einen energiesparenden Winterschlaf hatten, leben viel länger als ganzjährig aktive Tiere. Die Weißzahnspitzmaus, die in eine lethargische Ruhepause verfallen kann, erreicht ein fast doppelt so hohes Alter wie die nahe verwandte Rotzahnspitzmaus, die diese Fähigkeit nicht hat. Tiere, die sich körperlich wenig anstrengen, wie Krokodile oder Schildkröten, leben am längsten. Auch ein längeres Leben hat seinen Preis! Was im Käfig mit einer Ratte funktioniert, weil sie den Experten nicht davonlaufen kann, funktioniert noch lange nicht bei einem Menschen, der jeden Tag seine Arbeiten verrichten muß und nicht den ganzen lieben Tag im Nest dösen und aufs Futter warten kann.

Damit hat Prinzinger die wichtigste These zur Erklärung des lebensverlängernden Effektes auf den Punkt gebracht. Wenn es weniger Nahrung gibt und weniger Energie erzeugt wird, dann wird natürlich auch weniger Sauerstoff zur Energiegewinnung verbraucht. Egal ob Körner oder Lollies, am Ende bildet sich aus jeder Mahlzeit Energie. Und dieser Prozeß schädigt die Zellen. Wer hungert, schützt seine Zellen vor aggressivem Sauerstoff – oder um im Bild der Verbrennung zu bleiben: vor Funkenflug, weil er nur ein schwaches Feuer unterhält. Aus Sicht der Forscher ist die wichtigste Ursache des Alterns die Tatsache, daß ein Lebewesen ißt und atmet. Wenn das so stimmen sollte, dann gäbe es eine noch wirksamere Strategie für die Lebensverlängerung als hungern: Stellen Sie einfach das Atmen ein.

Wären diese Resultate der Altersforschung nicht nur realisierbar, sondern auch auf den Menschen übertragbar, dann müßte es in den Hungerregionen der Erde von Greisen wimmeln. Dann würden die Hungernden in den Armenvierteln der Dritten Welt länger leben als die Menschen in den wohlversorgten Zentren. Aber die durchschnittliche Lebenserwartung in einer Gesellschaft ist erfahrungsgemäß um so höher, je mehr es zu essen gibt und je mehr Dicke das Straßenbild prägen. Professor Holger Höhn von der Universität Würzburg: »Die jeweilige Zahl alter Menschen in einer Bevölkerung ist eine eindeutige Funktion des jeweiligen Bruttosozialproduktes.« Will sagen, je größer der Wohlstand, desto älter werden die Menschen.

Angenommen, der Mensch wäre nicht nur willens, sondern auch in der Lage, aus freien Stücken sein ganzes Leben lang wie in einem Kriegsgefangenenlager zu hungern, ja er nähme sogar in Kauf, sein Leben frierend und apathisch im Bett zu verbringen, was um alles in der Welt fängt er bloß mit seinen gewonnenen Jahren an? Damit niemand von den Möchtegern-Methusalems unter der Bettdecke auf dumme Gedanken kommt, noch ein Resultat der Anti-Aging-Forschung: Fruchtfliegen, die sexuell enthaltsam leben, dürfen dafür ebenfalls etwas länger flattern …

→ **Survival of the fittest:** Nur die Fitten überleben
→ **Schlaf:** Wer lange schläft, wird schneller dick

Quellen:

D. Concar: Forever young. New Scientist 22. 9. 2001, S. 26 ff.

C. Roth: Länger leben durch weniger essen. In: »Ernährung, Gesundheit & Genuss« GEO Wissen Nr. 28, 2001, S. 44 ff.

R. L. Walford et al.: Physiologic changes in humans subjected to severe, selective calorie restriction for two years in Biosphere 2: health, aging, and toxicological perspectives. Toxicological Sciences 1999/52/Suppl./S. 61 ff.

R. Weindruch, R. S. Sohal: Caloric intake and aging. New England Journal of Medicine 1997/337/S. 986 ff.

G. S. Roth et al.: Slowing ageing by caloric restriction. Nature Medicine 1995/1/S. 414

H. Höhn: Gene oder Umwelt. Naturwissenschaftliche Rundschau 1994/47/S. 453 ff.

C. Weyer C et al.: Energy metabolism after 2 y of energy restriction: the Biosphere 2 experiment. American Journal of Clinical Nutrition 2000/72/S. 946 ff.

R. Prinzinger: Das Geheimnis des Alterns. Campus, Frankfurt a.M. 1996

A. Turturro et al.: Mechanisms of caloric restriction affecting aging and disease. Annals of the New York Academy of Sciences 1994/719/S. 159 ff.

B. P. Yu: How diet influences the aging process of the rat. Proceedings of the Society for Experimental Biology and Medicine 1994/205/S. 97 ff.

A. Bartke et al.: Extending the livespan of long-lived mice. Nature 2001/414/S. 412

E. J. Masoro: Calorie restriction and longevity. In: P. Björntorp, B. N. Brodoff (Hrsg.): Obesity. Lippincott, New York 1992, S.162 ff.

Der griechische Athlet trieb Sport um seiner selbst willen

Die Mär vom edlen Griechen, der sich in ritterlichem Wettstreit mit seinesgleichen mißt, um dann – geschmückt mit einem Kränzchen – zufrieden das Stadion zu verlassen, ist Teil der Idealisierung der Antike, die im 19. Jahrhundert ihren Höhepunkt hatte, aber noch weit bis in unsere Tage nachwirkt. Dabei verrät schon die Herkunft des Wortes »Athlet«, um was es in der Hauptsache ging, denn das griechische Wort »athlon« heißt »Kampfpreis«, »Belohnung«. Bei vielen sportlichen Wettkämpfen gab es Bares, kostbare Gerätschaften, Pferde, Rinder, Maultiere, ja sogar Frauen zu gewinnen, das ist bekannt und belegt. Wenn die Athleten nur des reinen Kräftemessens wegen angetreten wären, hätten die Veranstalter auf diesen nicht unerheblichen Kostenfaktor sicher gerne verzichtet.

Ein weiterer starker Motor war brennender Ehrgeiz: Die siegreichen Sportler ragten aus der Masse heraus, sie waren gefeierte Helden, und nur ihr Name, nicht aber der der Plazierten, wurde in Siegerlisten verewigt. Ihre Heimatstädte konnten sich mit den Leistungen ihrer Söhne brüsten und damit im Prestigekampf der griechischen Stadtstaaten untereinander Pluspunkte sammeln. Folglich entlohnten sie Sieger mit weiteren Zuwendungen, Privilegien oder Posten. »Die Belohnungen für die unschätzbaren PR-Dienste der Olympiasieger reichen vom Ehrenbürgerrecht und der Befreiung vom Militärdienst bis hin zu Logenplätzen im Theater und unentgeltlicher Speisung auf Lebenszeit«, schreibt der Historiker Karl-Wilhelm Weeber. Mit dem Hinweis auf olympische Erfolge konnte man sich nicht zuletzt für politische Spitzenpositionen qualifizieren. Alkibiades, Olympiasieger im Wagenrennen von 416 v. Chr., erhielt von seiner Heimatstadt Athen das militärische Oberkommando über einen Kriegszug gegen Sizilien. Andere beanspruchten gleich alle Macht für sich, wie der Athener Kylon, der im Jahr 640 v. Chr. beim olympischen Doppellauf (ca. 400 Meter) als Erster durchs Ziel ging. Sein Versuch, gegen den herrschenden Adel zu putschen und sich selbst zum Tyrannen aufzuschwingen, scheiterte allerdings.

Wer weiß, welches Amt Steffi Graf erreicht hätte, wenn die Tennis-Olympiasiegerin von 1988 in die Politik gewechselt wäre. Vielleicht wäre sie inzwischen von einem erlauchten Kreis populärer Kollegen umgeben, zum Beispiel Boris Becker (Finanzminister), Lothar Matthäus (Bildung), Michael Schumacher (Verkehr) und Oliver Kahn (Frauen und Familie).

→ **Olympisches Motto:** Dabeisein ist alles
→ **Profitum:** Das Profitum im Sport ist eine moderne Entwicklung

Quelle:

B. Schröder: Der Sport im Altertum. Hans Schoetz & Co. Berlin 1927
K.-W. Weeber: Die unheiligen Spiele. Das antike Olympia zwischen Legende und Wirklichkeit. Artemis und Winkler, Düsseldorf 2000

Die athletische Triade ist eine olympische Disziplin

Die drei Einzeldisziplinen heißen: Anorexie, Amenorrhö und Osteoporose. Und statt »höher, schneller, weiter« gilt hier das Motto »weniger, noch weniger und gar nichts mehr«. Hinter dem so dynamisch klingenden Begriff »athletische Triade« verbergen sich in Wahrheit sportbedingte Krankheiten im Kombipack: Magersucht, ausbleibende Menstruation und verminderte Knochendichte. Betroffen sind nur Frauen, und zwar vor allem solche aus den sogenannten ästhetischen Sportarten oder den Ausdauerdisziplinen. Hungern zum »Gewichtmachen« und übermäßiges Training bergen – erst recht in der Kombination – die Gefahr, sport- und magersüchtig zu werden (siehe *Sucht: Sport schützt vor Suchtgefahren*).

Das gilt übrigens nicht nur für Leistungssportlerinnen, sondern auch für gewöhnliche Fitneßbeflissene, wenn sie dem herrschenden Schlankheitsideal allzu eifrig hinterherrennen. Der kalorisch knapp gehaltene Körper fährt nämlich irgendwann seine Hormonproduktion zurück, um Energie zu sparen, es kommt zu Menstruationsstörungen, und am Ende bleibt die Regel ganz aus. Der Östrogenmangel führt außerdem dazu, daß die Knochen der Frauen entkalken. Osteoporose und Ermüdungsbrüche sind die Folge.

Und wie wollen Sportmediziner diesem erschreckenden Phänomen begegnen? Die Kanadische Akademie für Sportmedizin veröffentlichte 2001 ein Positionspapier, in dem sie dazu aufruft, »die routinemäßige Analyse der Körperzusammensetzung bei weiblichen Athleten und Tänzerinnen aufzugeben«. Das sei eine wichtige Maßnahme, um die Häufigkeit der athletischen Triade bei Frauen zu senken. Die Akademie empfiehlt allen, die mit Sportlerinnen und Tänzerinnen zusammenarbeiten, die sportspezifischen Ziele auf den Prüfstand zu stellen, mit denen solche Analysen gerechtfertigt werden. (Dabei geht es zumeist um das Verhältnis von Fett zu fettfreier Masse = Muskeln.) Besonders absurd mutet den staunenden Betrachter an, daß die Analyse der Körperzusammensetzung nach Erkenntnis der Akademie im Hinblick auf die sportliche Leistung offenbar gar nichts bringt, zumindest fehlen für einen solchen Zusammenhang die Belege. Das heißt, die Sportlerinnen quälen sich umsonst.

Insofern sieht das Ganze doch eher nach einer Schikane aus, die eines gewissen sadistischen Hautgouts nicht entbehrt.

Schlußendlich empfiehlt die Kanadische Akademie für Sportmedizin Trainern und Betreuern, den soziokulturellen Druck zum Dünnsein kritisch zu hinterfragen und auch zu überprüfen, welche Botschaften sie selbst den Frauen vermitteln. Ein allgemeines Umdenken wäre nach Meinung der Akademie eine wesentliche Voraussetzung, um die Gesundheit der Athletin in den Mittelpunkt zu stellen und zum Ausgangspunkt für Trainingsentscheidungen zu machen.

Nicht jeder ist offenbar zu derartigen Einsichten bereit oder in der Lage. Hierzulande bastelt man lieber an den Symptomen herum, statt das Übel an der Wurzel zu packen. So lesen wir beispielsweise im *Deutschen Ärzteblatt:* »Im Prinzip sollte jeder (Sportler-)Patientin mit einer längerfristigen Amenorrhö von mehr als sechs Monaten wegen der Gefahr der Entwicklung (...) einer Osteoporose zu einer Substitution geraten werden.« Doch die Sportlerinnen lehnten Hormone oft ab, weil sie Gewichtszunahme, Verweiblichung (!) und Leistungsverluste befürchteten, so die Autoren des Artikels. Aus diesem Grund seien »großes Fingerspitzengefühl und Einfühlungsvermögen« erforderlich, um die geeignete Hormonersatztherapie zu finden.

Ob den Athletinnen nicht mehr geholfen wäre, wenn die Damen und Herren Sportmediziner ihr »Fingerspitzengefühl« und ihr »Einfühlungsvermögen« dafür verwenden würden, der Öffentlichkeit, Trainern, Verbänden und Aktiven den Wahnsinn und die Gefährlichkeit des dürren Weltbilds klarzumachen? Ein kleiner Anfang könnte zum Beispiel schon die Einführung eines Mindestgewichtes für jugendliche Sportler sein.

→ **Gymnastik**: Ästhetische Sportarten fördern die Weiblichkeit
→ **Osteoporose**: Sport schützt vor Osteoporose

Quellen:

C. M. Lebrun: The female athlete. In: M. Harries et al. (Hrsg.): Oxford Textbook of Sports Medicine. Oxford Universiy Press, Oxford 1998, S. 743 ff.

M. Putukian: The female triad. Eating disorders, amenorrhea, and osteoporosis. Medical Clinics of North America 1994/78/S. 345 ff.

J. D. Carson, E. Bridges: Abandoning Routine Body Composition Assessment: A Strategy to Reduce Disordered Eating Among Female Athletes and Dancers. Clinical Journal of Sport Medicine 2001/11/S. 280

D. Clasing, B. Herpertz-Dahlmann, K. Marx: Die eßgestörte Athletin. Deutsches Ärzteblatt 1997/94/S. A-1998 ff.

Ausdauersportarten sind gesünder

Heute gelten vor allem die Sportarten, bei denen man nicht gleich ins Schwitzen gerät, als gesund und sind es wert, von den Krankenkassen subventioniert zu werden. Ob Fitneß- oder Apothekerblatt, Fernsehzeitung oder Ärztepostille: Überall wird das hohe Lied des »aeroben Trainings« gesungen. Da kommt so mancher gesundheitsbewußte Volleyballer, Ringer oder Squashspieler allmählich ins Grübeln, ob er nicht lieber in die Jogging- oder Bikergemeinde wechseln sollte. Aber weshalb wird der Ausdauersport soviel höher geschätzt als etwa Mannschafts- oder Kraftsport?

Unisono hört man aus der Expertenwelt die immer gleichen zwei Argumente: erstens wegen der positiven Wirkungen auf Herz und Kreislauf und zweitens wegen der geringeren Verletzungsgefahr. Zwei Gründe – zwei Irrtümer.

Auch wenn mit Ausdauertraining die Leistungsfähigkeit des Herz-Kreislauf-Systems gesteigert werden kann, bleibt die eigentlich spannende Frage unbeantwortet: Bedeutet das gleichzeitig eine bessere Herzgesundheit? Ein Motor hält schließlich auch nicht länger, nur weil er hochtouriger gefahren wird. Das Argument, daß sportlich Aktive weniger Herzinfarkte haben, ist letztlich ein Klapperstorchargument. Will heißen, wenn sich in Zeiten, in denen die Geburtenrate beim Menschen sinkt, Meister Adebar überall rar macht, ist das noch lange kein Beweis dafür, daß der Kindersegen vom Klapperstorch abhängt. Wenn man in Studien chronisch Kranke und Gehbehinderte nicht konsequent ausschließt, sondern den Bewegungsmuffeln zurechnet, ist es keine Kunst zu »beweisen«, daß wenig aktive Menschen schlechter dran sind. Wer krank ist, kann oftmals keinen Sport treiben, selbst wenn er vielleicht gerne möchte. Logisch, daß unter solchen Umständen die Sportler besser abschneiden.

Das ist nur ein Beispiel für die vielen Unzulänglichkeiten der Sportler-sind-gesünder-weil-sie-Sport-treiben-These (siehe *Bewegungsmangel: Bewegungsmangel verkürzt das Leben* und *Bewegungsmuffel: Nur Faule bewegen sich nicht*). Wesentlich überzeugender wären Studien, die zeigen, daß Menschen mit sitzender Lebensweise nach einigen Jahren Ausdauersport weniger Herzinfarkte erleiden als diejenigen, die es vorzogen, auf dem Sofa zu bleiben (obwohl auch sie zu mehr Aktivität fähig gewesen wären). Die wenigen Untersuchungen zu dieser Fragestellung liefern keine aussagekräftigen Belege, auch nicht nach 50 Jahren Sportwissenschaft (siehe *Herzgesundheit: Sport schützt das Herz* und *Aerobic: Aerobic ist ein Gesundheitssport*).

Trotzdem scheint manchen Sportmedizinern angesichts der Fitneßwelle, die sie selbst angestoßen haben, mittlerweile nicht mehr ganz wohl zu sein. Hatten sie noch vor Jahren vollmundig »die vielfältigen positiven Effekte auf das Herz-Kreislaufsystem« hervorgehoben, rudern zumindest einige von ihnen mittlerweile kräftig zurück. Einer der bekanntesten, Wildor Hollmann, der Mitbegründer des Instituts für Kreislaufforschung und Sportmedizin an der Sporthochschule Köln, zählte den Bewegungsmangel 1977 noch ohne Einschränkung zu den Risikofaktoren für die Herz-Kreislauf-Erkrankungen. Schon ein Jahr später schrieb er in einer anderen Publikation: »Der epidemiologische Beweis, daß körperliche Aktivität Herz-Kreislauf-Erkrankungen verhindert oder positiv beeinflußt, steht noch aus. Er wird auch angesichts der Vielzahl der Faktoren, die zur Entstehung einer Arteriosklerose beitragen, vielleicht nie zu erbringen sein.« Und was folgt daraus? »Dennoch sollte man die Chance nutzen, durch sportliche Betätigung die Leistungsfähigkeit vor allem älterer und kreislaufgeschädigter Patienten zu erhöhen.« Ob nützlich oder schädlich, Hauptsache, die Alten genießen ihren Lebensabend nicht auf der Parkbank, sondern stolpern den Trimm-dich-Pfad entlang.

In einer Neuauflage des Hollmann-Werkes taucht der »Bewegungsmangel« 1986 dann doch wieder als »Risikofaktor« auf. Was möchte uns der Ehrenpräsident des Weltverbandes für Sportmedizin mit seinen wechselnden Ansichten sagen? Ein Kollege, der einmal verwundert nachfragte, erhielt die offenherzige Antwort sogar schriftlich: »Sie vermuten richtig, daß ich meine Auffassung zur Bedeutung von Bewegungsmangel als Risikofaktor geändert habe. Ich glaube nicht mehr, daß der Bewegungsmangel als solcher ein schwerwiegender Risikofaktor für die Entstehung von kardiovaskulären Erkrankungen darstellt.«

Auf gut deutsch: Die Verbesserung der Ausdauerleistung bedeutet noch keine Verbesserung der Herzgesundheit. Oder bildlich gesprochen: Nicht die PS entscheiden über die Lebensdauer von Motor oder Auto, sondern die Konstruktion. Wenn Sie einen VW-Käfer motorisieren wie einen Ferrari, können Sie zwar schneller fahren, müssen aber a) mit erhöhter Unfallgefahr und b) mit wachsenden Reparaturkosten rechnen, weil die ganze Fahrzeugkonstruktion nicht auf Powerdrive ausgelegt ist.

Damit wären wir zwanglos bei Irrtum Nr. 2 angekommen, der angeblich geringeren Verletzungsgefahr beim Ausdauersport. Richtig ist, daß die meisten akuten Sportverletzungen bei Sportarten mit Körperkontakt auftreten, also beim Fuß-, Hand- oder Basketball. Außerdem ziehen diese oft schweren Verletzungen in späteren Jahren häufig chronische Gelenkschäden nach sich, etwa am Knie. Aber sind die Ausdauersportarten wirklich mit weniger Risiken behaftet? Immerhin werden die Körperstrukturen gerade durch die ständig wiederholten Belastungen einseitig strapaziert. Ein Läufer, der 75 Kilo wiegt, fängt auf jedem Fuß pro Kilometer 138 000 Kilogramm ab. Schließlich muß der Körper bei jedem Tritt das Zweieinhalbfache des Körpergewichts abfedern. Das gesamte Arrangement aus Knochen, Gelenken, Muskeln und Sehnen wird dafür als Stoßdämpfer genutzt. Das bleibt – wie beim Auto – nicht ohne Folgen.

Statt akuter Schäden überwiegen im Ausdauersport die sogenannten Überbelastungsverletzungen. Darunter versteht man chronische Gelenk- und Muskelbeschwerden, deren Ursachen im Röntgenbild selten erkennbar werden, da sie vor allem Weichteile, wie Kapseln, Bänder, Sehnen oder Muskulatur betreffen. An Schienbein oder Mittelfußknochen führt die dauernde Belastung zu Haarrissen und am Ende zu Ermüdungsbrüchen (Streßfrakturen). Weitere typische Beispiele sind das »Läuferknie« mit Schmerzen im Übergangsbereich von der Kniescheibe zum Oberschenkel, das Schienbeinkantensyndrom, Achillessehnenreizungen, Schleimbeutelentzündungen, aber auch Rückenbeschwerden.

Diese Verletzungen stellen sportmedizinisch ein großes Problem dar, weil die Symptome oft diffus und uncharakteristisch sind. Außerdem gehen viele Sportler aus falsch verstandener Tapferkeit damit lange nicht zum Arzt, wie ein Mediziner in einem Leserbrief an das *Deutsche Ärzteblatt* klagt: »[Es] fällt immer wieder auf, daß Schmerzsignale des Körpers mißachtet werden und das Pensum mitunter sogar gesteigert wird, weil die irrige Meinung verbreitet ist, daß man den Körper nur daran gewöhnen muß.« Ein echter Großstadt-Indianer kennt eben keinen Schmerz.

In vielen Erhebungen von Sportverletzungen fallen die Dauerschäden daher unter den Tisch, während die Zahl der akuten Verletzungen vergleichsweise genau bekannt ist. Man schätzt aber, daß die Zahl der Beschwerden durch Überbeanspruchung mindestens doppelt so hoch liegt wie der akuten Verletzungen. Gerade die Zunahme der »gesunden« Ausdauersportarten führte zu einem massiven Anstieg chronischer Schäden. Darauf deuten einige Untersuchungen hin:

- In einer finnischen Studie wird das Verhältnis von Akut- zu Überlastungsverletzungen mit 39 zu 53 Prozent angegeben.
- In Australien analysierte ein sportmedizinisches Zentrum die Beschwerden von über 2000 Patienten: Die akuten Verletzungen lagen bei 27 Prozent, die durch Überbeanspruchung machten mehr als das Doppelte aus. Gelitten hatten vor allem die Knie und der Rücken.
- Im New Yorker Sports Medicine Center führen die chronischen Kniebeschwerden mit 45 Prozent die Hitliste der Sportverletzungen an. Dabei nimmt besonders das Patellofemoral-Syndrom (Knie-Oberschenkelschmerz) der Jogger zu. Sehr häufig werden auch Schmerzen unterhalb des Knies beobachtet.
- Bei Senioren ist seit dem Einsetzen des Fitneßbooms ebenfalls ein deutlicher Anstieg der Überbelastungsverletzungen zu verzeichnen. In einer Untersuchung wurden die Verletzungsarten von älteren und jüngeren Sportlern verglichen: Die Senioren klagten zu 70 Prozent über Überbelastungsverletzungen, die jüngeren Athleten »nur« zu 41 Prozent.

Leider sind wir damit immer noch nicht am Ende unserer Negativliste angekommen: Zu nennen wäre noch die erhöhte Infektanfälligkeit von Ausdauersportlern. Mit der Zahl der absolvierten Trainingskilometer nimmt die Häufigkeit von Grippe und anderen Infekten zu (siehe *Immunsystem: Sport stärkt die Abwehrkräfte*). Hinzu kommen die hormonellen Störungen durch Ausdauersport und ihre unheilvolle Verbindung zu den Eßstörungen (siehe *Athlet: Die athletische Triade ist eine olympische Disziplin*). Nicht zu vergessen die ca. 700 Sportler, die jedes Jahr in Deutschland meist im Rahmen des Ausdauersports den plötzlichen Herztod erleiden (siehe *Herztod: Der plötzliche Herztod beim Sport ist ein seltenes Ereignis*).

Was bleibt? Mit Ausdauersport wird zwar vielleicht die Leistungsfähigkeit des Herz-Kreislauf-Systems verbessert, aber nicht die Herzgesundheit. Auch das Verletzungsrisiko sinkt nicht, es werden lediglich die Verletzungsarten ausgetauscht: Was dem Fußballer der Kreuzbandriß, ist dem Jogger das Läuferknie. Wer gerne kegelt oder Tischtennis spielt, kann es guten Gewissens auch weiterhin tun, er braucht nicht auf den Heimtrainer umzusteigen oder sich beim Lauftreff abzuquälen. Und wenn's denn unbedingt Ausdauertraining sein soll, dann bitte mit Bedacht und ohne falschen Ehrgeiz.

Ein englischer Arzt beschloß seine ganz ähnlich gelagerten Überlegungen zum Thema Dauerlauf im *British Journal of Sports Medicine* mit folgenden

Worten: »Ich habe den Eindruck, der Mensch ist immer noch ein Lebewesen aus der Steinzeit, auch wenn er in der modernen Welt lebt. Und ich kann mir beim besten Willen keinen joggenden Neandertaler vorstellen. Einen, der rennt wie der Teufel, um einem hungrigen Säbelzahntiger zu entwischen: ja. Einen, der durchs Gebüsch schlendert, um Beeren zu sammeln: ja. Aber joggen? Ich glaub's einfach nicht. Es hat so was Unnatürliches.«

Quellen:

M. Huonker: Körperliche Aktivität und kardiovaskuläre Erkrankungen. Prävention und Rehabilitation. In: G. Samitz, G. Mensink (Hrsg.): Körperliche Aktivität in Prävention und Therapie: evidenzbasierter Leitfaden für Klinik und Praxis. Hans Marseille Verlag, München 2002, S. 117 ff.

R. Rost: Lehrbuch der Sportmedizin. Deutscher Ärzteverlag, Köln 2002

A. Kreutz, D. Kohn: Gelenkschäden nach Sportverletzungen. Deutsche Zeitschrift für Sportmedizin 2002/53/S. 45 ff.

B. W. Martin et al.: Volkswirtschaftlicher Nutzen der Gesundheitseffekte der körperlichen Aktivität: erste Schätzungen für die Schweiz. Gemeinsame wissenschaftliche Stellungnahme des Bundesamts für Sport BASPO, des Bundesamts für Gesundheit BAG, der Schweizerischen Beratungsstelle für Unfallverhütung bfu, der Schweizerischen Unfallversicherungsanstalt SUVA, der Abteilung für medizinische Ökonomie des Instituts für Sozial- und Präventivmedizin und des Universitätsspitals Zürich, des Netzwerks Gesundheit und Bewegung Schweiz. Schweizerische Zeitung für Sportmedizin und Sporttraumatologie 2001/49/S. 84 ff. oder http://www. hepa.ch/Publikationen/Stn_Volkswirtschaft_de.pdfA.

M. Harries et al. (Hrsg.): Oxford Textbook of Sports Medicine. Oxford University Press, Oxford 1998, S. 633 ff.

P. A. F. H. Renstroem: An introduction of chronic overuse injuries. In: P. Baquie et al.: Injuries presenting to an Australian sports medicine centre. A 12-month study. Clinical Journal of Sport Medicine1997/7/S. 28 ff.

P. Kannus et al.: Computerized recording of visits to an outpatient sports clinic. The American Journal of Sports Medicine, 1987/15/S. 79 ff.

F. Mayer et al.: Verletzungen und Beschwerden im Laufsport. Deutsches Ärzteblatt 2001/98/ S. A1254 ff.

M. Valensieck: Chronische Traumen. Deutsches Ärzteblatt 2001/98/S. A2894

P. I. Middleton: If jogging is a joke, who should have the last laugh? British Journal of Sports Medicine 2000/34/S. 143f.

H.-V. Ulmer: Sport und Präventivmedizin – Mens sana in corpore sano? In: D. Küpper, L. Kottmann (Hrsg.): Sport und Gesundheit. Hofmann, Schorndorf 1991, S. 77 ff.

W. Hollmann: Sport und körperliche Tätigkeit als Mittel der Präventivmedizin in der Kardiologie. In: W. Hollmann (Hrsg.): Zentrale Themen der Sportmedizin (2. Aufl.). Springer, Berlin 1977, S. 3 ff.

R. Rost, W. Hollmann: Herz, Gefäßsystem und Sport – Die Auswirkungen körperlicher Aktivität auf Herz und Kreislauf. Der informierte Arzt (DIA) 1978/6/H. 1/S. 46 ff.

W. Hollmann: Sport und körperliches Training als Mittel der Präventivmedizin in der Kardiologie. In: W. Hollmann (Hrsg.): Zentrale Themen der Sportmedizin (3. Aufl.). Springer, Berlin 1986, S. 3 ff.

Rennen, bis der Arzt kommt

»Die heiteren Invaliden oder Vom Risiko der Fitneß« ist eine Website auf dem Server der Uni Bonn überschrieben. Aus der vergnüglich zu lesenden, aber durchaus ernst zu nehmenden Sammlung geben wir – mit freundlicher Genehmigung des Autors – eine Geschichte zum Thema Dauerlauf wieder:

»Ärzte neigen dazu, die menschlichen Körperteile mit Namen zu versehen, in denen man oft schwer seine eigenen Glieder wiedererkennt. Und da diese bei Ausübung sportlicher Tätigkeiten von Verletzungen und Krankheiten heimgesucht werden, kann sich das Verständnis einer Diagnose erheblich komplizieren. Mit einem klinischen Wörterbuch wie dem ›Pschyrembel‹ kommt man allerdings ganz gut zurecht, wenn auch der Zeitaufwand beträchtlich sein kann, nur schon einen Titel zu übersetzen wie den, den die *Schweizerische Medizinische Rundschau* (Nr. 50, 1986) publizierte: Hämorrhagische Kolitis, Gastritis bei Hämaturie und Rhabdomyolyse bei einer Joggerin: Ein globales Ischämiesyndrom?

Das Wort Joggerin allein ist Anreiz genug, der Sache auf den Grund zu gehen. Die 34jährige trainierte Langstreckenläuferin, über die berichtet wurde, litt im Anschluß an ein wegen Bauchkrämpfen vorzeitig aufgegebenes Rennen an blutigen Durchfällen, mußte Blut erbrechen, hatte blutigen Urin und wies Zerstörungen von Muskelfasern auf. Die Ärzte der Medizinischen Klinik und des Instituts für Pathologie am Kantonsspital Winterthur, die über diesen interessanten Fall zu Tische saßen, vermuteten ein generelles Minderdurchblutungssyndrom aufgrund von Gefäßkontraktionen in während des Rennens nicht benötigten Gebieten des Körpers. Man kann es auch einfacher ausdrücken: Der jungen Frau fehlte zum Leben das, was sie zum Rennen brauchte.

Die Autoren vergaßen nicht hinzuzufügen, daß im Anschluß an Marathonläufe bei bis zu 22 Prozent der untersuchten Läufer Blut im Stuhl nachgewiesen werden konnte – Folge von Magen- und Darmblutungen, die in einem Fall sogar zum Tod geführt hatten.«

Vielleicht haben die betreffenden Damen und Herren aber auch regelmäßig niedrig dosierte Acetylsalicylsäure (ASS, das heißt »Aspirin« oder ähnliches) eingenommen. Aus der amerikanischen Runners' Health Study weiß man nämlich, daß dies zumindest in den USA fast 50 Prozent der Langläufer tun. Die Blutverdünnung, die einerseits dem Herzinfarkt vorbeugen soll, erhöht andererseits die Blutungsneigung. Über einen derartigen Fall berichtete die *Deutsche medizinische Wochenschrift*: Bei einem 58jährigen Mann, der nach einer Bypass-Operation regelmäßiges Lauftraining betrieb und zur Infarktvermeidung täglich 100 Milligramm ASS einnahm, kam es während eines 10-km-Laufs zu Einblutungen in die Bauchhöhle. Die Dauermedikation mit ASS war nach Ansicht der Autoren »sehr wahrscheinlich von Bedeutung«. Sie fügen aber hinzu, daß »auch ohne ASS spontane Blutungen nach sportlichen Aktivitäten« vorkommen können, vor allem in Blase und Magen-Darm-Trakt.

Quellen:

G. Stuckmann: Die heiteren Invaliden oder Vom Risiko der Fitneß, Teil 2. In: http://www.uni-bonn.de/~umm705/Sport2.htm (Website von Dr. Holger Strunk)

P. T. Williams: Relationship of Distance Run per Week to Coronary Heart Disease Risk Factors in 8283 Male Runners. Archives of Internal Medicine 1997/157/S. 191 ff.

V. Lange, C. Richter: Spontanes abdominelles Hämatom beim Joggen unter Therapie mit Acetylsalicylsäure. Deutsche medizinische Wochenschrift 2000/125/S. 698

Bewegungsmangel verkürzt das Leben

Im Jahr 1994 trafen sich Vertreter der Weltgesundheitsorganisation (WHO) und des Weltverbands für Sportmedizin (FIMS) in Köln und verabschiedeten eine gemeinsame Erklärung. Die sogenannte Kölner Deklaration WHO/FIMS 1994 wurde von der WHO an alle Regierungen versandt. »Körperliche Inaktivität stellt einen jener Risikofaktoren dar, die mit am häufigsten einen vorzeitigen Tod begünstigen. Die Todesfälle in Verbindung mit Bewegungsmangel sind nach internationaler Auffassung etwa in der gleichen Größenordnung zu sehen wie jene, die durch Zigarettenrauchen verursacht sind«, lesen wir da. Selbst der UNO-Generalsekretär fühlte sich verpflichtet, den Bewegungsmangel als ein dringendes Problem der Menschheit anzusprechen, gegen das global vorgegangen werden müsse. Bei soviel weltpolitischer Bedeutung mag man geneigt sein, nicht nur den Kampf gegen den internationalen Terrorismus zu unterstützen, sondern sich auch für den nächsten Lauftreff der Barmer »Fitneßkasse« anzumelden. Andererseits soll es schon vorgekommen sein, daß selbst der UNO fragwürdige Beweise vorgelegt wurden.

Bewegungsmangel gehört derzeit zu den populärsten Risikofaktoren für Zivilisationskrankheiten. Deshalb rücken Fach- und Laienpresse unisono Fitneß-Programme aller Art als neue Wunderwaffe im Kampf gegen den »vorzeitigen Tod« in den Vordergrund. Aber verlängern Aerobic und Joggen tatsächlich die Lebenserwartung? Die Antwort der Sportwissenschaft ist ein klares »Vielleicht«. Denn alles, was sich im Augenblick mit einiger Sicherheit sagen läßt, ist, daß körperlich aktive Menschen eine höhere Lebenserwartung haben als solche, die ihren Allerwertesten nicht (mehr) hochkriegen. Doch was besagt das schon? Wie bei den meisten Risikofaktoren bleibt auch im Falle der Bewegung der wirkliche Zusammenhang verborgen, denn gerade hier lassen sich Ursache und Wirkung trefflich verwechseln: Treiben gesündere Menschen lieber Sport als kränkelnde Zeitgenossen, oder sind sie gesünder, weil sie Sport treiben? Seit 50 Jahren verkünsteln sich Medizin und Sportwissenschaft an diesem Thema, doch eindeutige Belege lassen noch immer auf sich warten.

Warum ist die Frage so schwer zu klären? Es fängt damit an, daß man zwar definieren kann, was unter Sport zu verstehen ist, gleichzeitig bewegt sich der Mensch aber auch noch ohne Fußball, Fahrrad oder Springseil. Im privaten Bereich zum Beispiel: Da werden Einkaufstaschen die Treppen hinauf geschleppt, Kinderwagen um den Block geschoben, Pfannen geschrubbt, Gärten umgegraben, Autos gewaschen und Hunde Gassi geführt. Oder im Beruf: Briefträger, Kellnerinnen, Krankenschwestern, Verkäufer, Landwirte haben sicher reichlich Bewegung. Das heißt, die sportliche Bewegung steht in der Praxis nie allein, sondern tritt immer in Kombination mit anderen Aktivitäten auf, seien sie nun beruflicher oder privater Natur.

Das alles in vergleichbare Zahlen umzusetzen, ist die erste Schwierigkeit. Dann werden die Angaben meist per Fragebogen erhoben – die Schwächen von rückschauenden Befragungen sind hinlänglich bekannt. Bin ich vergangene Woche drei- oder viermal mit dem Rad zur Arbeit gefahren? Dauerten die Ausfahrten auf den Inline-Skatern 30 oder 40 Minuten? Wie schnell bin ich tatsächlich gefahren? Und wie sind die einzelnen Aktivitäten zu bewerten? Ist ein hektischer Bürotag tatsächlich bewegungsärmer als die Hausarbeit einer Mutter mit drei Schulkindern? Muß man Skilanglauf anders bewerten als beispielsweise Gartenarbeit? Ist Schwerstarbeit im Bergwerk so gesund wie Leistungssport? Zählen sexuelle Aktivitäten zur körperlichen Bewegung? Welche Rolle spielt es, ob jemand gerne oder nur unter Zwang aktiv ist? Schließlich gibt es kaum etwas, das nicht aus Langeweile oder unter Leistungsdruck vollbracht werden kann.

Zu guter Letzt müssen die solchermaßen erhobenen, erfragten und geschätzten Daten mit pauschalen Faktoren gewichtet werden. Dann schlägt die Stunde der Statistikprogramme: Per Mausklick lassen sich durch »Korrekturen« in der Gewichtung schnell »passende« Ergebnisse produzieren, denn den – durch die unterschiedlichen Lebensweisen bedingten – tatsächlichen Energieverbrauch kennt sowieso niemand (*siehe Kalorienverbrauch: Sport verbraucht mächtig Kalorien*). Insofern ist es beinahe schon gleichgültig, ob die eine Forschergruppe den Energieverbrauch pro Woche schätzt, die nächste mit Metabolischen Aquivalenten (METs, das sind Mehrfache des Ruheumsatzes) kalkuliert und sich wieder andere mit Vergleichsgrößen begnügen. Das führt dann dazu, daß beispielsweise »Gartenarbeit« in einer Studie als besonders kräftezehrend eingeordnet wird, während dies in einer anderen als leichte, in einer dritten als mäßig anstrengende Tätigkeit gilt. Beliebigkeit ist Trumpf!

Einen Versuch, diese Klippen zu umschiffen, stellen Fitneßtests auf dem

Laufband dar. Bei diesen Tests wird die körperliche Leistungsfähigkeit unter standardisierten Bedingungen gemessen (siehe auch *Ergometrie: Das Ergometer mißt die allgemeine Leistungsfähigkeit*). Wenn man davon ausgeht, daß Fitneß durch körperliche Aktivität entsteht, scheinen die beiden Begriffe gleichbedeutend zu sein. Aber: Nicht alle Menschen reagieren auf Bewegung gleich und werden dadurch gleich fit. Und es gibt auch Leute, die sich relativ wenig bewegen und trotzdem gute Ergometerleistung erbringen. Daher besagen Korrelationen zwischen der gemessenen Leistung und den in Fragebögen erhobenen Angaben zur körperlichen Aktivität genaugenommen herzlich wenig.

Zwar lassen sich Watt, Minuten und Herzschläge prima zählen und messen, aber natürlich kommt es auch hier darauf an, wen man was wie machen läßt. Während in einem Fall alle Männer, die nacheinander zu Belastungstests in eine Klinik kamen, in die Studie aufgenommen wurden, schloß man in einem anderen Fall einen Teil aus, nämlich alle, die 85 Prozent der alterstypischen maximalen Herzrate nicht erreichten. In beiden Fällen kann das Gesamtkollektiv schon nicht gesund gewesen sein, denn warum sonst wird jemand in eine Klinik überwiesen? Und im zweiten Beispiel wurden gezielt nur die »Fitteren« aus der Überweisungsgruppe für die Studie genommen – obwohl doch gerade die Bewegungsmuffel vom Training profitieren sollten. Solche Auswahlverfahren erhöhen das Vertrauen in die Ergebnisse von Fitneß-Studien keineswegs.

Ob ein bestimmter Lebensstil Auswirkungen auf die Sterblichkeit hat, läßt sich verständlicherweise erst nach einigen Jahren überprüfen. Viele Studien erheben zu Beginn die Bewegungsdaten ihrer Probanden und prüfen dann, wie viele Personen innerhalb eines bestimmten Zeitraums sterben, wobei die Zeiträume fünf, acht, zwölf, 20 oder mehr Jahre umfassen können. Aber es fragt sich, ob alle Teilnehmer 20 Jahre lang das einmal angegebene Bewegungsverhalten an den Tag legen. Das ist eigentlich kaum zu erwarten, zumal die Probanden häufig auch noch ein großes Altersspektrum aufweisen.

Es gibt tatsächlich Studien, die die Veränderungen im Aktivitäts- bzw. Fitneßniveau auf die Lebenserwartung oder das Risiko für Herz-Kreislauf-Erkrankungen verfolgten. Allerdings sind sie dünn gesät, und für die Erfassung der Aktivitäts- oder Fitneßdaten gilt das oben Gesagte weiter. Bei solchen Studien werden außerordentlich viele Daten erhoben und – wenn man so will – mehrere Zielfotos zu unterschiedlichen Zeitpunkten geschossen. Auch wenn sich dadurch leichter ein passendes »Bild« finden läßt, sind die Ergebnisse trotzdem widersprüchlich: Mal genügt es, wenn jemand in seiner Jugend sportlich war, mal muß man zeitlebens körperlich aktiv gewesen sein und manchmal profitiert man auch noch, wenn man erst im reiferen Alter mit dem Training beginnt.

In der wohl berühmtesten Bewegungsstudie, der Harvard-Alumni-Studie, entscheidet das Aktivitätsniveau der vergangenen Jahre über das aktuelle Sterberisiko. Demnach wäre es egal, ob jemand in seiner Jugend ein begeisterter Sportler oder eine »Couch-Potatoe« war; er gewinnt an Lebenszeit, wenn er nur irgendwann anfängt, sich zu bewegen. Die Laufband-Forscher des Fitneß-Unternehmens »Cooper Clinic« in Dallas fanden hingegen, daß ein in jungen Jahren gewonnener Fitneßvorsprung später nicht mehr aufzuholen ist. Was fangen wir mit diesen Ergebnissen in der Praxis an? Reicht es, wenn die Kinder rumtoben, oder ist es besser, auf die Rente zu warten, um in aller Ruhe mit Golf zu beginnen, oder darf man – wenn man einmal mit dem Sport angefangen hat – in seinen Bemühungen niemals nachlassen, um nicht vorzeitig das Zeitliche zu segnen?

Alles in allem erscheint die Lage reichlich diffus. Trotzdem behaupten die Autoren einer viel beachteten Analyse von 44 internationalen Studien, es gebe »genügend Beweise« für die lebensverlängernde Wirkung von körperlicher Aktivität. Bezeichnend: Obwohl die Autoren von der Richtigkeit ihrer Hypothese überzeugt sind, geben sie ihr nach den Regeln der evidenzbasierten Medizin den Empfehlungsgrad C (siehe *Fitneß-Empfehlungen: Die Fitneß-Empfehlungen sind wissenschaftlich gesichert*). Der bedeutet, die Beweislage für die These, daß Gesundheit und Langlebigkeit durch Bewegung und Fitneß gefördert werden, befindet sich am Rande der Spekulation.

Kommen wir zum vielleicht wichtigsten Punkt. Angenommen, die Spekulation erweist sich doch als richtig. Wie viele Jahre könnte man denn im Schweiße seines Angesichts gewinnen? Namhafte Sportwissenschaftler sprechen öffentlich davon, daß regelmäßiges Training das Leben um zwei Jahre verlängert. Bei Nachfragen wurden wir auf genau jene Studien verwiesen, die gerade den Stempel »spekulativ« erhalten haben. Dort geben die Forscher aber statt gewonnener Jahre lieber das relative Sterberisiko an. Mit dieser Methode kann man aus kleinen, zufallsbedingten Schwankungen in den Daten beeindruckende Risikosenkungen »errechnen«.

Nur einer läßt die Katze tatsächlich aus dem Sack: Ralph Paffenbarger Jr. von der Stanford University, *die* Autorität in Sachen Bewegung zur Lebensverlängerung. Anhand der Daten seiner Harvard-Alumni-Gruppe (siehe S. 51), errechnete er, daß diejenigen, die ihr Bewegungspensum zwischen zwei Befragungen (1962/1966 und 1977) von weniger als 2000 Kilokalorien pro Woche auf über 2000 gesteigert hatten, 0,37 Jahre gewannen. 0,37 Jahre! Das sind vier Monate und 14 Tage. Soviel las der prominenteste Verfechter der körperlichen Aktivität in einer Veröffentlichung von 1993 aus seinen Daten heraus. Kein Wort von zwei Jahren. Aber woher hatte der deutsche Experte diese Zahl? Des Rätsels Lösung: Sie stammt aus einer sieben Jahre älteren Analyse der gleichen Studiengruppe … Mit wachsendem Erkenntnisstand sank augenscheinlich der Nutzen der Bewegung, was sich wohl nicht bis nach Good Old Germany herumgesprochen hat.

Auch wenn es – wie oben erläutert – noch nicht einmal einwandfrei geklärt ist, ob der rechnerische Zugewinn an Lebenszeit tatsächlich etwas mit den Aktivitäten zu tun hat, so mag jeder, dem es das wert ist, dafür schwitzen. Aber mal ehrlich: Selbst wenn diese Zahl stimmte, so lohnt es doch nur für den, der daran wirklich Spaß hat. Ihn können weder Sportverletzungen schrecken, noch interessiert es ihn, ob er dadurch etwas länger lebt oder nicht. So wie sich ein begeisterter Motorradfahrer, der bei schönem Wetter gern mit der Maschine unterwegs ist, nicht von der neuesten Unfallstatistik davon abhalten läßt und den Sonntagnachmittag statt dessen vor dem Fernseher verbringt, um dem Verkehrstod zu entgehen. Wer etwas tut, was ihm nicht gefällt, verliert dadurch nur Zeit – Lebenszeit, in der er sich erfreulicheren Dingen widmen könnte, statt mit langweiligem Kram ein paar öde Stunden dazuzugewinnen.

Übrigens: Der Verzicht aufs Rauchen bringt nach den Paffenbargerschen Berechnungen anderthalb Jahre mehr. Und diese Zahl ist in ihrer Größenordnung – ganz im Gegensatz zum angeblichen Nutzen des Sports – tatsächlich gesichert!

→ **Lebenserwartung**: Sport verlängert das Leben
→ **Fitneß-Empfehlungen**: Die Fitneß-Empfehlungen sind wissenschaftlich gesichert
→ **Bewegungsstudien**: Harvard Alumni – die Mutter aller Bewegungsstudien
→ **Fitneß**: Jeder kann fit sein, wenn er will

Quellen:

W. Hollmann, T. Hettinger: Sportmedizin – Grundlagen für Arbeit, Training und Präventivmedizin. Schattauer, Stuttgart 2000

Kofi Annan: Bewegungsdefizit: Zwei Millionen Tote pro Jahr. Spiegel-Online vom 7.4.2002. In: http://www. spiegel.de/wissenschaft/ mensch/0,1518,190694,00.html

H. D. Sesso et al.: Physical Activity and Cardiovascular Disease Risk in Middle-aged and Older Women. American Journal of Epidemiology 1999/150/S. 408 ff.

L. Lissner et al.: Physical Activity Levels and Changes in Relation to Longevity. A Prospective Study of Swedish Women. American Journal of Epidemiology 1996/143/S. 54 ff.

S. N. Blair et al.: Changes in Physical Fitness and All-Cause Mortality. A Prospective Study of Healthy and Unhealthy Men. JAMA 1995/273/S. 1093 ff.

J. Myers et al.: Exercise Capacity and Mortality among Men Referred for Exercise Testing. New England Journal of Medicine 2002/346/S. 793 ff.

R. S. Paffenbarger et al.: The Association of Changes in Physical Activity Level and Other Lifestyle Characteristics with Mortality among Men. New England Journal of Medicine 1993/328/ S. 538 ff.

R. S. Paffenbarger et al.: Physical Activity, All-Cause Mortality, and Longevity of College Alumni. New England Journal of Medicine 1986/314/S. 605 ff.

I. M. Lee et al.: Associations of Light, Moderate, and Vigorous Intensity Physical Activity with Longevity. The Harvard Alumni Health Study. American Journal of Epidemiology 2000/151/ S. 293 ff.

C. B. Eaton et al.: Self-reported Physical Activity Predicts Long-term CoronaryHeart Disease and All-Cause Mortalities. Archives of Family Medicine 1995/4/S. 323 ff.

I. M. Lee, P. J. Skerrett: Physical activity and all-cause mortality: what is the dose-response relation? Medicine & Science in Sports & Exercise 2001/33/No 6 Supplement/ S. S459 ff.

Nur Faule bewegen sich nicht

»Leibesübungen sind Unsinn«, pflegte Henry Ford zu sagen. »Unnötig, wenn man gesund ist, und unangebracht, wenn man krank ist.« Sprach's und gründete einen Automobil-Konzern. Mit diesem Bonmot traf Mr. Ford – ohne daß er es wissen konnte – messerscharf die Schwachstelle unzähliger wissenschaftlicher Studien, die sich bemühen, den gesundheitlichen Nutzen von Sport und Körperertüchtigung nachzuweisen.

Es ist banal, aber wahr, daß gesunde Menschen körperlich leistungsfähiger sind als kranke. Wenn man Versuchspersonen nach Fitneß oder körperlicher Betätigung in Kategorien einteilt, werden in der aktivsten Gruppe zwangsläufig nur diejenigen auftauchen, die dazu gesundheitlich auch in der Lage sind. Es sind Menschen, die Sport treiben *können* und *wollen.* Bei den Inaktiven dagegen sammeln sich sowohl die Faulpelze (die sich nicht bewegen *wollen*, obwohl sie vielleicht könnten) als auch die Kranken (die sich nicht bewegen *können*, obwohl sie vielleicht wollten). Sind die Aktiven nun gesund, weil sie Sport treiben? Oder treiben sie etwa Sport, weil sie gesund sind?

Alle Fitneß-Kampagnen haben sich auf die Fahnen geschrieben, die Bewegungsmuffel von den Sofas, den Schreibtischen und den Theatersitzen zu scheuchen. Aber wer sagt eigentlich, daß alle Menschen (gleich) viel Bewegung brauchen, um gesund zu sein und sich wohl zu fühlen? In keiner der uns vorliegenden Studien wird auch nur ansatzweise die Frage beantwortet, aus welchem Grund jemand schon als Kind »unsportlich« ist. Und warum schränkt ein anderer seine Sport- und Freizeitaktivitäten irgendwann ein? Kaum zu glauben, daß alle nicht oder wenig Aktiven einfach nur faul und unmotiviert sein sollen. Was, wenn sich unter den »unsportlichen« Menschen solche befinden, die einen anderen Körperbau, einen anderen Bewegungsdrang oder einen anderen Stoffwechsel aufweisen als sportliche? Die, weil sie älter werden, lieber ins Konzert gehen, als auf der Aschenbahn oder der Spielwiese herumzurennen?

Daß dieser Gedanke nicht völlig von der Hand zu weisen ist, belegen diverse Zwillings- und Familienstudien. Zum Beispiel fand man in einer finnischen

Studie unter 120 eineiigen Zwillingspaaren nur eines, bei dem der eine Zwilling seine Freizeit vorwiegend sitzend verbrachte und der andere mindestens sechsmal pro Monat intensiv Sport trieb. Alle anderen wiesen ihr Leben lang ein relativ ähnliches Bewegungsverhalten auf. Bei nicht eineiigen Zwillingen waren die Unterschiede weitaus größer, so daß man davon ausgehen kann, daß Umwelt und Erziehung als Ursachen weniger einflußreich sind.

Der naheliegendste Grund für Inaktivität sind gesundheitliche Einschränkungen. Schließlich befinden sich unter den Studienteilnehmern auch ältere Menschen, die bekanntlich mehr Zipperlein ihr eigen nennen als jüngere. Die meisten neueren Studien haben Krebs-, Schlaganfall- und Herz-Kreislauf-Patienten von vornherein ausgeschlossen. In manchen Fällen wurde dieser Kreis noch um Lungenkranke und Diabetiker erweitert. Das ist sinnvoll, denn alle diese Erkrankungen haben starken Einfluß auf die Sterblichkeit und können deshalb den Einfluß des Sports überlagern. Aber sind das wirklich alle? Was ist mit Rheumatikern, Arthrosekranken, mit Depressiven oder anderen Patienten, die aus unterschiedlichen Gründen starke Medikamente einnehmen müssen? Sie können oft nicht so aktiv sein, wie sie wollen, und haben ebenfalls ein höheres Sterberisiko. Dieser Personenkreis war nirgends explizit ausgeschlossen.

Genau da enthalten viele Studien eine merkwürdige methodische Auffälligkeit: Die Gruppe, die am unsportlichsten ist, verbraucht – je nach Studie – 0-500 oder 0-1000 Kilokalorien pro Woche durch Bewegung. Wenn die »Null« miteingeschlossen ist, sei die Frage erlaubt, wer um alles in der Welt bewegt sich eine ganze Woche so wenig, daß er keine einzige Extra-Kalorie verbraucht? Wer bitte geht nicht mal zum Kühlschrank oder zur Toilette? Genau: die Bettlägerigen! Dann kommen die Gehbehinderten und die Rheumatiker, die es zumindest auf ein paar Kilokalorien bringen. Und bei dieser alles entscheidenden Überlegung hüllen sich die meisten Studien in Schweigen. Was Wunder, wenn die »Unsportlichen« der Kategorie »0-X« immer am schlechtesten abschneiden und die höchste Sterblichkeit gegenüber dem Rest aufweisen …

Uns ist keine Studie bekannt, die sich dafür interessiert hätte, *warum* sich die »faulen« Menschen nicht bewegen. Weder findet man Krankheits- noch Todesursachenstatistiken, ja nicht einmal die Medikamentenverbräuche der verschiedenen Bewegungskategorien. Dabei wäre es gar nicht so schwierig, diese Daten zu erheben. Und ein Blick in die Todesursachen zeigt, ob der Zusammenhang zwischen Lebenserwartung und körperlicher Bewegung ursächlich sein kann oder nicht: Sterben die Inaktiven vermehrt an Nierenversagen (Medikamente), Alzheimer oder Selbstmord (Depressionen), wären Zweifel mehr als berechtigt, ob sich diese Tode durch Körperertüchtigung hätten vermeiden lassen. Interessanterweise wurden die Todesursachen zum Teil detailliert erfaßt – in einer Studie sogar per Obduktion bei der Mehrzahl der Toten abgesichert –, aber alle Autoren schweigen sich beharrlich darüber aus.

Warum nur werden diese Beweismittel konsequent zurückgehalten? Warum schließen die Statistiken regelmäßig unter der Rubrik »Sportmuffel« Personen mit ein, die sich aus anderen Gründen nicht oder kaum vom Fleck rühren können? Warum interessiert sich niemand dafür, weshalb sich manche Menschen weniger als andere bewegen? Etwa weil Sport gesund sein muß, egal wie?

Lassen Sie uns zum guten Schluß noch eine Lanze brechen für die freiwillig oder unfreiwillig körperlich Inaktiven: »Es gibt wirklich, allen Turnlehrern zum Trotz, eine beachtliche Zahl von Geistesprodukten, die von kränklichen oder zumindest körperlich stark verwahrlosten Leuten hervorgebracht wurden, von betrüblich anzusehenden menschlichen Wracks, die gerade aus dem Kampf mit einem widerstrebenden Körper einen Haufen Gesundheit in Form von Musik, Philosophie und Literatur gewonnen haben. Freilich wäre der größte Teil der kulturellen Produktion der letzten Jahrzehnte durch einfaches Turnen und zweckmäßige Bewegung im Freien mit großer Leichtigkeit zu verhindern gewesen«, sagte – Bert Brecht.

→ **Bewegungsmangel:** Bewegungsmangel verkürzt das Leben
→ **Bewegungsstudien:** Harvard Alumni – die Mutter aller Bewegungsstudien
→ **Herzgesundheit:** Sport schützt das Herz

Quellen:

M. Kuhn: Die schönste Nebensache der Welt oder Sportgeschichte in Anekdoten. Paul Neff Verlag, Wien 1983, S. 19

B. Wilson et al.: Somatotype and Longevity of Former Athletes and Nonathletes. Research Quarterly for Exercise and Sport 1990/61/S. 1 ff.

U. M. Kujala et al.: Relationship of Leisure-Time Physical Activity and Mortality. The Finnish Twin Cohort. Journal of the American Medical Association 1998/279/S. 440 ff.

L. Perusse et al.: Genetic and environmental influences on level of habitual physical activity and exercise participation. American Journal of Epidemiology 1989/129/S. 1012

R. L. Simonen et al.: Familial aggregation of physical activity level in the Quebec Family Study. Medicine & Science in Sports & Exercise 2002/34/S. 1137

B. Brecht: Sport und geistiges Schaffen. In: Gesammelte Werke, Bd. 20. Suhrkamp, Frankfurt a.M. 1967, S. 29 ff.

Harvard Alumni – die Mutter aller Bewegungsstudien

Wer sich mit dem Thema »Sport und Gesundheit« beschäftigt, kommt an ihr nicht vorbei. Ob Krankenkassenbroschüre, Internetauftritt eines Fitneßstudios, Medizin- oder Sportlehrbuch, die Harvard-Alumni-Studie der Arbeitsgruppe um den Epidemiologen Ralph S. Paffenbarger Jr. von der Stanford University ist allgegenwärtig. Sie gilt als Kronzeugin eines sicheren wissenschaftlichen Beweises für den Segen körperlicher Ertüchtigung auf die Herzgesundheit und die Lebenserwartung.

Das Besondere an dieser Studie ist der lange Beobachtungszeitraum. Anfang der sechziger Jahre wurden über 30 000 Männer, die zwischen 1916 und 1950 ein Studium an der Harvard University abgeschlossen hatten (englisch *alumni/alumnae* = ehemalige Studenten/Studentinnen), per Fragebogen nach ihren Lebensgewohnheiten und nach ärztlich diagnostizierten Erkrankungen befragt, zum Beispiel nach ihrer körperlichen Aktivität, nach Zigarettenkonsum, Bluthochdruck, Gewicht et cetera. Über 20 000 (68 Prozent) Ehemalige schickten die Fragebögen zurück. Im Jahr 1977 fand eine erneute Befragung unter den noch lebenden 19 359 Hochschulabsolventen statt; von diesen reagierten 14 800 (76 Prozent). Vom Alumni-Büro der Universität erfuhren die Forscher regelmäßig, wer gestorben war. So konnten sie sich die Totenscheine besorgen und die Todesursachen zu Protokoll nehmen. Diese Daten sind die Grundlage zahlreicher Auswertungen zum Thema Bewegung und Gesundheit.

1978 erschien ein Artikel zum Zusammenhang von körperlicher Aktivität und Herzinfarktrisiko. Demnach starben die Studienteilnehmer um so seltener an Herzinfarkt, je mehr sie sich bewegten – aber nur bis zu einer Größenordnung von 2000 Kilokalorien pro Woche. Oberhalb von 2500 Kilokalorien zog die Herzinfarktrate sogar wieder etwas an. Bemerkenswert der Kommentar der Forscher: Die Ergebnisse zeigten »eher ein Plateau des Nutzens als eine durchgehend fallende Linie« – dabei stieg die Linie! 2000 Kilokalorien Gesamtaktivität pro Woche sind im übrigen nicht besonders viel. Dazu genügt täglich ein flotter Spaziergang von etwa 30 Minuten Dauer, sofern man den Rest des Tages nicht bewegungslos herumhängt.

Was aber viel wichtiger ist: Das Auftreten von Herzinfarkt sagt nichts über die Gesamtsterblichkeit aus. Das heißt, die aktiveren Männer könnten ja statt an Herzinfarkt an etwas anderem gestorben sein, ohne an Lebenszeit dazugewonnen zu haben. Daten zur Gesamtsterblichkeit liefert das Paffenbarger-Team 15 Jahre später nach. Das Ergebnis zeigt Graphik A (S. 54). Bei den Inaktivsten hatte es die meisten Todesfälle gegeben; ihr Sterberisiko wurde gleich 1 gesetzt. Die Toten der anderen Aktivitätskategorien wurden dazu ins Verhältnis gesetzt. Wie man sieht, schwankt das Sterberisiko in den übrigen Gruppen stark. Alles in allem keine Ergebnisse, aus denen sich zweifelsfrei herauslesen ließe, das Wohl der Menschheit hinge von Sportstudios und Fitneßprogrammen ab.

Auffällig ist der große Unterschied zwischen der ersten und der achten Gruppe. Was sind das wohl für Leute? Werfen wir einen Blick auf die Gruppe mit dem schlechtesten Ergebnis. Diese Herren bewegen sich für null bis 500 Kilokalorien pro Woche. Wer Woche für Woche null Kalorien durch Bewegung verbraucht, kann eigentlich nur bettlägerig sein! Und wer unter 500 Kilokalorien liegt, ist wahrscheinlich gehbehindert, denn bereits für die üblichen Alltagsaktivitäten muß man mehr Energie aufwenden. Es handelt sich demnach vermutlich überwiegend um Menschen, die sich vielleicht gerne bewegten, aber aufgrund von Beschwerden oder Krankheiten nicht mehr können! Daß diese Gruppe eine geringere Lebenserwartung hat als die übrigen Teilnehmer der Studie, ist banal. Vergleicht man die Sterblichkeit der ersten mit der letzten Gruppe, also die »Bettlägerigen« mit den »Hochaktiven«, dann beträgt das Sterberisiko der Sportfreaks nur die Hälfte. Und weil das auf den ersten Blick so beeindruckend klingt, wird dieser Unterschied seitdem gerne in Gesundheitssendungen und Fitneßratgebern als Beweis für die lebensverlängernde Wirkung von Sport kolportiert! Aber in Wirklichkeit besagt das gar nichts. Denn es bestätigt nur, daß Gesunde länger leben als Kranke.

Über den schwankenden Risikoverlauf *zwischen* der ersten und der letzten Gruppe könnte man trefflich streiten: Handelt es sich um eine uförmige Linie mit einem »Ausreißer« am Ende oder um eine abfallende Gerade mit zwei »Ausreißern« bei Gruppe sechs und sieben? Da Bewegung per Expertenmeinung nicht ungesund sein darf, darf auch das Risiko bei viel Bewegung nicht ansteigen. Ganz klar, die Autoren entschieden sich für die zweite Variante. Um ihr näher zu kommen, wurden die Gruppen in »geeigneter« Weise neu kombiniert. Das Ergebnis zeigt Graphik B. Gruppe 1 (die »Gehbehinderten«) ließ man unbehelligt, die Gruppen 2, 3 und 4 wurden zu einer zusammengefaßt, ebenso die Gruppen 5, 6 und 7. Die Zahlen der Gruppe 8 waren zu schön, um sie irgendwo dazwischen zu mogeln; sie durften bleiben. Durch diese – wie die Autoren im übrigen selbst zugeben – willkürliche Einteilung sieht das Ergebnis gleich viel besser aus, nicht wahr? Man braucht nur wenig Phantasie, um die ersehnte fallende Linie zu erahnen. Hurra, je mehr Sport, desto besser!

Was wäre wohl geschehen, hätte man die Balken aus Graphik A statt dessen paarweise zusammengefaßt? Dann wären die Kombinationen ab 1000 Kilokalorien aufwärts (also 3+4, 5+6, 7+8) alle gleich hoch ausgefallen. Und das hätte genau das Gegenteil bewiesen, nämlich, daß moderate Bewegung ebenso viel nützt oder schadet wie viel Sport. Till Eulenspiegel hätte an solchen Taschenspielereien seine helle Freude gehabt.

Aber das ist noch nicht alles. Ein Jahr später erscheint ein Buchbeitrag des Paffenbarger-Teams, in dem die Daten der Harvard Alumni aus demselben Untersuchungszeitraum wie eben neu präsentiert werden. Nur ist dieses Mal nicht von 10 269, sondern von 11 864 Teilnehmern die Rede, und eigentümlicherweise hat sich die Zahl der Todesfälle von 475 auf 729 erhöht. Da fragt man sich schon, wie vertrauenswürdig die Daten eigentlich sind. Die acht Gruppen gibt es noch, und der Risikoverlauf ist der gleiche wie in Graphik A, aber die Autoren haben sich für eine neue Zusammenfassung entschieden (siehe Graphik C). Die Zahlenjongleure kombinieren schlicht die Gruppen eins bis vier und die Gruppen fünf bis acht und können nun behaupten: Wer mehr als 2000 Kilokalorien Bewegung pro Woche zustande bringt, hat ein um 30 Prozent vermindertes Sterberisiko. Das lesen wir bis heute in den meisten Fachbüchern zum Thema. Wer weiß schon, auf welche Weise die Schwankungen im Risikoverlauf glattgebügelt wurden?

Graphik A

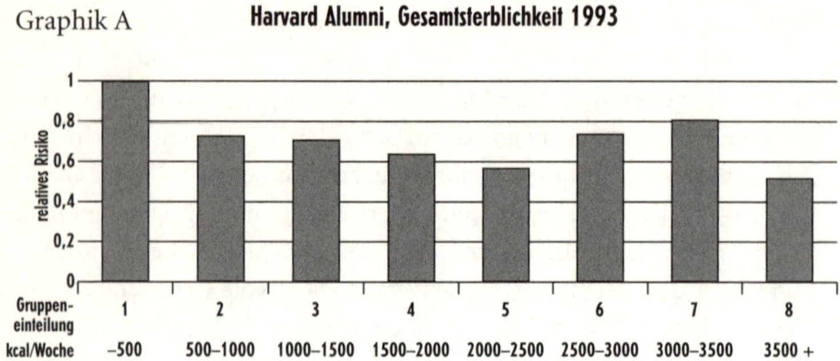

Graphik B

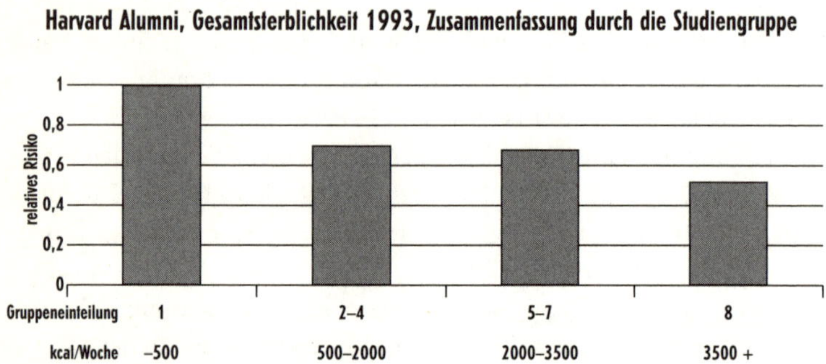

Graphik C

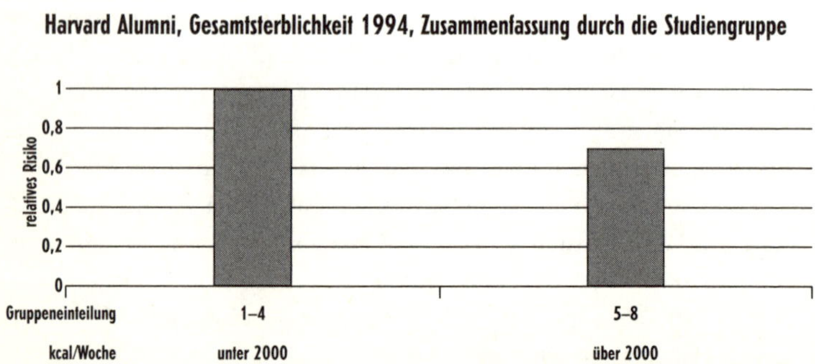

Graphik D

Harvard Alumni, Koronare Herzkrankheit 2000

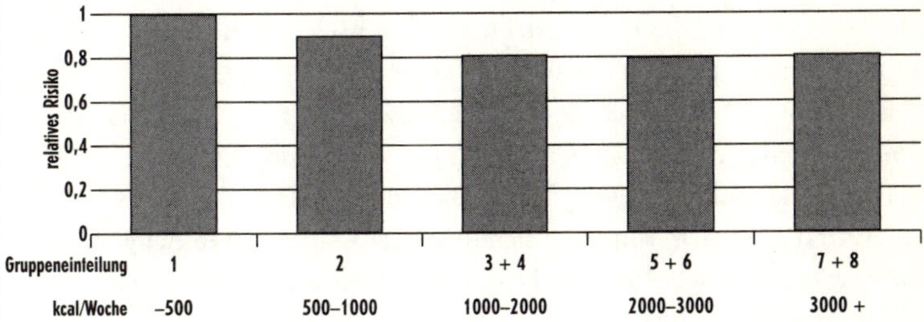

Graphik E

Harvard Alumni, Gesamtsterblichkeit 2000

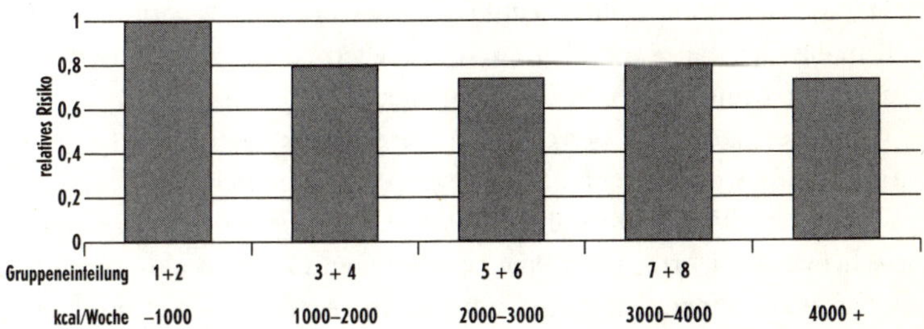

Die Säulengraphiken wurden anhand von Zahlen aus den Veröffentlichungen der Harvard-Alumni-Studiengruppe erstellt (Paffenbarger 1993, Paffenbarger 1994, Sesso 2000, Lee 2000). Links sieht man, wie aus einem urspünglich deutlich schwankenden Kurvenverlauf (A) erst eine fallende Linie (B) und dann eine klare Ja-nein-Unterscheidung konstruiert wird (weitere Erläuterungen im Text). Die daraus abgeleitete Empfehlung lautet: Der Mensch muß mehr als 2000 Kilokalorien pro Woche durch Bewegung verbrauchen, um sein Leben zu verlängern. Und zwar je mehr, desto besser. ABER: Die Wissenschaftler hatten bei ihren statistischen Berechnungen die Raucher nicht berücksichtigt. Rauchen beeinflußt die Sterblichkeit aber erheblich, und außerdem sind Raucher unter sportlicheren Menschen seltener zu finden.

Bei den Graphiken rechts wurde bei der Risikoberechnung nicht nur der Faktor Rauchen, sondern auch das Gewicht, der Alkoholkonsum sowie das Sterbealter der Eltern berücksichtigt. Nun lautet das Ergebnis: Weder für die Herzgesundheit (D) noch für die Lebenserwartung (E) bringen Bewegungsumfänge von über 2000 Kilokalorien pro Woche einen zusätzlichen Vorteil (weitere Erläuterungen im Text).

Läßt sich so viel Trickserei noch überbieten? Aber sicher! Und der Trick ist eigentlich unverzeihlich: Die Zahlen, mit denen Professor Paffenbarger die in A bis C dargestellten Ergebnisse produziert hat, sind nur altersbereinigt. Das heißt, man hat zwar berücksichtigt, daß ein alter Herr eher stirbt als ein junger Hochschulabsolvent, *aber die Raucher wurden nicht herausgerechnet.* Dabei ist der Einfluß des Rauchens sowohl auf die Herzinfarkthäufigkeit wie auch auf die Gesamtsterblichkeit ganz erheblich. Und außerdem tummeln sich unter den sportlicheren Zeitgenossen in der Regel weniger Raucher. Das heißt, die verminderte Sterblichkeit in den aktiveren Gruppen könnte auch darauf zurückzuführen sein, daß diese Personen weniger geraucht haben. Die Daten zum Zigarettenkonsum wurden von den Wissenschaftlern erhoben. Warum haben sie sie nicht in ihre Berechnungen einfließen lassen? Zudem werden in seriösen Studien die relativen Risiken zusätzlich noch um weitere Faktoren bereinigt, von denen man eine Beeinflussung des Ergebnisses vermutet, vor allem das Sterbealter von Eltern und Großeltern, denn die Lebenserwartung besitzt eine starke erbliche Komponente.

Den Beweis für die Berechtigung dieser Kritik liefert die Harvard-Alumni-Studiengruppe im übrigen selbst. Man muß sich nur die Ergebnisse neuerer Veröffentlichungen ansehen. Im Jahr 2000 beispielsweise erschienen zwei Artikel, der eine zu koronaren Herzerkrankungen und Aktivität, der andere zu Lebenserwartung und Aktivität. Beide berechnen das relative Risiko nun auch unter Berücksichtigung von Gewicht, Rauchgewohnheiten, Alkoholkonsum und Sterbealter der Eltern (= multivariat) (siehe Graphiken D und E). Nicht vergessen: Es handelt sich dabei um exakt die gleiche Personengruppe wie in A bis C.

Damit ist die Katze aus dem Sack! Die bereinigten Zahlen besagen: Menschen, die durch Bewegung pro Woche mehr als 2000 Kilokalorien verbrauchen, haben weder ein gesünderes Herz, noch steigern sie ihre Lebenserwartung. Und wenn man dann noch berücksichtigt, daß auch hier wieder die höchste Sterblichkeit bei den »Gehbehinderten« auftritt, sind die Unterschiede zwischen den verbleibenden Gruppen zu gering, als daß sie als Argument für Sport herhalten könnten. Außerdem ist damit indirekt eingestanden, daß die populären und allerorten zitierten

Ergebnisse früherer Veröffentlichungen durch Statistik-Schieberei zustande kamen.

Als ob das alles nicht schlimm genug wäre, hat die Studie noch einen weiteren Haken: Die Harvard-Alumni-Population ist nicht repräsentativ für die Gesamtbevölkerung. In die Auswertung konnten zwangsläufig nur die Bewegungsdaten der Hochschulabsolventen eingehen, die den Fragebogen ausgefüllt zurückgeschickt hatten. Das taten jeweils um die 70 Prozent aller möglichen Kandidaten. Was war mit den anderen 30 Prozent? Von ihnen erfuhren die Forscher über das Alumni-Büro der Universität zumindest Todeszeitpunkt und Todesursache laut Totenschein. Daraus konnten sie separat die Herzinfarkt- bzw. Sterberate berechnen. Die lagen bei den Männern, die sich nicht geäußert hatten, um 48 bzw. 67 Prozent höher als bei denen, deren Angaben ausgewertet werden konnten! Vermutlich, weil viele Kranke andere Sorgen haben, als ihre Krankengeschichten neugierigen Universitätsangestellten zu übermitteln. Damit sind die beiden Gruppen so uneinheitlich, daß die Harvard-Alumni-Studie nicht einmal eine allgemeingültige Aussage für die Hochschulabsolventen von Harvard treffen kann! Geschweige denn für Frauen oder für Männer mit einer anderen Ausbildung und/oder nichtakademischen Berufen.

Wenn die Harvard-Alumni-Studie etwas zeigt, dann eigentlich nur, daß in Harvard ausgebildete Männer, die Fragebögen ausfüllen, länger leben als Kollegen, die das aus irgendwelchen Gründen nicht tun. Trotzdem hat noch niemand gefordert, daß nun alle Menschen nach Harvard gehen sollten, um Fragebögen auszufüllen, damit sich ihre Lebenserwartung erhöht. Warum bloß nicht?

Eventuell beschleicht Sie jetzt das Gefühl, statt einem wissenschaftlichen Seminar der Führung durch eine Fälscherwerkstatt beigewohnt zu haben. Aber Sie haben nur die Manipulationen zu Gesicht bekommen, die bei der Lektüre der Publikationen mit bloßem Auge erkennbar sind und die auch jeder Fachmann, der sich auf diese Studien beruft, mühelos feststellen können müßte.

Zur freundlichen Beachtung: So entstehen, geschätzte Leserin und werter Leser, die grundlegenden Beweise, die ihnen von Krankenkassen,

Gesundheitspolitikern, Fernsehärzten und anderen Experten zur sportlichen Motivation vorgehalten werden und die zugleich in der Diskussion um höhere Krankenkassenbeiträge für »Unsportliche« als wissenschaftliche Grundlage dienen.

→ **Fitneß-Empfehlungen:** Die Fitneß-Empfehlungen sind wissenschaftlich gesichert
→ **Fitneß-Empfehlungen:** Die evidenzbasierte Medizin
→ **Herzgesundheit:** Sport schützt das Herz

Quellen:

R. S. Paffenbarger et al.: Physical activity as an index of heart attack risk in college alumni. American Journal of Epidemiology 1978/108/S. 161 ff.

R. S. Paffenbarger et al.: The association of changes in physical-activity level and other lifestyle characteristics with mortality among men. New England Journal of Medicine 1993/328/S. 538

R. S. Paffenbarger et al.: Some interrelations of physical activity, physiological fitness, health, and longevity. In: C. Bouchard et al. (Hrsg.): Physical Activity, Fitness, and Health. Human Kinetics Publishers, Champaign 1994, S. 119 ff.

H. D. Sesso et al.: Physical Activity and Coronary Heart Disease in Men. The Harvard Alumni Health Study. Circulation 2000/102/ S. 975 ff.

I.-M. Lee, R. S. Paffenbarger: Associations of Light, Moderate, and Vigorous Intensity Physical Activity with Longevity. American Journal of Epidemiology 2000/151/ S. 293 ff.

Blondinen fehlt es an mentaler Fitneß

Warum lassen sich trotz ätzender Blondinenwitze so viele Frauen die Haare blondieren? Für berufliches Fortkommen und gesellschaftliches Ansehen ist in der Regel weder das Image vom lasterhaften Vamp noch das Klischee vom naiven Dummchen förderlich. Und im Privatleben? Nach einer repräsentativen Umfrage, die das Meinungsforschungsinstitut Gewis 2002 für die Frauenzeitschrift *Laura* durchführte, wünscht sich zwar jeder zweite deutsche Mann eine Blondine fürs Bett, doch bei der Frau fürs Leben ziehen die Brünetten mit gut 40 Prozent locker gleich. Diese Rate unterliegt je nach Mode gewissen Schwankungen. Insgesamt bleibt jedoch eine Präferenz für Blondinen, die deutlich über ihrem natürlichen Vorkommen in unserer Gesellschaft liegt.

Egal, ob in Hollywood oder in Grimms Märchen: Blondinen dürfen stets männliche Wunschvorstellungen erfüllen. Im Film geben sie entweder die süße, kleine Unschuld vom Land oder die laszive Verführerin. Die starke, kluge Frau oder die gerissene Intrigantin dagegen wird von Dunkel- oder Rothaarigen verkörpert. Auch im Märchen sind die Guten meistens blond wie Goldlöckchen oder Rapunzel, während die bösen Schwestern und Schwiegermütter schwarzes Haar tragen. Diese Stereotypie hat viele Forscher fasziniert und zu famosen Theorien verleitet, warum Blondinen von Gentlemen und anderen Herren bevorzugt werden. Hier die populärsten Erklärungsversuche:

- *Blond ist ein Symbol für engelsgleiche Reinheit.* Dahinter steht die christliche Vorstellung von »hell = gut« und »dunkel = böse« (von »rot = teuflisch« gar nicht erst zu reden). Dieser Interpretation widerspricht, daß Blondinen auch in Kulturen gefragt sind, die nicht christlich geprägt sind. Schon die Götter des Olymp waren blond – ganz ohne Papst und die blondgelockten Unschuldsengel der himmlischen Heerscharen.
- *Blondinen sind parasitenfrei.* Aus biologischer Sicht ist das das zentrale Anliegen menschlicher Evolution! Parasiten waren neben den Seuchen einst die größte Gefahr für Leib und Leben. Wer unter Würmern leidet, neigt zur Blutarmut. Je heller die Haut, um so einfacher ist dieses Manko mit bloßem Auge zu erkennen. Und da blonde Haarpracht genetisch mit heller Haut

verbunden ist, kann der Interessent den Parasitenstatus seiner Angebeteten leichter abschätzen und kranke Exemplare meiden. Wäre die Theorie richtig, müßten die Blondinen stark an Attraktivität eingebüßt haben, denn inzwischen sind die meisten Frauen in unserer Gesellschaft parasitenfrei – egal ob blond, brünett oder schwarz.

– Originell, wenn auch schwer nachvollziehbar, die Theorie des Wiener Professors Karl Grammer vom Ludwig-Boltzmann-Institut für Stadtethologie: *»Die Lösung dieses Problems liegt im Handikap-Prinzip.* Blond signalisiert nicht nur ›Ich bin ein seltenes Exemplar‹, sondern auch ›Ich kann es mir leisten, das Handikap blond zu tragen‹ (...)« Blondinen – eine soziale Randgruppe? Oder sollte damit die vorgebliche Begriffsstutzigkeit gemeint sein? Wenn es denn so wäre, bräuchte keine Frau zum Haarfärbemittel zu greifen – ein simples Sich-dumm-Stellen hätte den meisten Männern vollkommen genügt.

Abgesehen davon leiden die Rothaarigen unter dem größeren Handikap. Studenten wurde ein Mann mit rotblondem Haupthaar und leuchtendrotem Bart vorgestellt. Einmal hieß es, dies sei der neue Professor, ein andermal (mit anderen Studenten), das sei der neue Pförtner. Als sie eine halbe Stunde später nach der Haarfarbe des Mannes gefragt wurden, behaupteten zwei von drei Studenten der »Professor« sei blond gewesen. Nur jeder achte erinnerte korrekt das rote Haar. Beim »Pförtner« war das Verhältnis genau umgekehrt.

– *Blondes Haar zeigt an, daß die Knochen gesund sind.* Je heller die Haut, desto mehr Vitamin D bildet der Körper mit Hilfe des Sonnenlichts. Und Vitamin D macht starke Knochen. Je weiter wir nach Norden kommen, desto wichtiger ist diese Eigenschaft, und desto häufiger trifft man auf Blondschöpfe. Wäre die Knochen-These richtig, würde sich im sonnenreichen Italien kaum jemand für Blondinen interessieren. Das Gegenteil trifft zu.

– *Blondinen sind attraktiv, weil sie schüchtern sind.* Der amerikanische Psychologe Jerome Kagan beobachtete, daß Kinder mit heller Haut, hellen Haaren und blauen Augen gehemmter und ängstlicher waren als Kinder mit dunklen Augen. Kagan führt Schüchternheit und blondes Haar auf die gleichen biologischen Wurzeln zurück. Seine Hypothese: Als sich die Frühmenschen in Europa nach Norden ausbreiteten, hatte die Kälte eine vermehrte Ausschüttung des Hormons Noradrenalin zur Folge. Noradrenalin bremst gleichzeitig die Farbstoffbildung in Augen, Haut und Haaren; überdies liegt es bei furchtsameren Gemütern in größerer Menge vor. Also doch

die blonde Unschuld vom Lande, die vor dem Unhold beschützt werden muß?
- Wem die Vorstellung von der ängstlichen Gretel und den verklemmten Wikingern nicht reicht, kann sich noch die *Theorie der errötenden Blondine* zu Gemüte führen. Es geht dabei weniger um die Haarfarbe als um die damit verbundene helle Haut, die emotionale Regungen schlechter verbergen kann. Bereits Charles Darwin bemerkte: »Die Schamröte ist die eigenartigste und menschlichste aller Ausdrucksformen.« Je heller die Haut, das heißt, je blonder das Haar, desto leichter erkennt man bei einer Frau das Erröten und damit auch ihr sexuelles Interesse. Mag sein. Aber Rothaarige haben ebenfalls sehr helle Haut. Doch ihnen gegenüber reagieren viele Männer wesentlich zurückhaltender.
- *Die Intelligenzfrage.* Blondinen eilt bekanntlich der Ruf voraus, unbedarft zu sein. Aber lassen sich Frauen deshalb ihr Haar blondieren? Immerhin sind mindestens vier von fünf Blondinen falsch – zumindest was ihre Haarfarbe betrifft. Welchen Vorteil sollte es haben, als Dummchen zu gelten? Ganz einfach: Männer schätzen das Gefühl, einer Frau intellektuell überlegen zu sein.

Was bleibt nach diesem Parforceritt durch die Blondinen-Theorien? Zum einen die Feststellung, daß sich tatsächlich viele Männer reflexartig nach einer Blondine umdrehen, und zum zweiten der Fakt, daß Blondinen im statistischen Mittel mehr Kinder haben als Frauen mit dunkleren Haaren. Das legt denn doch einen biologischen Zusammenhang nahe. Dazu gibt die amerikanische Biologin Nancy Etcoff einen interessanten Hinweis: Sie erklärt, Männer aller Hautfarben seien stets einen Ton dunkler als Frauen der gleichen ethnischen Gruppe. Außerdem ist die Haut eines Menschen um so heller, je jünger er ist. Viele Dunkelhaarige waren als Kinder blond. Nicht zuletzt deshalb firmiert blond in der Kosmetikbranche als »präpubertäre Haarfarbe«.

Wenn wir die Mosaiksteinchen der verschiedenen Theorien zusammensetzen, ergibt sich also folgendes Bild: Ein blonder Schopf signalisiert dem Interessenten eine junge, gesunde und fruchtbare Partnerin, die ihm wie im Märchen engelsgleich jeden Wunsch erfüllt und die vor allem stets jünger wirkt als ihre gleichaltrigen Geschlechtsgenossinnen mit dunklerem Teint. Bei soviel sichtbarer biologischer Fitneß muß ein Mann doch schwach werden! Genau das verleitet wohl viele Frauen zur Mimikry mit Haarfärbemitteln. Eigentlich gar nicht so dumm.

→ **Brainfood:** Richtige Ernährung steigert die geistigen Fähigkeiten
→ **Erfolg:** Schöne Menschen sind erfolgreicher
→ **Figur:** Männer bevorzugen Frauen mit Model-Figur

Quellen:

Männer mögen's blond im Bett. 11.3.2002. In: http://rhein-zeitung/on/02/03/11

A. Rosenberg, J. Kagan: Iris pigmentation and behavioral inhibition. Developmental Psychobiology 1987/20/S. 377 ff.

N. Etcoff: Nur die Schönsten überleben. Die Ästhetik des Menschen. Hugendubel, München 2001

A. Barnett: Fair enough. New Scientist 12.10.2002, S. 34 ff.

K. Grammer: Signale der Liebe. dtv, München 1995

V. S. Ramachandran: Why do gentlemen prefer blondes? Medical Hypotheses 1997/48/S. 19 f.

S. P. Rupprecht: Das Lexikon der Blondinen. Lexikon Imprint Verlag, Berlin 1999

I. Hannover: Frauen mit roten Haaren. Aufbau Taschenbuch Verlag, Berlin 1999

D. E. Clayson, M. R. C. Maugham: Redheads and blonds: stereotypic images. Psychological Reports 1986/59/S. 811 ff.

Früher waren die Blondinen wenigstens echt

Wer das glaubt, unterschätzt die Eitelkeit und die Findigkeit unserer Altvorderen. Richtig ist, daß wir das berühmte Wasserstoffblond der Entdeckung des Wasserstoffperoxids anno 1812 verdanken. Aber erst seit den dreißiger Jahren des 20. Jahrhunderts verwendete man es auch zum Haarebleichen. Dank Hollywood avancierte es in den Sechzigern dann zum Verkaufsschlager: Blondierte Filmdiven von Jean Harlow bis Marilyn Monroe gaben den Trend vor. So sexy konnte nun auch Lieschen Müller sein!

Das Aufhellen der Haarfarbe hat jedoch eine viel längere Tradition, die sich bis nach Ägypten oder Hellas zurückverfolgen läßt. Wer es sich im alten Rom leisten konnte, nahm Goldstaub oder kaufte Perücken, die aus dem Haar germanischer oder gallischer Sklavinnen gefertigt waren. Aber es fehlte auch nicht an Versuchen, die eigene Mähne zu blondieren. Dazu behandelte man das Haupthaar mit Ziegenfett, Ätzkalk, Birkenasche, Henna, Indigo oder Kräutermixturen und bleichte es dann in der Sonne.

Die Mittel scheinen funktioniert zu haben. Jedenfalls wurden sie in der Renaissance immer noch verwendet. Die Damen »verbringen Stunden auf den Balkonen ihrer Häuser und Paläste, wo die Sonne am stärksten ist, und waschen und spülen ihr Haar mit einer Tinktur, die *›aqua bionda‹* [blondes Wasser] oder *›aqua di gioventu‹* [Wasser der Jugend] genannt wird«, heißt es in einem alten Bericht über die Sehenswürdigkeiten Venedigs. »Die Schultern sind mit einem seidenen Schal, der *schiavonetta*, bedeckt, und auf dem Kopf tragen sie einen Strohhut, der ihr Gesicht beschattet. Doch auf der Oberseite hat diese *solana* genannte Kopfbedeckung eine runde Öffnung, durch die sie ihr Haar der Sonne aussetzen können.«

Konrad Bloch, Nobelpreisträger für Physiologie, faszinierten die zahlreichen Blondinen auf den Gemälden der alten italienischen Meister. Um das Geheimnis des »aqua bionda« zu lüften, studierte er dessen Zutaten: Buchsbaum, Zypressenblüten, Kreuzkümmel, Myrrhe, Krappwurzel, Klee, Lupine, Salpeter, Alaun und Ätzkalk. Die Pflanzenteile wurden meist in flachen Gefäßen für ein bis zwei Wochen in die Sonne gestellt. Wie Bloch feststellte, entsteht im Sud tatsächlich Wasserstoffperoxid. Die Mengen sind zwar gering, aber wirksam: Zusammen mit den übrigen Zutaten und dem Sonnenlicht reichten sie aus, die Farbpigmente im Haar zu zerstören und es dadurch aufzuhellen.

Trotz ihrer leuchtenden Vergangenheit sieht die Zukunft der Blondinen eher düster aus. Wissenschaftler beklagen einen Rückgang des Blondanteils in der Bevölkerung. Mancherorts wurde gar schon das Aussterben der Blondinen beschworen. Grund dafür sind die sinkenden Geburtenraten in den Kernländern der Blonden. Außerdem ist das Merkmal »blond« rezessiv, das heißt, es kann sich bei Kindern von Eltern mit unterschiedlichen Haarfarben oft nicht durchsetzen. Oder anders herum: Wo die Blonden nicht unter sich bleiben, verschwinden sie. Ein unvermuteter Kollateralschaden der Globalisierung.

Doch es naht Abhilfe. Gentechnologen ist es gelungen, Gene aus Quallen auf Mäuse zu übertragen. Seither leuchtet das Fell der Nager in herrlichem Grün. Die Fachleute sind nun guter Hoffnung, auch die Haarfarbe des Menschen dauerhaft nachbessern zu können. An den Farbtönen muß zwar noch ein bißchen gearbeitet werden, aber die Männerwelt kann im Vertrauen auf den technischen Fortschritt schon mal den Sekt kaltstellen: Die begehrte Blondine bleibt ihnen auch in Zukunft erhalten.

→ **Haare:** Glatzenträger sind potenter
→ **PABA:** PABA ist ein Schönheitsvitamin

Quellen:

K. Bloch: Blondes in Venetian Paintings, the Nine-banded Armadillo, and Other Essys in Biochemistry. Yale University Press, New Haven 1994

S. Einhauser, Die Frisuren der Römerinnen – ca. 100 v. Chr. bis 70 n. Chr. In: http://www.latein-forum.de/realien/frisur7.htm

W. Kloos: Spiegel der Schönheit: Kleine Kulturgeschichte der Haar- und Schönheitspflege. Coriolan, Hamburg 1952

K-W. Weeber: Alltag im Alten Rom. Artemis und Winkler, Düsseldorf 1997

J. Falbe, M. Regitz (Hrsg.): Römpp Chemie Lexikon. Thieme, Stuttgart 1992

A. Coghlan: Gene tweak will banish bad hair days. New Scientist 2002, H. 2360, S. 16

Blondinen auf dem Rückzug. 19.11.2001. In: http://online.wdr.de/online/panorama/blondinen/index.phtml

Wissenschaftler schlagen Alarm: Blondinen vom Aussterben bedroht. 19.11.2001 (ddp/ar) In: http://www.eurogay.de/entertainment/7619.html.

Ein muskulöser Körper ist harte Arbeit

Wenn man davon ausgeht, daß die Werbung mit unerfüllten Wünschen spielt (und sie durch die ständige Wiederholung noch steigert), muß die Überflutung mit muskelbepackten Titelseiten-, Jeans- und Softdrinkmodels fast zwangsläufig zum Run auf die Fitneßstudios führen. Doch der Muskelkult fängt heute schon im Kinderzimmer an, mit Actionspielzeug à la He-Man und Power Ranger sowie mit Comic-Figuren, gegen die jeder normale Mensch wie ein pathologischer Schwächling wirkt. Bestätigt und gefördert wird dieses unrealistische Männerbild durch Actionfilme, in denen wandelnde Muskelpakete die Hauptrollen spielen. Weder John Wayne noch Yul Brunner, die harten Burschen des 50er-Jahre-Kinos, könnten Arnold Schwarzenegger oder Sylvester Stallone in dieser Beziehung das Wasser reichen.

Kein Wunder, daß die Schere zwischen dem Selbst- und dem Wunschbild bei Männern mittlerweile weit auseinander klafft. In einer amerikanischen Umfrage waren 1972 nur 15 Prozent der Männer mit ihrem Aussehen unzufrieden, bis 1997 stieg diese Zahl auf 43 Prozent! Im Jahr 2000 veröffentlichte eine internationale Arbeitsgruppe eine Studie, die 200 Studenten aus Österreich, Frankreich und den USA zu ihren Selbst- und Wunschbildern befragte. Aus 100 computergenerierten Körperbildern sollten die jungen Männer vier aussuchen: die Gestalt, die ihrem Aussehen am ehesten entsprach, die, die sie für guten Durchschnitt hielten, die, die sie gerne hätten, und die, von der sie glaubten, daß Frauen sie besonders toll fänden.

Als »Mucki-Index« benutzten die Forscher den »Fat-free Mass Index« (FFMI), der sich aus Gewicht, Körperfettanteil und Körpergröße berechnet. Ein durchschnittlicher 30jähriger kommt auf einen Wert von ungefähr 20, mit 18 würde er etwas schmächtig wirken, mit 22 wäre er schon ziemlich gut gebaut. Die Studenten wurden vor der Befragung vermessen und lagen im Schnitt zwischen 19 und 21. Sie selbst fanden sich durchschnittlich um 1,2 Punkte muskulöser als sie waren, aber immer noch ein klitzekleines bißchen schlechter als das, was sie für den Altersdurchschnitt hielten. Baß erstaunt waren die Wissenschaftler jedoch, als sie die Idealbilder berechneten: Die Jungs wünschten sich zusätzlich 3,4 Muskel-Punkte, das entspricht 12 bis 13 Kilogramm (!) Muskelmasse, und sie glaubten, Frauen stünden auf echte Muskelprotze mit einem Plus von 3,6 FFMI-Punkten. Das sind bis zu 14 Kilo Muskeln über dem biologischen Durchschnitt!

Wie realistisch oder unrealistisch diese Wunschvorstellung ist, kann man aus einer anderen Studie der gleichen Arbeitsgruppe ablesen. In Fitneßstudios im Raum Boston und rund um Los Angeles rekrutierte man 83 Athleten, die Anabolika verwendeten, und 74 Sportler, die das nicht taten. Die Angaben der Männer wurden anhand von Urinproben überprüft. Dann ermittelten die Forscher für beide Gruppen den oben beschriebenen Mucki-Index. Ergebnis: Bei fast identischer Körpergröße und ähnlichem Körperfettgehalt brachten die Hormonschlucker im Schnitt zehn Kilogramm (Muskelmasse) mehr auf die Waage als die »sauberen« Kraftsportler und Bodybuilder.

Für die Ungedopten war mit einem FFMI von 25 offenbar das Ende der Fahnenstange erreicht, darüber kam in dieser Studie keiner. Mit Anabolika begann bei 24 erst das Mittelfeld, die Spitzenwerte lagen in der untersuchten Gruppe bei 30 und 31. Eine zweite Analyse bestätigte das Ergebnis. Diesmal standen die Körpermaße der Mr. America-Sieger von 1939 bis 1959 auf dem Prüfstand, einem Zeitraum, als Anabolika noch nicht in Fitneßstudios zu haben waren: Mr. America brachte es seinerzeit im Schnitt auf einen FFMI von 25 bis 26. Für Wettkampf-Bodybuilder aus einschlägigen Publikationen neuerer Zeit dagegen errechneten die Forscher weit darüber liegende FFMI-Werte zwischen 30 und 34.

»Ohne Schweiß kein Preis!«, möchte man den von mehr Muskeln träumenden Jungmännern zurufen. »Aber bleibt realistisch.« Bezeichnenderweise fand auch eine Arbeitsgruppe der Universität Lübeck zwischen gedopten und ungedopten Fitneßstudio-Besuchern einen Gewichtsunterschied von 12,5 Kilogramm. Genau das, was sich die Studenten wünschten. Wenn alle Plackerei nicht ausreicht, um den Traumkörper zu modellieren, greifen eben viele zu den kleinen Pillchen, die schnelle Heilung von den Sehnsuchtsqualen versprechen. Zu Risiken und Nebenwirkungen siehe *Bodybuilding: Bodybuilder sind echte Kerle.*

PS: Wer wissen will, wie starke Männer im richtigen Leben aussehen, der betrachte statt der retuschierten Hormonkörper in den Fitneß-Magazinen einmal die Statur eines oberbayerischen Bergbauern, eines indischen Rikschafahrers oder eines chinesischen Hafenkulis. So sieht ein gestählter Männerkörper aus, wenn Kraft und Ausdauer Tag für Tag und ohne Pillen trainiert werden.

→ **Supermann:** Der Wunsch nach mehr Muskeln entspringt gesundem männlichen Ehrgeiz
→ **Supermann:** Frauen stehen auf Muskelmänner
→ **Doping:** Doping gibt es nur im Hochleistungssport

Quellen:

H. G. Pope et al.: Body Image Perception Among Men in Three Countries. American Journal of Psychiatry 2000/157/S. 1297 ff.

E. Kouri et al.: Fat-Free Mass Index in Users and Nonusers of Anabolic-Androgenic Steroids. Clinical Journal of Sport Medicine 1995/5/S. 223 ff.

C. Boos et al.: Medikamentenmißbrauch beim Freizeitsportler im Fitneßbereich. Deutsches Ärzteblatt 1998/95/S. A-953 ff.

K. Koch: Der gedopte Adonis. Süddeutsche Zeitung 16.8.2000, S. V2/7

Bodybuilder sind echte Kerle

Böse Zungen behaupten, der wachsende männliche Körperkult sei eine Gegenreaktion der von der Emanzipation gebeutelten ehemaligen Herren der Schöpfung. Der Muskelberg als Bastion, die für Frauen anatomisch und physiologisch unerreichbar bleibt. Vielleicht ist das Gegenbild zum weich gespülten »Frauenversteher« tatsächlich ein Grund für das Revival des Wunsches nach einem muskulösen Körper, der seit jeher als Symbol der Männlichkeit gilt. Männlichkeit steht dabei unausgesprochen immer auch für Durchsetzungskraft und Potenz. Sollte sich das Fitneßstudio zum Zufluchtsort für gekränkte Männerseelen entwickelt haben, einer Insel für Machos und solche, die es gerne wären? An Geräten aller Art wird dort neben der Muskulatur auch das Selbstwertgefühl aufgebaut. »Wenn ich erst einmal aussehe wie Arnold Schwarzenegger, Sylvester Stallone oder Jean-Claude van Damme, haben die Kerle vor mir Respekt, und die Weiber liegen mir zu Füßen«, so die Muskelmacher-Logik.

Nur sind diese Idealbilder mit reinem Krafttraining nicht zu erreichen (siehe *Bodybuilding: Ein muskulöser Körper ist harte Arbeit*), weshalb viele Bodybuilder zu unerlaubten Hilfsmitteln, sprich Anabolika, greifen. Die lassen zwar die Muskeln schwellen, bei manchen Männern jedoch auch die Brust. Das führt dann schon mal zu peinlichen Fragen. Als sein kleiner Sohn wissen wollte: »Papa, bist du ein Mann oder eine Frau?«, beschloß der Bodybuilder Jörg Börjesson, sich operieren zu lassen. Heute kann er wieder T-Shirts tragen, ohne Aufsehen zu erregen, zur Brustkrebsfrüherkennung muß er aber trotzdem regelmäßig gehen.

Auf die männlichen Geschlechtsorgane haben die Anabolika dagegen den gegenteiligen Effekt: Hypogonadismus und Azoospermie heißt medizinisch, was der Laie »Schrumpfeier« und Unfruchtbarkeit nennt. Über den Verlust der Lust berichteten 32 Prozent der Anabolikaverwender in einer österreichischen Bodybuilder-Studie, über Erektions- und Orgasmusprobleme je sieben Prozent. Die Herren aus der ungedopten Kontrollgruppe vermeldeten dergleichen nur in sieben, drei und null Prozent der Fälle. Aber wer gibt schon gerne zu, daß er impotent ist, vor allem wenn er seine Männlichkeit zum Lebensinhalt macht? So wäre es wenig verwunderlich, wenn die realen Zahlen weitaus höher lägen. Neu ist das alles nicht, hatte nicht schon Superman neben seinen muskulösen Schultern ein weiteres anatomisches Merkmal – einen geschlechtslosen Unterleib?

Auch Prostata-Vergrößerungen, Krebs und Leberschäden sind keineswegs nur Wehwehchen verlebter Tattergreise, sondern werden zunehmend bei muskelverliebten Jungmännern beobachtet. Nach fünf Jahren Bodybuilding unter Dope hatte Jörg Börjesson (Gewicht 95 bis 110 Kilo bei einer Größe von 1,80 Metern) eine kaputte Magenschleimhaut, ständig Schmerzen in den Gelenken, einen Bandscheibenvorfall und, wie erwähnt, eine weibliche Brust. Kein strahlender Held, sondern ein gesundheitliches Wrack. Das brachte seine Wandlung vom Saulus zum Paulus: Heute geht Börjesson ehrenamtlich in Schulen, Jugendzentren und Fitneßstudios und warnt die auf Männlichkeit versessenen Heißsporne vor den Gefahren muskelaufbauender Substanzen. Er kennt den Ehrgeiz und den süßen Geschmack des vermeintlichen Erfolgs: »Es war ein Leistungsrausch, ich war wie besessen.« Bis zum Absturz.

Abhängigkeitspotential bescheinigt auch der Lübecker Chirurg und Intensivmediziner Carsten Boos den anabolen Steroiden: »75 Prozent derer, die sie eingenommen haben, nehmen sie immer wieder.« Boos hatte über 400 Frauen und Männer in 58 Fitneßstudios in mehreren Bundesländern per Fragebogen interviewt. Dabei gaben 22 Prozent der Männer und acht Prozent der Frauen unumwunden die Einnahme von Anabolika zu!

Erhebliche Schädigungen an Herz und Gefäßen infolge langjährigen Anabolikakonsums fand eine andere deutsche Arbeitsgruppe. Dieser kann unter Umständen zu einem Vasospasmus führen, einer plötzlichen Gefäßverengung. »Dies könnte erklären«, so Axel Urhausen, der Leiter der Saarbrücker Studie, »weshalb Personen einen plötzlichen Herztod erleiden, ohne daß man später bei der Autopsie eine entsprechende Gefäßverkalkung feststellen kann.« Der plötzliche Herztod unter Bodybuildern ist keine Seltenheit.

Aber was so ein echter Kerl ist, dem gehen die Warnungen am Allerwertesten vorbei. Risikobewußtsein ist was für Weicheier. *Only the good die young!* Und es geht doch nix über eine schöne Leich'.

→ **Supermann:** Der Wunsch nach mehr Muskeln entspringt gesundem männlichen Ehrgeiz
→ **Supermann:** Frauen stehen auf Muskelmänner
→ **Doping:** Doping gibt es nur im Hochleistungssport

Quellen:

K. Koch: Der gedopte Adonis. Süddeutsche Zeitung 16.8.2003, S. V2/7

P. Smith: Neue Studie belegt – anabole Steroide schädigen auch Herz und Gefäße. 13.6.2001 In: http://www.aerztezeitung.de/docs/2001/06/13/108a0203.asp

Anon.: Von Akne bis KHK: die Folgen des Dopings. 30.7.2001 In: http://www.aerztezeitung.de/docs/2001/07/30/140a0501.asp

R. K. Müller: Doping und Toxikologie. Naturwissenschaftliche Rundschau 1999/52/S. 259 ff.

A. Babigian, R. T. Silverman: Management of gynecomastia due to use of anabolic steroids in bodybuilders. Plastic & Reconstructive Surgery 2001/107/S. 240

B. Mangweth et al.: Body Image and Psychopathology in Male Bodybuilders. Psychotherapy and Psychosomatics 2001/70/S. 38 ff.

J. Heeß: Der Verwandelte. die tageszeitung (taz) 26./27.10.2002, S. 5

B. Lugger: Waschbrettbauch und Muckis. 15.9.2000 In: http://www.netdoktor.de/topic/doping/muskelwahn.htm

C. Boos et al.: Medikamentenmißbrauch beim Freizeitsportler im Fitneßbereich. Deutsches Ärzteblatt 1998/95/S. A-953 ff.

C. Boos, P. Wulff: Medikamentenmißbrauch beim Freizeitsportler im Fitneßbereich. 2001. In: http://www.sportpolitik.spd.de/dateien/200101boos.pdf

Anon.: In Fitneßstudios oft Anabolika. nano online/dpa 21.9.2000. In: http://www.3sat.de/3sat.php? http://www.3sat.de/nano/news/10360/index.html

Richtige Ernährung steigert die geistigen Fähigkeiten

Die PISA-Studie brachte es an den Tag: Die schulischen Leistungen der Deutschen sind deutlich schlechter als ihre Noten. Da trifft es sich gut, daß Experten auf der Suche nach dem Nürnberger Trichter endlich das Brainfood entdeckt haben. Schon lange verkaufen Apotheker an Menschen, die ihrem Denkorgan (oder dem ihrer Sprößlinge) auf die Sprünge helfen wollen, für teures Geld bunte Vitamine, Lecithin – ein profaner Emulgator mit der E-Nummer 322 – oder gar Glutamat als Hirnnahrung. Letzteres genießt als Geschmacksverstärker im Essen einen denkbar schlechten Ruf. Wenn es denn helfen sollte, könnten die Dosierungen in einigen Fertiggerichten unseren Schülern glatt Nachhilfestunden ersparen.

Ernährungsexperten vertreten neuerdings eine andere Sicht der Dinge als Apotheker und Drogisten. Unter dem Motto »Iß dich schlau« empfehlen sie in einschlägigen Ratgebern und Fitneß-Websites Vollkorn als das Brainfood schlechthin. Begründung: »Ballaststoffreiche Nahrungsmittel halten den Blutzuckerspiegel konstant.« Konstant schon, aber konstant niedrig, was der geistigen Leistungsfähigkeit ziemlich abträglich ist. Da der menschliche Verdauungstrakt das volle Korn nur teilweise aufzuschließen vermag, ist die Versorgung des Körpers mit Blutzucker eher mäßig. Wie eine Untersuchung der Universität Gießen ans Licht brachte, bleibt etwa die Hälfte der Stärke unverdaut und steht damit nicht mehr als Nervennahrung zur Verfügung. Die Folge: Es entsteht – trotz Völlegefühl – Unterzucker. Und der sorgt bekanntlich für Konzentrationsprobleme.

Über die unverdaute Stärke hingegen freuen sich die Darmbakterien, die die Stärke im Dickdarm zu Zucker abbauen dürfen. Aber der wird nicht mehr resorbiert, sondern vergoren. Daher gibt's nach dem Genuß von »Vollwertkost« meist ergiebige Blähungen statt intellektueller Höhenflüge. Auch wenn einige Produkte dieser Gärungsprozesse an der Darmwand entgiftet werden, so können andere, wie zum Beispiel Fuselalkohole, ins Blut übertreten und das Gehirn erreichen. Die einzige echte Nervennahrung ist der Blutzucker (Glucose). Dabei spielt es keine Rolle, ob er aus Bonbons, Brot oder Bier stammt –

Hauptsache, es ist genug da, und das Gehirn kann sich nach Herzenslust bedienen. »Je höher der Kohlenhydratanteil einer Mahlzeit ist«, faßt Professor Joachim Westenhöfer aus Hamburg die Forschungsergebnisse zusammen, »desto besser sind die kognitiven Leistungen.«

Das empfindliche Gehirn kontrolliert sehr genau, welchen Substanzen es Zutritt gewährt und welchen nicht. Die Blut-Hirn-Schranke schützt es – mal abgesehen von Alkohol und Koffein – vor den guten Gaben, die neben Zucker aus der Nahrung ins Blut übergehen, aber im Oberstübchen unerwünscht sind. Deshalb nutzen all die vielen Hirnnahrungsmittel und IQ-Diäten nichts – egal ob zur Verbesserung des analytischen Denkvermögens eine Pizza empfohlen wird oder zur Gedächtnissteigerung ein Glas Gemüsesaft mit einer Portion Thunfisch. Um es anders zu formulieren: Wer sich noch so müht, wie Einstein zu essen, begreift die Relativitätstheorie deshalb noch lange nicht.

Nein, es geht nicht darum, besondere »Nervennahrung« zu speisen, sondern im Gegenteil darum, das Gehirn nicht durch besondere Ernährungsweisen an der Entwicklung und der Ausübung seiner Pflichten und Begabungen zu hindern. Dies trifft in besonderem Maße auf die Diäten und Abspeckkuren zu. Denn dabei wird zuvörderst das Oberstübchen ausgehungert. Auch wenn sich darin nur zwei Prozent des menschlichen Körpers befinden, so verbraucht unser Hirn doch locker 20 Prozent aller Kalorien.

Dabei zielen Diäten und bewußte Ernährung nicht unbedingt auf eine Mangelversorgung des Gehirns ab, bekanntlich sollen sie vor allem Fettpölsterchen abbauen und das böse Cholesterin bekämpfen. Dummerweise zeichnet sich aber gerade das Gehirn durch einen besonders hohen Anteil an tierischen Fetten aus (auch der Mensch ist ein Säugetier, und seine Fette sind nun mal »tierische«); es enthält zudem exorbitante Mengen an Cholesterin. Der Cholesteringehalt unserer grauen Zellen beträgt bis zu 20 Prozent, sieht man einmal vom Wassergehalt ab! Woher weiß der Körper angesichts einer Hungersnot – denn um nichts anderes handelt es sich bei einer Diät –, daß er das Fett von Bauch und Po entfernen soll? Vielleicht ist er ja der Meinung, daß die evolutionäre Neuerwerbung Großhirn für den Käufer von Brainfood überflüssig ist, im Gegensatz zu den im Überlebenstraining bewährten Rettungsringen?

Mit dem Cholesterin sind wir übrigens bei einer wichtigen Ausnahme von dem Unsinn mit dem Brainfood angelangt. Die einzigen, die sich tatsächlich »klüger essen« können, sind Säuglinge. Ihr Gehirn ist auf die Zufuhr der richtigen Baustoffe angewiesen. Dazu zählt vor allem Cholesterin, denn nach der

Geburt ist ihr Körper noch nicht in der Lage, die nötigen Mengen selbst herzustellen. Deshalb enthält Milch – egal ob von Rind oder Mensch – ausreichend Cholesterin. Im Tierversuch beeinträchtigte ein Mangel an Cholesterin die Hirnentwicklung. Über die langfristige Wirkung von cholesterinfreier Sojamilch dagegen kann man vorerst nur spekulieren.

Zurück zu den Erwachsenen und ihren vielfältigen Diäten zur Entfettung und Verschlankung. Leidet vielleicht auch ihr Verstand unter den Hungerkuren? Wiederholt wurden die Folgen von Diäten auf die intellektuellen Fähigkeiten getestet: beispielsweise an Frauen, die 15 Wochen lang ein rigides Abspeckprogramm durchhielten. Sie schnitten bei anschließenden Tests deutlich schlechter ab als vorher. Das gleiche Resultat erhielten Sportmediziner, als sie die Folgen von Abmagerungskuren prüften, die Ringer (Wrestler) auf sich nehmen, um in einer günstigeren Gewichtsklasse raufen zu dürfen. Auch bei ihnen blieben Defizite ihrer intellektuellen Fähigkeiten nicht aus, was aus Sicht der akademisch gebildeten Autoren zumindest bei Hochschulsportlern als Nachteil anzusehen sei.

Handelt es sich dabei um einen vorübergehenden oder um einen bleibenden Effekt? Der derzeitige Stand des Wissens erlaubt lediglich die Schlußfolgerung, daß Diäten die kognitiven Fähigkeiten von Menschen sogar über das Ende der Diät hinaus beeinträchtigen. Ob sie allerdings auch dann noch fortbestehen, wenn die Diätwilligen wieder ihr Ausgangsgewicht erreicht bzw. überschritten haben, kann derzeit nicht beantwortet werden. In Hinblick auf pummelige Kinder, der neuen Zielgruppe für Diäten, sollte die Möglichkeit bleibender organischer Schäden untersucht werden, da das heranwachsende Gehirn auf derart rabiate Eingriffe empfindlicher reagiert als das von Erwachsenen.

Nicht zu vergessen sind auch psychische Folgen, wie einer Untersuchung des Institute of Food Research in Reading (England) an diätwilligen Frauen zu entnehmen ist. Die verantwortlichen Psychologen folgerten, daß das schlechte Abschneiden bei Intelligenztests damit zusammenhängt, daß die holde Weiblichkeit während einer Diät ständig an Bauch und Po denkt und damit keine Kapazitäten mehr für die schlauen Tests der Seelenforscher frei hat. Das schlechte Ergebnis korrelierte tatsächlich »signifikant mit der Aufmerksamkeit, die die Frauen ihrer Körperform widmeten«. Da hilft garantiert kein Brainfood mehr – sondern nur noch ein Fünf-Gänge-Menü.

→ **Denksport:** Fitneßtraining bringt mehr Lebensjahre als Denksport
→ **Blondinen:** Blondinen fehlt es an mentaler Fitneß

Quellen:

J. Westenhöfer: Nahrung hält den Geist zusammen. Gordian 2001/H. 6/S. 96 ff.

M. J. Kretsch et al.: Cognitive function, iron status, and hemoglobin concentration in obese dieting women. European Journal of Clinical Nutrition 1998/52/S. 512 ff.

F. Bellisle: Glucose and mental performance. British Journal of Nutrition 2001/86/S. 117 f.

M. W. Green, P. J. Rogers: Impairments in working memory associated with spontaneous dieting behavior. Psychological Medicine 1998/28/S. 1063 ff.

C. W. Choma et al.: Impact of rapid weight loss on cognitive function in collegiate wrestlers. Medicine & Science in Sports & Exercise 1988/30/S. 746 ff.

M. J. Kretsch et al.: Cognitive effects of a long-term weight reducing diet. International Journal of Obesity & Related Metabolic Disorders 1997/21/S. 14 ff.

K. von Koerber: Vollwerternährung – auch und gerade für Diabetiker. Erfahrungsheilkunde 1994/H. 9/S. 521 ff.

Z. U. Haque, Z. Mozzaffor: Importance of dietary cholesterol for the maturation of mouse brain myelin. Bioscience, Biotechnology, and Biochemistry 1992/56/S. 1351 ff.

A. Lucas: Breast milk and subsequent intelligence quotient in children born preterm. Lancet 1992/339/S. 261 ff.

C. Florey et al.: Infant feeding and mental and motor development at 18 months of age in first born singletons. International Journal of Epidemiology 1995/24/Suppl.1/S. S. 21 ff.

U. Ravnskov, U. Pollmer: Mythos Cholesterin – Die zehn größten Irrtümer. Hirzel, Stuttgart 2002

Carnitin beschleunigt den Fettabbau und verbessert die Muskelleistung

Bei der Zucht von Mehlwürmern – von Aquarien- und Terrarienbesitzern als Futter für ihre Lieblinge geschätzt – stieß man 1948 auf einen für die Larvenentwicklung unentbehrlichen Stoff. Da seinerzeit alles, was neu und wichtig erschien, zum Vitamin erhoben wurde, erhielt dieser den Namen Vitamin B_T. (Das T verweist auf den lateinischen Namen des Mehlwurms: *Tenebrio molitor.*) Die geheimnisvolle Substanz erwies sich denn auch für Fruchtfliegen und andere Insekten als essentiell. Allerdings stellte sich heraus, daß sie keineswegs neu, sondern bereits 1905 in Muskelfleisch entdeckt und Carnitin getauft worden war.

1958 endlich konnte die Funktion des »Mehlwurmfaktors«, so die offizielle Bezeichnung damals, für die Zelle geklärt werden: Carnitin transportiert langkettige Fettsäuren durch die Mitochondrienmembranen. Dort, in den »Kraftwerken« der Zelle, werden die Fettsäuren zwecks Energiegewinnung oxidiert oder »verbrannt«. Aus diesem biochemischen Fakt zog die Frauen-und-Diät-Presse den messerscharfen Schluß: Wenn Carnitin zum Fettverbrennen nötig ist, dann muß frau mit mehr Carnitin mehr Fett verbrennen können – der Wunschtraum jeder Kalorienzählerin. Unversehens mutierte der Mehlwurmfaktor so zum »echten Kraftstoff, der dem Körper Extra-Power zuführt«, indem er »Fettmoleküle verheizt, sie in Energie umwandelt und so verhindert, daß sie sich als Pölsterchen an Po und Bauch ablagern«. Ganz abgesehen davon, daß Carnitin nichts verheizt, sondern für die Fettsäuren nur den Lastesel mimt, ist sein Stoffwechsel ziemlich gut geregelt. Es wird nämlich in ausreichender Menge von Leber und Nieren hergestellt, und selbst mit hohen Dosen »Zusatzkraftstoff« läßt sich unser Körper nicht dazu bewegen, mehr Fett umzusetzen. Im Gegenteil: Überschüssiges Carnitin scheidet er flugs mit dem Urin aus. Der Innsbrucker Sportarzt Kurt Moosburger resümiert: »Die Substitution von Carnitin zur ›Verbesserung‹ des Fettstoffwechsels ist ein sinnloses, da ineffektives (und zudem kostspieliges) Unterfangen!«

Damit erklärt sich auch, warum zahlreiche Studien, die nach einem leistungssteigernden Effekt von Carnitin auf Sportlermuckis suchten, in den allermeisten Fällen nicht fündig wurden. In Sportlerkreisen hatte man sich erhofft, durch Carnitinzufuhr die Energiegewinnung aus Fett zu erhöhen und damit die Glykogenreserven der Muskeln zu schonen. Das hätte die Muskelermüdung aufschieben und die Ausdauerleistung erhöhen sollen. Doch nur bei Herz- und Nierenkranken konnte eine Leistungssteigerung beobachtet werden, bei gesunden Sportlern bewirkte die Carnitingabe rein gar nichts.

Die Wirkung auf das Fett könnte sogar ganz anders ausfallen als erhofft: Bis in die fünfziger Jahre galt carnitinreiche Fleischbrühe als ideales Mittel zum Aufpäppeln schlecht gedeihender Säuglinge. Magersüchtigen und Unterernährten verabreichte man den Stoff zur Appetitsteigerung, und noch 1978 empfahl eine Monographie über die Extraktstoffe des Fleisches bei einer »Disposition zu Übergewicht«, Carnitin zu meiden. Das war für die Hersteller von Futtermitteln Anlaß genug, die Rolle von Carnitin in der Mast zu prüfen. Und siehe da, Schweine und Hühner fraßen mehr und nahmen dadurch schneller zu. Wenn das die bunten Blätter wüßten!

→ **Kreatin:** Kreatin erhöht die Leistung
→ **MCT:** MCT-Fette verbessern die Ausdauerleistung
→ **Isotonische Getränke:** Isodrinks gleichen die Mineralienverluste beim Sport aus

Quellen:

H. Sulser: Die Extraktstoffe des Fleisches. WVG, Stuttgart 1978

M. H. Williams: Nutritional ergogenic aids/supplements and exercise performance. In: M. Harries et al. (Hrsg.): Oxford Textbook of Sports Medicine. Oxford University Press, Oxford 1998, S. 126 ff.

E. P. Brass: Supplemental carnitine and exercise. American Journal of Clinical Nutrition 2000/72 Suppl./S. 618 ff.

J. Decombaz et al.: Effect of L-carnitine on submaximal exercise metabolism after depletion of muscle glycogen. Medicine & Science in Sports & Exercise 1993/25/S. 733 ff.

P. Colombani et al.: Effects of L-carnitine supplementation on physical performance and energy metabolism of endurance-trained athletes: a double-blind crossover field study. European Journal of Applied Physiology 1996/73/S. 434 ff.

K. Heo: Dietary L-carnitine improves nitrogen utilization in growing pigs fed low energy, fat-containing diets. Journal of Nutrition 2000/130/S. 1809 ff.

O. J. Heinonen: Carnitine and physical exercise. Sports Medicine 1996/22/S. 109 ff.

S. Jacobs: Praxiserfahrungen mit L-Carnitin. Lohmann Information 2001/H. 4/S. 1 ff.

J. Harmeyer: Die physiologische Rolle von L-Carnitin, Auswirkungen von Mangel und Zulagen bei Haustieren. Lohmann-Information 1998/H. 1/S. 19 ff.

K. Moosburger: Carnitin im Sport. In: http://www.personal-fitness.at

Gesundheits-Checks helfen, das Herztodrisiko beim Sport zu senken

Zählen wir zwei und zwei zusammen: Der plötzliche Herztod beim Sport ist im Allgemeinen zwar selten, im Einzelfall aber tödlich. Und manchmal gerät er sogar bis in die Schlagzeilen, wie im Falle von Florence Griffith-Joyner oder des Eishockeyspielers Stephane Morin. Das schadet dem guten Ruf des Sports als Jungbrunnen und Garant für ein langes Leben. Wie können Sportmediziner und Gesundheitspolitiker diesem Dilemma entrinnen? Na klar, mit Check-ups, denn zum Glück wissen wir ja, wonach wir suchen müssen. Bei jungen Menschen steckt hinter dem verfrühten Ableben häufig eine angeborene Veränderung von Herz oder Gefäßen. Bei der reiferen Jugend ab 40 dagegen stellt die koronare Herzkrankheit (man könnte auch Arteriosklerose sagen, aber das klingt so nach Altersheim) das Gros der Ursachen.

Eine Aufklärungsschrift des Bundesinstitutes für Sportwissenschaft, verfaßt von den renommierten Sport-Professoren Kindermann und Urhausen, rät deshalb zu regelmäßigen sportärztlichen Untersuchungen. Nur so ließen sich schon frühzeitig Veränderungen erkennen, die den plötzlichen Herztod zur Folge haben könnten. Notwendig sei dies bei allen sportlichen Einsteigern und Wiedereinsteigern über 40. Die Methoden der Wahl sind nach ihren Worten das EKG und der Ultraschall (Echokardiographie).

Was zunächst plausibel klingt, hat in der Praxis seine Tücken. Die vorliegenden Studien sind alles andere als ermutigend. Eine solche stammt von einem US-Team unter der Leitung von Barry Maron. Die Ärzte obduzierten die Leichen von 134 jungen Leistungssportlern, die vom plötzlichen Herztod aus dem aktiven Leben gerissen wurden. In fast der Hälfte der Fälle war der Herzmuskel verdickt (hypertrophe Kardiomyopathie). Bei jedem fünften Toten spielten Anomalien der Herzkranzgefäße eine Rolle. Der Rest verteilte sich auf gerissene Aussackungen von Schlagadern (Aortenaneurismen), Herzklappenfehler und andere Spezialitäten aus dem Katalog der Herzprobleme.

Fast alle diese Sportler waren zu Lebzeiten beim Check-up gewesen. Bei 15 hatte es im Vorfeld sogar einen Verdacht auf eine Erkrankung des Herz-Kreislauf-Systems gegeben. Sie wurden besonders genau untersucht, unter anderem mit EKG und Echokardiographie. Bei sieben stimmte sogar die Diagnose, aber nur zwei erhielten Sportverbot. Die anderen hatten die Sporttauglichkeits-Tests an ihrem College oder ihrer Highschool durchlaufen; bei vieren wurden Auffälligkeiten vermerkt, bei einem sogar mit korrekter Diagnose. Insgesamt waren 130 der 134 Verstorbenen sportmedizinisch untersucht worden, doch nur in acht Fällen entsprach das Ergebnis dem späteren pathologischen Befund, und nur zwei der Toten waren rechtzeitig auf die Gefahren des Sports hingewiesen worden.

Umgekehrt gibt es Leistungssportler, die trotz der genannten Herzprobleme erfolgreich sind. Barry Maron fand 14 solcher Fälle in Unterlagen des amerikanischen National Heart, Lung, and Blood Institute: sieben Langstreckenläufer, drei Schwimmer, drei Triathleten, drei Basketballer, drei Football- und zwei Baseballspieler und last not least ein Ringer. Alle trainierten regelmäßig und nahmen im Schnitt seit 15 Jahren erfolgreich an Wettkämpfen teil. Die Diagnosen wurden meist bei Routineuntersuchungen oder anläßlich eines Arztbesuches aus anderem Grund gestellt. Alle diese stark gefährdeten Sportler erfreuten sich guter Gesundheit, und fünf von ihnen kämpften immer noch quietschlebendig um Titel und Medaillen …

Wenn schon nicht für junge Sportler mit angeborenen Anomalien des Herzens, so sollte sich der Gesundheits-Check wenigstens für Hochrisikogruppen lohnen, zum Beispiel für solche mit einer bestehenden und bekannten Arteriosklerose. Zum Glück hat auch das schon jemand untersucht: 3617 Männer, die per Definition ein hohes Herzinfarktrisiko hatten, unterzogen sich einmal jährlich einem Leistungs-EKG. Von ihnen erlitten 54 im Training einen Herzinfarkt, und acht starben am plötzlichen Herztod. Aber nur bei elf dieser 62 »Herzereignisse« hatte das EKG vorher Anlaß zu Bedenken gegeben. Daraus schlossen die Autoren der Studie messerscharf, daß ein Routine-EKG selbst bei Hochrisikopatienten kaum zur Verhütung von Infarkten durch Sport taugt.

Zum gleichen Ergebnis kommt ein deutsches Forscherteam. Bei 24 Risikopatienten wurde im Vorfeld die Schädigung des Herzens durch Angiographie erfaßt. Außerdem untersuchten sie die Herzgesundheit unter definierter sportlicher Belastung am Laufband, den Blutfluß durch die Herzkranzgefäße, die Herzfrequenz und bei welcher Belastung erste Veränderungen im EKG sichtbar werden. Die Forscher wollten nun wissen, ob sich die Daten aus der Klinik auch auf das wirkliche Leben übertragen ließen.

Die Wirklichkeit bestand aus realen Trainingsstunden: je zehn Minuten Joggen, Dehnen und Intervall-Training, gefolgt von 20 Minuten Basketball oder Fußball und wieder zehn Minuten Joggen. Die Aktivitäten der Herzen wurde mittels Dauer-EKG (Holter-Monitoring) aufgezeichnet. Bei 16 der 24 Patienten kam es während des Trainings zu »ischämischen Episoden«, also zeitweiliger Unterversorgung des Herzens mit Blut; aber nur vier von ihnen waren beim vorangegangenen Test in der Klinik aufgefallen. Als besonders risikoreich erwiesen sich übrigens die Joggingphasen.

Der wichtigste Punkt jedoch: Mit den anderen vorher gemessenen Eigenschaften, also der Zahl und Schwere der erkrankten Herzkranzgefäße und der Verringerung des Blutdurchflusses, ließ sich nicht der geringste Zusammenhang zu den Herzereignissen im Sport herstellen. Auch diese Autoren folgern daher, daß »diagnostische Routineuntersuchungen Patienten mit einem Risiko für trainingsbedingte myokardiale Ischämien nicht zufriedenstellend identifizieren können«.

Unbeeindruckt empfehlen Ärzte und Fachgesellschaften wie die Deutsche Gesellschaft für Sportmedizin und Prävention die Vorsorgeuntersuchung für alle Menschen ab 35, denen aus gesundheitlichen Gründen zum Sport geraten wird. Anders sieht das die Amerikanische Kardiologen-Vereinigung (American Heart Association). In einem Grundsatzpapier verweist sie ausdrücklich auf die Grenzen des EKGs (sowohl Belastungs-EKG als auch 12-Kanal-EKG). Findet man nichts, hat der Patient trotzdem keinerlei Sicherheit, vom plötzlichen Herztod verschont zu bleiben. Andererseits fehle es nicht an falsch-positiven Befunden: Dadurch bekommen Gesunde grundlos das Gefühl, herzkrank zu sein, und haben ständig den plötzlichen Herztod vor Augen. Die Echokardiographie akzeptiert die amerikanische Kardiologen-Vereinigung nur unter besonderen medizinischen Voraussetzungen.

Die Vorsorgeuntersuchungen sind nicht nur von begrenztem Wert, sondern zugleich auch noch teuer. So warnt Antonio Pelliccia vom Sportwissenschaftlichen Institut in Rom und dort Mitglied des Nationalen Olympischen Komitees vor dem geringen Nutzen der Echokardiographie bei gleichzeitig hohen Kosten. Damit sei diese in Deutschland empfohlene Methode für eine routinemäßige »Vorsorgeuntersuchung großer Sportlergruppen« wenig brauchbar. Außer natürlich für diejenigen, die an den teuren Geräten, den Vorsorgeuntersuchungen und den begleitenden Forschungsprojekten verdienen …

- → **Fitneß-Arzt:** Sportärzte empfehlen Sport, weil sie die Gesundheit fördern wollen
- → **Prävention:** Gesundheitsaufklärung senkt die Kosten im Gesundheitswesen

Quellen:

B. Maron et al.: Sudden Death in Young Competitive Athletes. Journal of the American Medical Association 1996/276/S. 199 ff.

B. Maron, H. G. Klues: Surviving Competitive Athletics with Hypertrophic Cardiomyopathy. The American Journal of Cardiology 1994/73/S. 1098 ff.

P. L. McHenry et al.: The abnormal exercise electrocardiogram in apparently healthy men: a predictor of angina pectoris as an initial coronary event during long-term follow-up. Circulation 1984/70/S. 547 ff.

D. S. Siscovick et al.: Sensitivity of exercise electrocardiography for acute cardiac events during moderate and strenuous physical activity: the Lipid Research Clinics Coronary Primary Prevention Trial. Archives of Internal Medicine 1991/151/S. 325 ff.

P. D. Thompson: The Cardiovascular Complications of Vigorous Physical Activity. Archives of Internal Medicine 1996/156/S. 2297 ff.

K. Hauer et al.: Myocardial ischemia during physical exercise in patients with stable coronary artery disease: predictability and prevention. International Journal of Cardiology 2000/75/S. 179 ff.

A. Urhausen, W. Kindermann: Echokardiographie in der Sportmedizin. Deutsche Zeitschrift für Sportmedizin 2001/52/S. 231 f.

W. Kindermann, A. Urhausen: Plötzlicher Herztod beim Sport. Bundesinstitut für Sportwissenschaft (Hrsg.). Sport und Buch Strauß, Köln 1999

A. Urhausen, W. Kindermann: Sudden deaths in sports. Therapeutische Umschau 1998/55/ S. 229 ff.

A. Pelliccia: Myokardiale Erkrankungen als Risiko eines plötzlichen Herztodes beim Sportler – Die Notwendigkeit kardialer Vorsorgeuntersuchungen. Deutsche Zeitschrift für Sportmedizin 2001/52/S. 197 ff.

B. J. Maron et al.: Recommendations for preparticipation screening and the assessment of cardiovascular disease in masters athletes. Circulation 2001/103/S. 327 ff.

G. Frank: Gesundheitscheck für Führungskräfte. Campus Verlag, Frankfurt a.M. 2001

Chitosan bindet das Nahrungsfett und schleust es aus dem Körper

Eine alte Marketingregel lautet: Je unrealistischer die Wünsche der Kundschaft, desto vollmundiger dürfen die Versprechungen und desto teurer kann das Produkt sein. Zum Beispiel: »Egal, wie reichhaltig eine Mahlzeit ist, Chitosan macht daraus eine bekömmliche, magere Speise.« Ja, das klingt gut! Ein Mittel, das das Nahrungsfett im Darm aufsaugt wie ein Schwamm und dann mit dem Stuhl ausgeschieden wird. Und wenn es sonst nichts ist, eine clevere Methode zur Abfallbeseitigung ist es allemal: Chitosan wird nämlich aus Chitin hergestellt, das bei der Verarbeitung von Shrimps anfällt (richtig, das, was man beim Krabbenpuhlen wegwirft). Bei der Massenproduktion von Shrimps entsteht jede Menge Chitinmüll, und warum soll man den nicht gewinnbringend weiterverarbeiten, statt ihn teuer zu entsorgen?

Besonders interessant ist der Einsatz von Chitin als Düngemittel, da es nebenbei auch noch gegen allerlei Schädlinge und Pflanzenkrankheiten wirkt. Mit ein bißchen Chemie läßt sich der ungewöhnliche Rohstoff in kleinere Bruchstücke aufspalten, die dann unter dem Namen Chitosan firmieren. Verwendet wird Chitosan vor allem für abbaubare Wundverbände, als Träger für Medikamente, als Papier- und Färbereihilfsmittel, Bindemittel für Vliesstoffe, Klebstoff für Leder, Material für Wurstpelle, zur Konservierung und in der Abwasseraufbereitung.

Der Tausendsassa Chitosan besitzt tatsächlich starke Bindeeigenschaften für bestimmte chemische Substanzen. Vielleicht hat das ja die Phantasie der Werbetexter beflügelt. Einer wissenschaftlichen Überprüfung halten die gesundheitlichen Heilsversprechen aber nicht stand: Weder wird unter Chitosan-Einnahme vermehrt Fett ausgeschieden, noch hilft es (auf welche Weise auch immer) beim Abnehmen. Im Reagenzglas und vor laufender Kamera läßt sich die Bindefähigkeit des Chitosans eindrucksvoll demonstrieren. Leider funktioniert der Fettklau im wahren Leben nicht. Denn unser Verdauungstrakt ist so raffiniert konstruiert, daß er das im Speisebrei enthaltene Fett auch unter schwierigsten Bedingungen herauszuholen vermag, um seinen Menschen zu nähren.

In einer Doppelblindstudie erhielt eine Gruppe von Übergewichtigen ein Chitosan-Präparat, die andere ein Scheinmedikament. Alle Kandidaten durften normal weiteressen. Einen Monat später verglich man die Gewichtsänderungen und stellte fest, die Chitosan-Verwender hatten nicht mehr und nicht weniger abgenommen als die Personen in der Placebo-Gruppe. Im *arznei-telegramm*, einem unabhängigen Fachdienst für Ärzte, stellte man sogar die rhetorische Frage, ob Chitosan »ein weiterer Meilenstein in der Verdummung« der Dicken sei.

Die Datenlage macht es schwer, hier zu dementieren. Beispiel: Eine Studie überprüfte die Behauptung, Chitosan erhöhe die Fettausscheidung mit dem Stuhl. Als Vergleich diente das Medikament Orlistat, das die Fettaufnahme aus dem Darm nachweislich hemmt. Gesunde Versuchspersonen erhielten drei Wochen lang standardisierte Mahlzeiten und dazu entweder Chitosan oder Orlistat. Vor und während der Versuchsphase wurden Stuhlproben der Teilnehmer auf ihren Fettgehalt hin untersucht. Ergebnis: Bei den Orlistat-Verwendern stieg der Fettanteil im Stuhl statistisch signifikant an, bei den Chitosan-Verwendern dagegen nur minimal.

Ein klarer Beweis dafür, daß sich auch aus gequirlter Sch… – na was wohl? Genau: bedeutende wissenschaftliche Erkenntnisse gewinnen lassen.

→ **MCT:** MCT-Fette führen zu dauerhafter Gewichtsabnahme

Quellen:

Anon.: Abnehmen mit Chitosan (Redumin u.a.)? arznei-telegramm 2002/33/S. 3 f.

Anon.: »Fettblocker« Chitosan. arznei-telegramm 1998/29/S. 34

M. H. Pittler et al.: Randomized, double-blind trial of chitosan for body weight reduction. European Journal of Clinical Nutrition 1999/53/S. 379 ff.

R. Guerciolini et al.: Comparative evaluation of fecal fat excretion induced by orlistat and chitosan. Obesity Research 2001/9/S. 364 ff.

E. Wuolijoki et al.: Decrease in serum LDL cholesterol with microcristalline chitosan. Methods & Findings in Experimental & Clinical Pharmacology 1999/257/S. 357 ff.

Anon.: Krabben düngen Zuckerrüben. DLG-Mitteilungen 1999/H. 4/S. 8

G. Skjak-Braek et al. (Hrsg.): Chitin and Chitosan. Elsevier, London 1989

D. Knorr: Recovery and utilization of chitin and chitosan in food processing waste managemant 1991/H. 1/S. 114 ff.

F. Shahidi et al.: Food applications of chitin and chitosans. Trends in Food Science & Technology 1999/10/S. 37 ff.

Mit dem Conconi-Test kann man die Laktat-Schwelle bestimmen

Weil er angeblich so einfach durchzuführen ist, erfreut sich der Conconi-Test seit geraumer Zeit auch in Hobbysportlerkreisen größter Beliebtheit. Benannt nach dem italienischen Biochemiker Francesco Conconi, soll dieser Test eine verläßliche Beziehung zwischen der Leistung (festgemacht auf dem Ergometer oder der Geschwindigkeit beim Laufen bzw. Radfahren), dem Puls und der Laktat-Schwelle herstellen und damit eine Steuerung des Ausdauertrainings erlauben.

Der Conconi-Test funktioniert folgendermaßen: Der Sportler steigert in Etappen seine Geschwindigkeit bzw. Leistung am Ergometer. Mit zunehmender Anstrengung steigt auch sein Puls. Trägt man Leistung und Puls in eine Grafik ein, entsteht eine aufsteigende Linie. Laut Conconi knickt diese Linie noch vor Erreichen der maximalen Geschwindigkeit ab. Diesen Punkt setzt er mit der Laktat-Schwelle gleich (siehe *Laktat: Die Laktat-Messung hilft, das Training zu optimieren*).

Pech nur, daß es mit der Reproduzierbarkeit von Conconis Ergebnissen hapert. Im englischen Brighton schickte ein Forscherteam 15 gut trainierte Langstreckenläufer aufs Laufband. Zweimal innerhalb einer Woche mußten die Herren den Conconi-Test nach Vorschrift absolvieren. Doch nur bei sechsen trat der berühmte Knick in beiden Läufen auf, bei fünfen konnte er nur je einmal entdeckt werden und bei den letzten vier knickte überhaupt nichts. Später wiederholten die Forscher den Test mit 14 Langstreckenläufern und maßen dieses Mal auch die Laktat-Werte. Wieder war der Conconi-Knick nur bei einem Teil der Probanden (9) zu ermitteln. Wenn er auftrat, dann stimmte die Geschwindigkeit an der Laktat-Schwelle nicht mit der am Knick überein. Und der Puls an der Laktat-Schwelle war auch nicht mit dem am Knick identisch.

Ähnlich peinlich fielen die Testergebnisse aus, die man in einem sportmedizinischen Zentrum in Belgien an Ruderern gewann. Zehn junge Männer legten sich an einem Rudererergometer in die Riemen: Im ersten Lauf ruderten sie bis zum Conconi-Knick, im zweiten wurde die Laktat-Schwelle (einmal bei vier

Millimol und dann die individuelle) ermittelt. Doch die Liebesmühe war vergeblich: Weder die eine noch die andere Schwelle wies eine statistische Beziehung zum Conconi-Knick auf. Fazit: Der Conconitest beruht auf falschen Annahmen und führt somit zu unsinnigen Ergebnissen.

Mittlerweile ist der findige Professor nochmals zu zweifelhaftem Ruhm gekommen: als mutmaßlicher Dopingarzt der italienischen Skiläufer und Radfahrer. Unter dem Deckmantel der Anti-Dopingforschung soll der Chef des Sportmedizinischen Instituts Ferrara Ausdauersportler gezielt mit dem Blutdopingmittel Erythropoietin (EPO) behandelt haben. Der Prozeß um den »skandalösesten Dopingfall in der Geschichte des italienischen Sports« (*La Gazetta dello Sport*) endete 2003 mit einem Freispruch aus formaljuristischen Gründen.

→ **Maximalpuls:** Der Maximalpuls läßt sich anhand einer Formel berechnen
→ **Laktat:** Die Laktat-Messung hilft, das Training zu optimieren
→ **Ergometrie:** Das Ergometer mißt die allgemeine Leistungsfähigkeit

Quellen:

F. Conconi et al.: Determination of the anaerobic threshold by a noninvasive field test in runners. Journal of Applied Physiology 1982/52/S. 869 ff.

A. M. Jones, J. H. Doust: Lack of reliability in Conconi's heart rate deflection point. International Journal of Sports Medicine 1995/16/S. 541

A. M. Jones, J. H. Doust: The Conconi test is not valid for estimation of the lactate turnpoint in runners. Journal of Sports Sciences 1997/15/S. 385 ff.

J. Bourgois, J. Vrijens: The Conconi test: a controversial concept for the determination of the anaerobic threshold in young rowers. International Journal of Sports Medicine 1998/19/S. 553 ff.

Anon.: Doktor Mabuse lebt. Das Horrorlabor des Professor Francesco Conconi enttarnt. NZZ Online vom 28.10.2000. In: http://www.nzz.ch/dossiers/dossiers2000/doping/2000.10.28-sp-article6V1 FF.html

Anon.: Freispruch für Prof. Francesco Conconi. In: http://www.sportgericht.de/Sportarten/ Radsport/Texte/2003//Maerz%/202003/FreispruchConconi270303.htm

Nur wenn Schweiß fließt, werden auch Muskeln aufgebaut

Muskelaufbau. Wer denkt da nicht an Hanteln, Liegestütze und Bodybuilder? Doch vom schwellenden Bizeps träumen nicht nur Narziß, Adonis und Co, sondern auch Menschen, denen man das gar nicht zugetraut hätte. In einem Forschungslabor in Cleveland, Ohio, beispielsweise betreibt ein Team von Physiologen und Biomedizinern Denksport der besonderen Art: Die Wissenschaftler beschäftigen sich mit den wechselseitigen Beziehungen von Gehirn- und Muskelaktivität.

Bewegung entsteht dadurch, daß sich Muskeln an bestimmten Stellen zusammenziehen, während sie an anderen gedehnt werden. Den Befehl »Ziehe dich zusammen« schickt das Gehirn in Form von elektrischen Impulsen über die Nervenbahnen zu den jeweiligen Muskeln. Kontaktstellen sind die sogenannten Motoneurone. Je stärker die elektrischen Impulse sind, desto mehr »feuern« die Neuronen – oder anders gesagt – desto stärker ist der Bewegungsreiz. Muskeln, die bewegt werden, vergrößern sich und können mehr Kraft entfalten. Das ist das, was üblicherweise das Training ausmacht.

Die Forscher aus Cleveland baten je zehn junge gesunde Männer, folgende Gripsgymnastik zu machen: Sie sollten sich vorstellen, sie bewegten einen Finger bzw. beugten den Ellbogen. Eine Trainingseinheit dauerte 15 Minuten. Die Testpersonen übten drei Monate lang fünfmal pro Woche. Während der Sitzungen wurden die Hirn- und Muskelaktivitäten mittels Elektroden aufgezeichnet. Nach Beendigung des Versuchs hatte die Kraft in dem mental trainierten Finger im Schnitt um 35 Prozent zugenommen! Im Ellbogenbeuger (dem Bizeps) konnte man immerhin 13,4 Prozent mehr Kraft messen.

Die Begriffe »Kraft der Vorstellung« und »mentale Fitneß« bekommen so einen ganz neuen Beiklang. Im Unterschied zu den hierzulande gerne propagierten Strategien zur mentalen Fitneß genügt es aber nicht, sich die Muckis nur zu wünschen. Vinot Ranganathan, ein Mitglied des Forschungsteams, erklärt, daß das Training höchste Konzentration des Probanden erfordert. »Es bringt nichts, wenn Sie sich bloß hinsetzen und dabei den Fernseher laufen lassen. Der Teil des Gehirns, der den betreffenden Muskel steuert, muß hochaktiv sein. Man könnte auch sagen, das Gehirn wird trainiert, stärkere Signale [an den Muskel] auszusenden.« Und er fährt fort: »Das Schöne am Mentaltraining ist, daß es nichts kostet. Sie brauchen keinerlei Ausrüstung, sondern lediglich ein ruhiges Plätzchen, wo Sie sich konzentrieren können.«

Ist das jetzt das Ende der Fitneßstudios? Sicher nicht. Zum einen gehen viele Körperkulturisten ja nicht nur des Trainings wegen ins Studio, und zum anderen fällt es gewiß manchem Sportler leichter, hundert Mal die Hanteln zu schwingen, als 15 Minuten hochkonzentriert in der Ecke zu sitzen. Die Wissenschaftler hatten mit ihrer Studie denn auch keineswegs die Bodybuilder im Sinn, ihnen ging es um neue Therapieformen für Menschen, die zu schwach für regelmäßiges sportliches Training sind, wie zum Beispiel gebrechliche Personen oder Schlaganfallpatienten.

→ **Mentale Fitneß:** Mentale Fitneß führt zum Erfolg
→ **Positives Denken:** Durch positives Denken kann man jedes Ziel erreichen

Quellen:

G. Yue, K.J. Cole: Strength increases from the motor program: comparison of training with maximal voluntary and imagined muscle contractions. Journal of Neurophysiology 1992/67/S. 1114 ff.

P. Cohen: Mental gymnastics. New Scientist 24.11.2001, S. 17

J. McCann: Forget resistance exercises, think yourself strong. 2002. In: http://www.neurology-reviews.com/jan02/exerc.html

Fitneßtraining bringt mehr Lebensjahre als Denksport

Schön wär's. Da hätte man endlich einen Grund, der leidigen Schule von Amts wegen einen Verweis zu erteilen und ihr mehr Fußballspiele statt dröger Geschichtsstunden zu verordnen. Auch der PISA-Studie, die deutschen Schülern eher unterdurchschnittliche Leistungen beim Lesen, Schreiben und Rechnen bescheinigte, ließe sich zumindest eine positive Seite abgewinnen: Denn schlechte Schüler schneiden erfahrungsgemäß beim Sport um so besser ab, und hätten damit zumindest Aussicht auf ein längeres Leben.

Allerdings ist schon lange das Gegenteil bekannt: Eine bessere Bildung ist stets mit einer höheren Lebenserwartung verbunden. Worauf diese Korrelation beruht, lag bisher im dunkeln. Da nicht auszuschließen war, daß weniger die härtere Schulbank als ein höherer IQ dafür verantwortlich sein könnte, verglichen schottische Forscher die Lebenserwartung von 2230 Bürgern von Aberdeen, die 1921 geboren waren und mit elf Jahren einen Intelligenztest absolviert hatten. Egal ob mit oder ohne Berücksichtigung sozialer Faktoren, der Unterschied war beachtlich: Je besser sie als Kinder beim IQ-Test abgeschnitten hatten, desto länger lebten sie. Neun von zehn Frauen, die als Mädchen zu den 25 Prozent mit dem höchsten IQ zählten, erreichten das stolze Alter von 70 Jahren. Bei den schwächsten 25 Prozent waren es nur sechs von zehn.

Natürlich ist der Intelligenzquotient eine umstrittene Maßzahl, weil er logischerweise nur einen Ausschnitt der intellektuellen Wirklichkeit wiedergeben kann. Aber das gilt mindestens im selben Maß für all jene Tests und Methoden, die zur Bestimmung der Fitneß oder des Ernährungsverhaltens dienen und dann ebenfalls mit der Lebenserwartung korreliert werden (siehe *Bewegungsmangel: Bewegungsmangel verkürzt das Leben*).

Wir wissen nicht, warum ein höherer IQ mit einem längeren Leben verbunden ist. Liegt es daran, daß diese Menschen mehr verdienen und sich dadurch bessere Ärzte und Medikamente leisten können? Eher unwahrscheinlich, da es ziemlich schwierig ist, einen »guten Arzt« vorher zu erkennen, und da teurere Therapien noch lange nicht mehr Gesundheit bedeuten. Oder liegt es daran, daß Intellektuelle weniger körperlich arbeiten und damit ihren Luxuskörper vor vermeidbaren Verletzungen und Abnutzungserscheinungen bewahren? Vielleicht hat es einfach nur damit zu tun, daß IQ und Lebenserwartung eine gemeinsame Ursache besitzen? Wenn dem tatsächlich so wäre, könnten Sie sich noch so viele Quizsendungen zu Gemüte führen und Ihren Kindern noch so viele Nachhilfestunden aufbrummen, weder Sie noch Ihre Sprößlinge würden auch nur einen Tag gewinnen.

Unser Wissen auf diesem Gebiet ist ähnlich dürftig wie im Bereich der Ernährungs- und Fitneßberatung, deren Vertreter so gerne aus Korrelationen Ursachen konstruieren, um anschließend große Aufklärungs- und Umerziehungskampagnen zu fordern und durchzuführen. So gesehen, stellt der Denksport im Gesundheits- und Fitneßsektor eine bisher viel zu wenig beachtete Möglichkeit dar, die Lebenserwartung erklecklich zu erhöhen. Wer Prävention ernst nimmt, sollte spezifische Programme für die einschlägigen Berufsgruppen fordern – zur Verhinderung des vorzeitigen Todes aufgrund von Hirnschmalzmangel. Es wäre doch zu schade, wenn die besten Kalorienaustreiber und Faulpelzjäger vorzeitig ins ballaststoffreiche Rasengrün beißen müßten!

→ **Survival of the fittest:** Nur die Fitten überleben
→ **Ernährung:** Gesunde Ernährung beugt Zivilisationskrankheiten vor
→ **Lebenserwartung:** Sport verlängert das Leben

Quellen:

L. J. Whalley, I. J. Deary: Longitudinal cohort study of childhood IQ and survival up to age 76. British Medical Journal 2001/322/S. 819 ff.

K. Steenland et al.: All-cause and cause-specific death rates by educational status for two million people in two American Cancer Society cohorts, 1959-1996. American Journal of Epidemiology 2002/156/S. 11 ff.

A. K. Dewdney: Alles fauler Zauber? IQ-Tests, Psychoanalyse und andere umstrittene Theorien. Birkhäuser, Basel 1998

Doping gibt es nur im Hochleistungssport

Im Jahr 2002 startete das rheinland-pfälzische Ministerium für Bildung, Frauen und Jugend zusammen mit den entsprechenden hessischen Ministerien und den Landessportbünden der beiden Länder die Aktion »Mein Sport – dopingfrei«, die sich speziell an junge Sportler wendet. Das sollte zu denken geben. Wenn sich die Politik des Themas annimmt, ist das Kind entweder schon in den Brunnen gefallen oder es steht kurz davor. »Leider sind nicht nur im Hochleistungssport der Erwachsenen, sondern – wie im Freizeitsport – auch bei Jugendlichen, die Leistungssport betreiben, Dopingpraktiken nicht mehr unbekannt«, ummäntelt die rheinland-pfälzische Bildungs- und Jugendministerin Doris Ahnen die offenbar alarmierende Situation.

Deutlicher wird Robert Dawson, der leitende Arzt einer britischen Einrichtung, die – ausgehend von der »üblichen« Drogenberatung – seit 1994 auch dopenden Sportlern als Anlaufstelle dient. Er hat die Erfahrung gemacht, daß Anabolika in Großbritannien nach Haschisch und Amphetaminen die Drogen sind, die Kindern und Jugendlichen am häufigsten angeboten werden. In Kanada ermittelte das dortige Zentrum für drogenfreien Sport, daß im Laufe eines Jahres 83 000 Elf- bis 18jährige Anabolika nicht nur angeboten bekamen, sondern tatsächlich einnahmen. Amerikanischen Studien zufolge konsumieren bis zu elf Prozent der männlichen Schüler der Jahrgangsstufen 11 und 12 Steroide.

Warum sie das tun? Zum Teil, weil viele amerikanische Universitäten bevorzugt erfolgreiche Sportler aufnehmen, zum Teil aber auch, weil der Muskelwahn immer weiter um sich greift. Dieses Phänomen ist allerdings keineswegs auf die Vereinigten Staaten beschränkt, und es wird von den Medien ebenso geschürt wie von der Unterhaltungs- und der Spielzeugindustrie. »In den Männermagazinen geht es ständig um Waschbrettbäuche«, sagt Robert Dawson. »Sogar der Brustumfang von Spielzeugfiguren für Jungen hat dramatisch zugenommen ... Das alles bewirkt eine Krise des Körperbilds junger Männer, die dann meinen, Anabolika seien der Weg zur Verwirklichung ihrer Träume.« (Siehe auch *Supermann: Der Wunsch nach mehr Muskeln entspringt gesundem männlichen Ehrgeiz* und *Bodybuilding: Ein muskulöser Körper ist harte Arbeit*)

Es könnten aber noch andere Aspekte eine Rolle spielen, vermuten Dr. Karl Feiden, seines Zeichens Fachapotheker für Öffentliches Gesundheitswesen, und Dr. Helga Blasius, Lebensmittelchemikerin und Fachapothekerin für Arzneimittelinformation: »Gerade bei jüngeren Leuten geht es aber auch darum, sich in ähnlicher Weise wie die ›Topstars‹ miteinander zu messen, wobei ein Ehrgeiz entwickelt werden kann, der dem eines Spitzensportlers durchaus gleichzusetzen ist. So kommt es in Fitneßclubs, bei Hobby-Radrennfahrern und selbst auf Schulhöfen in nicht zu unterschätzendem Umfang zum Handel und zur mißbräuchlichen Anwendung verbotener Substanzen zur Leistungssteigerung.«

Die Ergebnisse einer Untersuchung zum Medikamentenmißbrauch im Freizeitsport, und hier speziell im Fitneßbereich, stützen diese Interpretationen. Durchgeführt wurde die Studie im Auftrag der Sportministerkonferenz der Länder von einer Arbeitsgruppe der Medizinischen Universität zu Lübeck. Die Forscher verteilten in 58 Fitneßstudios quer durch die Republik Fragebögen, in denen sie die Besucher unter anderem nach Trainingsmotivation, Trainingsdauer und nach dem Konsum von Anabolika und Drogen befragten. Zur Auswertung kamen 454 Fragebögen. 22 Prozent der Männer und acht Prozent der Frauen gaben an, schon einmal leistungssteigernde Medikamente genommen zu haben. Bei den 21-25jährigen lag der Anteil der Anabolikaverwender noch höher, nämlich bei 35 Prozent. Als wichtigstes Trainingsziel wurde von den meisten der Aufbau von Muskelmasse und erst in zweiter Linie der Kraftzuwachs genannt.

Aus den Daten geht hervor, daß die Sportler, die Medikamente zur Leistungssteigerung nehmen, nach etwa zwei bis drei Jahren regelmäßigen Trainings damit anfangen. Die Wissenschaftler vermuten, daß zu diesem Zeitpunkt das genetisch vorgegebene Potential für das Muskelwachstum erschöpft ist: »Fortschritte bezüglich des Aufbaus von Muskelmasse sind nur noch schwer zu erreichen und meist so klein, daß sie kaum bemerkt werden«, erklären sie im *Deutschen Ärzteblatt.* Frustriert von den ausbleibenden Erfolgen griffen dann offenbar einige Sportsfreunde zu Anabolika, um wieder eine »objektivierbare Leistungssteigerung« zu erzielen. Von denen, die entsprechende Medikamente einnahmen, gaben über 70 Prozent an, das auch weiterhin tun zu wollen. Für die Forscher ein Zeichen für eine mögliche Abhängigkeit von den Steroiden. Gleichzeitig wußte aber nur ein Viertel der Doper über die möglichen Nebenwirkungen – von Hodenschrumpfung über Herz- und Leberschäden bis zu psychischen Veränderungen – Bescheid.

Nach vorsichtigen Schätzungen des Lübecker Forscherteams ist in der Bundesrepublik mit mindestens 200 000 Anabolikakonsumenten zu rechnen, die im doppelten Wortsinn »unkontrolliert« und zum Teil über lange Zeit leistungssteigernde Medikamente einnehmen. Die Wissenschaftler fordern daher »eine breite Diskussion der Dopingproblematik im Freizeitsport und der damit assoziierten Gefahren«, die von Medien, Breitensportverbänden, Sportmedizinern und Drogenbeauftragten offensiv geführt werden soll. »Die medienwirksame Diskussion von Dopingfällen im Hochleistungssport ist in diesem Zusammenhang von nachrangiger Bedeutung«, lautet ihr knapper Schluß.

→ **Bodybuilding:** Ein muskulöser Körper ist harte Arbeit
→ **Bodybuilding:** Bodybuilder sind echte Kerle
→ **Supermann:** Der Wunsch nach mehr Muskeln entspringt gesundem männlichen Ehrgeiz

Quellen:

D. Ahnen: Junge Sportlerinnen und Sportler gegen Doping stark machen. Pressemitteilung vom 4.2.2002. In: http://www.mbfj.rlp.de/aktuell/archiv.php3?quartal=1&jahr=2002#anch18

R. T. Dawson: Drugs in sport – the role of the physician. Journal of Endocrinology 2001/170/S. 55 ff.

R. T. Dawson: The war on drugs in sport. BioMed Central News and Views 2000/1/S. 3 ff.

Anon.: Jungen bekommen Muskelsucht. nano online/dpa 8.9.2000. In: http://www.3sat.de/3sat.php?http://www.3sat.de/nano/news/09954/index.html

K. Feiden, H. Blasius: Doping im Sport: Wer – Womit – Warum. Wissenschaftliche Verlagsgesellschaft, Stuttgart 2002

C. Boos et al.: Medikamentenmißbrauch beim Freizeitsportler im Fitneßbereich. Deutsches Ärzteblatt 1998/95/S. A-953 ff.

C. Boos, P. Wulff: Medikamentenmißbrauch beim Freizeitsportler im Fitneßbereich. In: http://www.sportpolitik.spd.de/dateien/200101boos.pdf

Anon.: In Fitneßstudios oft Anabolika. nano online/dpa 21.9.2000. In: http://www.3sat.de/3sat.php?http://www.3sat.de/nano/news/10360/index.html

K. Wahl: »Am Ende stehen impotente Psychopathen«. In: http://www.medikamenteninformation.de/gesundheit/doping.htm

Sport hält Jugendliche vom Drogenkonsum ab

Sie haben die Plakatwände sicher auch gesehen: »Wir machen Kinder stark gegen Sucht und Drogen!« tönte der Deutsche Sportbund im Verein mit der Bundeszentrale für gesundheitliche Aufklärung. Und mit dem kämpferischen Appell »Keine Macht den Drogen!« warb die Sportprominenz für mehr Sauberkeit innerhalb und außerhalb des Stadions. Nobel, ehrenwert, vorbildlich. Nein, gegen das Anliegen an sich ist wirklich nichts einzuwenden. Allein, es fehlt der Glaube. Vor allem, wenn im Spitzensport ein Dopingskandal den anderen jagt und im breitesten aller Breitensportarten, dem Fußball, unübersehbar nicht nur das Kicken, sondern auch das Saufen und das Qualmen trainiert wird – wovon sich jeder durch den Besuch einschlägiger Vereinsheime selbst überzeugen kann. Es mag ja sein, daß sich die Sportvereine ein besseres Image wünschen (und vielleicht sogar daran arbeiten), doch bislang liegen zwischen Wunsch und Wirklichkeit noch Welten.

Das zeigen auch zwei Studien, die 2001 unabhängig von einander die Sportfunktionärsidylle erschütterten. Die eine wurde von der Schweizerischen Fachstelle für Alkohol- und andere Drogenprobleme durchgeführt, die andere hatte das nordrhein-westfälische Ministerium für Städtebau und Wohnen, Kultur und Sport beim Sportinstitut der Universität Paderborn in Auftrag gegeben.

Die Schweizer befragten mehr als 400 Jugendliche im Alter von 16 und 17 Jahren nach ihren sportlichen Aktivitäten, nach ihrem psychischen Befinden und nach dem Konsum von legalen und illegalen Drogen. Diese Befragung wurde drei Jahre später wiederholt. Dabei fiel auf, daß vor allem junge Männer, die schon mit 16 viel Sport getrieben hatten, bei der zweiten Befragung einen höheren Drogenkonsum angaben. Der Projektleiter Holger Schmid erklärt dieses Ergebnis mit der »sozialen Funktion«, die sportliche Aktivitäten und der Gebrauch von Alkohol, Tabak und vermehrt auch Cannabis für Heranwachsende besitzen. »Junge Männer sind besonders in Mannschaftssportarten tätig, da siegt oder verliert man gemeinsam. Diese Identifizierung mit der Gruppe kann sich auch auf den gemeinsamen Substanzkonsum ausdehnen«, meint der Sozialpsychologe. Bei den jungen Frauen war dieser Trend nicht zu beobachten, sie hatten sich in den drei Jahren eher von den Mannschaftssportarten ab- und den Individualsportarten zugewandt. Aufgrund dieser Ergebnisse seien »eher geringe Effekte für die Prävention von Substanzkonsum durch Förderung des Sporttreibens zu erwarten«, meint Holger Schmid.

Die Paderborner Studie mit dem vielsagenden Titel »Jugendarbeit in Sportvereinen – Anspruch und Wirklichkeit« stützt sich auf die Angaben von fast 1200 Gymnasiasten und Hauptschülern im Alter von zwölf bis 18 Jahren. Dabei bauten die Autoren keineswegs nur auf Großstadtkids, sondern interviewten auch »Landeier«. Mehr als 500 dieser Jugendlichen wurden in drei aufeinander folgenden Schuljahren befragt, so daß sich auch Entwicklungstendenzen erkennen ließen. Professor Brettschneider und sein Team stellten unter anderem markige Sprüche à la »Wir machen Kinder stark ...« auf den Prüfstand, was im Wissenschaftlerdeutsch dann so klingt: »Ausgangspunkt (...) waren (...) die gängigen Funktionszuschreibungen und populären Annahmen hinsichtlich der Leistungen des Vereinssports im Jugendbereich, wie sie vom organisierten Sport selbst, aber auch von Staat und Politik verbreitet werden.« Ah, ja.

Um es kurz zu machen: Die Studie entlarvt die tausendfach plakatierten Formeln als reines Wunschdenken – wenn es die Wissenschaftler auch in höflich-neutrale Worte zu verpacken suchen. Sie stellten zunächst fest, daß – je nach Alter und Geschlecht – zwischen 40 und 60 Prozent der befragten Jugendlichen in einem Sportverein Mitglied sind. Diese Gruppe verglichen sie mit den nicht organisierten Altersgenossen. Nach der Theorie der Sportverbände hätten ihre Mitglieder in punkto körperlicher Leistungsfähigkeit vom fachlichen Training profitieren müssen. Doch einen Fitneß-Vorsprung fand man nur am Anfang, und er vergrößerte sich im Laufe der Mitgliedschaft nicht, sondern blieb gleich oder verringerte sich sogar gegenüber unorganisierten Jugendlichen. Sie haben richtig gelesen: Die jungen Vereinssportler steigerten ihre körperlichen Leistungen zum Teil weniger als die Kids, die um geordnetes Training einen großen Bogen machten.

Wenn der Verein das nicht bringt, was dann? Macht er unsere Kinder denn wenigstens stark gegen Drogen? Auch hier Ernüchterung auf der ganzen Linie: »In ihrem Alkoholkonsum sind jugendliche Vereinssportler keineswegs zurückhaltender als Nicht-Mitglieder«, schreibt Professor Brettschneider in einer Zusammenfassung seiner Ergebnisse. Und weiter: »Beim Konsum illegaler Drogen gibt es im Durchschnitt keine Unterschiede zwischen Vereinsmitgliedern und Nicht-Mitgliedern.« Nur mit Zigaretten seien Vereinsjugendliche zurückhaltender, so der Professor, vermutlich weil sie Leistungseinbußen beim Sport befürchteten. Und den Funktionären schreibt er ins Stammbuch: »Insgesamt legen die Befunde der Studie nahe, allzu optimistische Annahmen von positiven Wirkungen der Sportvereine auf die jugendliche Entwicklung zu relativieren.«

Ach, übrigens: Nach der Brettschneider-Studie sind die Vereinsfußballer führend im Konsum von Bier und Zigaretten ... und beim Rauchen von Marihuana. Zwölf Prozent der Jungkicker gönnen sich mindestens einmal pro Woche einen Joint. Unter gleichaltrigen Vereinslosen sind es sieben. »Offenbar scheinen die medial wirkungsvoll in Szene gesetzten plakativen Äußerungen wie ›Keine Macht den Drogen‹ und ›Wir machen Kinder stark gegen Sucht und Drogen‹ an den Adressaten wirkungslos vorbeizuziehen«, kommentiert der Studienchef dann doch etwas schärfer. Es sei gerade die besonders angesprochene Zielgruppe der heranwachsenden Fußballspieler, die dem Hasch »in besonderem Maße« zuspreche. Und zwar um so mehr, je älter sie seien und je länger sie im Verein spielten. Wie die Schweizer attestieren auch die Paderborner dem Team(un)geist ein erhöhtes Gefährdungspotential: In allen Altersgruppen hatten die Mannschaftssportler beispielsweise den höchsten Bierkonsum. Mehr als die Individualsportler und mehr als die Nicht-Organisierten.

Die Erkenntnis, daß Jugendliche durch die Mitgliedschaft in Sportvereinen vor Drogenkonsum nicht mehr geschützt sind als andere Jugendliche, kommentierte der nordrhein-westfälische Sportminister Michael Vesper bei der Vorstellung der Studie: »Der Sport ist ein Feld wie andere Gesellschaftsbereiche auch. Die Anwendung von Gewalt oder den Mißbrauch von Drogen zu verhindern, das bedeutet im Sport zusätzliche Überlegungen und Initiativen.« Er hätte auch sagen können: Die Sportverbände haben sich und uns etwas vorgemacht. Jetzt müssen wir zusehen, wie wir ohne Gesichtsverlust aus dem Schlamassel herauskommen.

Ganz bösartige Zungen vermuten, mit der Drogenangst werde bewußt gespielt, um den schwindenden Mitgliederzahlen in den Sportvereinen entgegenzuwirken. Keine Macht den Drogen? Von wegen!

→ **Sucht:** Sport schützt vor Suchtgefahren
→ **Doping:** Doping gibt es nur im Hochleistungssport
→ **Fußball:** Fußball ist ein harmloses Freizeitvergnügen für jung und alt

Quellen:

H. Schmid: Sport, Alkohol, Tabak und illegale Drogen in der Entwicklung von Jugendlichen zu jungen Erwachsenen. Eine Längsschnittuntersuchung. Zeitschrift für Gesundheitspsychologie 2002/10/S. 36 ff.

Pressemitteilung der Schweizerischen Fachstelle für Alkohol- und andere Drogenprobleme: Schützt sportliche Aktivität im Jugendalter vor Alkohol, Tabak und Drogenkonsum? In: http://www.sfa-ispa.ch/ServicePresse/allemand/ Presse2001/Presse10htm#

W. D. Brettschneider et al.: Jugendarbeit in Sportvereinen – Anspruch und Wirklichkeit. Hofmann, Schorndorf 2002 (Eine Zusammenfassung der wichtigsten Ergebnisse in: http://sport.uni-paderborn.de/forschung/nrw-projekt/nrw-projekt1.html)

Pressemitteilung des Ministeriums für Städtebau und Wohnen, Kultur und Sport des Landes Nordrhein-Westfalen vom 5.3.2001. Studie zur Jugendarbeit in Vereinen vorgestellt. Minister Dr. Michael Vesper fordert Pakt für den Sport. In: http://www.mswks.nrw.de/ministerium/presse/pm050301.htm

Verheiratete leben länger

Tja, ihr Singles, das ist bitter – aber so lautet nun mal das klare Ergebnis zahlreicher Studien. Hand aufs Herz: Wundert Sie das? Schließlich segnen auch Tiere in freier Wildbahn eher das Zeitliche als ihre Artgenossen in Gefangenschaft. Bitte keine faulen Ausreden! Es liegt nicht daran, daß das Leben den Verheirateten nur länger vorkommt. Natürlich haben diese viel freundlichere Interpretationen. Psychologen sprechen von der besseren finanziellen Absicherung im Paarverbund oder verweisen auf den gesünderen Lebensstil, der stets vom Partner eingefordert wird, sobald sich der andere den Freuden eines leichtsinnigen Lebens ohne Vollkornmüsli und Heimtrainer hingeben möchte, bis hin zur besseren Gesundheit aufgrund des angeblich größeren seelischen Wohlbefindens durch geregelten Koitus. Möglich, daß das alles eine Rolle spielt – aber könnte es nicht auch ganz anders sein? Bringt die Hochzeit tatsächlich einen Altersbonus? Das läßt alle hoffen, die in ihrem Leben mehrfach geheiratet haben. Und welche Folgen haben dann Scheidungen? Für Sozialwissenschaftler tun sich Abgründe auf.

Genau diese Fragen stellte sich auch eine amerikanische Forschergruppe. Und um sie zu beantworten, griff sie auf die Daten der sogenannten Terman Life-Cycle Study zurück. Anfang der zwanziger Jahre hatte Lewis Terman an kalifornischen Schulen mehr als 1500 Kinder »rekrutiert«. Eltern und Lehrer dieser Kinder füllten umfangreiche Fragebögen aus, in denen sie Charaktereigenschaften, Stärken, Schwächen und Vorlieben der damals Zwölfjährigen vermerkten. Die Arbeitsgruppe von Lewis Terman begleitete diese Auswahl bis in die neunziger Jahre hinein, für viele Teilnehmer also tatsächlich ein Leben lang. Für die Frage nach der Auswirkung von Ehe und Ehescheidung auf die Lebenserwartung bildeten die Forscher vier Gruppen: A) dauernd verheiratet, B) geschieden und wieder verheiratet, C) geschieden oder getrennt lebend, D) nie verheiratet. Wenn die Theorie »Heirat verlängert das Leben« richtig ist, müßten die Gruppen A, B und C besser abschneiden als D.

Das Ergebnis war verblüffend: Junggesellen dürfen mit fast derselben Lebenserwartung rechnen wie Personen, die konstant verheiratet sind. Wiederverheiratete sterben früher als Dauerverheiratete; ihr Sterberisiko liegt um 40 Prozent höher. Für Geschiedene und Getrenntlebende steigt es sogar auf das Doppelte. Damit ist gerade nicht die Hochzeit die Ursache für das längere Leben der Verheirateten. Im Gegenteil, laut Statistik entscheidet die Scheidung über die Lebenserwartung. Sie ist ein Merkmal für ein kürzeres Leben. Und da in den meisten Erhebungen die Junggesellen mit den Geschiedenen in einen Topf geworfen werden (»nicht verheiratet« oder »verwitwet«), schneiden die Singles zumindest statistisch schlechter ab.

Die Terman-Gruppe wäre nicht die Terman-Gruppe, wenn sie nicht auch untersucht hätte, ob vielleicht noch andere Faktoren eine Rolle spielen. Und sie wurde tatsächlich fündig: Zwischen den konstant Verheirateten und den Wiederverheirateten gab es zwei statistisch signifikante Unterschiede. Wer in einer dauerhaften Partnerschaft lebte, war bereits in seiner Jugend als besonders gewissenhaft und verantwortungsbewußt beschrieben worden. Und die Wiederverheirateten hatten zu einem wesentlich höheren Prozentsatz als Kinder die Scheidung ihrer Eltern erlebt. Beide Faktoren wirken sich offenbar sowohl auf die Haltbarkeit von Beziehungen als auch auf die Sterblichkeit aus. Demnach können sich auch pflichterfüllte Singles Hoffnung auf ein langes Leben machen.

Ob eine Scheidung tatsächlich das Leben verkürzt und Gewissenhaftigkeit dieses verlängert oder dahinter eine gemeinsame Ursache verborgen ist, kann offenbleiben. Vielleicht ist es einfach nur ein Zeichen von Risikobereitschaft, wenn Menschen mehrere Beziehungen eingehen. Wer mehr riskiert – und dazu gehören neben neuen Partnerschaften auch Rauchen, Motorradfahren oder Fernreisen –, pflegt einen Lebensstil, der mit einer höheren Sterblichkeit verbunden ist (siehe auch *Optimismus: Optimisten leben länger*). Andererseits waren es gerade die Wagemutigen, die die Menschheit immer wieder zu neuen Ufern vorstoßen ließen. Gäbe es nur Stubenhocker, die auf ein hohes Alter erpicht sind, lebten wir noch heute in Höhlen – mit einer ziemlich kurzen Lebenserwartung.

→ **Optimismus:** Glückliche Menschen sind gesünder
→ **Gesundheit:** Jeder ist für seine Gesundheit selbst verantwortlich

Quellen:

J. S. Tucker et al.: Marital History at Midlife as a Predictor of Longevity: Alternative Explanations to the Protective Effect of Marriage. Health Psychology 1996/15/S. 94 ff.

Y. R. Hu, N. Goldman: Mortality differential by marital status: an international comparison. Demography 1990/27/S. 233 ff.

Energydrinks bringen mehr Leistung

Das Naß aus den schrillen Dosen erfreut sich nicht nur unter Sportlern, sondern vor allem in der Jugendszene großer Beliebtheit. In Kombination mit Wodka, Whisky oder Jägermeister gilt die Modebrause als Aufputschmittel erster Wahl. In die wird gegenwärtig so ziemlich alles hineingemischt, was sich irgendwie in Wasser lösen läßt. Der werbetechnische Gag daran: Die Inhaltsstoffe sollten rein theoretisch irgendwelchen Funktionen im Stoffwechsel zuzuordnen sein. Angesichts der Tatsache, daß diese Behauptung auf nahezu alle Substanzen, Wasser inklusive, irgendwie zutrifft, ist dies eine Platitüde.

Beim Hauptbestandteil der Energydrinks, dem Zucker, verfahren die Kraftstoffmischer ganz unterschiedlich: Die einen gehen eher zurückhaltend mit dem süßen Rohstoff um und senken so die Kosten. Mit der »Energy« ist es dann aber nicht mehr weit her. Andere geben zu reichlich Zucker und Oligosacchariden auch noch völlig willkürlich Süßstoffe hinzu. Die Zucker sollen dabei wohl für »Energy« – zu deutsch: »Kalorien« – sorgen, die Süßstoffe mutmaßlich »Kalorienarmut« und »Schlankmacher« signalisieren. Dumm nur, daß viel Zucker die Magenentleerung verzögert, so daß die Flüssigkeit nicht dort ankommt, wo sie dringend benötigt wird – im Blut. Noch peinlicher ist, daß die Zucker Wasser binden und dadurch dem Körper sogar noch Flüssigkeit entziehen. Und das sollte gerade der Sportsfreund mit Rücksicht auf Herz und Kreislauf tunlichst vermeiden.

Das entscheidende Argument in Sachen Energydrinks, egal welcher Zusammensetzung, aber lautet: Es ist bislang kein Nährstoff bekannt, für den ein zum Energieverbrauch überproportionaler Bedarf besteht. Insofern kann eigentlich kein Hersteller guten Gewissens dergleichen Mixturen anbieten. Der menschliche Körper ist nun mal auf schweißtreibende körperliche Arbeit vorbereitet. Deshalb hat ihm Mutter Natur Hunger und Durst mit auf den sportlichen Lebensweg gegeben. Beide sorgen für einen gesunden Appetit, mal auf kühle Getränke, mal auf heiße Brühe oder auch auf Bratkartoffeln. Dadurch gewinnt der Körper jeweils genau die Menge an »Energy«, an Wasser und Mineralstoffen, die er gerade braucht.

Damit sich das eigene Erzeugnis von ordinärer Limo unterscheidet, mengen die Hersteller allerlei Wundermittel bei, um dem Kunden das Gefühl zu geben, einen ganz speziellen Fitmacher getrunken zu haben. Und weil der Glaube, von viel Eiweiß bekäme Mann viele Muckis, nicht auszurotten ist, wandern sogar eiweißhaltige Reststoffe aus der Molkerei nicht mehr wie früher in den Schweinetrog, sondern in die wesentlich rentableren Energydrinks. Stattdessen könnte der Sportsfreund auch ein Glas Buttermilch trinken, aber das bewährte Naturprodukt leidet unter dem abträglichen Ruf, Schlabberkram für Weicheier zu sein.

Unter den Zusätzen ist zumindest beim Muntermacher Koffein eine Steigerung der sportlichen Leistung denkbar. Professor Gérard Debry von der Universität Nancy bleibt trotzdem skeptisch: Die Ergebnisse in Hinblick auf Leistung und Ausdauer sind »widersprüchlich und sehr schwierig zu bewerten«. Nach seinen Worten fehlt es an standardisierten Studien, die verbindliche Aussagen zuließen. Allerdings möchte er nicht ausschließen, daß Koffein bei bestimmten Sportarten in definierten Situationen tatsächlich wirksam ist.

Manche Energydrinks locken mit reichlich Kalium und Magnesium, weil es, wie die Fitneßszene glaubt, Muskelkrämpfen vorbeugt. Aber selbst bei Marathonläufern wurde keinerlei Zusammenhang zwischen dem Auftreten von Wadenkrämpfen und der Magnesium-Konzentration im Blutplasma gefunden. Fred Brouns vom Zentrum für Ernährungsforschung der Universität Maastricht kommt nach einer Auswertung der wissenschaftlichen Literatur zu dem ernüchternden Schluß, daß es für diese populäre »Schutz-Behauptung« keine Belege gibt.

Die Modegetränke-Branche ist ein Tummelplatz für Chemiker mit einem gewissen Sinn für schwarzen Humor. Diesen Schluß legen zumindest ihre phantasievollen Kreationen nahe. Die enthalten neben belanglosen Vitaminen, penetranten Aromen und unnötigen Färbemitteln allerlei Zusätze, deren Art und Menge wohl weniger zum Sporteln als zum Schmunzeln gedacht sind. Während Extrakte wie Mate, Ginseng oder Guarana gewöhnlich aus Kostengründen meist nur in homöopathischen Dosen vorkommen, werden andere Zusätze um so verschwenderischer zugesetzt. Der Putzmittel-Rohstoff Taurin brachte es schon auf stolze vier Gramm pro Liter Brause. Die Substanz ist für Sportler ebensowenig leistungssteigernd wie Glucono-delta-Lacton (Bestandteil von Backpulver) oder verzweigtkettige Aminosäuren (in jeder Bohnensuppe enthalten). Nach den Worten von Fred Brouns werden die vollmundigen

Werbeaussagen auch »nicht durch irgendwelche soliden wissenschaftlichen Erkenntnisse gestützt«. Sofern Studien seitens der Anbieter vorlägen, litten diese gewöhnlich unter einem »armseligen experimentellen Design oder der Verwendung subjektiver statt objektiver Leistungsparameter«.

Burckhard Viell vom ehemaligen Bundesinstitut für gesundheitlichen Verbraucherschutz verweist darauf, daß die Tatsache, daß gegen diese Produktgruppe keine »konkreten gesundheitlichen Bedenken« bestehen, nicht zum Umkehrschluß verleiten dürfe, die Drinks seien »erwiesenermaßen unbedenklich«. Denn toxikologische Tests der zahlreichen Mixturen fehlen bisher, obwohl Wechselwirkungen der einzelnen Komponenten durchaus wahrscheinlich sind.

→ **Taurin:** Taurin verhilft zu (s)tierischer Power
→ **Q10:** Q10 liefert Energie für alt und jung
→ **Sauerstoffwasser:** Sauerstoffwasser bringt Power

Quellen:

F. Brouns, E. Kovacs: Functional drinks for athletes. Trends in Food Science & Technology 1997/8/S. 414 ff.

R. J. Maugham, S. M. Shirreffs: Fluid and electrolyte loss and replacement in exercise. In: M. Harries et al. (Hrsg.): Oxford Textbook of Sports Medicine. Oxford University Press 1998, S. 97 ff.

A. Nehling, G. Debry: Effects of coffee on sports activity, performance and endurance. In: G. Debry (Hrsg.): Coffee and health. John Libbey, Paris 1994, S. 379 ff.

F. Marx, H. Fabricius: Zur Analytik von Guaraná (Paullinia cupana var. Sorbilis). Deutsche Lebensmittel-Rundschau 1997/83/S. 171 ff.

B. Viell: Sportlernahrung und ›Energy drinks‹ – Fragen der Abgrenzung. Bundesgesundheitsblatt 1996/39/S. 384 ff.

Schöne Menschen sind erfolgreicher

Das glauben nach einer repräsentativen Umfrage, die die DAK 2002 vom Meinungsforschungsinstitut Forsa durchführen ließ, 52 Prozent der Männer und 56 Prozent der Frauen. Gewiß: Mit schiefen Zähnen hinter den sinnlichen Lippen hätte Claudia Schiffer nicht so oft von den Titelseiten von Modemagazinen lächeln dürfen. Bill Gates allerdings wurde auch ohne Bodybuilderbody zu einem ziemlich erfolgreichen Unternehmer. Vielleicht sah er schon als Schüler nicht so besonders toll aus. Das könnte unter Umständen sogar hilfreich gewesen sein. Amerikanische Wissenschaftler haben beobachtet, daß hübsche Kinder in der Schule bei vergleichbaren Leistungen bessere Noten und bei ähnlichen Vergehen mildere Strafen erhalten als weniger hübsche. Die müssen sich folglich mehr anstrengen und disziplinierter sein, um mit den Schönen gleichzuziehen.

Für das spätere Berufsleben kann es sich aber auszahlen, das konsequente Arbeiten früh gelernt zu haben. Darauf deutet eine Befragung von 600 Männern hin, die auf den Fotos in ihren Collegeabschlußbüchern allesamt unscheinbar bis unattraktiv wirkten. Im Schnitt hatten sie 15 Jahre danach im Vergleich zu ihren schöneren Altersgenossen prestigeträchtigere Jobs und Partnerinnen mit höherem Bildungsgrad. Attraktivität scheint Herren nur in Positionen mit Außenwirkung zu nützen, zum Beispiel als Kundenberater, Vertreter oder Politiker (Gerhard, laß' die Haare schwarz!). Gut aussehenden Männern werden auch mehr Führungsqualitäten zugetraut.

Bei Frauen ist die Situation ähnlich verzwickt. Schönheit kann in der Tat zum Handicap für Erfolg werden, denn sie ruft bei Kolleginnen oft Neid, Mißtrauen oder gar Abneigung hervor. Viele Menschen glauben, daß attraktive Frauen glücklicher, aktiver, selbstsicherer oder besser im Bett sind – und darum beneiden sie sie. Doch aus denselben Gründen unterstellen sie auch, daß schöne Frauen eher einen Seitensprung begehen, überheblicher und egoistischer sind. Ein attraktives Äußeres erhöht zwar die Wahrscheinlichkeit, einen Ehemann mit höherem Einkommen und höherem Bildungsgrad zu ergattern, ist aber dem Fortkommen auf der Karriereleiter nicht zwangsläufig förderlich.

→ **Blondinen:** Blondinen fehlt es an mentaler Fitneß
→ **Mentale Fitneß:** Mentale Fitneß führt zum Erfolg
→ **Positives Denken:** Durch positives Denken kann man jedes Ziel erreichen

Quellen:

B. Asbell, K. Wynn: What they know about you. Regina Ryan Book/Random House, New York 1991

L. Berkowitz, A. Frodi: Reactions to a Child´s Mistakes as Affected by Her/His Looks and Speech. Social Psychology Quarterly 1979/42/S. 420 ff.

J. R. Udry, B. K. Eckland: Benefits of being attractive: Differential pay-offs for men and women. Psychological Reports 1984/54/S. 47 ff.

C. Austin: Beauties, Beasts, and Job Markets. Psychology Today 1983/H. 4/S. 18

M. Dermer, D. Thiel: When beauty may fail. Journal of Personality and Social Psychology 1975/31/S. 1168 ff.

DAK-Gesundheitsbarometer: Aussehen (Forsa-Umfrage, durchgeführt im Januar 2002, veröffentlicht im Mai 2002). In: http://www.presse.dak.de/ps.nsf

Motivationstraining ist der Schlüssel zum Erfolg

Was wird uns nicht alles versprochen: Vom Stubenhocker zum Modellathleten, vom nörgelnden Pessimisten zum strahlenden Optimisten, von der am Boden krabbelnden Ameise zum in den Lüften kreisenden Adler – alles ist möglich. Sie müssen es nur richtig wollen. Wie das mit dem »Richtig-Wollen« funktioniert, kann man in Veranstaltungen erfahren, für die »Seminar« eine sehr schmeichelhafte Umschreibung ist. Aber vermutlich wären Kunden oder deren Arbeitgeber bei der Bezeichnung »Happening« nicht bereit, die horrenden Teilnahmegebühren zu berappen. Da stehen die Menschen zu Hunderten dicht gedrängt in irgendwelchen Turnhallen, um »Ich schaff' es!« zu brüllen, einem als Motivationstrainer getarnten Showmaster beim Feuerlauf zuzusehen und – grandioser Höhepunkt – selbst über Scherben zu gehen (die vorsichtshalber vorher gekocht und damit stumpf gemacht wurden). Und dieser Zirkus soll allen Ernstes einen Siegertypen aus mir machen?

Aber offenbar wollen die Massen auf diese Weise zu ihrem Glück gedrillt werden. So bekommen Vorturner mit und ohne Trillerpfeife *die* Chance ihres Lebens. Übungsleiterschein oder sonstige Qualifikation? Überflüssig. Hier genügt die Behauptung »Ich weiß, wie's geht!«, und schon hat man einen richtigen Beruf. Damit der Kundschaft keine Zeit bleibt, vollmundige Versprechungen oder die Nummer mit den Scherben kritisch zu prüfen, zieht der Maestro vor jubelndem Publikum eine beeindruckende Show ab mit rasenden Beats und anfeuernden Reden – so wird jedes individuelle Problem in der Masse glatt gebügelt, oder auch nicht.

Anthony Robbins, nach eigener Aussage »weltbester Motivationstrainer« und Vorbild der deutschen Motivationsgurus, hat vorgemacht, wie man mit einer Mischung aus Trivialpsychologie, Discomusik, ein paar Manipulationstechniken und Showelementen richtig absahnen kann. Auf seinen Spuren wandelte der wohl bekannteste deutsche Nachahmer, Jürgen Höller, der übrigens in seinem früheren Leben tatsächlich Fitneßstudios betrieb und in seinen besten Zeiten ganze Hallen mit Motivationswilligen füllte. Mit leichten Verschiebungen in der Schwerpunktsetzung reiten Moneycoach Bodo Schäfer (»In sieben Jahren die erste Million«) und der vom *Manager-Magazin* zum Fitneßpapst gekürte Ulrich Strunz (»Forever young«) auf der gleichen Welle: »Sie haben die Wahl: Bleiben Sie eine Ameise und strampeln sich mit Kleinkram ab. Oder fliegen Sie – wie ein Adler.«

Man braucht sich nur seine eigene schönere Wirklichkeit zu wünschen, zu »visualisieren«, und schon stellen sich dank der richtigen Illusionen die tollsten Erfolge ein. Sie lachen? Das sind die Inhalte millionenfach verkaufter Bücher und tausendfach abgehaltener Seminare. Gelesen und besucht keineswegs nur von ewigen Versagern, sondern auch von ehrgeizigen Managern und Profisportlern, die es durchaus schon zu etwas gebracht haben.

Warum funktionieren diese Maschen? Manche Veranstaltungen nutzen gezielt massenpsychologische Effekte: Durch das gemeinsame Hopsen und Brüllen (evolutionäres Erbe aus der Steinzeit?) geraten ihre Teilnehmer in rauschartige Zustände, sogenannte *moments of excellence.* Geniale Abwechslung zum drögen Normalo-Dasein! Zudem ermöglicht die Gruppendynamik eines solchen Arrangements die gemeinsame moralische Überhöhung, derer, die »drin« sind (»Wir sind die Elite«), gegenüber den außenstehenden Zweiflern, die das tolle Erlebnis als schnöden Hokuspokus abtun. Daß Methoden dieser Art bis weit in große Unternehmen hinein Eingang gefunden haben, verblüfft bei den simplen Inhalten. Es müßte doch eigentlich schon mal jemandem aufgefallen sein, daß sich die Seminarteilnehmer nach einem solchen Wochenende keineswegs mit einem Schlag in erfolgreiche Manager verwandelt haben, die das Unternehmen in Null Komma nichts nach vorne bringen.

Die Propheten des Erfolgs bleiben denn auch den Beweis ihrer Vorhersagen und Versprechen schuldig. Man darf davon ausgehen, daß die Erfolgsstories, die in den jeweiligen Büchern präsentiert werden, einseitig ausgewählt sind – falls diese Menschen überhaupt real existieren. Ernstzunehmende Publikationen, die belegen, wie viele der Teilnehmer eines entsprechenden Seminars danach im Beruf erfolgreicher oder im Privatleben glücklicher sind, gibt es natürlich nicht. Nach wissenschaftlichen Methoden erhobene Daten und nachprüfbare Ergebnisse, das ist nur was für Ungläubige. Ein echter Guru hat so etwas nicht nötig.

Nichts ist so schlecht, sagt ein Sprichwort, daß es nicht doch für etwas gut wäre. So mag von einem derartigen Training etwa ein Schüchterner profitieren, der es danach in seiner Euphorie wagt, die bislang im stillen Angebetete zum Abendessen einzuladen. Oder die Bescheidene, die sich ein Herz faßt und sich auf die Traumstelle bewirbt, die ihr eigentlich unerreichbar erscheint. Aber für viele »Ameisen«, die leichtsinnig dem Impuls nachgeben, gesicherte Angestelltenverhältnisse zu kündigen oder aus Ehen »auszubrechen«, um endlich dem alten Trott und dem Loser-Image ade zu sagen, endet das Experiment »Adler« tragisch. Sie gründen Versicherungsagenturen oder Beraterbüros, starten mit der jungen Freundin eine Weltreise oder bestellen endlich ihren Traumwagen auf Kredit. Irgendwann platzt die Seifenblase, und sie sitzen auf einem Scherbenhaufen und auf einem Berg voller Schulden. Wenn sie gescheitert sind und sich um einige Nummern kleiner und ein paar unliebsame Erfahrungen reicher wieder im Normalo-Alltag zurechtfinden müssen, klingen tröstende Worte, wie »sie haben es wenigstens versucht« nicht mehr verständnisvoll, sondern zynisch. Sofern sich Motivationsgurus überhaupt Gedanken um die Folgen ihrer Botschaften machen, dann kalkulieren sie offenbar das Scheitern der Allermeisten mit ein. Denn schlußendlich siegen nur die Starken, die anderen sind selbst schuld und sollten dringend weitere Seminare buchen.

Und so bleiben die Propheten und ihre Trittbrettfahrer die einzigen, die über ihre Veranstaltungen, Bücher und Fitneßpülverchen vom Wunsch nach schnellem Erfolg und seinen diversen Spielarten wirklich profitieren. Ihre Zauberlehrlinge dagegen erleben statt der versprochenen Wandlung von der Ameise zum Adler meist eine harte Bruchlandung. Zurück auf dem Boden der Tatsachen befinden sie sich dann allerdings in guter Gesellschaft mit ihren Gurus. Im Jahr 2000 mußte die Firma von »Europas Money Coach Nummer Eins«, die Schäfer Finanz Coaching GmbH, mit 1,79 Millionen Mark Schulden Insolvenz anmelden. Deutschlands oberster Motivationstrainer Jürgen Höller verbüßt derzeit eine dreijährige Gefängnisstrafe ohne Bewährung wegen Untreue, vorsätzlichen Bankrotts und falscher eidesstattlicher Versicherung. Höller, der sich mit dem Lebensstil eines erfolgreichen Motivationstrainers übernommen hatte, entnahm 900 000 Euro aus der Kasse, in die jene eingezahlt hatten, die seinen Versprechungen glaubten.

Und der Fitneßpapst? Der prahlte in einem *Stern*-Interview damit, sich bei einem Ironman-Wettbewerb einen Ermüdungsbruch zugezogen zu haben. Als gemunkelt wurde, Strunz habe einen Herzinfarkt erlitten, wehrte er dies als übles Gerücht ab. Es soll von seinem früheren Partner, Michael Spitzbart (»Fit forever«), in die Welt gesetzt worden sein, von dem er sich im Streit getrennt hatte, so die *Spiegel*-Journalistin Bärbel Schwertfeger. Ihnen allen sei zugerufen: »Think positive!«

→ **Mentale Fitneß:** Mentale Fitneß führt zum Erfolg
→ **Positives Denken:** Durch positives Denken kann man jedes Ziel erreichen
→ **Wellness:** Die Well- und Fitneßbranche hat nur das Wohl ihrer Kunden im Sinn

Quellen:

B. Schwertfeger: Die Bluff-Gesellschaft. VCH, Weinheim 2002

B. Schwertfeger: Das Ende der Windmaschine. Spiegel-Online 4.11.2002. In: http://www.spiegel.de/unispiegel/geld/0,1518,221184,00.html

B. Schwertfeger: Märchenstunde mit Jürgen Höller. Spiegel-Online 30.4.2003. In: http://www.spiegel.de/unispiegel/jobundberuf/0,1518,246819,00html

U. Strunz: So bleiben Sie jung. Stern 31.5.2000, S. 108

K. Thimm: Adlerflug der Ameisen. Der Spiegel 2003/H. 20/S. 144 ff.

Das Ergometer mißt die allgemeine Leistungsfähigkeit

Für die körperliche Leistungsfähigkeit interessieren sich nicht nur Sportler und Trainer, auch Ärzte führen Belastungstests am Ergometer durch, etwa bei der Herzdiagnostik oder um angehende Feuerwehrleute oder Piloten auf ihre berufliche Eignung zu untersuchen. Doch was wird hier genau gemessen?

Man setzt die Testperson auf ein Standfahrrad oder schickt sie auf ein Laufband und läßt sie gegen einen Widerstand anstrampeln oder anlaufen. Durch stufenweise Steigerung wird die maximale Leistung (in Watt) ermittelt: Das Fahrrad läßt sich immer schwerer treten, das Laufband wird immer schneller, bis zu dem Punkt, an dem es die Testperson nicht mehr schafft. Beim Fahrradergometer kommen »Normalbürger« auf 125 bis 250 Watt, Fahrradprofis schaffen Werte bis 450 Watt.

Die Gretchenfrage ist nun, ob die mit dem Ergometer gemessene Leistung – wie es häufig geschieht – mit der allgemeinen körperlichen Leistungsfähigkeit gleichgesetzt werden kann. Skeptisch macht bereits, daß ein und dieselbe Person bei verschiedenen Arten von Ergometern unterschiedliche Wattzahlen erreicht. So muß beim Laufband das eigene Gewicht fortbewegt werden, während man beim Fahrradergometer sitzen darf. Infolgedessen erreicht der Radler höhere Wattzahlen. Damit erlaubt die Ergometrie nur eine Aussage für die Tätigkeit, die beim jeweiligen Ergometer gefragt ist.

Folglich lassen sich derartige Meßergebnisse bei Sportlern nicht auf reale Wettkampfsituationen übertragen. Eine Probe aufs Exempel liefern uns 16 Eisschnelläufer, die zweimal getestet wurden. Einmal strampelten sie sich auf dem Fahrradergometer ab, dann gingen sie auf die Eisbahn und erhöhten ihre Laufgeschwindigkeit in Etappen bis zum Maximalwert. Ergebnis: Die auf dem Fahrrad erbrachten Leistungen ließen keinerlei Rückschlüsse auf die Rangfolge der Läufer auf der Eisbahn zu.

Die engen Grenzen dieser Tests haben zu einer regelrechten Flut von Skilanglauf-, Schwimm- oder Ruder-Ergometern usw. geführt. Doch selbst für Ruderer, die in einem Achter auch achtmal scheinbar gleichen Belastungen unterliegen, lassen sich je nach Sitzposition andere Leistungscharakteristika ermitteln. Bei Schlagmännern ist der Verlauf mittelzugbetont, bei Bugmännern endzugbetont. Sitzen sie am falschen Platz, dann landet der Achter beim nächsten Wettkampf garantiert nicht auf den vorderen Plätzen. Hans-Volker Ulmer, Leiter der Abteilung Sportphysiologie der Universität Mainz, spricht auch von einem Testfetischismus, denn »mit der Vielzahl der Tests ist (…) das Grundproblem nicht gelöst, daß sich die konkrete Leistungsfähigkeit nicht durch einen Test messen läßt«.

Angesichts der Komplexität menschlichen Leistens ist nach Meinung von Professor Ulmer der Einsatz aufgabenspezifischer, realitätsnaher Simulatoren, etwa die Verwendung von Flugsimulatoren bei der Beurteilung der Leistungsfähigkeit von Piloten, viel besser geeignet. Die körperliche Leistungsfähigkeit von Feuerwehrmännern durch Ergometrie messen zu wollen, kann demnach auch nicht besonders sinnvoll sein, schließlich radeln die Feuerwehrleute nicht zum Einsatzort, sondern sie benutzen (gottlob) ein Auto. Dafür müssen sie vor Ort blitzschnell komplexe Handgriffe ausführen, um die brenzlige Situation unter Kontrolle zu bringen. Auch beim sportlichen Wettkampf sind mehr Fähigkeiten gefragt als nur kräftige Muskelkontraktionen, zum Beispiel die Wahl der richtigen Taktik oder eine gehörige Portion Siegeswillen. Daher erlaubt selbst ein Fahrradergometer-Test keinerlei Rückschlüsse auf den Ausgang eines Radrennens.

Das Gesagte soll jedoch nicht den Eindruck erwecken, als sei die Ergometrie ein Verfahren ohne jeden Wert. Sie gibt sehr wohl brauchbare Antworten, man muß ihr nur die richtigen Fragen stellen. Mittels Ergometrie läßt sich zwar die Leistungsfähigkeit von Herz und Lunge bestimmen, aber das ist etwas anderes als die sportliche Leistung! »Rückschlüsse auf die Leistungsfähigkeit des Gesamtkörpersystems sind (…) nicht zwingend«, bestätigt auch ein Wissenschaftlerteam der Universität Jena, das sich mit Testsystemen zur Beurteilung der körperlichen Leistungsfähigkeit beschäftigte.

Und Hans-Volkhart Ulmer gibt in seinen »10 Thesen zur Leistungsdiagnostik« zu bedenken: »Die Leistungsfähigkeit eines Menschen hängt von einer Vielzahl leistungsrelevanter Persönlichkeitsmerkmale ab«, beispielsweise »physische, psychische und soziale«. Die physischen Faktoren umfassen ihrerseits »die 5 motorischen Hauptbeanspruchungsformen: Koordination, Ausdauer, Kraft, Schnelligkeit und Flexibilität.« Wie sollte ein Ergometer je diese Eigenschaften messen?

Vielleicht liegt der gesamten Leistungsdiagnostik, angefangen von der Messung der Herzfrequenz über Laktatkurven bis hin zur Ergometrie, bei all ihrer mathematischen Exaktheit ein einfacher Denkfehler zugrunde. Schlagen wir bei jemandem nach, der sich mit einfachen Formeln für schwierige Sachverhalte auskannte. »Insofern sich die Sätze der Mathematik auf die Wirklichkeit beziehen, sind sie nicht sicher, und insofern sie sicher sind, beziehen sie sich nicht auf die Wirklichkeit«, sagte Albert Einstein. Dem ist nichts hinzuzufügen.

→ **Maximalpuls:** Der Maximalpuls läßt sich anhand einer Formel berechnen
→ **Laktat:** Die Laktat-Messung hilft, das Training zu optimieren
→ **Sauerstoffaufnahme:** Die Ausdauerleistung hängt von der VO_2 max ab

Quellen:

B. Pansold, J. Zinner: Selection, Analysis and Validity of Sportspecific and Ergometric Incremental Test Programmes. In: N. Bachl et al. (Hrsg.): Advances in Ergometry. Springer, Berlin 1991

W. Roth: Physiologisch-biomechanische Rudertechniken und Konditionen – Aspekte der Belastungsgestaltung und Leistungsrealisierung im Rudern. Trainerinformation 1. Landesruderverband Berlin e.V. 1991

H.-V. Ulmer: Testspezifität bei der Leistungsdiagnostik am Beispiel von Ergometrie- und Sprungkraft-Tests. Vortrag auf dem 3. Motorik-Symp. in Jena, 3.-5. Oktober 1997

H.-V. Ulmer: 10 Thesen zur Leistungsdiagnostik unter dem Aspekt der Komplexität menschlichen Leistens und der Leistungsdiagnostik in der sozialmedizinischen Begutachtung. Tischvorlage zum Expertengespräch über Leistungsdiagnostik in der sozialmedizinischen Begutachtung. Deutsche Sporthochschule Köln, 8.6.01. In: http://www.uni-mainz/FB/Sport/physio

T. U. Schreiber et al.: Evaluation der Funktionellen Leistungsfähigkeit (EFL) – Überblick über Methoden und Testsysteme. Physikalische Medizin, Rehabilitationsmedizin, Kurortmedizin 2000/10/S. 108 ff.

A. Einstein: Mein Weltbild. Hrsg. C. Seelig. Europaverlag, Zürich 1953, S. 157

Gesunde Ernährung beugt Zivilisationskrankheiten vor

Herz-Kreislauf-Krankheiten, Krebserkrankungen und Diabetes stehen seit Mitte des 20. Jahrhunderts ganz vorne in den Todesursachen-Statistiken der Industrienationen. Mittlerweile wird in der Hälfte aller Totenscheine »Tod durch Herz-/Kreislaufversagen« als Todesursache angegeben; »Krebs« heißt es in 25 Prozent der Fälle. In der öffentlichen Diskussion gehört es schon lange zum guten Ton, dafür »Bewegungsmangel« und natürlich »falsche Ernährung« verantwortlich zu machen. Die medizinische Lehrmeinung ist ebenfalls dieser Auffassung, wie die Bundesärztekammer bestätigt.

Angesichts dieser Einigkeit von Experten, Kaffeekränzchen und Gesundheitssendungen tut ein engagierter Gesundheitspolitiker gut daran, an vorderster Front gegen den »ungesunden Lebensstil« zu Felde zu ziehen. Das bringt Wählerstimmen und schiebt den Schwarzen Peter für die Misere der Krankenkassen an den Kranken weiter: Wer eines Tages gebrechlich wird, ist selbst schuld, er hat in seiner Jugend zuviel gesündigt. Die Bundesgesundheitsministerin möchte deshalb mit der Prävention schon im Kindesalter ansetzen, und das Land Hessen hat den Sport gar zum Staatsziel erhoben.

An Programmen zur Förderung der erwünschten Verhaltensweisen wird ebenso eifrig gebastelt wie an Sanktionen für Uneinsichtige. Doch die Frage aller Fragen lautet: Nützt es überhaupt? Werden uns Lauftreffs und Fitneßstudios vor dem Herzinfarkt bewahren? Schützt uns der Konsum von Äpfeln und der Verzicht auf Würstchen vor Krebs? Die Versuche, den Beweis zu führen, daß länger oder gesünder lebt, wer sich »bewußt« ernährt und Schweiß vergießt, sind kläglich gescheitert (siehe *Bewegungsmangel: Bewegungsmangel verkürzt das Leben* und *Lebenserwartung: Sport verlängert das Leben*).

Ernüchtert gestand vor kurzem auch Professor Hans-Konrad Biesalski von der Universität Stuttgart-Hohenheim auf einer Tagung zum Thema Ernährungswissenschaft vor seinen Kollegen: »Die meisten Aussagen können lediglich als vorwissenschaftliche Erkenntnis angesehen werden.« Willkommen im Mittelalter! Der gestandene Professor für Ernährungswissenschaften setzte dann noch eins drauf: Sein Fach sei »subjektiv, regional und inkohärent«, was wohl soviel heißen soll wie »unwissenschaftlich, provinziell und unzusammenhängend« – so oder so ein vernichtendes Urteil!

Der Ernährungsberatung steht wohl noch ein böses Erwachen bevor. Der Bürger hat es schon hinter sich. Weil nichts so funktionierte, wie man sich das in Gremien ausgedacht hatte, folgte Ratschlag auf Ratschlag, so daß mittlerweile selbst die Fachleute von verwirrenden Empfehlungen sprechen. Eine Einsicht, die sogar von den Gralshütern der gesunden Ernährung selbst kommt, beispielsweise der American Heart Association. Sie hatte bisher eindringlich vor Cholesterin und Fett gewarnt und steht nun vor einem Scherbenhaufen. Der Grund: Sie befürchtet, daß die Welle an Diabetes und Übergewicht (ja, die Couch-Potatoes) in den USA die direkte Folge ihrer Empfehlungen ist.

Es ist ja gut und schön, vor irgend etwas zu warnen, aber erfahrungsgemäß gehen die wenigsten Menschen deshalb hungrig ins Bett, sie essen eben etwas anderes. In den USA kamen statt der Fette vermehrt Kohlenhydrate auf den Tisch. Die aber sollen nach derzeitiger Meinung amerikanischer Stoffwechselexperten Diabetes und Übergewicht provozieren. Jetzt verstehen Sie wahrscheinlich, warum den amerikanischen Herzspezialisten die Schweißperlen auf die Stirn traten. Und – um die Aussichtslosigkeit der Aufklärung zu demonstrieren – lieferten sie gleich noch das Alternativszenario mit: Wer sowohl dem Fett wie den Kohlenhydraten entsagt, dem bleibt als Kalorienlieferant nur noch das Eiweiß. Das aber belastet Leber und Nieren, womit auch wieder nichts gewonnen wäre.

Ob diese Einsichten auch bei jenen Gesundheitspolitikern Gehör finden werden, die die Deutschen mit großem Aufwand auf die gleiche schiefe Bahn moderner Wissenschaft bringen wollen wie einst die Amerikaner, ist mehr als fraglich. Schon verlegen sich die hiesigen Krankenkassen auf riskante Durchhalteparolen wie »Fit ohne Fett« und versprechen ihrer Klientel den Sieg über die Speckröllchen.

Wesentlichen Anteil an der Ernüchterung der amerikanischen Meinungsbildner haben auch die neueren prospektiven und Interventionsstudien, die eine Ernährungsempfehlung nach der anderen ins Reich der Märchen verwiesen haben. So blieb den Ernährungsberatern bis vor kurzem nur noch ein letztes Argument: Nicht die einzelne Maßnahme wirke, sondern nur alle zusammen – nach der alten Formel: Zehn mal null ergibt 100. Sein ganzes Verhalten müsse der ändern, der auf Erfolg hoffen wolle.

Genau das sollte in einer großen US-amerikanischen Studie mit harten Daten belegt werden. Man prüfte, in welchem Maße das Einhalten der *Dietary*

Guidelines for Americans (die offiziellen amerikanischen Ernährungsrichtlinien) das Auftreten »schwerer chronischer Erkrankungen« verhindert. (Gemeint waren damit Herzinfarkte, Schlaganfälle, Krebserkrankungen *plus* alle natürlichen Todesursachen, eine ziemlich ungewöhnliche Zusammenfassung.) Für diese Studie wurden die Ernährungsgewohnheiten und die neu auftretenden Krankheiten von 67 000 Krankenschwestern acht Jahre lang erfaßt.

Die Ergebnisse müssen für die Wissenschaftler, die zu den prominenten Vertretern der Lehre von der gesunden Ernährung gehören, ein schwerer Schlag gewesen sein: »Wenn man das Rauchen und andere Risikofaktoren berücksichtigte, gab es bei den Frauen keinen Zusammenhang zwischen dem Maß an gesunder Ernährung und dem Risiko, eine schwere chronische Erkrankung zu bekommen.« Amerikanerinnen, die sich – gemessen an den offiziellen Empfehlungen – völlig falsch ernährten, waren genauso gesund oder krank wie diejenigen, die sich die gesunde Ernährung zum Lebensinhalt gemacht hatten.

Nach dem gleichen Prinzip war die zweite Studie zu dieser Frage angelegt, die Health Professionals Follow-up Study. Fast 40 000 Zahnärzte, Tierärzte und Apotheker gaben zwölf Jahre lang penibel Auskunft über ihre Ernährungsgewohnheiten und sonstige gesundheitlich relevante Dinge. Bei den Männern fiel das Ergebnis genauso ernüchternd aus wie bei den Frauen, auch wenn sich mit einiger statistischer Mühe gerade noch ein etwas geringeres Risiko für Herz-Kreislauf-Krankheiten errechnen ließ (allerdings war es bei denen, die die Richtlinien am besten befolgt hatten, keineswegs am geringsten).

Die Zusammenstellung der erhobenen Daten zeigt übrigens, daß die, die sich gesund ernährten, auch mehr körperliche Aktivität an den Tag legten. Doch um es noch einmal und ganz deutlich zu sagen: All die Bemühungen um eine gesunde Ernährung und vermehrte Bewegung brachten im praktischen Test an weit über 100 000 Menschen über einen Zeitraum von etwa einem Jahrzehnt kurz gesagt – nichts!

Wie konnte es zu dieser Pleite kommen? Die Idee von einer gesunden Ernährung für alle ist so prickelnd wie die Idee einer »gesunden Schuhgröße« für alle. Es mag sein, daß Menschen mit Schuhgröße 32 gesündere Füße haben als solche mit Größe 47 – einfach deshalb, weil jüngere Menschen noch nicht so »abgelatschte Pfoten« haben. Was für die meisten Verbraucher eine Binsenweisheit darstellt, ist für viele Experten immer noch schwer zu verstehen. Sie leiten daraus eine andere Erkenntnis ab: Möglichst zierliches Schuhwerk verbessert die Fußgesundheit und verhindert vorzeitiges Lahmen! Jeder Mensch ist anders, jeder hat einen etwas anderen Verdauungstrakt und eine deutlich verschiedene Enzymausstattung. Die Unterschiede sind aus biologischen Gründen notwendig für das Überleben der Art. Deshalb kann es keine Ernährungsweise geben, die für alle Menschen gleichermaßen vorteilhaft wäre.

Die amerikanischen Kardiologen beginnen, aus dieser bitteren Erfahrung zu lernen. Sie fordern für Ernährungsempfehlungen endlich den gleichen Wirksamkeitsnachweis wie für Medikamente: »Die Zeit ist gekommen, an die Ernährungsforschung die gleiche Meßlatte anzulegen, wie sie für andere therapeutische Maßnahmen erforderlich ist.« Wenn sich diese längst überfällige Forderung durchsetzt, dann bedeutet sie das Ende der in Deutschland bislang praktizierten Ernährungsberatung. Auch die großangelegten und teuren Kampagnen der Krankenkassen sind dann wohl auf dem besten Weg, auf der Müllkippe der Wissenschaftsgeschichte zu landen.

(Zur Vertiefung des Themas Ernährung empfehlen wir dem geneigten Leser, der geschätzten Leserin unbescheidenerweise *Das Lexikon der populären Ernährungsirrtümer* von Udo Pollmer und Susanne Warmuth.)

→ **Lebensstil:** Die Zivilisationskrankheiten sind die Folge des modernen Lebensstils
→ **Krebs:** Die moderne Lebensweise begünstigt Krebs
→ **Krebs:** Sport schützt vor Krebs

Quellen:

Bundesärztekammer: Ärztliche Präventionstage: Mit Sport und Bewegung Krankheiten vorbeugen. Pressemitteilung vom 29.10.2002. In: http//www.bundesaerztekammer.de/25/102002P/2002/200210291.html

Bundesministerium für Gesundheit und Soziale Sicherung: Ulla Schmidt: Prävention stärken – »For your Heart's Sake«. Pressemitteilung vom 30.8.2002. In: http://www.bmgs.bund.de/archiv/presse_bmgs/presse2002/m/126.htm

Jahrestagung 2002 des VDOE: Wissen produzieren – Wissen kommunizieren. Ernährungsumschau 2002/49/S. 319f.

W. S. Yancy et al.: Diets and clinical coronary events: the truth is out there. Circulation 2003/107/S. 10 ff.

G. Taubes: What if It's All Been a Big Fat Lie. The New York Times on the web 7.7.2002. In: http://www.nytimes.com/2002/07/07/magazine/07FAT.htm

N. Worm: Macht Fett fett und fettarm schlank? Deutsche Medizinische Wochenschrift 2002/127/S. 2743 ff.

M. L. McCullough et al.: Adherence to the Dietary Guidelines for Americans and risk of major chronic disease in women. American Journal of Clinical Nutrition 2000/72/S. 1214 ff.

M. L. McCullough et al.: Adherence to the Dietary Guidelines for Americans and risk of major chronic disease in men. American Journal of Clinical Nutrition 2000/72/S. 1223 ff.

T. J. Key et al.: Mortality in vegetarians and nonvegetarians: detailed findings from a collaborative analysis of 5 prospective studies. American Journal of Clinical Nutrition 1999/70/S. 516 ff.

Die alten Griechen waren faire Sportsmänner

»Die spinnen, die Barbaren!«, hätte wohl selbst ein übel zugerichteter hellenischer Boxer genuschelt, wenn ihn ein Ausländer (also aus seiner Sicht ein Barbar) auf »ritterlichen Umgang«, neudeutsch »Fairneß«, beim Wettkampf angesprochen hätte. Für einen echten Griechen zählte allein der Sieg, denn nur die Ersten wurden gefeiert und verehrt. Verlierer vom Zweitplazierten an abwärts ernteten allenfalls Spott und Hohn. Demzufolge wurde in Olympia und den anderen Sportstätten des Altertums stets mit harten Bandagen gekämpft. So hart, daß sich die Schiedsrichter oft vergeblich mühten, die wenigen Verbotsregeln durchzusetzen.

Beim Pankration, dem Allkampf (einer Mischung aus Boxen und Ringen), war beispielsweise alles außer Beißen und »Bohren« erlaubt – auch das Würgen oder Brechen von Fingern und Zehen. Trotzdem gibt es viele bildliche Darstellungen, die zeigen, wie Pankratisten versuchen, dem Gegner einen Finger ins Auge zu bohren, um ihn so kampfunfähig zu machen. Boxkämpfe endeten prinzipiell erst, wenn ein Gegner reglos am Boden lag. Blut floß bei diesen Kämpfen in Strömen: ausgeschlagene Zähne, gebrochene Nasen, aufgeplatzte Schläfen und Wangen sowie zerrissene Ohren waren an der Tagesordnung. Durch Handzeichen konnte man allerdings vorzeitiges Aufgeben signalisieren, manchmal die einzige Möglichkeit, lebend vom Platz zu kommen.

Die Boxer umwickelten ihre Hände mit »scharfen Riemen«, scharfkantigen harten Lederstücken, um stärkere Verletzungen zu erzielen. Lediglich beim Training gab's Boxhandschuhe und sogar Ohrenschützer, die die Entstehung von »Blumenkohlohren«, dem Erkennungszeichen des Schwerathleten, so weit wie möglich in Grenzen halten sollten. In späthellenistischer Zeit wurden in den scharfen Riemen kleine Hanteln befestigt, die an den Seiten hervorstanden. Oder sie wurden nach römischem Vorbild mit Metallnoppen und Metallspitzen versehen: eine Art antiker Schlagring als Sportgerät.

Aus dem Ringerlager wird berichtet, daß sich einer der Athleten regelmäßig eines für diese Sportart unerlaubten Griffs bediente, um seine Gegner außer Gefecht zu setzen: Er brach ihnen die Finger. Trotz dieser klaren Fouls wurde

Leontiskos von Messana zweimal zum Olympiasieger ausgerufen. Die Zuschauer scheinen sich wenig an solchen Methoden gestört zu haben, ganz im Gegenteil. Hauptsache, in der Arena war mächtig was los, und die Helden kämpften unter Einsatz aller verfügbaren Mittel um den Sieg, List und Tücke eingeschlossen. Bezeichnenderweise erfreute sich der gnadenlose Allkampf besonderer Beliebtheit beim hellenischen Publikum. So kultiviert die alten Griechen in anderen Lebensbereichen gewesen sein mögen, auf dem Sportplatz benahmen sie sich – wenn wir unsere heutigen Maßstäbe anlegen – schlicht »barbarisch«.

→ **Amateur:** Das Amateur-Ideal geht auf die alten Griechen zurück
→ **Olympisches Motto:** Dabeisein ist alles
→ **Profitum:** Das Profitum im Sport ist eine moderne Entwicklung

Quellen:

K.-W. Weeber: Die unheiligen Spiele. Das antike Olympia zwischen Legende und Wirklichkeit. Artemis und Winkler, Düsseldorf 2000

W. Decker: Sport in der griechischen Antike. C. H. Beck, München 1995

M. Vogt: Der Sport im Altertum. In: G. A. E. Bogeng: Geschichte des Sports aller Völker und Zeiten. Seemann, Leipzig 1926, S.118 ff.

U. Sinn (Hrsg.): Sport in der Antike. Ergon, Würzburg 1996

I. Weiler: Der Sport bei den Völkern der Alten Welt. Wissenschaftliche Buchgesellschaft, Darmstadt 1981

Den Briten liegt die Fairneß im Blut

Wenn Fairneß etwas mit Blut zu tun hat, dann mit blauem. Die britische Aristokratie, die ja auch den Amateur erfunden hat, gilt, wenn nicht als Schöpferin, so doch als erfolgreichste Protagonistin des Fairplay. Auf den Zusammenhang mit dem Adel verweist das Wort »fair« selbst, es bedeutet ursprünglich »passend«, »angenehm« und wurde in früherer Zeit auch verwendet, um »anständiges«, das heißt, standesgemäßes Verhalten gehobenerer Gesellschaftsschichten zu beschreiben. Und für die ziemte es sich nicht, einem sportlichen Erfolg mit solchem Eifer nachzuhecheln, als ob davon irgend etwas abhinge. Daran erkannte man Habenichtse und Emporkömmlinge. Eine ähnliche Deutung des Phänomens Fairneß liefert Döblers Kultur- und Sittengeschichte der Welt: »Fair, das heißt, großmütig zu sein, kann sich nur einer leisten, der über der Sache steht, dem das Spiel ein Spiel bleibt, dem weder der Ehrgeiz den Blick verdunkelt noch den irgendeine Abhängigkeit zwingt, scharf auf den eigenen Vorteil zu sehen.« Möglicherweise schimmern im Fairplay-Gedanken sogar noch die christlich geprägten ritterlichen Tugenden durch, vor allem die des Großmuts und die der Achtung des Gegners.

Zur Fairneß gehört jedoch nicht nur, den Gegner und die Spielregeln zu respektieren, sondern auch die Herstellung von – zumindest relativer – Chancengleichheit. Dazu zählen etwa die Einteilung nach Gewichtsklassen in der Schwerathletik, die Handicaps beim Golf oder die Gewichtszulagen beim Pferderennen. Profaner Hintergrund dieser ausgleichenden Gerechtigkeit: Um die Spannung von Wett-Kämpfen, also Sportereignissen, bei denen Wetten auf den Sieger abgeschlossen wurden, zu erhöhen und zu verlängern, setzten sich die wettbegeisterten britischen Blaublüter für möglichst gleiche Ausgangsbedingungen der Parteien ein.

Mit der Zeit färbte der Verhaltenskodex im Sport auf andere Gesellschaftsschichten und Lebensbereiche ab – nicht zuletzt weil man sich an den Schulen, die Aristokraten- und Bürgersöhne gemeinsam besuchten, gerne am Vorbild des Adels orientierte. Fairneß wurde so zum Wert an sich und ein fester Bestandteil der britischen Lebensauffassung. Wer sie also nicht im Blut hatte, konnte sie später zumindest mit der Muttermilch aufsaugen.

→ **Amateur:** Das Amateur-Ideal geht auf die alten Griechen zurück

→ **No sports!** Churchill hielt nichts von körperlicher Betätigung

Quellen:

H. Döbler: Döblers Kultur- und Sittengeschichte der Welt. Sport, Spiel, Kunst. Goldmann, München o.J., S. 243

H. Weiss: Olympischer Sport in der Informationsgesellschaft. InfoSCHULProjekt. Alfred-Delp-Schule, Oberstufengymnasium Dieburg/Hessen 2000. In: http://www.paed-quest.de/nok/faecher/religion/fairness/index.html

C. Eisenberg: Sportsmanship. Die weltweite Verbreitung des modernen Sports und die Entfernung vom englischen Ursprung. Hard Times 2001/72/S. 17 ff. In: http://www.erzwiss.uni-hamburg.de/sonstiges/hardtimes/72Eisen.htm

Moderne Anti-Falten-Therapien sind sicher, billig und wirksam

Was hat biologische Kriegführung mit dem Kampf gegen das Alter gemeinsam? Ein Nervengift namens Botulinus-Toxin, abgekürzt Botox. Den Unterschied macht nur die Dosierung. Natürlicher Hersteller des Gifts ist das Bakterium *Clostridium botulinum.* Vor der Erfindung des Kühlschranks waren Lebensmittelvergiftungen – vor allem durch Fleisch- und Wurstwaren – keine Seltenheit. Die Botulismus-Erkrankung begann mit Übelkeit und Erbrechen, es folgten Seh- und Schluckstörungen, und am Ende stand meist der Tod durch Atemlähmung. Dafür genügen bereits winzige Mengen des Gifts. Dieses entfaltet seine fatale Wirkung, indem es die Übertragung von Nervensignalen an Muskeln verhindert und sie dadurch lähmt. Einziger »Nachteil« für die Verwendung als Biowaffe: Bei Temperaturen über 100 Grad Celsius wird das Toxin zerstört.

Trotzdem ist das Botulinus-Toxin nicht nur gefährlich. In einer entsprechend angepaßten Dosierung kann es sogar menschliches Leid lindern, wenn es therapeutisch zur Muskellähmung verwendet wird: Bei Patienten, die unter starken Verkrampfungen (Dystonien, Spastiken) leiden, führt es beispielsweise zu einer Linderung der Symptome. Auch gegen Schielen und den muskulären Schiefhals (Torticollis) wird es von Ärzten eingesetzt. Aber die medizinische Anwendung wird inzwischen von der kosmetischen bei weitem in den Schatten gestellt. Denn das Supergift macht gerade einen wahren Triumphzug durch die Salons der besseren Gesellschaft. Nervenkitzel für die Schönheit. Und ein Statussymbol wie der richtige Coiffeur, Designer oder Anlageberater. Wer zum erlesenen Kreis der Schönen und Erfolgreichen gehören will, läßt sich Falten und Fältchen, die verräterischen Zeichen vergangener Jugend, bei sogenannten Botox-Partys wegspritzen.

Ein kleiner Pieks legt die Muskeln lahm, die normalerweise die Stirn runzeln oder die Mundwinkel nach unten ziehen. Wofür braucht der Mensch ein Mienenspiel? Ein paarmal geliftet, frisch gebotoxt und mit reichlich dekorativer Kosmetik versehen, erstarrt zur glatten Maske, was einmal ein lebendiges Gesicht war. Aber das fällt ja nicht auf, wenn alle so aussehen. Angeblich haben

Filmproduzenten in Hollywood bereits Schwierigkeiten, über 40jährige Schauspielerinnen zu finden, die noch sorgenvoll dreinblicken können.

300 bis 500 Euro pro Ampulle erhält der von sparwütigen Gesundheitsministern gebeutelte Arzt für sein segensreiches Werk. Wer will ihm das Erschließen neuer Einnahmequellen verdenken, wenn mit Blutdruckmessen und Rezeptabreißen kein Blumentopf mehr zu gewinnen ist? Selbst bei einer Party im kleinen Kreis kommt da ein hübsches Sümmchen zusammen, noch dazu wenn aus den meisten Kundinnen Stammkundinnen werden. Schließlich läßt die Wirkung des Nervengifts nach ein paar Monaten nach, und dann kommen die ungeliebten Zeichen eines gelebten Lebens wieder zum Vorschein. Zum Glück gilt das auch, wenn die Behandlung nicht 100prozentig erfolgreich war und die unvollkommen Verschönerte wochenlang mit Hängebrauen, Hängelidern, Schluckbeschwerden, reglosen Mundwinkeln oder einem unsymmetrischen Gesicht herumlaufen mußte.

Wenn auch Sie fürchten, eine in Ehren erworbene Falte würde Ihr hübsches Antlitz entstellen, dann steht Ihnen noch eine weitere Waffe zur Verfügung: der Laser. Bei der heldenhaften Variante wird mit dem Kohlendioxid-Laser die gesamte obere Hautschicht abgetragen. Zwei Wochen dauert es dann schon, bis die Wunden verheilt und Ihr Gesicht wieder gesellschaftsfähig ist. Schneller zu Potte kommt man mit einem anderen Laser, der in die Haut eindringt und dort angeblich die Kollagenbildung im erschlafften Gewebe anregt. »Lunchtime-Beauty« nennt sich das Verfahren nach seiner Haupteinsatzzeit, der Mittagspause von Schönheitshungrigen, die keine Minute zu verschenken haben. Trotz der 500 Euro pro Sitzung gibt es auch hier keine uneingeschränkte Erfolgszusage: »Die Haut wird dadurch nicht dicker«, sagt Hans-Peter Berlien, seines Zeichens Chefarzt der Klinik für Lasermedizin im Klinikum Berlin-Neukölln, »Ich kriege sie glatt, aber die Elastizität kommt nicht zurück.« Im Klartext: Auch hier können sich die »maskenhaften Veränderungen« einstellen, die in diesem Fall aber nicht wieder verschwinden. Andere unerwünschte Nebenwirkungen sind Pigmentveränderungen und Narbenbildung.

Bleiben noch die traditionellen Faltenunterspritzungen mit Hyaluronsäure oder Kollagen – das ist das Zeug, das die Lippen manch einer Schönen so prall macht wie aufgepumpte Fahrradschläuche. Während die Hyaluronsäure meist aus Pflanzen gewonnen wird, stammt das Kollagen vor allem aus Rinderhaut. RINDERHAUT? »Nach Einschätzung von Experten braucht man keine Angst vor BSE zu haben«, schreibt Stiftung Warentest, »die Prozedur sei derart aufwendig, daß eventuelle BSE-Erreger keine Chance hätten.« Und wenn sich die Experten irren? Kein Problem! Hat man erst mal BSE, stören einen die Falten auch nicht mehr.

→ **Orangenhaut:** Cellulite entsteht durch abgelagerte Schlackenstoffe
→ **Fettabsaugen:** Fettabsaugen ist die bequeme Alternative zu Diät und Sport
→ **Figur:** Topmodels verdanken ihren Superbody eiserner Disziplin

Quellen:

E. A. Johnson, M. C. Goodnough: Botulism. In: L. Collier et al. (Hrsg.): Topley & Wilsons Microbiology and Microbial Infections. CD-ROM, Arnold, London 1997

D. Kennedy: Beauty and the Beast. Science 2002/295/S. 1601

H. Jänz: Gift für die Schönheit. Süddeutsche Zeitung, 27.8.2002, S. V2/7

M. Heckmann: Grundlagen der Korrektur von mimisch bedingten Falten. In: T. Rabe, T. Strowitzki (Hrsg.): Lifestyle & Anti-Aging-Medizin. Rendezvous Verlag, Baden-Baden 2002, S. 289 ff.

Stiftung Warentest: Auf die Schnelle faltenfrei? test 2002/H. 8/S. 28 ff.

Fernsehen macht dick (1)

Genau! Wer sich des Abends faul und genüßlich auf der Couch räkelt und in die Glotze guckt, muß doch irgendwie gestraft werden. Auf Nichtstun in Tateinheit mit Knabbern steht im Drohkatalog der Gesundheitsapostel natürlich Übergewicht, was sonst. »Fernsehen« ist quasi zum Synonym für chipsessende Biertrinker geworden, die nur zu faul sind, sich sportlich zu betätigen. Davon muß man doch dick werden. Unklar ist allerdings, ob für das genüßliche Lesen von Goethe-Gedichten bei einem Glas Sherry oder für das entspannte Lauschen einer Klavieretüde von Chopin bei Teegebäck das gleiche gilt. Wissenschaftliche Studien widmen sich jedenfalls allein dem Fernsehen. Doch wie sich zeigt, liegen die Dinge wieder einmal nicht so einfach, wie manche Ideologen sie gerne hätten – obwohl ihre Chancen diesmal gut stünden.

In der Tat haben zahlreiche Studien aus aller Welt gezeigt, daß Menschen, die viel vor der Glotze hocken, dicker sind als solche, die nicht den Verlockungen der Programmacher erliegen. Dabei kann die Größe des Effekts schon überraschen: So erhöhte in einer spanischen Studie jede Stunde Fernsehen pro Tag das relative Risiko, übergewichtig zu werden, um 30 Prozent. In Australien stieg es bei vier Stunden TV am Tag – und das kommt gar nicht so selten vor – gar um das Vierfache. Nun haben Korrelationen bekanntlich ihre Tücken, da sie nicht verraten, was Ursache und was Folge ist. Doch großangelegte prospektive Studien wie die Nurses Health Study mit 50 000 Krankenschwestern oder die Health Professionals mit ebenso vielen Ärzten bestätigten die Befunde: Je mehr Zeit das medizinische Personal vor der Flimmerkiste verbrachte, um so schneller setzte es Speck an und, – das wurde speziell bei den Krankenschwestern untersucht – um so häufiger erkrankten sie an Diabetes. Egal, ob man das schon als klaren Hinweis auf einen ursächlichen Zusammenhang werten möchte oder nicht – es klingt auf jeden Fall wie eine Bestätigung der Theorie von zuviel Chips und zuwenig Bewegung.

Zugegeben: Die Speisenfolge vor dem heimischen Fernseher ist eine andere als im Restaurant. Aber: Ißt der Esser deshalb auch mehr? Richtig ist auch: Wer fernsieht, bewegt sich in dieser Zeit nicht. Doch bewegt sich der Fernsehzuschauer insgesamt weniger? In der erwähnten Krankenschwesternstudie fiel den Forschern auf, was schon viele andere vor ihnen mit Kopfschütteln beobachtet hatten: Mit statistischen Mitteln auseinandergefieselt, hatte das Fernsehen allein einen stärkeren Einfluß auf das Gewicht als Knabberzeug und Sport für sich genommen. Und das, obwohl sich die Ernährungsexperten immer wieder reichlich Mühe gaben, mittels Datenmassage ihre populären Theorien zu retten.

Aber vielleicht greift ja eins ins andere? Mag sein, dennoch wäre es schön, den »Motor« zu kennen. Daß es in irgendeiner Weise zwar mit dem Fernsehen, aber nicht mit dem Essen oder der Bewegung zu tun hat, zeigt eine prospektive Studie aus den USA. Nach ihren Befunden ließ sich aus dem Übergewicht nicht die Zahl der Fernsehstunden in den folgenden Jahren vorhersagen, sehr wohl aber aus der Zahl der Fernsehstunden das Übergewicht. Noch beweiskräftiger ist eine Interventionsstudie mit 192 neunjährigen Schülern einer amerikanischen Grundschule. Im Unterricht wurden sie zu »bewußterem« Fernseh- und Videokonsum angehalten, und daheim die Fernseher mit einem elektronischen Zusatzgerät zur Erfassung der Glotzzeit versehen. Während des Versuchs hatten die Schüler ihren TV-Konsum tatsächlich deutlich reduziert und innerhalb eines halben Jahres nachweislich weniger an Speck (gemessen am BMI) zugelegt als ihre Mitschüler in den Vergleichsklassen. Zur Überraschung der Experten hatte der reduzierte Fernsehkonsum aber keinerlei Auswirkungen auf die sportlichen Aktivitäten der Kinder oder den Fettverzehr. Es muß also etwas anderes dahinter stecken als die Kalorienbilanz.

In diesem Zusammenhang ist eine sehr ähnliche Studie mit Schülern aufschlußreich, die sich über zwei Jahre erstreckte: Diesmal wurde nicht der Fernsehkonsum eingeschränkt, sondern die Ernährung umgestellt. Die Kinder erhielten mittags eine fettarme, ballaststoffreiche und kalorienreduzierte Speisung. Außerdem wurden sie zusätzlich sportlich gefordert und gefördert. Dennoch geriet das Ganze zum Mißerfolg. Denn die gutgemeinte Intervention wirkte sich nicht auf das Gewicht aus. Die Kalorien und das Fett, die ihnen in der Schule vorenthalten worden waren, glichen die Kinder, ohne es zu merken, daheim wieder aus. Gleiches beim Sport: Die pädagogisch eingeforderte Bewegung wurde durch größere Passivität in der übrigen Zeit ausgeglichen. Alles in allem ein Nullsummenspiel.

Wenn für den Fernseh-Effekt auf das Gewicht weder Kalorien noch Bewegung ausschlaggebend sind, was in aller Welt ist es dann? Geht von der Flimmerkiste etwa eine geheimnisvolle Strahlung aus, die zur Verfettung der Nation führt? Die Antwort ist wahrscheinlich viel simpler. Es gibt einen wenig beachteten, aber sehr direkten Effekt des Fernsehkonsums auf den Stoffwechsel: Er sorgt – ganz besonders bei Gewaltdarstellungen und Actionfilmen – für eine Erhöhung des Cortisolspiegels. Cortisol ist eigentlich ein Streßhormon, es hat aber auch eine direkte Verbindung zum Übergewicht. Wer Cortison als Medikament einnehmen muß, entwickelt nach einiger Zeit eine typische Fettsucht, das Cushing-Syndrom. Das sind vor allem Fettdepots am Rumpf, die als problematischer gelten als die Speckschwarte unter der Haut. Cortison wird im Körper in Cortisol umgewandelt, und Cortisol sorgt für Insulinresistenz, das Leitsymptom der meisten Erkrankungen, die mit ungesundem Übergewicht einhergehen.

Nun bedeutet Cortisol nicht automatisch Übergewicht. Denn sonst müßten auch Menschen, die ständig unter Streß stehen, aufgrund der vermehrten Cortisolausschüttung zwangsläufig dicker werden. Daß dies nicht zwangsläufig der Fall ist, könnte an unterschiedlich wirksamen individuellen Streßbewältigungen liegen. Wer seine Cortisolspiegel jedoch quasi durchs Hintertürchen erhöht, sei es durch Einnahme von Tabletten oder im Fernsehsessel, der nimmt offenbar an Gewicht zu. Wahrscheinlich spielt dabei nicht nur die Dosis, also die Zeit vor dem Fernseher eine wichtige Rolle, sondern auch das Programm; denn je nach Inhalt des Beitrags fällt die hormonelle Reaktion anders aus. Während Gewaltdarstellungen das Cortisol auf jeden Fall nach oben treiben, hatten heitere Sendungen zumindest bei einem Teil der Studien den gegenteiligen Effekt.

Es wäre also falsch, dem Fernsehen pauschal die Rolle eines Dickmachers zuzuschreiben. Auch fanden die meisten Studien eine merkliche Steigerung des Körpergewichts frühestens ab einer Stunde pro Tag, in aller Regel jedoch ab zwei Stunden. Den Fernsehkonsum auf sieben oder zehn Stunden pro Woche einzuschränken und dabei eine gewisse Auswahl zu treffen, ist keine große Kunst. Mal ehrlich: Man verpaßt doch sowieso nix. Diese Maßnahme ist im Gegensatz zu Sport und Diäten zumindest bei Kindern nachweislich wirksam – und bedeutet keine Einschränkung der Lebensqualität, Kalorienzählen oder miefende Turnsäle.

Bitte beachten Sie auch, daß die gewichtsstabilisierende Wirkung eines maßvollen Fernsehkonsums bisher nur bei Kindern nachgewiesen wurde. Erwachsene, also alle, die nicht mehr wachsen, werden durch einen Verzicht auf die Glotze nicht unbedingt schlanker – aber es wirkt mutmaßlich als Gewichtsbremse.

Diese Beobachtung bietet einen guten Anlaß, einmal eine Lanze für die körperliche Bewegung zu brechen – aber nicht ob der Kalorien oder der Herzgesundheit, sondern damit Kinder nicht vor dem Fernseher versacken: Lassen Sie Ihren Nachwuchs doch einfach raus zum Spielen. Die meisten Kleinkinder haben einen angeborenen Bewegungsdrang, der ihnen vielfach – weil mit Lärm und schmutziger Kleidung verbunden – aberzogen wird. Überall, wo die Gemeinden Bauland für Einfamilienhäuser ausweisen, gehören Spielplätze mit der Möglichkeit zum Herumrennen dazu (bitte uneinsichtige Hundebesitzer fernhalten!) und außerdem ein Bolzplatz (kein Fußballfeld!) für die Älteren. Da sich, wie wir gesehen haben, bereits Schüler nicht mehr zur Erhöhung ihrer gewohnten körperlichen Aktivitäten bewegen lassen, wäre es vielleicht sinnvoller, Kleinkindern das Bedürfnis nach Bewegung nicht zu verleiden. Nur dann dürfen wir hoffen, daß sie dies bis in die Jugend beibehalten. Hier gilt offenbar der alte Satz: Was Hänschen nicht lernt, lernt Hans nimmermehr.

Es entbehrt nicht eines gewissen Zynismus, wenn eine Gesellschaft einerseits dafür sorgt, daß Kleinkinder nur im Kinderzimmer sicher und gut aufgehoben sind und dort zu Passivität erzogen werden, andererseits aber bei Schulkindern Bewegungsfaulheit beklagt, um diese dann mit großen Kampagnen der Gesundheitserziehung wieder zu beheben.

→ **Schlaf:** Wer lange schläft, wird schneller dick

Quellen:

L. A. Tucker et al.: Television viewing and obesity in adult males. American Journal of Public Health 1989/79/S. 516 ff.

S. L. Gortmaker et al.: Television viewing as a cause of increasing obesity among children in the United States, 1986-1990. Archives of Pediatrics and Adolescent Medicine 1996/150/S. 356 ff.

J. E. Donnelly et al.: Nutrition and physical activity program to attenuate obesity and promote physical and metabolic fitness in elementary school children. Obesity Research 1996/4/ S. 229 ff.

M. Guillaume et al.: Physical activity, obesity, and cardiovascular risk factors in children. The Belgian Luxembourg Child Study II. Obesity Research 1997/5/S. 549 ff.

F. B. Hu et al.: Television watching and other sedentary behaviors in relation to risk of obesity and type 2 diabetes mellitus in women. Journal of the American Medical Association 2003/289/S. 1785 ff.

F. B. Hu: Sedentary lifestyle and risk of obesity and type 2 diabetes. Lipids 2003/38/S. 103 ff.

T. N. Robinson: Reducing children's television viewing to prevent obesity. Journal of the American Medical Association 1999/282/S. 1561 ff.

P. Sahota et al.: Randomised controlled trial of primary school based intervention to reduce risk factors for obesity. British Medical Journal 2001/323/S. 1029 ff.

L. S. Berk et al.: Neuroendocrine and stress hormone changes during mirthful laughter. American Journal of the Medical Sciences 1989/298/S. 390 ff.

B. A. Dennison et al.: Television viewing and television in bedroom associated with overweight risk among low-income preschool children. Pediatrics 2002/109/S. 1028 ff.

G. Gerra et al.: Neuroendocrine responses to emotional arousal in normal women. Neuropsychobiology 1996/33/S. 173 ff.

T. W. Buchanan et al.: Cortisol fluctuates with increases and decreases in negative affect. Psychoneuroendocrinology 1999/24/S. 227 ff.

O. K. Horn et al.: Correlates and predictors of adiposity among Mohawk children. Preventive Medicine 2001/33/S. 274 ff.

I. J. Bujalska et al.: Does central obesity reflect »Cushing's disease of the omentum«? Lancet 1997/349/S. 1210 ff.

C. J. Crespo et al.: Television watching, energy intake, and obesity in US children: results from the third National Health and Nutrition Examination Survey, 1988-1994. Archives of Pediatrics & Adolescent Medicine 2001/155/S. 360 ff.

J. Salmon et al.: The association between television viewing and overweight among Australian adults participation varying levels of leisure-time physical activity. International Journal of Obesity Related Metabolic Disorders 2000/24/S. 600 ff.

T. N. Robinson et al.: Dance and reducing television viewing to prevent weight gain in African-American girls: the Stanford GEMS pilot study. Ethnicity and Disease 2003/13/Suppl 1/S. S65 ff.

P. L. Y. H. Ching et al.: Acitivity level and risk of overweight in male health professionals. American Journal of Public Health 1996/86/S. 25 ff.

N. Ruangdaraganon et al.: The association between television viewing and childhood obesity: a national survey in Thailand. Journal of the Medical Association of Thailand. 2002/85/Suppl S. S1075 ff.

K. Spiegel et al.: Impact of sleep debt on metabolic and endocrine function. Lancet 1999/354/S. 1435 ff.

P. Björntorp: Hypothalamic origin of prevalent human disease. In: D. W. Pfaff et al. (Hrsg.): Hormones, Brain and Behavior. Vol. 5. Academic Press, San Diego 2002, S. 607 ff.

Fernsehen macht dick (2)

Oder ganz im Gegenteil: Fernsehen leistet der Entwicklung von Bulimie und Magersucht Vorschub. Ein Forscherteam von der Harvard Medical School berichtete über einen sprunghaften Anstieg der Eßstörungen auf den Fidschi-Inseln, nachdem dort das Fernsehen eingeführt wurde. Anne Becker, eine Wissenschaftlerin, die seit langem die Eßgewohnheiten der Pazifikbewohner studiert, befragte junge Mädchen kurz nach der Einführung der TV-Geräte im Jahr 1995 und ein weiteres Mal drei Jahre später. Die Zahl derjenigen, die versuchten, ihr Gewicht mit selbst herbeigeführtem Erbrechen zu beeinflussen, war in dieser Zeit von drei auf 15 Prozent gestiegen. 1998 fand ein Test, mit dem sich das Risiko für Eßstörungen ermitteln läßt, heraus, daß 29 Prozent der Mädchen gefährdet sind gegenüber 13 Prozent im Jahr 1995. Über 60 Prozent der Highschool-Schülerinnen berichteten, sie hätten im Jahr vor der Befragung eine Diät gemacht. Das sind mehr als in entsprechenden amerikanischen Untersuchungen.

Traditionell wurden auf den Fidschi-Inseln beleibte Menschen geschätzt, denn Körperfülle war Zeichen eines gesunden und gewachsenen Wohlstands. Gewichtsverlust galt als Krankheit, die mit appetitsteigernden Kräutern bekämpft werden mußte. Aus den Interviews geht hervor, daß sich die jungen Frauen die weiblichen Hauptfiguren beliebter Fernsehserien zu Vorbildern nehmen und alles daran setzen, um so auszusehen wie diese. Das vom Fernsehen vermittelte Frauenbild ist für sie der Inbegriff der Moderne und damit das Ziel, das es anzustreben gilt. Und das ist gewiß nicht nur auf Fidschi so.

→ **Magersucht:** Das Thema Magersucht wird von den Medien aufgebauscht
→ **Sucht:** Sport schützt vor Suchtgefahren
→ **Gymnastik:** Ästhetische Sportarten fördern die Weiblichkeit

Quellen:

Pressemitteilung der Harvard Medical School: Sharp Rise in Eating Disorders in Fiji Follows Arrival of TV. 17.5.1999. In: http://www.hms.harvard.edu/news/releases/599bodyimage.html

A. Becker et al.: Eating behaviours and attitudes following prolonged exposure to television among ethnic Fijian adolescent girls. British Journal of Psychiatry 2002/180/S. 509 ff.

Fettabsaugen ist die bequeme Alternative zu Diät und Sport

Zweifellos, der Gedanke hat was: Wem Sport zu anstrengend ist und eine Diät zu nervig, der kann sich immer noch bei einem Schönheitschirurgen unters Messer legen, um die überflüssigen Pfunde loszuwerden. Dieser setzt einen kleinen Schnitt in die verhaßten Problemzonen, schiebt eine Kanüle hinein, und mit leise schlürfendem Geräusch macht sich der Kummerspeck auf und davon … ein bestechend schöner Traum, der immer öfter in die Tat umgesetzt wird.

Risiken und Nebenwirkungen? Darüber spricht man nicht so gern. Denn Fettabsaugen ist ein prima Geschäft. Nach einem Bericht der Stiftung Warentest macht die Liposuktion, wie sich das Verfahren vornehm wissenschaftlich nennt, bei den etwa 350 000 Schönheitsoperationen pro Jahr mittlerweile den Löwenanteil aus. Jeder Arzt darf sich in Deutschland Schönheits-, kosmetischer oder ästhetischer Chirurg nennen; die Berufsbezeichnung ist nicht geschützt. Verständlich, daß da so mancher den Verlockungen des wabbelnden Goldes nicht widerstehen kann. Um den erst teuer erkauften und nun unerwünscht beständigen Speck wieder entfernen zu lassen, müssen die Reithosen- und Rettungsring-TrägerInnen noch einmal tief in die Tasche greifen: je nach Menge und Region zwischen 1500 und 7000 Euro. Und weil diese Eingriffe medizinisch meist nicht notwendig sind, kommen die Krankenkassen in aller Regel nicht dafür auf.

Fettabsaugen ist beileibe kein harmloser kleiner Eingriff, sondern eine richtige Operation, die viel Erfahrung erfordert. Das fängt mit der Narkose und den Narkoserisiken an, denn nicht immer genügt eine örtliche Betäubung. Doch selbst wenn es »nur« Lokalanästhetika sind: Sie belasten den Organismus. Die Risikopalette reicht von Kreislaufproblemen, neurologischen Störungen bis zu Tod durch Organversagen. Damit die Fettzellen überhaupt abgesaugt werden können, muß man sie zunächst einmal aus dem Gewebe herauslösen. Bei der gängigsten Methode wird zu diesem Zweck literweise eine hormonhaltige Kochsalzlösung ins Gewebe gepumpt. Das schwillt dadurch an wie ein Ballon. Wegen der aufgedunsenen Konturen ist es für den Operateur nicht leicht, den Überblick zu behalten. Die Folge: Unter Umständen saugt er das Fett ungleichmäßig ab.

Nachdem die Flüssigkeit mit den gelösten Fettzellen abgesaugt ist, bleiben im Körperinneren großflächige Wunden zurück. Das Tragen von eng anliegenden Manschetten über Wochen und Monate soll das Verheilen und Verwachsen fördern. Vorübergehende Schwellungen, Blutergüsse und Taubheitsgefühle in den betroffenen Hautpartien gelten als normale Operationsfolgen. Oft kommt der Frust erst Wochen nach der OP, beispielsweise wenn nach dem Abheilen sichtbar wird, daß am linken und am rechten Oberschenkel erkennbar unterschiedlich viel Fett entfernt wurde. Oder die Bauchhaut wirft jetzt Falten, weil die Unterpolsterung fehlt. Oder aufgrund von Wundheilungsstörungen sind doch häßliche Narben entstanden. Dann darf die Patientin noch einmal unters Messer, um die Folgen der Schönheitsoperation korrigieren zu lassen. Weil wegen der fehlenden medizinischen Notwendigkeit die Liposuktion nicht von der Kasse übernommen wird, können die nicht eingeplanten Kosten für die Folgeoperationen zum bösen Erwachen bei der Kundschaft führen. Wer schön sein will, muß manchmal ziemlich »bluten«.

Bei neun von hundert Operierten treten Komplikationen auf. Diese reichen von »ästhetisch unbefriedigenden Ergebnissen« und Empfindungsstörungen in der Haut bis zu lebensbedrohlichen Blutungen und septischen Infektionen. Durch die Presse ging der Fall einer Patientin, der in einer Dortmunder Klinik beim Fettabsaugen der Dünndarm durchlöchert wurde. Ein tragischer Einzelfall? Keineswegs. In Deutschland soll auf 5000 Liposuktionen im Schnitt ein Todesfall kommen, wie aus einem Bericht der *Ärzte-Zeitung* hervorgeht. Ähnliches ergab eine Umfrage unter den Mitgliedern des amerikanischen Verbands für ästhetisch-plastische Chirurgie. Dort machten Lungenembolien und Thrombosen ein Viertel der Todesfälle aus, gefolgt von Verletzungen innerer Organe, Fehler bei der Betäubung, Fettembolien, Herz-Kreislauf-Versagen, schweren Infektionen und so weiter und so fort.

Wohlgemerkt: Das sind nur die Zahlen für die von Fachärzten durchgeführten Fettabsaugungen. In Deutschland werden nach Angaben des *Spiegel* zwei von drei Schönheitsoperationen nicht von Fachärzten durchgeführt. Daher darf über die wahre Zahl spekuliert werden. Und wenn die Angaben von den betroffenen Fachärzten selbst stammen, ist nicht auszuschließen, daß sie vielleicht auch den einen oder anderen Fall »vergessen« haben. Insbesondere, wenn der Zusammenhang zwischen Operation und Tod nicht absolut offenkundig war. Wer bestätigt schon gerne, eigenhändig den Tod eines Kunden mitverursacht zu haben, provoziert damit Schadenersatzklagen und ruiniert einen lukrativen Markt? Fachleute sprechen deshalb von einem »Underreporting« und davon, daß viele Fälle nur durch Zufall ans Licht kommen. Amerikanischen Schätzungen zufolge sollte man deshalb damit rechnen, daß die Zahl der Todesfälle in Wahrheit eher bei 1:1000 liegt – wenn es denn reicht.

Da die Nebenwirkungen nicht allein von der Erfahrung des Chirurgen abhängen, sondern auch von der Schwere des Eingriffs, ist das Entfernen großer Fettpolster zur Gewichtsreduktion erheblich riskanter als ein kleinerer kosmetischer Eingriff. Nicht zuletzt deshalb warnen verantwortungsbewußte Fachärzte nachdrücklich davor, die Liposuktion als Mittel zur Beseitigung überflüssiger Pfunde zu benutzen: »Die Fettabsaugung ist keine Methode zur Gewichtsreduktion«, sondern lediglich zur »Konturierung« geeignet, befindet beispielsweise Dr. Ronald Goerner von der Universitäts-Frauenklinik in Heidelberg. Wer sich Fett absaugen lassen will, sollte »möglichst über ein normales Körpergewicht« verfügen. Damit kommt die Liposuktion für Übergewichtige in aller Regel nicht in Frage.

→ **Falten:** Moderne Anti-Falten-Therapien sind sicher, billig und wirksam
→ **Orangenhaut:** Cellulite läßt sich mit Cremes und Pillen behandeln

Quellen:

Stiftung Warentest: Träume und Albträume. test 2002/H. 9/S. 26 ff.

Stiftung Warentest: Wa(h)re Schönheit. test 2002/H. 10/S. 24 ff.

F. M. Grazer, R. H. de Jong: Fatal outcomes from liposuction: census survey of cosmetic surgeons. Plastic and Reconstructive Surgery 2000/105/S. 436 ff.

S. P. Daane, W. B. Rockwell: Analysis of methods for reporting severe and mortal lipoplasty complications. Aesthetic Plastic Surgery 1999/23/S. 303 ff.

R. Goerner: Liposuktion. In: T. Rabe, T. Strowitzki (Hrsg.): Lifestyle & Anti-Aging-Medizin. Rendevouz Verlag, Baden Baden 2002, S. 788 ff.

R. B. Rao et al: Deaths related to liposuction. New England Journal of Medicine 1999/340/S. 1471 ff.

M. M. Ginsberg et al: Deaths related to Liposuction. New England Journal of Medicine 1999/341/S. 1000 ff.

I. Bördlein: Fettabsaugen ist zum Abnehmen nicht geeignet. Ärzte-Zeitung Online 27.9.2002. In: http://www.aerztezeitung.de/docs/2002/09/27/174a0203.asp

M. Schulz: Venus unterm Faltenhobel. Der Spiegel 2002/H.41/S. 212 ff.

Fettabsaugen verhindert den Jojo-Effekt

Was treibt alle Abnehmwilligen an den Rand des Wahnsinns? Genau: der Jojo-Effekt. Mit geradezu boshafter Hartnäckigkeit und beneidenswerter Ausdauer erobert sich der abgespeckte Organismus die mühsam abgehungerte Körpermasse zurück. Es ist ihm dabei egal, ob der Gewichtsverlust durch geringere Zufuhr, also Diät, oder durch vermehrten Energieverbrauch, beispielsweise durch Fitneßtraining erzielt wurde. Am Schluß ist wieder alles beim alten (siehe *Jojo-Effekt: Sport verhindert den Jojo-Effekt*). Bleibt anscheinend nur die Radikalmethode: rausschneiden oder absaugen.

Aber man sollte den Feind, den man bekämpft, nie unterschätzen. Selbst wenn Tierversuche in ihrer Übertragbarkeit auf den Menschen immer mit Vorsicht zu genießen sind: Bei einem so zentralen Phänomen wie der Kontrolle der Energiereserven liegen mutmaßlich ähnliche Mechanismen zugrunde. Und nach den bisherigen Erkenntnissen stehen alle Zeichen auf Kompensation. Sprich, der seiner Reserven beraubte Organismus bemüht sich nach Kräften um Ersatz. Tiere, denen man operativ Fettgewebe entfernte, glichen diese Verluste innerhalb kurzer Zeit aus, egal um welche Tierart es sich handelte. Alsbald waren sie genauso schwer wie zu Beginn. Allerdings mit einem wesentlichen Unterschied zur Ausgangssituation: Die Kompensation fand meistenteils an einer anderen Körperpartie statt. Entweder wurde – von außen unsichtbar – das Eingeweidefett aufgestockt, oder an sichtbarer Stelle quollen neue Pölsterchen hervor.

Am eindrucksvollsten funktioniert die »Reparatur« bei Tieren, die von Natur aus einen »Fettzyklus« besitzen. Zum Beispiel bei Eichhörnchen und Hamstern, die sich regelmäßig für den Winter ein Polster anfuttern. Interessanterweise müssen die Tiere dazu nicht einmal mehr fressen. Verwundern sollte das Ergebnis niemanden. Denn das »Fett« ist nicht etwa nur ein stilles Depot oder gar eine überflüssige Wabbelmasse, sondern ein aktives Organ, genau wie die Haut oder das Herz. Im Gegensatz zu den meisten anderen Organen ist es jederzeit in der Lage, bei Bedarf nachzuwachsen, ähnlich wie der abgebrochene Schwanz einer Eidechse.

Da es sich beim Körpergewicht um ein zentrales Merkmal unseres Körpers handelt, sind die hormonellen Sicherungssysteme zur Bewahrung und Wiederherstellung des Ausgangsgewichts tief gestaffelt. Darüber hinaus ist der Organismus anscheinend sogar befähigt, sein Gewicht unmittelbar, das heißt, über die Erdanziehungskraft, zu messen. Nur so läßt sich ein experimentelles Ergebnis an Mäusen zufriedenstellend erklären: Die Forscher implantierten den Nagern kleine Gewichte, machten sie also künstlich schwerer. Nach einiger Zeit wurden die Gewichte wieder entfernt. Dabei zeigte sich, daß die Tiere in der Zwischenzeit genausoviel echte Körpermasse abgebaut hatten, wie dem eingepflanzten Gewicht entsprach. Auf diese Weise hatten die Mäuschen versucht, ihr Sollgewicht zu erreichen. Dasselbe geschah nach dem Entfernen der Implantate: Die Tiere legten wieder zu, bis sie den Masseverlust ausgeglichen hatten.

Wir können davon ausgehen, daß diese Regulation beim Menschen ganz ähnlich funktioniert – deshalb dürfte auch der Erfolg chirurgischer Eingriffe zur Verminderung des Fettgewebes von begrenzter Dauer sein. Genau das legen auch Beobachtungen nahe, die seit Jahrzehnten in schöner Regelmäßigkeit in der Fachliteratur auftauchen. An harten Daten dagegen mangelt es leider. Wie kommt es, daß sich in der internationalen Fachpresse keinerlei aussagekräftige Langzeitstudien finden, in denen die boomende Abspeck-Branche ihre vollmundigen Versprechungen aus den Prospekten auch belegt? Angesichts von jährlich mehreren hunderttausend Operationen dieser Art und Milliardenumsätzen sollte das doch ein Leichtes sein. Ob die Ergebnisse nicht den hochgesteckten Erwartungen entsprechen?

Manchmal ist die Neubildung von Fettpölsterchen vielleicht nicht einmal unerwünscht. Dann zögert die Fachwelt auch nicht, die »Nebenwirkung« zu vermelden: Bei Nachuntersuchungen zu Liposuktionen an Bauch und Beinen etwa berichtete jede zweite Patientin, daß sich anschließend ihre Brust vergrößert habe. An welchen Stellen der Ausgleichseffekt noch auftritt, will niemand so recht wissen, geschweige denn veröffentlichen.

Fazit: Die chirurgische Entfernung von Fett mag zur Figurverbesserung, neudeutsch »Kontouring«, eines normalgewichtigen Menschen geeignet sein. Für die Senkung des Körpergewichts ist sie langfristig nicht erfolgversprechender als Diäten und Sport.

→ **Gewicht:** Sport macht schlank
→ **Jojo-Effekt:** Sport verhindert den Jojo-Effekt

Quellen:

M. M. Mauer et al.: The regulation of total body fat: lessons learned from lipectomy studies. Neurosciences & Biobehavioural Reviews 2001/25/S. 15 ff.

S. A. Christopher et al.: A novel mechanism of body mass regulation. The Journal of Experimental Biology 2001/204/S. 1729 ff.

T. J. Yost et al.: Suction Lipectomy: Outcome Relates to Region-Specific Lipoprotein Lipase Activity and Interval Weight Change. Plastic and Reconstructive Surgery 1993/92/S. 1101 ff.

D. A. Scarborough, E. Bisaccia: The Occurrence of Breast Enlargement in Females Following Liposuction. The American Journal of Cosmetic Surgery 1991/8/S. 97 ff.

R. V. Weber al: Subcutaneous lipectomy causes a metabolic syndrome in hamsters. American Journal of Physiology – Regulatory Integrative & Comparative Physiology 2000/279/ S. R936 ff.

J. G. Kral: Surgical reduction of adipose tissue hypercellularity in man. Scandinavian Journal of Plastic & Reconstructive Surgery 1975/9/S. 140 ff.

E. V. Lambert et al.: Metabolic response to localized surgical fat removal in nonobese women. Asthetic Plastic Surgery 1991/15/S. 105 ff.

S. Y. Giese et al.: Improvements in cardiovascular risk profile with large-volume liposuction: a pilot study. Plastic and Reconstructive Surgery 2001/108/S. 510 ff.

T. G. Liszka et al.: Effect of lipectomy an growth and development of hyperinsulinemia and hyperlipidemia in the Zucker rat. Plastic and Reconstructive Surgery 1998/102/S. 1122 ff.

J. Dark et al.: Rapid recovery of body mass after surgical removal of adipose tissue in ground squirrels. Proceedings of the National Academy of Sciences of the United States of America 1984/81/S. 2270 ff.

J. G. Kral: Surgical treatment of regional adiposity. Lipectomy versus surgically induced weight loss. Acta Medica Scandinavica Suppl. 1998/723/S. 225 ff.

N. G. Forger et al.: Lipectomy influences white adipose tissue lipoprotein lipase activity and plasma triglyceride levels in ground squirrels. Metabolism: Clinical & Experimental 1988/37/ S. 782 ff.

Männer bevorzugen Frauen mit Model-Figur

Wenn mit »Model« hohlwangige Gestalten vom Typ Twiggy oder Kate Moss gemeint sind, ganz sicher nicht. Männer sind im Grunde ihres Herzens sehr, sehr altmodisch und alles andere als rational. Bei der Wahl ihrer Partnerinnen legt ihr Unterbewußtsein gewöhnlich die evolutionsbiologische Meßlatte an. Es klingt zwar furchtbar unromantisch, aber Mutter Natur hat uns den Sex eigentlich nur als Belohnung für unsere Vermehrungsbemühungen beschert. Männer finden demnach Frauen am attraktivsten, die eine erfolgreiche Fortpflanzung der Spezies *Homo sapiens* in Aussicht stellen. Und weil es zu Neandertalers Zeiten weder Familienchroniken noch Gentests gab, mußte bei der Auswahl der prüfende Blick genügen. Doch das Äußere verrät schon ziemlich viel über die reproduktiven Qualitaten eines weiblichen Körpers.

Unter biologischen Gesichtspunkten muß die ideale Frau in der Lage sein, ein Kind zu empfangen, auszutragen und zu ernähren. Das heißt, sie darf nicht zu jung und nicht zu alt sein und sollte über eine stabile Gesundheit und gut gemischte Gene verfügen. Wie läßt sich das feststellen? Ganz einfach: durch einen Blick ins Gesicht bzw. auf Haut, Haare und Figur.

In zahlreichen Studien konnte gezeigt werden, daß Menschen – egal welchen Geschlechts oder welcher Kultur – symmetrische Durchschnittsgesichter am attraktivsten finden. Symmetrie gilt als Maß für Gesundheit. Aus Beobachtungen an Tieren weiß man, daß sich Störungen in der Entwicklung des Fötus oder Parasitenbefall in »Schönheitsfehlern« wie einem unsymmetrischen Kopf oder stumpfem, struppigem Fell niederschlagen. Entsprechend sind ein ebenmäßiges Gesicht und kräftiges, glänzendes Haar Pluspunkte für die Braut in spe. Überrascht waren die Forscher allerdings, als sie feststellten, daß Männer weiblichen Durchschnittsgesichtern (die durch Übereinanderkopieren von mehreren Einzelgesichtern entstanden waren) generell den Vorzug vor individuellen Gesichtern gaben. Eine mögliche Erklärung: Ein Gesicht, das die Merkmale von vielen Personen vereint, läßt auf gut gemischtes Erbgut schließen, was wiederum Vorteile bei der Krankheitsabwehr bietet.

Der visuelle Check verrät sogar einiges über die hormonelle Reife des

Objektes der Begierde. In der Pubertät sorgen die in unterschiedlichen Mengen einschießenden Geschlechtshormone dafür, daß sich Mädchen und Jungen auseinander entwickeln; vorher sind die Unterschiede im Körperbau relativ unbedeutend. Doch jetzt läßt das Testosteron bei den Jungmännern die Barthaare sprießen und die Muskeln schwellen; Fettdepots werden am Bauch und am Nacken angelegt; Unterkiefer und Kinn bekommen eine »markige« Form, Nase und Augenbrauenwülste treten stärker hervor. Der V-förmige männliche Körperumriß entsteht.

Der Körper der jungen Mädchen verändert sich unter dem Einfluß der Östrogene. Frauen behalten ihretwegen ein zarteres, flacheres Gesicht, in dem die Wangenknochen und die Augen betont sind. (Genau diese beiden Merkmale versucht die »dekorative Kosmetik« noch weiter hervorzuheben.) Die Hüften werden breiter (Geburtskanal), und die Menstruationszyklen spielen sich ein. Die Fettverteilung wird neu arrangiert, doch anders als bei Männern wandern die Vorräte auf Hüften und Oberschenkel – und nicht zu vergessen: zu den Brüsten. Die sind allerdings weniger ein Hinweis auf reichliche Milchbildung, sondern vor allem Fettreserven für magere Zeiten. Schließlich dauert eine Schwangerschaft ein dreiviertel Jahr.

Erst wenn sich die »kurvenreiche« weibliche Form herausgebildet hat, ist sie für einen Mann als geschlechtsreif zu erkennen. Und wenn die Frau nicht ein Mindestmaß an Fett auf den Rippen und um die Hüften trägt, funktioniert ihr Zyklus nicht richtig, das heißt, sie kann nicht oder nur schwer schwanger werden. Deshalb haben Männer natürlicherweise ein Faible für Frauen mit Figur. Am attraktivsten finden sie – wie Wissenschaftler in vielen Studien rund um den Globus ermittelt haben – potentielle Partnerinnen mit einem Taille-Hüfte-Verhältnis (WHR) von etwa 0,7; das ergibt die sogenannte Sanduhr-Figur.

Aber das alleine reicht nicht. Denn diese Proportionen lassen sich mit unterschiedlich viel Fleisch erreichen: Marilyn Monroe (Taille 61, Hüfte 91, WHR 0,67), Audrey Hepburn (Taille 56, Hüfte 80; WHR 0,7). Selbst Twiggy kam mit 61 zu 79 Zentimetern (WHR 0,77) noch in die Nähe des Traumverhältnisses. Dieser bedenkliche Umstand bewog andere Forscher, die Rolle des Gewichts mit einzubeziehen. Sie ließen Studenten beiderlei Geschlechts die Attraktivität von Frauen bewerten, die – mit abgedeckten Gesichtern – stehend in hautengen Anzügen von vorn und von der Seite fotografiert worden waren. Ergebnis: Männlein wie Weiblein fanden übereinstimmend Frauen mit einem Body-Mass-Index (BMI) zwischen 19 und 20 am attraktivsten. Nicht zu mager und nicht zu fett – der Durchschnitt im Alter um die Zwanzig. Gefragt ist also nicht nur die Form, sondern auch eine gewisse »Polsterung« des Skeletts. An diesem Maßstab gemessen, war Twiggy (BMI 14,8) eher eine Kuriosität vom Jahrmarkt der Eitelkeiten. Marilyn als bekanntes Objekt männlicher Begierde hatte in ihren besten Zeiten knackige 19,2 zu bieten.

Und dennoch, die Maßstäbe sind nicht starr. Das sehen wir beispielsweise an jenen Gesellschaften, die über viele Generationen starkfleischige Frauen verehrten, während ihre Heranwachsenden nun gerade das Ideal der westlichen Kultur übernehmen. Aber auch diese Entwicklungen folgen den biologischen Gesetzmäßigkeiten, insbesondere der, daß sich Schönheit am Durchschnitt orientiert. So paradox es klingen mag, genau aus diesem Grunde empfindet jeder Mensch etwas anderes als schön: Die Gesichter der eigenen Mutter, die der übrigen Familienmitglieder und das eigene Spiegelbild wirken bei der Durchschnittsfindung prägend. Deshalb beobachtet man bei Paaren oftmals Ähnlichkeiten in der Form des Gesichtes.

Nun schuf die moderne Technik Neuerungen, mit denen die Evolution bisher noch keine Erfahrung sammeln konnte: Photographie und Film. Seither hängt der Durchschnitt nicht nur von den realen Gesichtern oder Körperformen ab, die wir jeden Tag auf dem Weg zur Arbeit, in der Kantine oder in der Freizeit sehen, sondern in starkem Maß auch von den Bildern, die in unserer Kultur ständig in großer Zahl kursieren. Also von emotional aufgeladenen Gesichtern aus der Werbung, von erfolgreichen Fernsehstars, von völlig fehlproportionierten Barbiepuppen und von den animierten Figuren aus Trickfilmen und Videospielen. Insofern üben Werbung und Medien großen Einfluß auf unser Schönheitsideal aus.

Ihnen gelang es in den vergangenen Jahren, das biologisch sinnvolle Schönheitsideal Marke »Fruchtbarkeit« in Frage zu stellen. Bei der jüngeren Generation stehen inzwischen androgyne Frauen hoch im Kurs – also Frauen, deren Körperform eher an Männer, na ja, an Knaben erinnert: schmale Hüften, durchtrainierte Körper, eher männliche Bemuskelung. Den Trend spiegeln sogar die Playmates im *Playboy Magazine* wider. Bei ihnen schrumpften im Lauf der Jahre Ober- und Hüftweite, während der Taillenumfang zunahm und das Gewicht gleich blieb, wie der Wiener Psychologe Martin Voracek herausfand.

Vermutlich steht hinter diesen Veränderungen ein gesellschaftlicher Wertewandel: Die Frau will im Beruf ihren Mann stehen und sich nicht mehr in erster Linie dem Arterhalt widmen. Zu markante Symbole der Fruchtbarkeit werden als Zeichen einer »sexistischen Ausbeutung« abgelehnt. Die neuen Lebensziele spiegeln sich in neuen Körperformen wider. Wenn die TV-Kommissarin ihre männlichen Kollegen übertrumpft, dann ist sie heute oft auch optisch der »bessere« Mann. Da dieser Typus dem Zeitgeist entspricht und in den Medien Erfolg verkörpert, beginnen viele jüngere Frauen, sich an diesem Vorbild zu orientieren. So etabliert das Fernsehen nicht nur in fremden Kulturen neue Schönheitsideale (siehe hierzu *Fernsehen: Fernsehen macht dick (2)*), sondern auch bei uns. Wer dem neuen Typ der androgynen Frau nacheifert, der probt im Fitneßstudio den Aufbau »männlicher« Muskeln und träumt von Fettabsaugungen an Po und Oberschenkeln.

Die anderen Trendsetter, die die Wunschwelten junger Frauen beeinflussen, sind die flachbrüstigen, knabenhaften Mannequins, die es geschafft haben, die aktuelle Mode auf dem Laufsteg zu präsentieren. Auf die ältere Generation wirken sie wie ausgemergelte Bügelbretter, Bohnenstangen oder Gespenstschrecken. Warum fehlen ihnen die üblichen Attribute der Weiblichkeit, obwohl es leichter wäre, dafür »gut gebaute« Models zu engagieren? Ein Tip: Für viele Homosexuelle ist Modeschöpfer ein Traumberuf. Allerdings sind ihre Idealvorstellungen von einem schönen Körper ganz andere als die der restlichen Männerwelt.

→ **Supermann:** Frauen stehen auf Muskelmänner

Quellen:

N. Etcoff: Nur die Schönsten überleben. Die Ästhetik des Menschen. Hugendubel, München 2001

U. Pollmer et al.: Liebe geht durch die Nase. Kiepenheuer & Witsch, Köln 2001

R. Thornhill, S. W. Gangestad: Facial Attractiveness. Trends in Cognitive Science 1999/3/S. 452 ff.

D. Singh, S. Luis: Ethnic and Gender Consensus for the Effect of Waist-to-Hip-Ratio on Judgement of Women's Attractiveness. Human Nature 1995/6/S. 51 ff.

M. J. Tovée, P. L. Cornelissen: Female and male perceptions of female physical attractiveness in front-view and profile. British Journal of Psychology 2001/92/S. 391 ff.

M. J. Tovée et al.: Supermodels: stick insects or hourglasses? Lancet 1997/350/S. 1474 f.

M. Voracek, M. L. Fisher: Shapely centrefolds? Temporal change in body measures: trend analysis. British Medical Journal 2002/325/S. 1447 ff.

Maße und Gewichte von Marilyn Monroe, Claudia Schiffer und anderen Berühmtheiten:
http://www.marilynmonroe.com/about/facts.html;
http://www.netscape.de/women/fashion/contentview.jsp?cid=186744;
http://hometown.aol.com/fatguy2/CelebrityBodyFat.html

Topmodels verdanken ihren Superbody eiserner Disziplin

Wie viele junge Frauen und Mädchen träumen davon, einmal auf dem Titelbild von *Vogue* oder *Elle* zu erscheinen oder über einen der berühmten Pariser Laufstege zu schreiten? Dazuzugehören zu den Supermodels, den Stars der Modewelt, und teilzuhaben an Glanz, Reichtum und Luxus, bewundert, begehrt, beneidet zu werden … Ein makelloser Körper ist sicher die wichtigste Voraussetzung für eine Model-Karriere. Und offenbar gehört die Untergewichtigkeit ebenfalls dazu. Was nicht wenige Möchte-gern-Mannequins animiert, durch Hungern und Ausdauertraining ihren Vorbildern auf diesem Gebiet nachzueifern.

Aber machen Fasten und Joggen aus Anna-Lena Müller-Lüdenscheidt gleich ein Topmodel? Die Ergebnisse eines englischen Forscherteams stimmen – wie zu erwarten – eher skeptisch. Die Wissenschaftler besorgten sich von Model-Agenturen im Internet die Maße und Gewichte von 300 Supermodels. Den *Playboy* bat man um entsprechende Angaben von 300 seiner Fotomodelle. Die Vergleichsdaten lieferten 300 Studentinnen; sie stellten die weibliche Normalbevölkerung dar.

Ergebnis: Die Supermodels haben im Schnitt zwar fast die gleiche perfekte Sanduhr-Figur wie die Playboy-Fotomodelle. Aber sie sind stolze acht Zentimeter größer. Das wirkt sich natürlich optisch aus, erst recht beim Vergleich mit den normalen Frauen, die sogar elf bis zwölf Zentimeter kleiner sind als die Mannequins. Ein »lebendes« Beispiel: Claudia Schiffer wiegt bei 1,82 Metern Körpergröße 58 Kilo (BMI 17,5) und hat trotzdem die Maße 95-62-94 … Wäre Claudia Schiffer nur 1,66 Meter groß, wie der Durchschnitt der Frauen, hätte sie bei gleichem Gewicht und gleichen Maßen einen BMI von 21 – eine »fette Henne«, wie man in der Welt der Gymnastinnen sagt. (Allerdings hätte sie – bedingt durch das »Schrumpfen« – bei gleicher Masse auch etwas dickere Beine und wäre damit anatomisch betrachtet wieder völlig »normal«.)

Die oft ungewöhnlich langen, dünnen Beine (die von Elle MacPherson sollen 1,12 Meter lang sein) der Models sind sicher ein Grund dafür, daß sie viel schlanker wirken als normale Frauen. Da hilft dann keine wie auch immer geartete Diät: Wer nicht die richtigen »Kurvenradien« und vor allem möglichst lange Beine besitzt, wird selbst durch Abmagern nicht zum Supermodel. Trösten Sie sich mit Kater Garfield. Der sagte zum Verhältnis von Größe und Gewicht: Ich bin nicht übergewichtig, ich bin nur untergroß.

Nichtsdestoweniger gibt es tatsächlich viele extrem dünne Models. Die englischen Forscher hatten ja auch nur mit Durchschnittwerten gerechnet. Man fragt sich natürlich, wie es die jungen Frauen schaffen, über längere Zeit ihr niedriges Körpergewicht zu halten. Daß sie als Jugendliche, wenn sie anfangen zu modeln, noch sehr schlank sind, ist völlig normal, aber mit der sexuellen Reife ändern sich die Proportionen. Und im Laufe des Älterwerdens gehen die meisten Menschen nun mal etwas in die Breite.

Natürlich versuchen viele Models – nicht selten unter Anleitung ihrer Agenturen – Diät zu halten. Schließlich gilt das landläufig als der Königsweg zu einem Idealkörper. Doch der Preis dafür ist hoch. Denn Essen ist ein Trieb – so wie die Sexualität. Alle Versuche, diesen Trieb mit dem Verstand dauerhaft in seine Gewalt zu bekommen, haben körperliche und seelische Konsequenzen. Ein Teil der Models wird zwangsläufig eßgestört, wobei nur die Magersüchtigen, nicht aber die Eß-Brech-Süchtigen auffallen, weil letztere ihr Körpergewicht durch das Erbrechen genau kontrollieren können. Auch wenn die bewußte Ernährung immer wieder beschworen wird, sie ruiniert vielen jungen Frauen in der Blüte ihres Lebens sowohl den Körper als auch die Psyche.

Eine Alternative zur Eßstörung stellen Drogen dar. Es ist kein Zufall, daß Junkies relativ dünn sind. Mißstimmungen kompensieren sie nicht mehr wie andere Menschen mit Schokolade, Pausenriegel und Eiscreme, sie bedienen ihre Sucht. Aus demselben Grund sind auch Nikotinabhängige schlanker; und sobald sie dem Glimmstengel ade sagen, nehmen sie in aller Regel ein paar Kilo zu. Die stimmungsaufhellende Wirkung des Nikotins hilft, den Appetit zu unterdrücken. Außer dem Gefühl, mit der Fluppe »erwachsener« zu wirken, ist es dieser Effekt, der viele Teenies dazu verleitet, mit dem Rauchen anzufangen.

Auch unter Models sind Drogen zur Appetitkontrolle nicht unbekannt. Aber in der Öffentlichkeit spricht man nicht gern über die Schattenseiten von Glanz und Glamour. Nur gelegentlich sieht die erstaunte Öffentlichkeit die schlimmen Folgen des Schlankheitswahns – egal wie das Ergebnis auch immer zustande gekommen sein mag. Traurige Berühmtheit erlangten in dieser Beziehung Twiggy (in den 60ern) und Kate Moss (in den 90ern). Mit 1,68 bzw. 1,70 Metern wogen beide weniger als 45 Kilogramm und bewegten sich damit im typischen BMI-Bereich der Magersüchtigen.

Das Jugendmagazin der *Süddeutschen Zeitung* hatte den Mut, den Fall eines (anonymisierten) New Yorker Stars zu schildern: Mit 15, zu Beginn ihrer Karriere, wurde ihr, nennen wir sie Kim, von der Agentur erst mal eine der üblichen Diäten mit Knäckebrot, Magerquark und Müsli verordnet, um den »Babyspeck« am Hintern »wegzukriegen«. Im Rausch des Erfolgs hungerte sie sich auf 54 Kilo runter, ihre Karriere ging steil bergauf. Doch das Hungern forderte seinen Tribut. Um die Heißhungerattacken in den Griff zu bekommen, nahm Kim eines Tages auf Empfehlung einer Kollegin Kokain: »Die Essensgelüste waren wie weggeblasen.« In kürzester Zeit verlor sie vier weitere Kilo. »Ich kokse, um dünn zu bleiben. Viele Models machen das so. Natürlich gibt das keine gerne zu. Aber es ist Realität. Koks nimmt das Hungergefühl. Immer schön und schlank sein zu müssen, wir packen es einfach nicht ohne Drogen.«

Kim weiter: »In der Modelszene sind die Zustände inzwischen so kraß, daß sich die ersten Prominenten selbst outen, um ein Warnzeichen zu senden. Andie McDowell zum Beispiel. Oder meine Kollegin Kirsi Hegel. Kirsi verriet in der Tageszeitung *New York Newsday*, daß einige Supermodels heroinabhängig seien, ein paar sich das Opiat sogar spritzten. Andere, sagt sie, nehmen ›H‹ nur für den modischen Junkieblick (...) Wer nicht so dürr wie Kate Moss ist, kriegt keine Jobs.« Indirekte Bestätigung fand diese Erklärung durch Claudia Schiffer. Sie wird mit der Bemerkung zitiert, daß zu häufig Models gebucht worden seien, die aussähen »wie Junkies«.

Inzwischen ist es wieder still geworden, und niemand wagt es mehr, sich zu outen. Kim: »Fast jeder in der Branche nimmt das Zeug (...) Trotzdem pflegen die Agenturleute ihr Saubermann-Image. Sie leben schließlich davon, junge, schöne Menschen zu verkaufen, die glücklich sind und keine Probleme haben. Es ist ein ungeschriebenes Gesetz, die Klappe zu halten. Wer es bricht, fliegt raus.« So schnupfen, spritzen und kotzen viele Vorbilder der Jugend weiter hinter der glitzernden Fassade des Erfolgs und erzählen der Öffentlichkeit die hübsche Geschichte von einem spartanischen Leben voll eiserner Disziplin.

→ **Magersucht:** Das Thema Magersucht wird von den Medien aufgebauscht
→ **Sucht:** Sport schützt vor Suchtgefahren

Quellen:

M. J. Tovée et al.: Supermodels: stick insects or hourglasses? Lancet 1997/350/S. 1474 f.

D. Singh, S. Luis: Ethnic and Gender Consensus for the Effect of Waist-to-Hip-Ratio on Judgement of Women's Attractiveness. Human Nature 1995/6/S. 51 ff.

N. Etcoff: Nur die Schönsten überleben. Die Ästhetik des Menschen. Hugendubel, München 2001

I. Weöres: Leibspeise. Jetzt – Das Jugendmagazin der Süddeutschen Zeitung. 1994/Nr. 41/S. 6 ff.

M. Gross: Model. Das häßliche Geschäft der schönen Frauen. Europaverlag, Wien 1996

C. Schiffer, Zitat in: http://www.super-illu.de/frauen/fashion/claudia_start.shtml

Jeder kann fit sein, wenn er will

Fitneß ist ein ziemlich schwammiger Begriff. Ursprünglich meinte das (englische) Wort die Lebenstauglichkeit, die alle Fähigkeiten eines Lebewesens umfaßt. Im Deutschen wurde Fitneß schnell auf körperliche Merkmale reduziert. Inzwischen gilt sie manchen Wissenschaftlern sogar als Maß für körperliche Gesundheit: Schließlich soll das Infarktrisiko um so niedriger sein, je länger einer auf dem Laufband rennen kann (siehe *Herzgesundheit: Sport schützt das Herz*). Schlußfolgerung: Man muß die Leute zum Sporttreiben anhalten, damit möglichst viele möglichst schnell möglichst fit werden und den Krankenkassen nicht zur Last fallen. Aufstrebende Jungdynamiker wiederum betrachten Fitneß als Symbol des Erfolgs: Anerkennung findet in diesen Kreisen nur, wer außer einer 60-Stunden-Arbeitswoche noch mindestens drei Abende im Fitneßstudio und einen Marathonlauf im Monat vorweisen kann. Dahinter steckt die beliebte Business-Philosophie: »Wer will, der kann, und wenn du dazu gehören willst, mußt du« (siehe *Positives Denken: Durch positives Denken kann man jedes Ziel erreichen*). Von diesem fragwürdigen Leistungsterror lassen sich sogar Menschen in den Sportdress zwingen, die sich eigentlich etwas Schöneres für ihre Freizeit vorstellen können.

Beiden Vorstellungen von Fitneß liegt der gleiche Denkfehler zugrunde: Sie tun so, als sei Fitneß eine feste Größe, die mit angemessenem Aufwand von jedem erreicht werden kann. Doch es gibt keine Definition, die festlegt, ab wieviel Kilometer Waldlauf oder ab wieviel Kilogramm gestemmtem Gewicht jemand als fit anzusehen ist. Ganz zu schweigen davon, ob diese imaginäre Grenze zwischen fit und unfit bei jedem Menschen durch die gleiche Maßzahl gekennzeichnet ist.

Ein kanadisches Forscherteam hat in vielen Studien – häufig auch mit ein- und zweieiigen Zwillingen – Faktoren untersucht, die für Gesundheit und Fitneß als wichtig erachtet werden, zum Beispiel Herzgröße, Lungenfunktion, maximale Sauerstoffaufnahme (VO_2 max), maximale aerobe Kapazität, Blutfette, Fettverteilung im Körper oder das Verhältnis von Fett- zu Kohlenhydratverbrennung in verschiedenen Situationen. Die Wissenschaftler wollten herausfinden, welche Faktoren erblich sind und welche von der Umwelt oder dem persönlichen Lebensstil beeinflußt werden.

Besonders aufschlußreich sind jene Studien, die sich mit der Wirkung von intensivem Training auf die Fitneß von Personen befassen, die man neudeutsch als »Couch-Potatoes« bezeichnen würde. Also genau die Zielgruppe, die auch die Verfechter von »mehr Fitneß ist mehr Gesundheit« im Auge haben. Die Forscher wählten aus über hundert Kandidaten 24 Twens aus, die sich als ausgesprochene Bewegungsmuffel geoutet und in ihrem ganzen Leben noch nie viel Sport getrieben hatten. Wenn überhaupt, dann sollte ihnen ein anspruchsvolles Übungsprogramm eine deutliche Fitneß-Steigerung bringen.

Die Teilnehmer strampelten anfangs viermal, später fünfmal pro Woche eine geschlagene Dreiviertelstunde auf dem Fahrradergometer. Dabei begannen sie jeweils mit 60 Prozent der maximalen Herzfrequenz und steigerten sich bis auf 85 Prozent. Nach fünf Monaten bestimmte man bei allen die Fitneß und verglich sie mit den Werten, die vor Trainingsbeginn ermittelt worden waren. Als Fitneßmaß benutzen die Wissenschaftler VO_2max und die maximale aerobe Kapazität, das heißt, die Menge Arbeit, die in 90 (!) anstrengenden Minuten auf dem Fahrradergometer geleistet wurde. Ergebnis: Im Schnitt hatten die Probanden ihre VO_2max um 30 und ihre maximale aerobe Kapazität um 50 Prozent gesteigert. Das ist ziemlich beachtlich. Doch das Interessante war nicht der Durchschnitt, sondern die Spanne, also die individuellen Unterschiede. Während manche Teilnehmer ihre Werte trotz des fünfmonatigen wahrhaft intensiven Trainings kaum verbessert hatten, war es anderen gelungen, ihre Leistung annähernd zu verdoppeln.

Demnach spielt die individuelle Veranlagung die entscheidende Rolle und nicht so sehr das persönliche »Wollen«, wenn es um die Frage der Trainierbarkeit geht. Das bestätigen auch andere Studien, die die gleiche Arbeitsgruppe mit Zwillingen durchführte: Eineiige Zwillinge, die bekanntlich genetisch identisch sind, erreichen jeweils ähnliche Steigerungsraten. Wenn man jedoch Zwillings*paare* mit anderen Zwillings*paaren* vergleicht, beobachtet man dieselben Spannen wie beim Vergleich von Einzelpersonen.

Diese Erkenntnisse sollten Gesundheitspolitikern, Sportlehrern und Trainern gleichermaßen zu denken geben. Claude Bouchard, der wissenschaftliche Leiter der erwähnten Studien, mahnt denn auch: »Es ist nicht nur wichtig anzuerkennen, daß die Reaktionen auf regelmäßige körperliche Aktivität individuell sehr unterschiedlich ausfallen, die Forschungsergebnisse legen auch nahe, daß es in der Bevölkerung Menschen gibt, die darauf überhaupt nicht ansprechen (Non-Responder). Die genetische Veranlagung kann für Fitneß-Unterschiede bis zum Drei- oder gar Zehnfachen sorgen, wenn man Low- und High-Responder vergleicht, die das gleiche Trainingsprogramm absolviert haben.«

Man muß kein Hellseher sein, um zu ahnen, daß sich die Menschen, bei denen auch intensives Training kein Mehr an Fitneß bringt, in anderen Studien logischerweise in der Gruppe der »Unsportlichen« sammeln. Also genau bei denjenigen, die es nach landläufiger Auffassung am nötigsten hätten, ihren Hintern zu bewegen. Zwar gibt es – wie die Studien zeigen – auch unter den Unsportlichen einige, die trainierbar wären, genauso wie auch der eine oder andere »unmusikalische« Zeitgenosse gut und gerne Klavierspielen lernen könnte. Aber: Wer trotz Fitneßtraining unsportlich bleibt, der ist nicht am fehlenden Willen gescheitert, sondern daran, daß ihm die Natur dieses Talent nicht mit auf den Weg gab. So macht auch Klavier- oder Lateinunterricht nicht aus jedem einen guten Musiker oder einen glühenden Humanisten. Nur wer die Voraussetzungen mitbringt und zugleich das Interesse, ja die kindliche Freude daran, wird das große Ziel erreichen. Und zur Freude an etwas – egal ob Aerobic, Klaviersonaten oder Ovid-Gedichte – lassen sich Menschen nun mal nicht zwingen.

→ **Bewegungsmuffel:** Nur Faule bewegen sich nicht
→ **Sauerstoffaufnahme:** Die Ausdauerleistung hängt von der VO_2 max ab
→ **Survival of the fittest:** Nur die Fitten überleben

Quellen:

G. Lortie et al.: Responses of Maximal Aerobic Power and Capacity to Aerobic Training. International Journal of Sports Medicine 1984/5/S. 232 ff.

C. Bouchard et al.: Genetics of Aerobic and Anaerobic Performances. Exercise and Sport Sciences Reviews 1992/20/S. 27 ff.

C. Bouchard: Heredity and Health-Related Fitneß. Physical Activity and Fitneß Research Digest 1993, No. 4. In: http://www.fitness.gov/activity/activity7/heredity/heredity.html

Sportärzte empfehlen Sport, weil sie die Gesundheit fördern wollen

Bei einer Umfrage des Meinungsforschungsinstituts Forsa gaben 83 Prozent der befragten Deutschen zu Protokoll, daß sie ihrer Gesundheit zuliebe sporteln. Erst danach kommen Beweggründe wie Spaß oder Geselligkeit.

Ja, Sport zur Prävention und als gesundheitsfördernde Maßnahme liegt voll im Trend. Deshalb startete die Bundesärztekammer auch zusammen mit dem Deutschen Sportbund (DSB) die Kampagne »Sport pro Gesundheit«. Die Deutsche Gesellschaft für Sportmedizin und Prävention (DGSP) wählte »Sport als Medizin« zum Motto des 38. Kongresses für Sportmedizin in Potsdam 2003. Und manche Doktores sprechen gar von Sport als »Jahrhundertmedikament«. Da verwundert es nicht, wenn sich Lara Lasch und Bennie Bläßlich auf Sportplätzen, Waldwegen oder »Folterbänken« zum Schwitzen bringen und sich dabei nicht in erster Linie auf Spaß, Körpergefühl oder Teamgeist freuen, sondern pflichtschuldigst an Herzinfarkt, Knochendichte und Krebs denken bzw. darüber nachgrübeln, wie sie diesen Geißeln unserer Zeit davonlaufen können.

Spätestens hier stellt sich die Frage, warum um Himmels willen muß Sport unbedingt gesund sein? Warum reicht es nicht, wenn er den Menschen einfach nur Spaß macht? Die Datenlage, die wissenschaftlich belegen könnte, daß man durch Sporttreiben gesünder wird, ist bei Lichte besehen ziemlich dürftig, dafür zeichnen sich die Nebenwirkungen um so deutlicher ab (siehe *Sport und Medizin: Sport ist das beste Medikament*). Könnte es sein, daß die vereinten sport-medizinischen Empfehlungen und Ermahnungen außer unserem höchsten noch ein anderes, viel profaneres Gut im Auge haben?

Mit Sport läßt sich inzwischen prima Geld verdienen. Allein in Deutschland arbeiten fast 700 000 Menschen in dieser Branche. 1995 wurden 34 Milliarden DM, 1,4 Prozent des Bruttosozialprodukts, mit Sport umgesetzt. Die Wertschöpfung entspricht der der Landwirtschaft oder der mineralölverarbeitenden Industrie. Tendenz steigend.

Solche Umsätze schaffen naturgemäß Interessenlagen, starke Verbände und politischen Einfluß, um so mehr, da ein positives Image gleich mitgeliefert wird. Den Vogel schossen 2002 die Hessen ab, die Sport per Volksabstimmung sogar zum Staatsziel erhoben. Möglicherweise hatten die jeweiligen Vorturner und Gesundheitspioniere vom Schlage eines Harvey Kellogg oder Ludwig Jahn seinerzeit tatsächlich die Rettung des Abendlandes vor körperlichem und sittlichem Verfall im Sinne. Spätestens seit Kenneth J. Cooper, dem »Erfinder« des modernen Ausdauertraining steht jedoch die Vermarktung im Vordergrund, und nicht nur im Land der unbegrenzten Möglichkeiten überschwemmen Laufseminare, Fitneßratgeber, Sportlergetränke, Power-Vitamine und andere Nahrungsergänzungen den Markt. Gesundheit ist dabei eines der wichtigsten Verkaufsargumente – auch für die hiesigen Fitneßpäpste und Sportgurus à la Strunz und Müller-Wohlfahrt.

Nun versorgen Sportärzte Sportverletzungen, und in der Hoffnung, daß sie das gut machen, sollen sie dafür auch angemessenen Lohn bekommen. Immerhin gab es schon bislang in dieser Hinsicht so viel zu tun, daß es eine eigene medizinische Fachrichtung lohnte. Erhebt man Sport aber zu einem wichtigen Mittel zum Erhalt der Gesundheit, treten zwei neue Effekte ein:

Der Sportarzt ist plötzlich auch für Gesunde zuständig. Kaum ein Interview mit einem Sportmediziner, der nicht ausdrücklich Sport zur Krankheitsverhütung empfiehlt und gleichzeitig vor Aufnahme des Trainings eine ärztliche Untersuchung fordert, geradeso als müßte man vor dem Genuß eines neuen Gerichts unbedingt eine Darmspiegelung durchführen lassen.

Bis dahin Gesunde ziehen sich beim Sport häufig Verletzungen zu, dadurch erhöht sich die Zahl der zu behandelnden Patienten. (Davon könnten die Tropenmediziner lernen und beispielsweise regelmäßige Fernreisen als Mittel gegen Infektionskrankheiten propagieren. Motto: Hygienische Herausforderungen stärken das Immunsystem.)

Da vom Märchen Sport als Gesundheitsgarant inzwischen viele profitieren, zum Beispiel Verbände durch Erhöhung ihrer Mitgliedszahlen, Politik und Krankenkassen vom Image, interessiert sich kaum jemand für kritische Stimmen oder andere Spielverderber. Viel interessanter sind da schon Strategien, wie das Produkt Sport am besten unters Volk zu bringen ist, und zwar vor allem unserer Gesundheit zuliebe, für die uns ja nichts zu teuer sein darf. Das Referat Gesundheit im Deutschen Sportbund sieht jedenfalls noch Wachstumspotential: »… ein großer Teil der Deutschen [ist] nicht oder nur unzureichend sportlich aktiv: 76 % der Männer und sogar 84,6 % der Frauen treiben zu wenig Sport …«

In der *Deutschen Zeitschrift für Sportmedizin* lesen wir, wie die fruchtbare Zusammenarbeit zwischen Sport und Medizin konkret aussieht. Manfred von Richthofen, Präsident des Deutschen Sportbundes (DSB), der größten Interessenvertretung des Sports, und Hans-Henning Dickhuth, Vorsitzender der Deutschen Gesellschaft für Sportmedizin und Prävention (DGSP), der größten Interessenvertretung der Sportärzte, erklären im gemeinsamen Vorwort: »Neben den flächendeckenden Angeboten des DSB, u.a. mit dem Qualitätssiegel SPORT PRO GESUNDHEIT kommt gerade den Sportärzten mit ihren Untersuchungs- und Betreuungssystemen eine entscheidende Rolle zu ... Der Verein profitiert von der medizinischen Begleitung der Teilnehmer, und der Arzt kann seine kompetenten Dienst- und Serviceleistungen dem gesundheitsorientierten Menschen zur Verfügung stellen. Es wird Zeit zu handeln und die Grenzen des Sports und der Medizin in Bezug auf Prävention zu sprengen.«

Wenn sie das Qualitätssiegel erhalten möchten, müssen Vereine acht Kriterien erfüllen; für die Sportärzte ist dabei vor allem Punkt 5 von Interesse: »Um Überforderungen, Einschränkungen und Ausschlußkriterien zu erkennen, werden die Teilnehmer und Teilnehmerinnen vor der Aufnahme in ein Gesundheitsangebot gebeten, eine Gesundheitsvorsorgeuntersuchung ... bei ihrem Hausarzt zu absolvieren. Dies gilt vor allem bei längerer sportlicher Inaktivität und ab dem 35. Lebensjahr.« Das heißt also, wer zum Kicken in den Sportverein will, muß vor Aufnahme des Trainings nicht zum Arzt, jemand, der an einem speziell für die Gesundheit konzipierten Training teilnehmen möchte, aber wohl ... Wie auch immer, der beiderseitige Nutzen wird deutlich: Ärzte fördern die Zahl der Vereinsmitglieder, und Vereine füllen die Sprechzimmer der Ärzte. Diese Interpretation drängt sich zumindest auf.

In der gleichen Ausgabe der *Deutschen Zeitschrift für Sportmedizin* erfährt der Interessierte schließlich noch, wie es mit der »Abrechnungsmöglichkeit sportmedizinischer Leistungen« aussieht. Bis zu 740 Euro kostet der Einstieg ins Gesundheitstraining. Wer mag an so einer Einnahmequelle herumnörgeln?

Das alles ist in erfrischender Offenherzigkeit im wissenschaftlichen Publikationsorgan der Deutschen Gesellschaft für Sportmedizin und Prävention nachzulesen. Genauso gut könnte der TÜV empfehlen, ein fünftes Rad am Auto zu montieren, weil dies – wissenschaftlich erwiesen – die Zahl der Verkehrstoten um zehn Prozent senkt. Dann würden die Autofahrer zur nächsten ADAC-Werkstätte geschickt, da der TÜV mit dieser Organisation eine Kooperationsvereinbarung zwecks Unfallprävention getroffen hat. Und wenn das Rad montiert wäre, müßte der Autofahrer zur Kontrolle wieder beim TÜV vorfahren. Die allfälligen Rechnungen hätte die Versicherung zu begleichen. Apropos: Wer bezahlt eigentlich die Kursgebühren für Gesundheitssport und die Arzthonorare? Richtig, die Krankenkassen (siehe dazu *Gesundheitswesen: Krankenkassen wollen mit Fitneß-Programmen Kosten senken*).

Werfen wir zum guten Schluß noch einen Blick auf die Homepage der Deutschen Gesellschaft für Sportmedizin und Prävention: Dort findet man nicht nur »10 goldene Regeln zum Sporttreiben«, durch die sich die Aufforderung, den Sportarzt zu konsultieren, zieht wie ein roter Faden, so daß einem das gerade erst gefaßte Herz ganz schnell wieder in die Hose rutscht. Nein, es wird auch ein Ausbildungslehrgang zum Fitneß-Arzt angeboten. Mit der entsprechenden Bescheinigung ausgerüstet, kann der Absolvent dann ausgezeichnet mit Fitneßstudios kooperieren, um zuerst die Eignung der Fitneßjünger ärztlich festzustellen und später für die Verletzten der richtige Ansprechpartner zu sein.

Eins muß man neidlos anerkennen: Die Kombination von Sportmedizin und Prävention ist vertriebstechnisch gesehen ein genialer Schachzug. Das hat der vormalige Deutsche Sportärztebund offenbar erkannt und durch die Umbenennung in Deutsche Gesellschaft für Sportmedizin und Prävention für sich in Anspruch genommen. Im Namen der Prävention wird Sport gefördert, um anschließend die dadurch entstandenen Verletzungen zu behandeln. Hier macht sich gewissermaßen der Bock selbst zum Gärtner. Und der Beitragszahler zahlt.

Quellen:

Forsa-Umfrage für die Zeitschrift *Fit for Fun*: Die wichtigsten Gründe fürs Sporttreiben. März 2000

T. Henke et al.: Sportverletzungen in Deutschland – Basisdaten, Epidemiologie, Prävention, Risikosportarten, Ausblick. In: W. Alt et al.: Neue Wege zur Unfallverhütung im Sport (Hrsg. Bundesinstitut für Sportwissenschaft). Köln, Sport und Buch Strauß, 2000, S. 139 ff.

M. v. Richthofen, H.-H. Dickhuth: Prävention durch Bewegung – Qualitätssiegel Sport pro Gesundheit (Editorial). Deutsche Zeitschrift für Sportmedizin 2003/54/S. 37

R. Renner: Gesundheitsprävention im Sportverein – Qualitätssiegel SPORT PRO GESUNDHEIT. Deutsche Zeitschrift für Sportmedizin 2003/54/S. 57 f.

Deutsche Gesellschaft für Sportmedizin und Prävention e.V.: Abrechungsmöglichkeit sportmedizinischer Leistungen. Deutsche Zeitschrift für Sportmedizin 2003/54/S. 59
10 Goldene Regeln für gesundes Sporttreiben. In: http://www.dgsp.de/ds-e001.htm
Strukturierung der Wochenendblöcke im Rahmen der Ausbildung »Arzt im Fitneß- und Gesundheitszentrum«. In: http://www.dgsp.de/fortbildung.html

Die Fitneß-Empfehlungen sind wissenschaftlich gesichert

Sollte man eigentlich meinen. Zumal, wenn dergleichen seit Jahren gebetsmühlenhaft von Autoritäten aus Politik, Gesundheitswesen und Wissenschaft behauptet wird. Der wissenschaftliche Nachweis gilt in der Öffentlichkeit immer noch als stärkstes Argument für eine Position oder Empfehlung. Dabei gehen viele Steuerzahler ganz selbstverständlich davon aus, daß Forscher vor allem für den Wissenszuwachs arbeiten, neutral und unvoreingenommen handeln und damit die besten Ratgeber für die Weiterentwicklung unserer Gesellschaft darstellen. Doch auch der Wissenschaftler lebt von seinem Einkommen und braucht für seine Karriere Forschungsaufträge. Und schon gilt die alte Stammtischregel: »Wer zahlt, hat recht.« Sei es der (politische) Dienstherr, der nur »richtige« Ergebnisse akzeptiert, als auch andere Förderer, die auf den fraglichen Gebieten ihre wirtschaftlichen Interessen wahrnehmen.

Wer Professor Marlboro glaubt, daß Rauchen nicht schadet, ist doch selbst schuld, wenn er Lungenkrebs bekommt, könnte man achselzuckend kommentieren. Doch erstens ist vielfach nicht erkennbar, in wessen Diensten der Spezialist steht, der mit ernster Miene in die Kamera blickt. Aus Kostengründen wenden sich die Medien zunehmend an Experten, die ihr Honorar von einem anderen Auftraggeber erhalten. Und zweitens werden Universitätsprofessoren und öffentliche Institutionen nach wie vor aus Steuergeldern finanziert, also mit unseren sauer verdienten Euros, Weihnachts- und Urlaubsgeld sowie Pensionen inklusive. Deshalb hat die Gesellschaft einen berechtigten Anspruch darauf, von wissenschaftlichen Würdenträgern seriös über den aktuellen Kenntnisstand informiert zu werden. Wenn man jedoch – wie wir – einen Blick hinter die Kulissen öffentlicher Empfehlungen und Begründungen für gesundheitspolitische Maßnahmen wirft und die Daten prüft, kommen rasch Zweifel auf. Warum?

Wenn Erkenntnisse als wissenschaftlich seriös gelten wollen, müssen sie drei Voraussetzungen erfüllen. Erstens: Das Versuchsergebnis muß objektiv meßbar sein. Zweitens: Bei wiederholten Messungen muß immer dasselbe herauskommen. Drittens: Das Resultat muß auch im wirklichen Leben eine Bedeutung besitzen. Man spricht von Objektivität (Sachlichkeit), Reliabilität (Zuverlässigkeit) und Validität (Gültigkeit). Erst wenn diese Voraussetzungen erfüllt sind, darf man davon ausgehen, daß die neue Erkenntnis einen praktischen Nutzen besitzt.

Ein Beispiel: Angenommen, im Tierversuch wird festgestellt, daß Hamster, die viel im Laufrad rennen, selten Lungenkrebs bekommen. Gilt dann für Menschen dasselbe? Nein, nicht zwangsläufig, denn der Hamster ist ein ganz anderes Lebewesen, das sein Leben in einem langweiligen Käfig fristet, statt zur Arbeit zu gehen, zu feiern und Steuern zu zahlen. Doch selbst wenn Beobachtungen vorlägen, daß Jogger seltener an Lungenkrebs erkranken, dürfte man daraus nicht schließen, daß man die Leute nur in den Wald scheuchen müßte, um ihre Lungen vor bösartigen Wucherungen zu schützen. Die Jogger könnten sich ja auch noch in anderer Hinsicht von anderen Zeitgenossen unterscheiden – beispielsweise seltener rauchen als Nichtjogger.

Es geht also darum, eine Hypothese, die aus Tierversuchen oder aus Beobachtungen am Menschen abgeleitet wurden, in Studien zu überprüfen, die so angelegt sein müssen (man spricht hier vom »Studiendesign«), daß sie die genannten drei Kriterien möglichst gut erfüllen. Erst wenn die Ergebnisse einer sinnvoll angelegten und sauber ausgewerteten Studie die formulierte Hypothese (hier: Joggen schützt vor Lungenkrebs) bestätigen, kann man von einem wissenschaftlichen Beleg sprechen. Und nur dann besteht Hoffnung, daß der untersuchte Effekt auch im wirklichen Leben eintritt.

Fast alle Studien, die wir für dieses Buch durchgesehen haben – darunter nicht wenige von anerkannten Autoritäten –, lassen in Hinblick auf die wissenschaftliche Arbeitsweise sehr zu wünschen übrig. Besonders beliebt in der Medizin: die Spezialdisziplin Datenmassage, in der sie regelmäßig zu olympischen Höchstleistungen aufläuft. Da wird so lange geknetet, geschoben und gedrückt, bis die Statistik ein »passendes« Ergebnis liefert. Und zur Not wird auch mal Wesentliches weggelassen oder dazugedichtet. Beispiele gefällig? Siehe Kasten.

Trau, schau, wem – ein Blick in die Trickkiste

Der Trick mit den Abstracts: In wissenschaftlichen Arbeiten ist es üblich, die Ergebnisse in einer Zusammenfassung, dem sogenannten Abstract, kurz und präzise darzustellen. Roy Pitkin, Herausgeber einer medizinischen Fachzeitschrift, ärgerte sich darüber, daß ein Drittel der wissenschaftlichen Artikel, die ihm zur Veröffentlichung zugesandt wurden, fehlerhafte Abstracts enthielten, beispielsweise Aussagen, die in der Studie überhaupt nicht enthalten waren. In anderen Fällen wurden entscheidende Ergebnisse zugunsten belangloser Feststellungen weggelassen. Zusammen mit Kollegen analysierte Pitkin je 44 Abstracts aus den sechs weltweit führenden medizinischen Fachblättern. Das Ergebnis fiel erschütternd aus: Von 264 Abstracts waren 104 mangelhaft. In einer der sechs Fachzeitschriften stimmten sogar 68 Prozent nicht.

Fatalerweise lesen viele Ärzte und andere Fachleute nur noch diese Abstracts, um sich rasch einen Überblick über den aktuellen Wissensstand zu verschaffen. Und das sind noch die überdurchschnittlich gut Informierten – die meisten halten sich angesichts der Informationsflut und der Arbeitsüberlastung allenfalls mit standespolitischen Vereinspostillen auf dem laufenden, die ihnen den Inhalt der Fachpresse mund-, umsatz- und ideologiegerecht aufbereiten. Wenn schon im Kleinen so offensichtlich manipuliert wird, was passiert wohl in den Bereichen, in denen weder die Herausgeber einer Fachzeitschrift noch die Leser die Möglichkeit haben, die Echtheit der Daten nachzuprüfen?

Der Äpfel und Birnen-Trick: Man teilt die Versuchspersonen für Fitneßtests zwar fein säuberlich in Gesunde und Kranke und, je nach Leistung auf dem Laufband, in »Fitte« und »Unfitte«. Bei der Auswertung kommen aber alle Teilnehmer in einen Topf, und die Autoren freuen sich über phantastische Unterschiede in Lebenserwartung und Herz-Kreislauf-Sterblichkeit. Was aber nur daran liegt, daß die Kranken die Kategorie »unfit« bevölkern, während sich bei den »Fitten« die Gesunden tummeln. Damit ist aber leider nur bewiesen, daß Kranke nicht so gesund sind wie Gesunde.

Der Rohdaten-Trick: Wie eine Meta-Analyse von Studien zum Thema körperliche Aktivität zeigt, gibt es nicht wenige ältere Untersuchungen, bei denen nicht einmal eine Alterskorrektur vorgenommen wurde. Das heißt, hier muß sich auch ein 75jähriger Rheumatiker mit einem durchtrainierten Jüngling messen. Klar, daß der junge Sportsfreund eine höhere Lebenserwartung hat als der gehbehinderte Alte. Auch die Bereinigung um den Faktor Rauchen, der sich unbestritten auf die Sterblichkeit auswirkt, wurde keinesfalls immer durchgeführt. Dabei ist es nichts Neues, daß sich unter den Unsportlichen mehr Raucher befinden. Wenn die Rohdaten besser passen, stellt man diese ohne weitere Korrekturen als Beweis vor. Passen sie nicht, werden sie so lange massiert, bis sie passen, und die verräterischen Rohdaten fallen unter den Tisch.

Der Trick mit den Kategoriegrenzen: In einer schwedischen Sportstudie wird der Lebensabschnitt zwischen 20 und 60 in zwei Einheiten unterteilt. Warum ausgerechnet in 20 bis 38 und 39 bis 60, verraten die Autoren nicht. Logisch wäre beispielsweise 20 bis 40 und 41 bis 60. In solchen Fällen keimt zwangsläufig der Verdacht auf, daß schon eine Verschiebung der Kategoriegrenzen um ein Jahr andere, offenbar unpassende Ergebnisse gebracht hätte. Mit diesen Kategoriegrenzen läßt sich statistisch viel herausholen, vor allem dann, wenn die Daten sehr uneinheitlich sind. Man macht eine Einteilung in drei, vier, fünf oder sechs Gruppen und spielt das Ganze nach Ergebnis, nach Ausgangsdaten, nach Zahl der Teilnehmer usw. am Computer durch. Irgendwann ergeben auch die wertlosesten Daten »passende« Ergebnisse.

Der Trick mit dem Relativen Risiko: Wenn man etwa eine Gruppe von 3000 jungen Frauen täglich eine Stunde joggen läßt, und es erkranken innerhalb eines Jahres zwei von ihnen an Brustkrebs, während in der gleich großen Vergleichsgruppe ohne Sport drei Fälle auftreten, dann hat der Sport das relative Brustkrebsrisiko rein rechnerisch um 33 Prozent gesenkt. Das ist für den einen Menschen, der vom Krebs verschont wird, durchaus relevant, der Effekt für die gesamte Gruppe hält sich allerdings in Grenzen, denn er liegt in absoluten Zahlen nur bei 0,33 Promille.

Stirbt aber eine Frau durch die sportlichen Aktivitäten am plötzlichen Herztod, holen sich drei andere einen Kreuzbandriß und ein weiteres Dutzend erleidet die typischen Ermüdungsbrüche, von denen sich anschließend eine Patientin durch den Gips eine Unterschenkelthrombose mit Lungenembolie und Todesfolge einhandelt, dann sieht die Gesamtbilanz sogar negativ aus. Trotzdem kann man immer noch zu Recht behaupten, daß Sport gesund sei, weil er die Brustkrebsrate (Angst!) um ein Drittel gesenkt habe.

Der Trick mit der Gesamtmortalität: Gerne wird der vorbeugende Effekt einer Maßnahme vor einer bestimmten Krankheit oder Todesursache hervorgehoben. Häufig fehlt dabei die Angabe der Gesamtsterblichkeit. Aber nur die erlaubt es, die Aussage zu beurteilen. Denn oft hängt der vermeintliche Nutzen schlicht davon ab, daß in der einen Gruppe ein paar mehr Menschen am Herzinfarkt, dafür aber weniger am Krebs gestorben sind, und in der anderen Gruppe war es genau umgekehrt. Wenn die Gesamtsterblichkeit in beiden Gruppen aber gleich war, dann hat die Maßnahme aufs Ganze gesehen nichts gebracht. Dieser Verdacht besteht immer dann, wenn diese Daten in der Publikation fehlen, obwohl sie in den meisten Studien erhoben wurden.

Manchmal gehen die Autoren sogar soweit, mit dieser Methodik eine Erhöhung der Sterblichkeit allen Ernstes auch noch als Erfolg zu verkaufen. Angenommen, eine allseits empfohlene Maßnahme erhöht die Krebsrate, und die Lebenserwartung sinkt. Dann ist eine Folge davon, daß andere Todesursachen, beispielsweise Herzinfarkt, seltener auftreten – denn wer bereits an Krebs gestorben ist, kann keinen Herzschlag mehr erleiden. Unter der Schlagzeile »xy schützt vor Herzinfarkt, der Todesursache Nr. 1« geht das Ergebnis durch die Medien. Sie könnten genausogut ihre Mitarbeiter erschießen und anschließend erklären, sie hätten eine ebenso billige wie wirksame Vorbeugung vor Krebs, AIDS und Alzheimer durchgeführt. Zynisch? Solange es einem »guten Zweck dient«, egal ob gesunde Ernährung, Fitneß oder Prävention, ist diese Art der Argumentation in der Gesundheitspresse – das gilt für die Fachwelt ebenso wie für bunte Blätter – gar nicht so selten.

Die Interpretation von Studienergebnissen und damit die Umsetzung in konkrete Empfehlungen hängt in hohem Maße von der Qualität einer Studie ab – Qualität beim Konzipieren, Durchführen und Analysieren. Da der Nutzen einer Studie in der Vergangenheit von jedem Experten anders beurteilt wurde – und weil auch vielen Medizinern der Unsinn bei den therapeutischen Ratschlägen über die Hutschnur ging –, wurde seit den achtziger Jahren ein neues Bewertungssystem eingeführt, mit dem die Beweiskraft einer Studie oder einer Analyse von Studien nach einem vorgegebenen und allgemein akzeptierten Schema mit vier Noten (A bis D) beurteilt wird. Man spricht von *evidence based medicine*, eingedeutscht »evidenzbasierte Medizin (EBM)« und übersetzt »auf wissenschaftlichen Belegen beruhende Medizin« (siehe S. 156). A ist dabei die Stufe, mit der der vorausgesagte Nutzen sehr wahrscheinlich zutrifft (zum Beispiel placebokontrollierte doppelblinde Interventionsstudien), das Schlußlicht, die Note D, gilt für reine Spekulationen (zum Beispiel Konsensuskonferenzen).

Für das Thema Bewegung und Gesundheit liegen keine beweiskräftigen Studien im Sinne der evidenzbasierten Medizin vor (Note A bzw. 1). Es mag wohl schwierig sein, einer großen Zahl von Menschen entweder ein langjähriges Fitneß-Programm zu verordnen oder sie auf Dauer auf der Couch zu halten. Trotzdem fragt man sich, warum dies in 50 Jahren Sportwissenschaft – bei gleichzeitigen Lobpreisungen des Nutzens von Sport und Bewegung – nicht möglich war? Die heutigen Empfehlungen gründen sich im wesentlichen auf Beobachtungsstudien, noch dazu ohne Zufallsgruppierung. Dabei wächst auf internationaler Ebene das Bewußtsein durchaus, daß Privatmeinungen von Lehrstuhlinhabern auch im Sport als wissenschaftliche Belege nicht mehr ausreichen.

Wie dringend in der Sportwissenschaft brauchbare Daten benötigt werden, macht das folgende Zitat aus dem *British Journal of Sports Medicine* deutlich. Unter der Überschrift »Wissenschaft oder Show Business?« hält der Allgemein- und Sportmediziner Domhnall MacAuley von der Universität Belfast seinen Kollegen eine akademische Standpauke: »Nicht einmal für die Basisbehandlung von Weichteilverletzungen mit Eis und Druckverbänden haben wir klare Wirksamkeitsnachweise. Wenn wir uns als ernst zu nehmende Disziplin etablieren wollen, müssen wir es zulassen, daß unsere klinische Praxis auf den Prüfstand gestellt wird. Der Vortragsreisende in Sachen Sport muß qualitativ hochwertige Beweise vorlegen und nicht bloß hübsche Bilder (…) So lange wir unser ärztliches Handeln nicht mit wissenschaftlichen Belegen untermauern können, zaubern wir lediglich Kaninchen aus dem Zylinder.«

Doch die mahnenden Worte aus den eigenen Reihen halten die Mehrheit der Sportwissenschaftler nicht davon ab, unverzagt weiter die üblichen Gesundheitsempfehlungen zu predigen, die – rein zufällig – ihrer Branche neuen Umsatz verschaffen. Sie tun es sogar, wenn sie selbst feststellen, daß sich die vorliegenden Erkenntnisse, wenn man sie nach den Regeln der evidenzbasierten Medizin bewertet, am Rande der Spekulation bewegen. Deutlich wird dies beispielsweise im Sonderheft einer renommierten wissenschaftlichen Sportzeitschrift, in dem über die Ergebnisse eines internationalen Symposiums zur »Evidenz-Lage« in Sachen Bewegung und Gesundheit berichtet wird.

Die Autoren des Kapitels »Körperliche Aktivität und Gesamtsterblichkeit« geben nach Durchsicht der wichtigsten internationalen Studien für die These, daß Bewegung und Fitneß die Lebenserwartung erhöhen, korrekt den Empfehlungsgrad C an. Das heißt es liegen nur Studien vor, deren Ergebnisse man als »gehobene Spekulation« bezeichnen könnte. Dennoch können die Autoren der Versuchung nicht widerstehen, die gravierenden Mängel in den vorliegenden Studien im Text ein wenig zu relativieren: »Heute gibt es eindeutige Beweise für diese Hypothese.«

Für die deutsche Sportmedizin bot sich damit eine gute Gelegenheit, den bescheidenen Evidenzgrad C unauffällig zu »revidieren«: In einem viel beachteten Fachbuch zum Thema Sport und evidenzbasierte Medizin wird ebenfalls die These diskutiert, daß Sport das Leben verlängert. Der Autor bezieht sich auf die oben erwähnte Veröffentlichung und gibt statt des dürftigen Evidenzgrads C (entspricht bei der Feineinteilung der Note 4) die deutlich bessere Note 2b an! Dies ist schon keine Irreführung mehr, sondern gemahnt an Täuschung, vorausgesetzt, der Autor hat die Fachliteratur gelesen und auch verstanden.

Nachdem auf diesem Wege aus der Vermutung, Sport verlängert das Leben, mir nichts dir nichts quasi eine Tatsache wurde, ist der Weg frei für professorale Gesundheitslyrik: In schönen Tabellen werden nun sämtliche Klischees für die gesundheitsfördernde Wirkung des Sports aufgelistet, vom Autor selbst mit Evidenzgraden geschmückt. Das wäre nun alles nicht weiter bemerkenswert, wäre dieses Werk nicht von den Krankenkassen als wissenschaftliche Grundlage für ihre Investitionen in Fitneßprogramme benannt worden. Das erklärt so manches.

Der Pharma-Industrie sind diese nationalen Besonderheiten natürlich auch nicht verborgen geblieben – und sie stellt sich entsprechend darauf ein. Friedrich Schwartz, ehemaliger Vorsitzender des Sachverständigenrats für die Konzertierte Aktion im Gesundheitswesen, berichtet von einem Gespräch mit einem Manager eines Weltkonzerns. In dessen Haus würden Skandinavien, Großbritannien und die Niederlande als der europäische *evidence belt* bezeichnet, weil neue Produkte nur einzuführen seien, wenn man qualitativ hochwertige Studien vorweisen könne. In Deutschland und Österreich dagegen genüge es, die Meinungsführer der Ärzteschaft zu überzeugen, weshalb die deutschsprachigen Länder unter *eminence belt* liefen …

Was bleibt? Auf die Frage, ob medizinische Forschungsergebnisse in großem Stil manipuliert werden, rückte der Statistiker Hans-Peter Beck-Bornholdt die Maßstäbe zurecht: »Manipulation würde ich diese Vorgehensweise nicht nennen. Das ist eher anerkannter Standard in der Forschung.« Mit Blick auf die Sportwissenschaft könnte man auch sagen: Wertlose Daten multipliziert mit hohem Unsicherheitsfaktor ergeben Kraft eines akademischen Titels hochsignifikante Fitneß-Empfehlungen.

→ **Bewegungsstudien:** Harvard Alumni – die Mutter aller Bewegungsstudien
→ **Bewegungsmangel:** Bewegungsmangel verkürzt das Leben

Quellen:

S. N. Blair et al.: Changes in Physical Fitneß and All-Cause Mortality. A Prospective Study of Healthy and Unhealthy Men. Journal of the American Medical Association 1995/273/S. 1093 ff.

J. A. Berlin, G. A. Colditz: A Meta-Analysis of Physical Activity in the Prevention of Coronary Heart Disease. American Journal of Epidemiology 1990/132/S. 612 ff.

L. Lissner et al.: Physical Activity Levels and Changes in Relation to Longevity. A Prospective Study of Swedish Women. American Journal of Epidemiology 1996/143/S. 54 ff.

R. Simon: Patient Subjects and Variation in Therapeutic Efficiancy. British Journal of Clinical Pharmacology 1982/14/S. 473 ff.

D. MacAuley: Science or show business? British Journal of Sports Medicine 1999/33/S. 147 ff.

I. M. Lee, P. J. Skerrett: Physical activity and all-cause mortality: what is the dose-response relation? Medicine & Science in Sports & Exercise 2001/33/H. 6 Suppl./S. S459 ff.

R. M. Pitkin et al.: Accuracy of Data in Abstracts of Published Research Articles. Journal of the American Medical Association 1999/281/ S. 1110 f.

G. Samitz, G. Mensink (Hrsg.): Körperliche Aktivität in Prävention und Therapie: evidenzbasierter Leitfaden für Klinik und Praxis. Hans Marseille Verlag, München 2002

H. Albrecht, F. Schwartz: Das ist der Tod der wissenschaftlichen Beratung. Interview. Die Zeit 5.9.2002, S. 35

C. Stolze, H.-P. Beck-Bornholdt: Die Sicherheit ist nur vorgegaukelt. Interview. Die Woche 22.2.2003, S. 27

Die evidenzbasierte Medizin

Anfang der achtziger Jahre ging einigen Wissenschaftlern und Ärzten der offensichtliche Unsinn, der in der Medizin als Wissenschaft etikettiert wurde, endgültig über die Hutschnur. Eine kanadische Arbeitsgruppe entwickelte deshalb ein System, das Licht in das Dunkel undurchsichtiger Studien bringen sollte. Die sogenannte evidenzbasierte Medizin bewertet die Faktenlage (englisch *evidence*) zu einer Fragestellung nach wissenschaftlichen Kriterien. Im Mittelpunkt des Interesses steht dabei die Qualität der Beweise für einen vermuteten Sachverhalt. (Nebenbei bemerkt: Wenn man in der Medizin wirklich wissenschaftlich arbeiten würde, bräuchte man keine eigene Fachrichtung zur Qualitätskontrolle. Aber hier offenbart sich der Unterschied zwischen Medizin und Wissenschaft.)

Die Aussagekraft von Studienergebnissen hängt in hohem Maß vom Studiendesign ab, also davon, wie eine Untersuchung angelegt ist. Es ist keineswegs egal, ob ich Patienten rückwirkend (retrospektiv) über ihre Jugend befrage oder ob ich sie mit Blick in die Zukunft (prospektiv) über viele Jahre begleite und dabei das Auftreten von Krankheiten beobachte. Und es macht einen Unterschied, ob bei einer Studie Arzt und Patient informiert sind, wer das Placebo bekommt, oder ob die Studie »doppelblind« angelegt wurde, so daß es keiner von beiden weiß. Ergebnisse besitzen ein anderes Gewicht, wenn mit Statistikprogrammen Daten gegeneinander gerechnet werden, bis etwas Passendes dabei ist (man würfelt so lange, bis ein Pasch fällt), oder wenn vor Beginn der Studie definiert wird, welchen Effekt man erwartet. Tritt er ein, war die These richtig, tritt er nicht ein, war sie falsch.

Für die Bewertung der Evidenz gibt es vier Stufen: A ist dabei die Stufe, bei der der vorausgesagte Effekt einer Maßnahme sehr wahrscheinlich eintritt, D die Stufe, deren Wahrscheinlichkeit die der reinen Spekulation nicht übersteigt (siehe Tabelle).

Die evidenzbasierte Medizin beantwortet übrigens nicht die Frage, ob eine Aussage richtig oder falsch ist. Angenommen, jemand behauptet, daß Ananas die Potenz steigert. Niemand weiß es, es wäre aber immerhin denkbar. Mit Hilfe von wissenschaftlichen Studien kann man nun die

Grad der Empfehlung	Evidenzstufe	Studientyp	Wertung für die Praxis
A	1a 1b	Mehrere oder einzelne qualitativ hochwertige Studien. Diese Studien haben Kontrollgruppen, und die Verteilung auf die Gruppen erfolgt nach Zufall. Es gibt keine wesentlichen statistischen Fehler. Die Studien sind so angelegt, daß die zu untersuchende Hypothese vorher formuliert wurde und durch das Ergebnis eindeutig bestätigt wird.	Aussagekräftig. Man sollte ernsthaft darüber nachdenken, sein Verhalten daran auszurichten.
B	2a 2b 3a 3b	Mehrere oder einzelne Studien, ähnlich wie A, jedoch mit methodischen Mängeln. Studien mit einwandfreier statischer Methodik, aber ohne Kontrollgruppe. Fallberichte mit Kontrollen.	Lohnt sich, sich damit näher zu befassen.
C	4	Studien ohne Zufallsverteilung, reine Beobachtungsstudien, Studien mit großen statistischen Mängeln, Fallbericht.	Noch nahe der Spekulation.
D	5	Konsensuskonferenzen, Expertenmeinungen.	Spekulation.

Wahrscheinlichkeit ermitteln, mit der Ananasesser mit einer höheren Manneskraft gesegnet sind. Die Anlage der Studie entscheidet über die Genauigkeit, mit der diese Wahrscheinlichkeit angegeben werden kann, sie ist ausschlaggebend für die Qualität der wissenschaftlichen Begründung – und genau dies drücken die Empfehlungsgrade aus. Eine Meinung kann also jeder haben, auch ein Wissenschaftler. Ob diese Meinung aber wissenschaftlich ist, hängt nicht vom akademischen Grad ab, sondern von einer hohen Evidenzstufe. Erst wenn eine solche vorliegt, ist es auch wissenschaftlich gerechtfertigt, den Menschen über Kampagnen zu irgendwelche Änderungen ihrer Lebensgewohnheiten anzuraten.

Die höchste Wahrscheinlichkeitsstufe, also A, erfordert folgendes Vorgehen. Eine Erhebung hat gezeigt: Die Frankfurter essen mehr Wiener Würstchen als die Berliner und bekommen weniger Krebs. Daraus wird die Hypothese abgeleitet, daß Würstchenverzehr vor Krebs schützt. Doch bis jetzt liegt noch kein Beleg vor, sondern eben nur eine statistische Korrelation, also ein paralleles Auftreten von zwei Faktoren. Um die Hypothese zu testen, führt man eine »prospektive kontrollierte und randomisierte Interventionsstudie« durch. Dahinter verbirgt sich Folgendes: Die Berliner werden in zwei Gruppen gewürfelt. Die eine darf weiteressen wie bisher, die andere muß mehr Wiener Würstchen auf den Speiseplan nehmen. Wenn dann nach einer bestimmten Zeit in der Würstchengruppe tatsächlich weniger Krebsfälle festgestellt werden, liegt für die formulierte Hypothese ein Beleg mit dem hohen Evidenzgrad A vor.

Selbstverständlich wäre es schön, wenn wir für jede Frage klare Beweise hätten. Aber das ist häufig nicht der Fall. Und oft muß gehandelt werden, noch ehe die allerletzten Fragen geklärt sind. Dann hilft es, wenigstens zu wissen, auf welchem (Un-)Sicherheitsniveau man sich bewegt. Natürlich gibt es auch Erfahrungswerte, die sinnvoll erscheinen, obwohl sie vielleicht nicht durch Studien abgesichert sind. Und nicht zuletzt bedeutet eine hohe statistische Wahrscheinlichkeit keineswegs, daß etwas immer und in 100 Prozent der Fälle eintritt. Eine letzte Ungewißheit bleibt. Daher kann selbst eine Maßnahme mit hohem Evidenzgrad im Einzelfall für einen Patienten unangebracht, ja sogar falsch sein. Wir sind schließlich immer noch Individuen und kein repräsentativer Mittelwert einer Gesamtpopulation.

Die evidenzbasierte Medizin fordert deshalb dazu auf, Erfahrung und statistisch abgesichertes Wissen zu kombinieren und dadurch nachvollziehbare und sinnvolle therapeutische Entscheidungen zu treffen. Anhand der Bewertungskriterien kann der Arzt abschätzen, ob eine medizinische Maßnahme wissenschaftlich gesichert einen Nutzen verspricht. Weil sie individuelle Besonderheiten und statistische Grenzen anerkennt, kann die evidenzbasierte Medizin jedoch nie verbindliche Vorschrift sein. Vielmehr liefert sie die Grundlage, anhand der Patient und Arzt zusammen entscheiden können, ob eine bestimmte Maßnahme im konkreten Einzelfall die richtige ist. Schließlich geht der Patient ja zum Arzt und nicht zum Statistiker.

Quellen:

D. Sackett et.al.: Levels of Evidence and Grades of Recommendations. Oxford Centre for Evidence-based Medicine 2001. In: http://cebm.jr2.ox.ac.uk/docs/levels.html

http://www.ebm-netzwerk.de

Fußball ist ein harmloses Freizeitvergnügen für jung und alt

Gibt es etwas Aufregenderes als 40 stramme Männer- oder Frauenbeine, die hinter einem runden Etwas aus Leder herrennen? Jeder Orthopäde, jeder Unfallchirurg wird diese Frage mit einem klaren Nein beantworten, sorgt der Deutschen unangefochtener Lieblingssport doch dafür, daß den Knochenflickern die Arbeit nicht ausgeht. Ob bei Profi-, Amateur- oder Stammtisch-Mannschaften: In der Hitliste der Sportunfälle rangiert Fußball ganz oben: 26 Prozent (im Vereinssport 45 Prozent) aller Sportverletzungen holt man sich beim Kicken. Am häufigsten werden Knie- und Sprunggelenke malträtiert. Aber außer Meniskusschäden und gesplitterten Fußknöcheln finden auch gebrochene Nasenbeine, Gehirnerschütterungen, gerissene Bänder, Platzwunden und Prellungen aller Art Eingang in die Statistik. Wie formulierte es der Sprecher der Düsseldorfer ARAG-Sportversicherung: »Wenn der Zweikampf ein fester Bestandteil des Spiels ist, kann ein Spieler selbst bei größtmöglicher eigener Vorsicht nicht beeinflussen, welchem Risiko er durch die Gegenspieler ausgesetzt ist.« »Anders gesagt: Der größte Feind der eigenen Gesundheit ist der Sportsfreund«, kommentierte der *Spiegel* diese Aussage.

Doch notfalls kann man auch ohne den Gegner zu Schaden kommen, zum Beispiel durch unbedachte Begegnungen mit Torpfosten. Als besonders gefährlich erwiesen sich die tragbaren, kleineren Torpfosten, die für die Spiele von Jugendlichen eingesetzt werden. Seit 1983 wurden in Großbritannien 300 Kinder von umstürzenden Torpfosten verletzt, neun sogar getötet. Immerhin wiegen die Pfosten an die 60 Kilogramm. In den Vereinigten Staaten kamen in 20 Jahren insgesamt 24 Kinder bei ähnlichen Unfällen zu Tode. Sport-Ingenieure der Universität Sheffield fordern nun bessere Sicherheitsvorschriften für tragbare Torpfosten. Sie täten gut daran, sich dabei gleichzeitig auch den Gefahren zu widmen, die von den weißen Linien auf dem Rasen ausgehen. Im Ernst: Das englische Wissenschaftsmagazin *New Scientist* berichtete von schweren Verätzungen, die sich ein Torwart zuzog, als er einen Ball auf der Linie rettete. Bedauerlicherweise hatte der Platzwart Löschkalk (Calciumhydroxid) zum Abstreuen der Linien verwendet, wie es noch bei vielen britischen Amateurclubs üblich ist. Kontakt mit Löschkalk führt bekanntermaßen zu Hautreizungen.

Egal wie hart die Torpfosten und wie ätzend die Linien sein mögen, selbst in der Luft lauert Gefahr: Besonders betroffen sind kopfballstarke Spieler. Eine Forschergruppe aus Helsinki durchleuchtete die Gehirne von Amateurfußballern mittels Magnetresonanzspektrographie. Was sie da sahen, kannten sie bislang nur von Boxern: viele kleine, bislang unbemerkte Risse, die sie auf Kopfbälle und ungeschützte Zusammenstöße zurückführten. Denn bei American-Football-Spielern, die ja auch nicht gerade zimperlich miteinander umgehen und deshalb einen Helm tragen, fanden die Finnen nichts dergleichen. Sie prognostizierten kopfballfreudigen Spielern Gedächtnisstörungen. Zu Recht, wie nun wieder britische Wissenschaftler ermittelten. Ein Psychologen-Team hatte bei 25 Freizeitfußballern Erinnerungsvermögen, Aufmerksamkeit und Denkgeschwindigkeit getestet. Verglichen mit anderen Sportlern schnitten die Fußballer deutlich schlechter ab, und am schlechtesten kamen die Kopfballspezialisten weg. Probleme verursachen nach den Ergebnissen japanischer Forscher vor allem schwere regennasse Bälle.

Amerikanische und holländische Neuropsychologen bestätigen die Daten ihrer britischen und finnischen Kollegen: »Unsere Ergebnisse«, so die Holländer, »legen nahe, daß die Teilnahme am Freizeitfußball (...) mit einer verminderten Leistungsfähigkeit des Gedächtnisses und der Fähigkeit zu planvollem Vorgehen verbunden ist. Angesichts der weltweiten Popularität von Fußball dürften diese Beobachtungen eine große Bedeutung für die Volksgesundheit besitzen.« Wohl wahr. Die Amerikaner stellten bei 85 Prozent ihrer kopfballstarken jungen Männer eine dauerhafte Verminderung der geistigen Fähigkeiten fest. Dabei fiel vor allem eine Beeinträchtigung der verbalen Fähigkeiten ins Gewicht, ein Tatbestand, der immer wieder von Fußballfreunden bei Sportschau-Interviews beklagt wird. Von wegen »mens sana in corpore sano«.

Kicker, die ihr Hirn auch außerhalb des Sportplatzes nutzen wollen, sollten vielleicht nur mit einem kopfballgeeigneten Helm (Spitzname: »Narrenkappe«) auflaufen. Und Jungs am besten zusätzlich mit Suspensorium. Das könnte ihre Zeugungsfähigkeit sichern. Schreckliches entdeckten nämlich italienische Kinderärzte von der Universität Pavia und Ärzte des Fußballclubs AC Mailand, als sie bei fast 200 Jugendlichen im Alter zwischen zehn und 14 Jahren die Geschlechtsorgane in Augenschein nahmen. Bei einem Drittel der Kinder, die pro Woche zehn Stunden oder mehr auf dem Fußballplatz verbrachten, fand man Krampfadern und Krampfaderbrüche in den Hoden, Hinweise auf eine verminderte Fruchtbarkeit. Nichts dergleichen, keinen einzigen Fall, bei den zum Vergleich herangezogenen »Weicheiern«. Die unsportlichen Knaben hatten zu allem Überfluß dann auch noch die signifikant größeren, na, Sie wissen schon. »Mechanische Beanspruchung« beim Training könnte der Grund für dieses beunruhigende Ergebnis gewesen sein, meint Andrea Scaramuzza, einer der Autoren der Studie.

Wir dürfen gespannt sein, ob die *squadra azzurra* in Zukunft mit Stoßdämpfern in die Arenen der Welt einläuft.

→ **Ausdauersport:** Ausdauersportarten sind gesünder
→ **Gesundheitswesen:** Sport senkt die Krankheitskosten

Quellen:

ARAG Allgemeine Versicherungs-AG (Hrsg.): Sportunfälle – Häufigkeit, Kosten, Prävention. Düsseldorf 2002

Bundesärztekammer (Hrsg.): Verletzungen und deren Folgen – Prävention als ärztliche Aufgabe. Köln 2001

H. Halter: Kehrseite des Vergnügens. Der Spiegel 2001/H. 36/S. 69

P. Marks: Pitch battle. New Scientist 2.12.2000, S. 14

I. Sample: Own goal. New Scientist 30.3.2002, S. 14

Kopfbälle sind schlecht fürs Hirn. Spiegel-Online 2.4.2001. In: http://www.spiegel.de/wissenschaft/mensch/0,1518,126030,00.html

Weiches Hirn und kleine Hoden. Spiegel-Online 2.4.2001. In: http://www.spiegel.de/wissenschaft/mensch/0,1518,126039,00.html

A. Scaramuzza et al.: Varicoceles in young soccer players. Lancet 1996/348/S. 1180 f.

E. J. Matser et al.: Neuropsychological impairment in amateur soccer players. Journal of the American Medical Association 1999/282/S. 971 ff.

D. H. Janda et al.: An evaluation of the cumulative concussive effect of soccer heading in the youth population. Injury Control & Safety Promotion 2002/9/S. 25 ff.

D. S. Downs, D. Abwender: Neuropsychological impairment in soccer athletes. Journal of Sports Medicine & Physical Fitness 2002/42/S. 103 ff.

O. Motohashi et al.: A case of vertebral artery occlusion following heading play in soccer. No Shinkei Geka 2003/31/S. 431 ff.

Fußball im Fernsehen schadet niemandem

Angesichts der Gefahren für Leib und Leben auf dem Bolzplatz zieht es so mancher vor, am Bildschirm zuzusehen, wie andere sich in die Beine treten und vom Platz getragen werden müssen. Doch nicht einmal im Fernsehsessel ist der Fußballfreund vor den Unbilden des Sports sicher, wie die Forscher zweier großer Fußballnationen herausfanden.

Eine holländische Arbeitsgruppe, die sich für die Auslöser von Herzinfarkt und Schlaganfall interessierte, nahm sich das niederländische Sterberegister vor und griff darin die Tage vom 17. bis zum 27. Juni 1996 heraus. In dieser Zeit, genau gesagt am 22. Juni 1996, traf das holländische Oranje-Team im Viertelfinale der Europameisterschaft auf Frankreich. Dieses Spiel sahen in den Niederlanden 9,8 Millionen Fernsehzuschauer, das sind mehr als 60 Prozent der Gesamtbevölkerung! Eine für Statistiker mehr als ausreichende Grundgesamtheit.

Nach Ende der regulären Spielzeit stand es 0:0, die Verlängerung brachte ebenfalls keine Entscheidung, und aus dem Elfmeterschießen ging Frankreich als Sieger hervor. Ergebnis in der Todesfall-Statistik: Am Tag des Spiels gab es 50 Prozent mehr Tote durch Herzinfarkt und Schlaganfall als sonst. Die Forscher sahen sich in ihrer Vermutung bestätigt, daß seelische Erregung diese Ereignisse auslösen kann. Einen Tag später war die Zahl der Herzinfarkte und Schlaganfälle übrigens deutlich niedriger als sonst. Offenbar waren die Ereignisse durch die Aufregung lediglich »vorverlegt« worden.

Auch die fußballverrückten Briten reagieren empfindlich auf nervliche Anspannung, wie eine Untersuchung englischer Wissenschaftler zutage förderte. Die Forscher hatten sich die Vorrundenspiele ihrer Nationalmannschaft während der Weltmeisterschaft 1998 herausgegriffen. (Zur Erinnerung: England-Tunesien 2:0; Rumänien-England 2:1; Kolumbien-England 0:2; Argentinien-England 2:2, nach Elfmeterschießen 4:3.) Aus einer Datenbank des Gesundheitsministeriums fragten sie ab, wieviele Personen jeweils am Tag eines Spiels und an den Tagen danach mit der Diagnose Herzinfarkt ins Krankenhaus eingeliefert worden waren. Als Vergleich dienten den Forschern die Zahlen derselben Tage im Vorjahr und im Jahr darauf.

Nach dem Argentinien-Spiel, das die englische Mannschaft im Elfmeterschießen verloren hatte, stieg die Zahl der akuten Herzinfarkte um 25 Prozent an. Auch an den zwei folgenden Tagen war Herzinfarkt häufiger. Erst am dritten Tag hatten sich die Zahlen wieder auf das übliche Niveau eingependelt. Für keines der anderen Spiele wurde eine Erhöhung der Fallzahlen ermittelt. Warum also gerade bei diesem Spiel? Nun, die »Argies« sind aus sportlichen und politischen Gründen für England kein Gegner wie jeder andere (Stichwort »Falklandinseln«). Elfmeterschießen kostet immer Nerven, und diese Niederlage bedeutete das Ausscheiden aus dem Turnier. Kein Wunder also, daß die Emotionen hochkochten. Sollte der Falklandkrieg noch nachträglich ein paar Opfer gefordert haben?

Doch nicht nur Niederlagen können das Herz gefährden – auch Siege fordern ihren Tribut. Bei der WM 2002 in Japan und Korea, so berichtet die englische Zeitung *The Guardian* erlitten zwei junge koreanische Fans Herzinfarkte, während ihr Team die Italiener besiegte. Den einen erwischte es, als seine Mannschaft in der 88. Minute den Ausgleich erzielte.

Was folgern wir daraus? Wieder einmal bestätigt sich die alte Lebensregel *No risk – no fun*, egal ob auf dem Platz oder fernab im bequemen Fernsehsessel! Aber wenn Sie wirklich ein paar praktische Gesundheitstips für das nächste Spiel wollen, hier eine kleine Auswahl. Erstens: Um auf Nummer sicher gehen zu wollen, schauen Sie sich möglichst nur langweilige Spiele an. Zweitens: Schalten Sie in jedem Fall vor dem Elfmeterschießen den Fernseher aus. Drittens: Halten Sie statt einem kühlen Bierchen lieber das Telefon mit der eingespeicherten Notrufnummer bereit. So können Sie sogar bei der Sportschau etwas für Ihre Gesundheit tun.

→ **Herzgesundheit:** Sport schützt das Herz
→ **Sex:** Sex ist eine ungefährliche körperliche Aktivität
→ **Denksport:** Fitneßtraining bringt mehr Lebensjahre als Denksport

Quellen:

D. R. Witte et al.: Cardiovascular mortality in Dutch men during 1996 European football championship: longitudinal population study. British Medical Journal 2000/321/S. 1552 ff.

D. Carroll et al.: Admissions for myocardial infarction and World Cup football: database survey. British Medical Journal 2002/325/S. 1439 ff.

Jeder ist für seine Gesundheit selbst verantwortlich

Gesundheitspolitiker, Ärzte und Krankenkassen betonen gerne, wieviel jeder einzelne für seine Gesundheit tun kann und sollte (sich bewußt ernähren, viel bewegen, regelmäßig zur Vorsorge gehen), damit er dem Gemeinwesen ja nicht mit irgendwelchen Malaisen zur Last fällt. Die meisten betrachten Gesundheit als »Abwesenheit von Krankheit«, und Strategien zu ihrer Erhaltung bzw. Förderung konzentrieren sich daher auf Krankheiten und wie man sie vermeiden bzw. behandeln kann. Doch es gibt auch andere Ansätze.

In den sechziger und siebziger Jahren des 20. Jahrhunderts entwickelte der Medizinsoziologe Aaron Antonovsky sein Salutogenese-Konzept. Salutogenese heißt Gesundheitsentstehung und wird der Pathogenese, der Krankheitsentstehung, gegenübergestellt. Antonovsky fragte nicht, wie und warum manche Menschen krank werden, ihn interessierte, wie und warum andere gesund bleiben. Dabei konzentrierte er sich weniger auf bekannte Faktoren wie genetische Ausstattung, Immunsystem oder Umweltrisiken, sondern analysierte die sozialen Einflußgrößen. Dabei kam er zu dem Schluß, daß ein starkes Kohärenzgefühl für die Erhaltung der Gesundheit wesentlich ist.

Der Berliner Psychologe Gerald Mackenthun beschreibt verschiedene Aspekte der Kohärenz, etwa die Zuversicht, daß es auch bei »unvorhergesehenen und belastenden Ereignissen (...) Möglichkeiten der Bewältigung gibt«, oder das Vertrauen, »aus eigener Kraft oder mit fremder Unterstützung künftige Lebensaufgaben meistern zu können«. Menschen mit starkem Kohärenzempfinden besitzen nach seinen Worten »eine hohe Anpassungsfähigkeit an eine Welt, die reich an unausweichlichen Stressoren ist«. Kohärenz kennzeichnet also die Lebenseinstellung eines Menschen, der in sich ruht. Er handelt nicht mit blindem Optimismus (»Es wird schon nichts schiefgehen«), sondern mit selbstgewisser Zuversicht (»Wir werden eine Lösung finden«), oder – um einen anderen Begriff aus der Psychologie zu verwenden – mit Urvertrauen (ein religiöser Mensch nennt es vielleicht Gottvertrauen).

Fehlende Kohärenz kann man sich demzufolge etwa so vorstellen: Menschen mit einem weniger tief verwurzelten Selbstvertrauen lassen sich leicht von den ständigen Warnungen vor echten oder vermeintlichen Gefahren verunsichern; sie sind frustriert von den vergeblichen Bemühungen, sich an die Empfehlungen der Experten zu halten. Womöglich fühlen sie sich außerdem von Chefs und Kollegen schikaniert oder von familiären Problemen überfordert. Wenn sie nicht in ein gut geknüpftes soziales Netz eingebunden sind, verlieren sie mit der Zeit das Vertrauen in die Welt und in die eigenen Handlungsmöglichkeiten. Statt dessen machen sich Angst, Hilf- und Hoffnungslosigkeit breit. Die Herausforderungen des Lebens liegen wie Blei auf ihnen und lähmen sie. Das Schlimme ist: Fehlende Kohärenz verhindert die Streßbewältigung, und sie verursacht auch selbst Streß.

Dieser Zustand wird von den Betroffenen unter Umständen als Krankheit interpretiert. Deshalb herrscht überall dort, wo es an Kohärenz mangelt, ein guter Nährboden für Nocebo-Effekte (siehe *Prävention: Gesundheitsaufklärung führt zu mehr Gesundheit*) und psychosomatische Krankheiten. Jede Zeit hat ihre typischen psychosomatischen Krankheiten. War es vor 100 Jahren die Hysterie, die allmählich von Gastritis und Herzneurosen abgelöst wurde, so nehmen derzeit entsprechend dem Medieninteresse die Umweltkrankheiten zu. Erinnern Sie sich noch an den Cola-Skandal in Belgien? Im Juni 1999 kam es an einer Schule zu einer Massenvergiftung, 26 Schüler wurden nach dem Konsum von Cola in ein Krankenhaus eingeliefert. Sie klagten über Übelkeit, Erbrechen, Fieber, Kopfschmerzen und Bauchweh. Coca-Cola rief umgehend die fraglichen Chargen zurück. Kaum war der Fall in den Nachrichten, klagten auch Schüler anderer Schulen über die gleichen Beschwerden. Hunderte von Verbrauchern meldeten sich bei der staatlichen Giftzentrale. Alsbald breiteten sich die Symptome bis nach Frankreich aus.

Die Untersuchung der Patienten ergab keinerlei klinisch greifbaren Auffälligkeiten, geschweige denn Hinweise auf eine Vergiftung. Bei einer eingehenden Analyse der Dosen fanden sich allerdings außen Spuren einer unangenehm riechenden Schwefelverbindung. Dieser Stoff war zwar ohne gesundheitliche Bedeutung, hatte aber sicher zu einer entsprechenden negativen Erwartung (»Hier ist etwas nicht in Ordnung«) beigetragen. Da an der ersten Schule Cola-Dosen die Reaktionen ausgelöst hatten, an den anderen Schulen jedoch andere Getränke, ist – wenn schon nicht der gesamte Vorfall – so zumindest doch die große Zahl der Nachahmerfälle offenkundig Ergebnis einer Massenhysterie.

Die Massenhysterie (heute als »soziogene Krankheit«; englisch *mass socio-*

genic illness, bezeichnet) spiegelt, so die Soziologen Bartholomew und Wessely von der australischen James-Cook-Universität, »bedeutende gesellschaftliche Themen wider, die sich entsprechend den jeweiligen Umständen verändern«. Heute nehmen vor allem Ängste vor Chemikalien im Essen, Strahlen (Sendemasten für Handys) und biologischen Waffen (Anthrax) einen immer breiteren Raum ein. Sie lösen Symptome aus, die sich epidemieartig in einem bestimmten Umfeld ausbreiten, zum Beispiel an Schulen oder in Fabriken. Innerhalb kürzester Zeit leiden viele Menschen an Übelkeit oder Kopfschmerzen, Juckreiz oder Atemnot, obwohl sich kein Erreger und keine Giftquelle ermitteln läßt. Wie Untersuchungen zeigen, bricht die Krankheit häufig zuerst bei Personen aus, die sozial isoliert sind und/oder unter großem Streß stehen, sei es durch die Arbeitsbedingungen, den Chef, die Kollegen oder die ökonomische und familiäre Situation. In einer Rekonstruktion eines solchen Ereignisses fanden die Forscher heraus, daß als erste geschiedene Frauen betroffen waren, die allein für den Unterhalt ihrer Kinder sorgen mußten, wenig soziale Kontakte hatten und in der letzten Zeit viele Überstunden leisten mußten.

Besonders eindrücklich zeigen sich die Bedeutung der Kohärenz und die Macht der negativen Erwartung in einem bestimmten soziokulturellen Umfeld, im sogenannten Voodoo-Tod. In Gesellschaften und Religionsgemeinschaften, in denen der Glauben an Geister und übernatürliche Kräfte noch tief verwurzelt ist, vermag der Medizinmann einen Menschen zu töten, indem er mit einem Gegenstand auf ihn zeigt und ihn verflucht. Der Ausschluß aus der Gemeinschaft, das heißt, der Verlust sämtlicher sozialer Bindungen, und die feste Überzeugung, daß er nun sterben muß, bedeuten für den Verurteilten das Ende jeglicher Kohärenz. Der daraus resultierende seelische Schock ist so groß, daß er innerhalb weniger Stunden bis Tage tatsächlich an den Folgen massiver körperlicher Streßreaktionen stirbt. Dieser für unser westliches Denken eher kurios anmutende Sachverhalt wird seit Jahrzehnten in international angesehenen medizinischen Fachzeitschriften diskutiert und sollte nicht einfach als Ammenmärchen abgetan werden. Dafür ist auch die Zahl der Berichte durch namhafte Augenzeugen zu groß.

Dr. Herbert Basedow beschrieb 1925 einen solchen Vorfall: »Der Mann, der bemerkt, daß man mit dem Knochen auf ihn zeigt [ihn verflucht], bietet einen wahrhaft jämmerlichen Anblick. Voller Entsetzen starrt er den heimtückischen Gegner an und hebt die Hände, als ob er das Gift, von dem er glaubt, daß es nun in ihn eindringe, dadurch abwehren könne. Seine Wangen sind bleich, seine Augen werden glasig, und sein Gesichtsausdruck verzerrt sich in schrecklicher Weise (...) Er versucht zu schreien, aber gewöhnlich bleibt ihm der Ton im Halse stecken, und allenfalls ist Schaum vor dem Mund zu erkennen. Sein Körper beginnt zu zittern, und die Muskeln zucken unwillkürlich. Er schwankt und fällt rückwärts zu Boden, bald darauf scheint er ohnmächtig zu sein. Aber kurze Zeit später krümmt er sich wie im Todeskampf und beginnt zu stöhnen, während er sein Gesicht mit den Händen bedeckt (...) Schon bald wird sein Tod eintreten.«

Wem Einzelfallberichte von unwissenden Eingeborenen zu abseitig erscheinen, darf sich gerne die Wirkung von kulturell verwurzeltem Aberglauben auf ganze Bevölkerungsgruppen ansehen – mit Tausenden von Fällen und hervorragend statistisch gesichert. Eine Forschergruppe des Fachbereichs Soziologie an der Universität von Kalifornien verglich die Zahl der Herztoten japanischer oder chinesischer Herkunft mit der von Personen europäischer Abstammung. Im Japanischen wie im Mandarin- und Kantonchinesisch klingt das Wort »vier« wie das Wort »Tod«. Die Zahl Vier gilt daher als Unglücksbringer ersten Ranges, weshalb viele chinesische und japanische Krankenhäuser keinen 4. Stock und keine Zimmer mit der Nummer 4 haben. Die Furcht vor der Zahl Vier läßt sich auch in Kalifornien beobachten, wo eine große asiatische Gemeinde lebt und wo man die letzten vier Ziffern der Telefonnummer frei wählen kann: Restaurants, die im Telefonbuch als chinesisch oder japanisch eingetragen waren, hatten wesentlich seltener Vieren in der Nummer als solche, die als »amerikanisch« gekennzeichnet waren.

Die Forscher wollten nun prüfen, ob die Gleichsetzung von Vier und Tod so weit geht, daß chinesisch- bzw. japanischstämmige Personen häufiger am 4. eines Monats sterben als Amerikaner europäischer Herkunft, für die die Zahl Vier keine negativen Assoziationen besitzt. In den USA wird die ethnische Zugehörigkeit auf den Totenscheinen vermerkt. Außerdem sind die Sterblichkeitszahlen eines jeden Tages erfaßt und abrufbar. Die Wissenschaftler konnten so für die Zeit von 1989 bis 1996 mehr als 200 000 japanisch-/chinesischstämmige Herztote mit über 47 Millionen Verstorbenen europäischer Herkunft vergleichen! Das Ergebnis war frappierend: Es gab ihn tatsächlich, den Todesgipfel am 4. jedes Monats! Wie erwartet nur bei den Asiaten und besonders deutlich in Kalifornien mit seinem hohen asiatischen Bevölkerungsanteil: Dort waren 27 Prozent mehr Herztote zu verzeichnen als an anderen Tagen des Monats! Der Glaube an die todbringende Kraft einer Zahl ist in diesem besonderen kulturellen Umfeld offensichtlich zur sich selbst erfüllenden Prophezeiung geworden.

Der »soziale Tod« kann nur jemanden treffen, der in seinem Bezugssystem emotional fest verankert ist. Wer an den kirchlichen Sündenkanon glaubt, der leidet unter seinem biologisch determinierten Triebleben und der Vorstellung einer »Erbsünde« ebenso wie ein Anhänger der Voodoo-Religion unter dem Fluch seines Priesters oder ein Chinese an seiner Todesangst vor der Zahl Vier. Von daher erscheint es keineswegs abwegig, wenn Mitglieder von Sekten nach dem Ausschluß aus ihrer Gemeinschaft Selbstmord begehen, weil ihnen die soziale und religiöse Kohärenz genommen wird. Aber auch wer seinen Glauben an die Medizin hängt, kann damit nicht nur seine Gesundheit zurückgewinnen, sondern unter Umständen sein Leben verlieren, wie C. K. Meador von der Medizinischen Hochschule in Nashville herausfand. Er beschrieb unter anderem einen Patienten, der offenkundig Opfer eines tragischen Irrtums wurde. Der Mann starb, bald nachdem man ihm mitgeteilt hatte, er habe metastasierenden Krebs – eine Fehldiagnose, wie sich später herausstellte.

Doch es gibt auch immer mal wieder den umgekehrten Fall, wie der Therapeut Bert Hellinger berichtet: »Vor einiger Zeit hielt ein guter Kollege von mir einen Vortrag über Krebskranke. Er hat folgendes Beispiel gebracht: In den USA wurde ein Mann in eine Klinik eingeliefert, und als sie ihn operierten, haben sie gesehen, daß er voller Metastasen war, und sie haben ihn sofort wieder zugemacht und nach Haus geschickt. Der Mann war schon ziemlich alt, hat aber noch zehn Jahre weitergelebt und ist dann ganz friedlich gestorben. Danach hat die Frau der Klinik einen Brief geschickt und ausgedrückt, daß die Klinik damals sehr gut geholfen habe. Er sei so gut gesund geworden, und sie hätten noch so lange glücklich gelebt. Die Ärzte in der Klinik wunderten sich und schauten in der Krankengeschichte nach, und in der stand, daß er damals voller Metastasen war. Sie hatten aber damals der Frau gesagt: Es geht ihm ganz gut, und er braucht nur etwas Pflege und sonst nichts Besonderes.«

Meador stellt deshalb die Frage in den Raum: »Ist der Tod durch Verfluchen auf unwissende und abergläubische Eingeborene beschränkt, oder ist er Teil eines allgemeinen Phänomens, das vielen Formen menschlicher Kommunikation innewohnt? (...) Wenn wir durch das, was wir sagen oder tun, Tod verursachen können, welche weniger dramatischen Reaktionen lösen wir dann bei unseren Patienten aus? Könnte die Diagnose einer schweren oder lebensbedrohlichen Erkrankung – sei sie nun korrekt oder nicht – Teil dieses allgemeinen Phänomens sein?«

Ganz offenbar funktioniert dieses »allgemeine Phänomen« über das, was ein Mensch glaubt – sei es nun übernatürlicher oder natürlicher Art –, und das soziale Gefüge, in dem er sich gehalten fühlt. Wer in sich ruht und ein funktionierendes soziales Netz besitzt, wird wahrscheinlich auch dann nicht krank, wenn ihm die Kirche mit Exkommunizierung oder der Arbeitgeber mit Entlassung droht. Ohne diesen Schutzschild namens Kohärenz oder Urvertrauen aber bleiben wir anfällig für Krankheits»erreger«, die von den Medien oder dem gesellschaftlichen Umfeld »übertragen« werden. Wenn Sie etwas für Ihre Gesundheit tun möchten, dann pflegen Sie Ihre zwischenmenschlichen Beziehungen, kümmern Sie sich um andere. Das tut auch Ihnen gut, ehrlich!

→ **Prävention:** Gesundheitsaufklärung senkt die Kosten im Gesundheitswesen
→ **Prävention:** Gesundheitsaufklärung führt zu mehr Gesundheit

Quellen:

G. Mackenthun: Antonovskys »Salutogenese«. Seminar »Schlüsselbegriffe der Tiefenpsychologie«, 10. Was ist (seelische) Gesundheit? In: http://home.t-online.de/home/mackenthun/key10.htm

T. von Uexküll: Integrierte Psychosomatische Medizin. Schattauer, Stuttgart 1994

B. Nemery: The Coca-Cola incident in Belgium, June 1999. Food and Chemical Toxicology 2002/40/S. 1657 ff.

A. Gallay et al.: Belgian Coca-Cola related outbreak: intoxication, mass sociogenic illness, or both? American Journal of Epidemiology 2002/155/S. 140 ff.

H. Benson: Timeless Healing: The Power and Biology of Belief. Simon & Schuster, London 1996

R. E. Bartholomew, S. Wessely: Protean nature of mass sociogenic illness: from possessed nuns to chemical and biological terrorism fears. British Journal of Psychiatry 2002/180/S. 300 ff.

R. E. Bartholomew: Tarantism, dancing mania, and demonopathy: the anthro-political aspects of »mass psychogenic illness«. Psychological Medicine 1994/24/S. 281 ff.

E. Habermann: Vergiftet ohne Gift. Glauben und Angst in der Toxikologie. Skeptiker 1995/H. 3/S. 92 ff.

E. Habermann: Gift und Nocebo – zwei Aspekte der Toxikologie. Medizinische Klinik 1998/93/S. 113 ff.

W. B. Cannon: »Voodoo« death. American Anthropologist 1942/44 (new series)/S. 169 ff. Nachdruck in gekürzter Fassung in: American Journal of Public Health 2002/92/S. 1593 ff.

E. M. Sternberg: Walter B. Cannon and »›Voodoo‹ death«: A Perspective From 60 Years on. American Journal of Public Health 2002/92/S. 1564 f.

G. L. Engel: Sudden and rapid death during psychological stress. Folklore or folk wisdom? Annals of Internal Medicine 1971/74/S. 771 ff.

H. D. Eastwell: Voodoo death in Australian aborigines. Psychiatric Medicine 1987/5/S. 71 ff.
J. Campinha-Bacote: Voodoo illness. Perspectives in Psychiatric Care 1992/28/S. 11 ff.
C. K. Meador: Hex death: voodoo, magic or persuasion? Southern Medical Association Journal 1992/85/S. 244 ff.
Bellinger: Zweierlei Glück. Konzept und Praxis der systemischen Psychotherapie. Goldmann, München 2002

Krankenkassen wollen mit Fitneß-Pogrammen Kosten senken

Warum finanzieren Krankenkassen Lauftreffs, Fitneßkurse und Frühjahrsdiäten? Weil sie die Gesundheit ihrer Versicherten steigern wollen? Weil sie damit viel Geld sparen können? Nein, weil die Politik ihnen dies per Gesetz vorgibt: Im Sozialgesetzbuch (SGB), genauer gesagt, im fünften Buch, Paragraph 20, Absatz 1, macht der Gesetzgeber die Primärprävention, das heißt, die vorsorgliche Behandlung von Gesunden, zu einer Aufgabe der Krankenkassen. Es handelt sich um eine Sollvorschrift mit stark verpflichtendem Charakter.

Allerdings hat der Gesetzgeber daran noch eine weitere Bedingung geknüpft. Die Maßnahmen sollen gleichzeitig die »sozialbedingte Ungleichheit von Gesundheitschancen« verringern. Pro Versicherten und Jahr werden für dieses edle Ziel 2,56 Euro abgezweigt und zu einem erklecklichen Teil in Fitneß- und Diätprogramme investiert. Was bitte haben Lauftreffs, Pfundskur und Fitmix-Kurse der Krankenkassen mit der Verminderung sozialer Ungleichheit zu tun?

Jedenfalls können die Krankenkassen seither pro Jahr bei ca. 70 Millionen Mitgliedern 175 Millionen Euro verteilen. Anbieter aus der Fitneßszene, die an diesem großen Topf teilhaben wollen, können bei den Kassen ihre Kurse melden. Förderungswürdig ist – neben den üblichen sinnlosen Programmen zur Gewichtsabnahme – alles, was mit »Bewegung zur Förderung des Muskel-Skelettsystems« zu tun hat. Und die soziale Komponente? Dafür gibt's auf den Anträgen ein Kästchen zum Ankreuzen: »Die Maßnahme richtet sich speziell an sozial benachteiligte Bevölkerungsgruppen«. Falls ja: »Bitte auf getrenntem Bogen erläutern, wie die Zielgruppe erreicht (...) werden soll.«

Ein kleines Beispiel eines aktuellen, sozial ausgewogenen Gesundheitsangebotes für Unterprivilegierte: Die BKK Fahr fördert für Versicherte eine Woche Aufenthalt in einem Vier-Sterne-Hotel mit Vitalkost, Tips für die Ernährung, Frühsport und Walking mit 153 Euro, die auf den Preis von 598 Euro plus Kurtaxe rückerstattet werden. Auch die Barmer Ersatzkasse engagiert sich für ihre Mitglieder: »Fußball auf dem Museumsdach, ein Small Talk mit Prominenten«, sowie »vergünstigte Tauchkurse (...) im Duisburger Tauchgasometer«.

Unter dem Motto »Deutschland bewegt sich« verlost sie allen Ernstes »eine Reise für 2 Personen nach Paris zur letzten Etappe der Tour de France«. Für die Daheimgebliebenen gibt's »Joggen auf Krankenschein«. Die Kasse trägt die Kursgebühr.

Die AOK (Branchenspott: **A**lles **O**hne **K**onzept) lockt mit AOK-Radtreffs. »Radfahren ist gesund«, nun ja – aber warum bitteschön? Weil »das Körpergewicht durch den Sattel getragen wird, das heißt, Gelenke, Bänder und Sehnen werden geschont«. Aha, die Alternative für diejenigen, die seit dem »Joggen auf Krankenschein« nicht mehr richtig laufen können. So gesund ist's, daß die Kasse auch für ein Bikerwochenende zahlt: »Das ist Biken: Kompromißlos alles fordern von sich selbst.« Dazu gibt's noch »Natur in Verbindung mit Naturschutz«, was zusammengenommen »zu einem neuen Sportverständnis« führt. Wer seinen Körper »kompromißlos« in freier Wildbahn auspowert, erhöht nicht etwa sein Verletzungs- und Infarktrisiko, nein, er mildert die soziale Ungerechtigkeit im Lande. Zur Belohnung gibt's für die Teilnehmer neben etwas Ringelpiez mit Anfassen auch noch eine »große Nudelparty« zum ermäßigten Preis. Na, das ist wenigstens sozial.

Joggen mit Pulskontrolle, Diätkochkurse und Tauchen im Gasometer, das hat unseren sozialen Randgruppen gerade noch gefehlt. In aller Regel werden solche Angebote von der Zielgruppe eh gemieden. Bei soviel geballtem Unsinn wirkt es schon fast tröstlich zu erfahren, daß auch nach Auffassung des Sachverständigenrates für die Konzertierte Aktion im Gesundheitswesen jedweder Beleg für einen Nutzen von Primärprävention und Gesundheitsförderung fehlt. Anders sieht es – so der Rat – im Bereich der klinischen Prävention aus, also bei vorbeugenden Behandlungsmaßnahmen an Kranken. Hier ist die Wirksamkeit, auch an strengen Maßstäben gemessen, unbestritten, zum Beispiel in der Pflege, wo durch richtiges Betten das gefürchtete Wundliegen vermieden werden kann. Oder auch bei Menschen, deren Krankheit durch präventive Schutzmaßnahmen nicht weiter oder langsamer fortschreitet.

Warum um alles in der Welt bezuschussen die Kassen Angebote der Sportvereine und helfen, deren Mitgliederschwund zu stoppen, während gleichzeitig für die wirklich wichtigen und wirksamen medizinischen Leistungen das Geld fehlt? Warum gebietet die Politik diesem Treiben nicht Einhalt, sondern subventioniert über den Umweg der Kassenbeiträge die Fitneß-Industrie? Könnte es daran liegen, daß die Politik nur ungern Entscheidungen gegen die Sportfunktionäre fällt? In der Diskussion um eine Neuausrichtung der Gesundheitspolitik haben auch Deutschlands Sportvereine das Recht, die Interessen ihrer 25 Millionen Mitglieder offensiv zu vertreten, genau wie die Ärztelobby oder die Pharmaindustrie.

In einer Pressemitteilung des Ministeriums liest man beispielsweise unter der Schlagzeile »Gesundheitsministerin Schmidt lobt Initiativen des Sports: Einvernehmen konnte auch darüber erzielt werden, daß der DSB [Deutscher Sportbund] im Zuge der gesetzlichen Neuausrichtung des Gesundheitssystems bei Entscheidungen, die ihn betreffen, angemessen beteiligt wird. Dies gilt auch für die geplante Formulierung eines eigenständigen Präventionsgesetzes (...) Der DSB-Präsident wertet die Ergebnisse des Gesprächs positiv und stellte als gemeinsame Position fest, daß dem Sport bei Prävention und Gesundheitsförderung eine hohe Bedeutung zukommt.«

Sprach's, und schon zaubern die Kassen das nächste Kaninchen aus dem Zylinder: Mittels Beitragsrabatten wollen sie ihre Klientel den Sportvereinen andienen: Damit »könnten beispielsweise Menschen belohnt werden, die das Rauchen aufgäben, sich viel bewegten und ihr Gewicht reduzierten«, sagte Barmer-Vorstandschef Eckart Fiedler. Diese Idee hätte im wirklichen Leben interessante Konsequenzen. Denn um die Teilnahme der Versicherten am Sport zu überprüfen, will die Fitneß-Kasse nicht etwa Detekteien engagieren. Nein, diese reizvolle Aufgabe soll dem Hausarzt obliegen. Sollte der sich weigern, den Schnüffler zu spielen, erwägt die Barmer auf »das deutsche Sportabzeichen« zurückzugreifen.

Fitneß-Halligalli und Bonus- oder Malussysteme, damit sind die innovativen Ideen aus den Vorstandsetagen der Krankenkassen noch lange nicht erschöpft. Laut wird auch darüber nachgedacht, sogenannte Risikosportarten privat absichern zu lassen. Was geht eigentlich in solchen Köpfen vor?, fragt man sich. Zu Ende gedacht heißt das, die Versicherte Katja P. nimmt an einem von der AOK subventionierten Inline-Grundkurs teil, um so Bonuspunkte zu sammeln, die ihre Krankenkassenbeiträge senken sollen. Gegen die Verletzungen, die sie sich bei dieser Risikosportart zuziehen kann, muß sie sich aber privat absichern ...

Keine Sorge, dieser Gipfel der Absurdität bleibt uns vermutlich erspart. Schließlich sind unter dem Dach des Deutschen Sportbunds alle möglichen Risikosportarten versammelt – wie etwa der unangefochtene Verletzungsspitzenreiter Fußball – und dann wird es schon nicht so weit kommen.

→ **Gesundheitswesen:** Sport senkt die Krankheitskosten
→ **Fitneß-Arzt:** Sportärzte empfehlen Sport, weil sie die Gesundheit fördern wollen

Quellen:

Verband der Angestellten-Krankenkassen e.V.: Vom 1. Januar 2002 an geltende EUR-Beträge in der Kranken- und Pflegeversicherung. In: http://www.vdak.de/euro/euro_kv_rv.pdf.

Primärprävention nach §20 Abs. 1, SGB V: Maßnahmen nach dem individuellen Ansatz, Antragsbogen für externe Anbieter (Muster). In: http://www.ikk.de/ikk/generator/IKK/Downloads/Leistungserbringer/Prim_E4rpr_E4vention_20und_20Gesundheitsf_F6rderung/Antragsbogen.pdf

Fahr Aktivwoche, unser exklusives Präventionsangebot. Fahrlife (Magazin der BKK Fahr), Gottmadingen 2003/H. 1/ S. 20

Barmer Ersatzkasse: 29. Juni: Funsport bewegt ganz NRW. Pressemitteilung vom 10. 6. 2003. In: http://www.barmer.de/barmer/web/Site/Contentsatellit/Inhalt/Aktuelles/Pressemitteilungen/content_20funsport.html 15.06.2003

BARMER Aktiv-Angebote. In: http://www.barmer.de/barmer/web/Site/Contentsatellit/Inhalt/Deutschland_20bewegt_20sich/Dbewegtsich-BARMER/Nav_20BARMER.html

AOK, Aktionen der AOK Baden-Würtemberg:
- AOK und Sportvereine. In: http://www.aok.de/bawue/rd/17221.htm
- Mountainbike-Wochenende. In: http://www.aok.de/bawue/rd/92264.htm

Sachverständigenrat für die Konzertierte Aktion im Gesundheitswesen (SVR KAG) Gutachten 2000/2001: Bedarfsgerechtigkeit und Wirtschaftlichkeit. Bd. I: Zielbildung, Prävention, Nutzerorientierung und Partizipation. Baden-Baden 2002; auch: http://www.svr-gesundheit.de/gutacht/gutalt/gutaltle.htm

Bundesministerium für Gesundheit und Soziale Sicherung: Gesundheitsministerin Schmidt lobt Initiativen des Sports. Pressemitteilung vom 19.3.2003. In: http://www.bmgs.bund.de/deu/gra/aktuelles/pm/bmgs03/index_2781.cfm

Anon.: Barmer plant Beitragsrabatte. RP-Online vom 26. 12. 2002. In: http://www.rp-online.de/news/ wirtschaft/2002-1226/barmer_rabatte.html

Anon.: Ulla Schmidt plant Bonus für gesundheitsbewußte Kassenpatienten, heute.t-online.de vom 26. 12. 2002. In: http://www.heute.t-online.de/ZDFheute/artikel/28/0,1367,HOME-0-2028284,00.html

Anon.: Interview mit Arne Timm, Hauptabteilungsleiter Kommunikation und Vertrieb bei der Barmer Ersatzkasse. In: http://www.deutsches-sportabzeichen.de/pages/de/sportabzeichen/aktuelles/368.html

Sport senkt die Krankheitskosten

»Im Hinblick auf den Problemkreis Bewegungsmangel und Folgekosten ist zu bedenken, daß der Bewegungsmangel als maßgeblicher Risikofaktor umstritten ist«, warnte Hans-Volkhart Ulmer, seines Zeichens Sportmediziner und Professor an der Universität Mainz, anno 1983. Die grundsätzlichen Schwierigkeiten liegen nach seinen Worten darin, »den Kausalzusammenhang zwischen körperlicher Inaktivität und bestimmten Zivilisationskrankheiten nachzuweisen«. Und weil es so viele andere Risikofaktoren gibt und diese sich wiederum gegenseitig beeinflussen, entsteht, so Ulmer, ein »multifaktorielles Netzwerk«. Damit erscheint »die Berechnung des eventuellen Kostenanteils des Bewegungsmangels als fast unmöglich«.

Seitdem sind 20 Jahre ins Land gegangen, und die »grundsätzlichen Schwierigkeiten« bestehen nach wie vor: Ob die sogenannte Lebensstil-Prävention – also mehr Bewegung, bewußte Ernährung, Streßvermeidung – auch wirklich zu mehr Gesundheit führt, ist wissenschaftlich weiterhin zweifelhaft. »Theoretisch (...) lassen sich rund 25 bis 30 Prozent der heutigen Gesundheitsausgaben in Deutschland durch langfristige Prävention vermeiden«, glaubt zwar auch der Sachverständigenrat für die Konzertierte Aktion im Gesundheitswesen in seinem Gutachten aus dem Jahr 2001, aber eben nur »theoretisch«. Denn zur Wirksamkeit von »bevölkerungsweiten Interventionen [liegt] keine ausreichende Bewertung der ökonomischen Effizienz vor, teils mangels Studien, teils wegen der Schwierigkeit, (...) Kosten und Erträge zu bewerten«. Der Rat verweist dabei auf die »Komplexität der multifaktoriellen Verursachung« sowie auf die »multiplen Wirkungen präventiver Anstrengungen«.

Damit sagt der Sachverständigenrat 2001 mit etwas anderen Worten das Tupfengleiche wie Ulmer 1983: Wir wissen nicht, ob diese vorbeugenden Maßnahmen irgend etwas bringen, und wir können es auch nicht ausrechnen, weil noch viele andere Faktoren eine Rolle spielen. Weshalb wir getrost die versprochenen 25 bis 30 Prozent vergessen dürfen, die Beteiligten sollten lieber hoffen, daß nicht das Gegenteil eintritt. Nicht daß wir vor lauter Fitneß-Euphorie –

überspitzt formuliert – den theoretischen Herzinfarkt gegen ein ganz praktisches künstliches Kniegelenk eintauschen.

Die Eidgenossen starteten nichtsdestoweniger den löblichen Versuch, den volkswirtschaftlichen Nutzen der körperlichen Aktivität zu errechnen. 2001 veröffentlichten sie ihre »ersten Schätzungen für die Schweiz«. Aus einer Umfrage zum Bewegungsverhalten wußte man, daß sich exakt 37,1 Prozent der Bevölkerung nicht an die amtlichen »Mindestempfehlungen für gesundheitswirksame Bewegung« halten. Unter den 37 Prozent sind es vor allem die Alten, die es versäumen, täglich mindestens eine halbe Stunde lang flotten Schritts zu spazieren oder sich anderweitig Bewegung zu verschaffen.

Im nächsten Schritt wurden jene Krankheiten aufgelistet, die sich aus Sicht der Autoren mit Sport verhindern lassen. Über die in der Literatur angegebenen Senkungen des relativen Risikos durch Bewegung und anhand der bekannten Behandlungskosten ließ sich nun unschwer kalkulieren, wie viele Schweizer Franken die Bewegungsfreudigen ihrem Gesundheitssystem ersparen. Diesen Betrag stellten die Autoren den Kosten durch Sportverletzungen gegenüber. In der kleinen Schweiz werden den Versicherungen jährlich 300 000 Sportverletzungen, 410 Invalide und 161 Tote gemeldet. Außerdem errechnete man den volkswirtschaftlichen Produktivitätsverlust aufgrund der Krankheitstage. Das Ergebnis sieht aus Sicht der Experten zusammengefaßt so aus:

	Behandlungskosten	**Produktivitätsverlust**	**Summe in Schweizer Franken**
Durch Bewegung verhütete Krankheiten	2,6 Mrd.	1,4 Mrd.	4,0 Mrd.
Durch Sportunfälle verursachte Kosten	1,1 Mrd.	2,3 Mrd.	3,4 Mrd.
Durch Inaktivität verursachte Kosten	1,6 Mrd.	0,8 Mrd.	2,4 Mrd.

Demnach stehen 3,4 Milliarden (reale) Ausgaben 4 Milliarden (theoretischer) Ersparnis gegenüber. Macht einen jährlichen Gewinn von 0,6 Milliarden sFr. Sehr schön! *Quod erat demonstrandum*, was zu beweisen war, wie der Lateiner sagen würde. Dazu kommen noch die Kosten, die durch Inaktivität verursacht werden, insgesamt 2,4 Mrd. sfr. Diese (theoretischen) Kosten werden bei näherer Betrachtung zu einem erheblichen Anteil durch ältere Damen und Herren verursacht, die sich vielleicht ganz gerne mehr bewegten, wenn sie denn noch könnten.

Dummerweise sind die eingesparten Kosten nur »theoretischer« Art. Denn die Vorstellung, durch einen täglichen Spaziergang ließen sich 29 Prozent aller Herz-Kreislauf-Erkrankungen, 29 Prozent alles Diabetes II-Fälle, 30 Prozent der Dickdarmkrebse, 31 Prozent der Osteoporosefälle, 43 Prozent der Depressionen und so weiter und so fort verhindern, ist pure Spekulation. Doch das genügte den Autoren für ihre Zahlenspiele noch nicht, deshalb spekulierten sie weiter, ihre Rechnung »unterschätze« den Nutzen der Bewegung noch. Denn wer *viel* Sport treibt, müßte auch einen größeren Nutzen haben. Also wurden die exorbitant hohen Prozente kurzerhand nochmals nach oben korrigiert.

Würde der von den Schweizer Gesundheitsexperten unterstellte Nutzen tatsächlich existieren, müßten Sportler im Schnitt ein paar schöne Jährchen länger leben als Leseratten, Klassikfans und andere, die intellektuelle oder künstlerische Herausforderungen höher schätzen als den Schweißgeruch von Turnschuhen und Umkleideräumen. Dem widersprechen sowohl die vorliegenden Untersuchungen (siehe *Bewegungsmangel: Bewegungsmangel verkürzt das Leben* und *Lebenserwartung: Sport verlängert das Leben*) als auch der bloße Augenschein, und damit ist der Nutzen von vier Milliarden Franken trotz aller Mathematik leider frei erfunden. Hier bestätigt sich wieder einmal: Die Meinung eines Wissenschaftlers ist noch lange keine wissenschaftliche Meinung.

Damit nicht genug. Es werden auch Äpfel mit Bananenstauden verglichen. Die Rechnung erweckt den Eindruck, man hätte den Nutzen des Sports gegen die Kosten des Sports gerechnet. Irrtum! Es wird der Nutzen der Bewegung gegen die Kosten des Sports kalkuliert. Bewegung umfaßt naturgemäß mehr als die Aktivitäten im Sportdress. Wie hoch der Anteil des Sports am gesamten Bewegungsumfang (alle Schritte vom morgendlichen Aufstehen bis zum abendlichen Ablegen) in der Schweiz ist, verraten die Autoren nicht.

Wenden wir uns nun dem wirtschaftlichen Schaden durch Sport zu: Zumindest die Kosten der Sportunfälle sind »harte« Daten, da die Schweiz über eine systematische Erfassung verfügt. Allerdings enthalten die 3,4 Milliarden nur einen Teil der realen Kosten durch Gesundheitsschäden. Denn zu den akuten Verletzungen kommen die vielen chronischen Beschwerden, die beispielsweise durch Überbelastung entstanden sind (wie Läuferknie, Tennisellbogen oder Achillessehnenreizungen), sowie bei ästhetischen Sportarten hormonelle Störungen, Osteoporose und Rückenbeschwerden. Die chronischen

Schäden, über die die meisten Sportskanonen mit zunehmendem Alter klagen, erfordern im Gegensatz zum Beinbruch des Skifahrers keinen einmaligen Betrag, sondern verursachen oft lebenslange Kosten. Dieser gewaltige Posten sollte in einer solchen Bilanz eigentlich nicht fehlen, um so mehr, als der Nutzen des Sports mit dem Verhüten chronischer Krankheiten begründet wird.

Dieser Nutzen beträgt demnach im günstigsten Fall einen Bruchteil der genannten 4 Milliarden Schweizer Franken, dafür liegen die Folgekosten von Verletzungen und die Behandlung chronischer Beschwerden weit über 3,4 Milliarden. Berücksichtigt man die genannten Unstimmigkeiten, dann sollte niemand überrascht sein, wenn die Folgekosten des Sports den tatsächlichen Nutzen um ein Vielfaches übersteigen.

Offenbar ist diese Erkenntnis auch den Autoren der hier kritisierten Studie nicht verborgen geblieben. Denn trotz ihrer skandalösen Darstellung fordern sie durchaus zutreffend: »Ein wesentlicher Bestandteil der Gesundheitsförderung durch Bewegung und Sport ist die Kontrolle und Reduktion der damit verbundenen Risiken.« Das muß man sich auf der Zunge zergehen lassen: Gesundheitsförderung = Reduktion der mit Sport verbundenen Risiken.

Und wie sieht's in Deutschland aus? »Wozu Zahlen?« denken hier offenbar die Experten, wo doch jeder aus den Gesundheitssendungen weiß, daß Sport wahnsinnig gesund ist. Auf eine entsprechende Anfrage erhielten wir von der Barmer Ersatzkasse folgende Antwort: »Da bei der BARMER die Erfassung von Arbeitsunfähigkeiten und Krankenhausbehandlungen diagnose- und nicht ursachenbezogen erfolgt, können wir leider nicht näher auf Ihre Fragen eingehen.« Das heißt im Klartext: Wir wissen nicht, welche Behandlungskosten der Sport tatsächlich verursacht, und deshalb können wir auch nicht sagen, wie teuer unseren Versicherten unsere Fitneßprogramme am Ende zu stehen kommen. Und die AOK verlautbarte, »daß eine dauerhafte gesundheitssportliche Betätigung in jedem Fall positive Gesundheitseffekte besitzt. Wir vermuten auch, daß diese die durch Sportverletzungen verursachten Kosten bei weitem aufwiegen.« Wir vermuten im Gegenzug mal, daß die Versicherten gerne genauer wüßten, ob ihre Beiträge für die Verursachung oder die Behebung von Gesundheitsschäden verwendet werden.

Durch die deutsche Fachpresse geistern »Schätzungen« von ein bis zwei Milliarden Euro Kosten durch Sportverletzungen. Wenn wir die (tatsächlichen) Schweizer Ausgaben zugrundelegen und unterstellen, daß sich die Bedingungen in beiden Ländern recht ähnlich sind, kommen wir zu ganz anderen Schätzungen. Dann ergäben sich für Deutschland nämlich rund sieben Milliarden Euro Behandlungskosten plus 16 Milliarden Euro durch Produktionsausfälle. Macht zusammen 23 Milliarden. Dazu kommen die enormen Kosten für chronische Sportschäden. Dieses viele Geld muß Jahr für Jahr von den Arbeitnehmern sowie den Unternehmen aufgebracht werden und belastet Krankenkassen wie Volkswirtschaft in erheblicher Weise.

Angesichts des Mangels an konkreten Zahlen zeigt ein Blick zu den gesetzlichen Unfallversicherungen der Verwaltungs-Berufsgenossenschaften zumindest die Relationen auf – und daß Banken und Versicherungen offenbar völlig anders kalkulieren als die Krankenkassen. Die Verwaltungs-Berufsgenossenschaften sind in Deutschland für die Behandlungskosten zuständig, die aufgrund von Arbeitsunfällen entstehen, also auch die von Profisportlern. Dort gab es Zoff, weil sich Banken und Versicherungen darüber beschwerten, Profivereine entrichteten im Hinblick auf die von ihnen verursachten Behandlungskosten zu geringe Beiträge. Nach einer Untersuchung, wie sich die Kosten tatsächlich auf die Verursacher verteilen, wurden die Gefahrenklassen, die die Höhe des Beitrages pro Mitglied regeln, im Jahre 2001 neu geordnet.

Ergebnis: Für Profisportler aus der 1. und 2. Fußballbundesliga oder der Regionalliga gilt Gefahrenklasse 47,75, für sonstige bezahlte Sportler 18,01 und für alle anderen Angestellten in Sportvereinen 1,98. (Im Vergleich dazu fällt ein Detektiv in die Gefahrenklasse 6,89, ein Kirchenmitarbeiter in 1, der Mitarbeiter in einem Abgeordnetenbüro in 0,47.) Für einen Profisportler muß ein Verein also rund 25mal soviel bezahlen wie für seinen Platzwart. Das heißt: Obwohl Profisportler heutzutage von Heerscharen medizinischer Fachleute betreut werden, können diese nicht verhindern, daß das »Humankapital« der Vereine Schaden nimmt, oder umgekehrt: Bei dieser Art von körperlicher Betätigung lassen sich Verletzungsschäden offensichtlich auch mit hohem medizinischen Aufwand nicht vermeiden.

Festzuhalten bleibt daher: Der Sport bietet in Hinblick auf die Gesundheitskosten keinen volkswirtschaftlichen Vorteil, sondern treibt die Ausgaben der Krankenkassen langfristig durch die Zunahme chronischer Sportbeschwerden in die Höhe. Für viele Berichterstatter in Zeitungs- oder Fernsehredaktionen sind diese Zusammenhänge kaum zu durchschauen, und die meisten glauben lieber, daß »mangelnde Fitneß« die Kassen jährlich »Milliarden« kostet, schließlich lesen sie das jeden Tag in den Pressemeldungen der Fitneß-Lobby, die ihr geschäftliches Anliegen gern als »Gesundheitsaufklärung« tarnt. Und so hallt das Credo vom »gesunden Sport« weiterhin durchs Land. Da dürfen dann auch die Krankenkassen nicht abseits stehen, machen Beiträge en gros locker und starten zusammen mit Sportorganisationen Kampagnen, um bisher gesunden Menschen nun endlich Fitneßprogramme angedeihen zu lassen.

Man fragt sich unwillkürlich, will die Branche wirklich auch jene Personen in den Genuß von Sportverletzungen bringen, die sich ihr Leben etwas weniger gefährlich eingerichtet haben? Zudem sollen Sportverweigerer nach dem Willen mancher Gesundheitsfunktionäre auch noch höhere Beiträge entrichten, um die Finanzlöcher bei den Krankenkassen zu stopfen. Wie wär's, wenn die Geldverteiler im Gesundheitswesen mal in Betracht zögen, das Krankenhauspersonal anständig zu bezahlen und Ärzte in ausreichender Zahl einzustellen, statt das Geld der Versicherten in millionenschwere Fitneß-Kampagnen zu stecken? Den tatsächlich Kranken jedenfalls wäre mit leistungsfähigen Krankenkassen mehr geholfen als mit poppigen Fitneß- und Gesundheitskassen.

→ **Fitneß-Empfehlungen**: Die Fitneß-Empfehlungen sind wissenschaftlich gesichert
→ **Gesundheitswesen:** Die Krankenkassen wollen mit Fitneß-Programmen Kosten senken
→ **Prävention:** Gesundheitsaufklärung senkt die Kosten im Gesundheitswesen

Quellen:

D. Jung, H.-V. Ulmer: Bewegungsmangel – Gefahr für die Volksgesundheit? Deutsches Ärzteblatt 1983/80/H. 37/S. 1 ff.

Sachverständigenrat für die Konzertierte Aktion im Gesundheitswesen: Bedarfsgerechtigkeit und Wirtschaftlichkeit. Bd. I, Zielbildung, Prävention, Nutzerorientierung und Partizipation. Kurzfassung des Gutachtens 2000/2001, S. 26 f.

Barmer Ersatzkasse, Hauptverwaltung, Schreiben vom 25.11.02

AOK-Bundesverband, Schreiben vom 10.01.03

B. W. Martin et al.: Volkswirtschaftlicher Nutzen der Gesundheitseffekte der körperlichen Aktivität: erste Schätzungen für die Schweiz. Gemeinsame wissenschaftliche Stellungnahme des Bundesamts für Sport BASPO, des Bundesamts für Gesundheit BAG, der Schweizerischen Beratungsstelle für Unfallverhütung bfu, der Schweizerischen Unfallversicherungsanstalt SUVA, der Abteilung für medizinische Ökonomie des Instituts für Sozial- und Präventivmedizin und des Universitätsspitals Zürich, des Netzwerks Gesundheit und Bewegung Schweiz. Volkswirtschaftlicher Nutzen der Gesundheitseffekte der körperlichen Aktivität: erste Schätzungen für die Schweiz. Schweizerische Zeitung für Sportmedizin und Sporttraumatologie 2001/49/S. 84 ff. oder http://www.hepa.ch/Publikationen/Stn_Volkswirtschaft_de.pdf

Bundesamt für Sport BASPO, Bundesamt für Gesundheit BAG, Netzwerk Gesundheit und Bewegung Schweiz: Gesundheitswirksame Bewegung. Empfehlungen. In: http://www.hepa.ch/Publikationen/EMPF_D.PDF

L. Jacobi: Zur berufsgenossenschaftlichen Unfallversicherung von Sportvereinen – Seminararbeit. Seminar Sport und Gesundheit WS 1999/2000, Sportwissenschaftliche Fakultät der Universität Mainz

Gefahrentarif gemäß § 157 SGB VII der Verwaltungs-Berufsgenossenschaft – gültig zur Berechnung der Beiträge vom 01. Januar 2001 an

Sport macht schlank

Wer den Zeiger seiner Badezimmerwaage nach unten zwingen will, darf gemeinhin zwischen zwei Übeln wählen: weniger essen oder mehr bewegen. Das ist ähnlich wie beim Geld: Um mehr in der Tasche zu haben, muß man entweder weniger ausgeben oder mehr verdienen. Klingt logisch, doch wie sagt der Spötter: Für jedes komplizierte Problem gibt es eine Lösung, die einfach, logisch und falsch ist. Denn die Erfolglosigkeit von Kaloriensparprogrammen aller Art – zumindest in Hinblick auf eine dauerhafte Gewichtsabnahme – bezeugen Millionen frustrierter Diätwilliger und Berge wissenschaftlicher Literatur. Allein das sollte schon davor warnen, blindlings aufs nächste Pferd zu setzen. Also noch mal die Frage: Lassen sich Fettpölsterchen mit Joggen, Aerobic oder Kraftmaschinen wirklich schmelzen wie ein Stück Butter in der Pfanne?

Gewöhnlich verteidigt der Körper ein einmal erreichtes Gewicht mit allen Mitteln. Anfangs steigert er nur den Appetit, aber bei uneinsichtigen Menschen macht er auch vor Freßanfällen nicht halt. Nützt das nichts, geht er sparsamer mit der verfügbaren Energie um, senkt die Körpertemperatur und dämpft die Bewegungsfreude. Ja, er läßt sich sogar auf einen Abbau von Knochensubstanz und Muskelmasse ein, um die prallen Reserven rund um Bauch, Beine und Po nicht angreifen zu müssen.

Nachdem die vielen schönen Diätprogramme samt und sonders gescheitert sind, empfehlen die Experten nun eben mehr körperliche Aktivität. Der Tip mit dem Sport kommt an, vor allem auf dem Markt der Frauen-, Gesundheits- und Fitneßliteratur: Denn je dicker die Kundschaft durch die Diätempfehlungen im Laufe der Jahre wurde, um so übermächtiger wird der Wunsch nach einer Körpersilhouette aus längst verflossenen Jugendtagen. Rein technisch betrachtet kann man mit Sport natürlich jede Menge »Energie verbrauchen«. Dummerweise registriert der Körper das ebenso wie eine Diät. Schließlich muß er mit der Energie genau haushalten – andernfalls schwankt unser Körpergewicht wie ein Wackelpudding. Und so fordert er alsbald sein Recht auf »Bestandswahrung« ein. Prompt erfreut sich der neu motivierte Sportsfreund eines gewachsenen Appetits – genau wie der Kalorienknapser.

1992 tagte in Toronto, Kanada, erstmals eine Konferenz, deren Teilnehmer mit viel Fleißarbeit alle verfügbaren Daten zum Thema »Abnehmen durch Sport« auswerteten. Ernüchterndes Fazit: »Die härtesten Daten, die uns zur Zeit zur Verfügung stehen, belegen allenfalls einen geringen Effekt von Sport auf den Energieverbrauch (...) Wenn man sich die gebräuchlichsten Trainingsprogramme für mäßig Übergewichtige ansieht, kommt man zu dem Schluß, daß nur kleine Änderungen von Gewicht und Körperfettanteil erwartet werden können.« Will heißen: Von Sport wird niemand schlank.

Wie wär's dann mit einer Kombination aus Sport und Diät? Den unbotmäßigen Körper gleich von zwei Seiten in die Zange nehmen? Rein mathematisch betrachtet, ist es nicht gerade überzeugend, zwei nutzlose Methoden miteinander zu kombinieren. Bekanntlich ergibt 2 x 0 auch beim besten Willen nicht 20, sondern null. Aber in der Sport- und der Ernährungswissenschaft ticken die Uhren anders. So folgt Studie auf Studie in der Hoffnung, daß irgendwann mal etwas Passendes dabei ist, schließlich stehen den Experten die Möglichkeiten moderner Statistikprogramme zur Verfügung. Wer es auf diese Weise schafft, den sehnsüchtig erwarteten »Beweis« zu erbringen, der den Rubel in den Beratungsgesprächen und Fitneßstudios rollen läßt, braucht sich um seine Karriere keine Sorgen zu machen.

Für die Konferenz in Toronto wurden stolze 26 Studien mit Übergewichtigen ausgewertet. 18, also die große Mehrheit, kamen zu dem Ergebnis: Sport verstärkt die Gewichtsabnahme durch Diät *nicht*. Aber vielleicht lag es ja daran, daß sich wabbeliges Fett in stramme Muskeln verwandelt hat? Leider Fehlanzeige: Bekanntlich weichen bei jeder Gewichtsreduktion gewöhnlich nicht die Speckröllchen, sondern die Muskelchen zuerst. In 17 der erwähnten 26 Studien wurde deshalb untersucht, ob Sport zur Diät den Verlust von »fettfreier Körpermasse« verhindert. Doch auch diese Seifenblase zerplatzte: Die Ergebnisse lauteten elfmal nein, viermal ja, zweimal vielleicht.

Nur der Vollständigkeit halber sei erwähnt, daß sich bis heute am damaligen Erkenntnisstand nichts Wesentliches geändert hat. In einer Studie aus dem Jahr 2002 verglichen kanadische Forscher drei Gruppen von vollschlanken Frauen: Die erste Gruppe wurde auf Abspeck-Diät gesetzt, die zweite ging außerdem fünfmal pro Woche zum Ausdauertraining, und die dritte machte zusätzlich zur Diät dreimal pro Woche Krafttraining, alles unter Anleitung und Kontrolle. Nach vier Monaten hatten die Frauen aus allen Gruppen etwa zehn Prozent ihres ursprünglichen Körpergewichts verloren. Statistisch gesehen gab es zwischen den Gruppen keinen Unterschied. Auch die Cholesterinwerte, Triglyzeride, Insulin, Nüchternzucker, Muskelmasse, Bauch- oder Unterhautfett unterschieden sich nicht signifikant. Das Sporteln zur Diät brachte also keinen zusätzlichen Vorteil.

Aber immerhin: Die Damen hatten zehn Prozent abgenommen. Ist das etwa nichts? Nein, das schafft sogar das Fettaugenzählen mit der Pfundskur von der AOK. Und wie immer müssen die Opfer dieser Art von Gesundheitsprogramm damit rechnen, ihr altes Gewicht alsbald wieder zu haben – plus ein paar Extrapfunde als Andenken. Schließlich beugt der Körper damit der nächsten schrecklichen Hungersnot, Mißernte oder Belagerung vor. Er ahnt ja nicht, daß sein Verstand bei der Gesundheitsberatung war.

→ **Jojo-Effekt:** Sport verhindert den Jojo-Effekt
→ **Kalorienverbrauch:** Sport verbraucht mächtig Kalorien
→ **Joggen:** Joggen ist ein idealer Sport für Frauen

Quellen:

J. O. Hill et al.: Physical activity, fitness, and moderate obesity. In: C. Bouchard et al. (Hrsg.): Physical Activity, Fitneß, and Health. Champaign 1994, S. 684 ff.

J. S. Garrow, C. D. Summerbell: Meta-analysis: effect of exercise, with or without dieting, on the body composition of overweight subjects. European Journal of Clinical Nutrition 1995/49/ S. 1 ff.

I. Janssen et al.: Effects of an Energy-Restrictive Diet With or Without Exercise on Abdominal Fat, Intermuscular Fat, and Metabolic Risk Factors in Obese Women. Diabetes Care 2002/25/S. 431 ff.

M. E. Sweeney et al.: Severe vs moderate energ restriction with and without exercise in the treatment of obesity: efficiency of weight loss. American Journal of Clinical Nutrition 1993/57/ S. 127 ff.

J. E. Donnelly et al.: Effects of very-low-calorie diet and physical-training regimens on body composition and resting metabolic rate. American Journal of Clinical Nutrition 1991/54/ S. 56 ff.

D. L. Ballor, R. E. Keesey: A meta-analysis of the factors affecting exercise-induced changes in body mass, fat mass and fat-free mass in males and females. International Journal of Obesity 1991/15/S. 717 ff.

J. E. Donelly et al.: Nutrition and physical activity program to attenuate obesity and promote physical and metabolic fitness in elementary school children. Obesity Research 1996/4/ S. 229 ff.

Ästhetische Sportarten fördern die Weiblichkeit

Rhythmische Sportgymnastik, Turnen, Ballett: Die Zuschauer sind bei solchen Veranstaltungen regelmäßig hingerissen von der Anmut und Eleganz, mit der die jungen Mädchen elfengleich ihr Können demonstrieren. Schwierigste technische Figuren werden mit wohl dosiertem weib-kindlichem Charme präsentiert. Immer nur lächeln, heißt die Devise, selbst wenn es weh tut. Eltern bringen ihre Töchter oft schon mit sechs, sieben Jahren zum Ballettunterricht oder in den Turnverein, weil sie sich von der dort angebotenen Leibeserziehung eine schöne Haltung, Grazie und Körperbeherrschung erhoffen – kurzum, die weibliche Ausstrahlung soll davon profitieren.

Auf dem harten Boden der medizinischen Tatsachen lesen sich die Folgen jahrelangen Trainings in den sogenannten ästhetischen Sportarten ganz anders: Wirbelsäulenverkrümmung (Skoliose), Schäden an den Bändern, Schmerzen in Knie- und Sprunggelenken, Eßstörungen, Osteoporose, Menstruationsprobleme sind gang und gäbe. Über Verletzungen an Bändern und Kapseln klagte in einer Umfrage unter jungen deutschen Profi-Tänzerinnen und -Tänzern beispielsweise fast jede/r zweite. Rückenschmerzen und Probleme mit den Knie- und Sprunggelenken hatten fast alle; auch Ermüdungsbrüche im Mittelfußknochen waren häufig.

Eine bulgarische Forschergruppe verglich hundert elf- bis 14jährige Mädchen, die seit mindestens fünf Jahren rhythmische Sportgymnastik betrieben hatten, mit 4800 gleichaltrigen Schülerinnen. Bei den Sportlerinnen stellten sie 16 Fälle von Skoliose fest, das ist zehnmal mehr als in der Normalbevölkerung! Die Wissenschaftler führten dies auf die dauernde einseitige Belastung zurück: Bei der rhythmischen Sportgymnastik werden eifrig Bälle, Reifen, Bänder, Keulen und Seile geschwungen, geworfen und gefangen. Dies geschieht überwiegend mit der rechten Hand. Daraus ergibt sich das rechte Bein als Sprung- und Standbein, auf dem der Körper dann ausbalanciert werden muß. Die Wirbelsäulen der betroffenen Mädchen waren in zwei Drittel der Fälle nach rechts verbogen; bei der natürlich vorkommenden Skoliose überwiegt die Linksbiegung.

Aber nicht nur der Rücken leidet bei den ästhetischen Sportarten. Falls Sie das *Oxford Textbook of Sports Medicine* (Lehrbuch für Sportmedizin) zu Hause im Regal stehen haben, schlagen Sie doch mal Seite 383 im Kapitel »The Endocrinology of Exercise« (Hormone und Sport) auf und sehen Sie sich die Tabelle 1 (Vorkommen von Menstruationsstörungen in verschiedenen Sportarten) näher an. Man traut seinen Augen kaum: In der Spalte »normale Menstruation« steht bei den Gymnastinnen 0, in Worten: NULL Prozent! 71 Prozent haben gar keine und 29 eine schwache Regelblutung. »Trainingsbedingte primäre und sekundäre Amenorrhö [Ausbleiben der Periode] stellt man in der Hormonsprechstunde häufig fest«, erklären die Lehrbuchautoren. »Aber es sind nicht alle Sportlerinnen gleichermaßen betroffen (…) am häufigsten treten die Regelstörungen bei Gymnastinnen und am seltensten bei Badminton-Spielerinnen auf.« Die Hälfte aller Tänzerinnen, aber auch zwei Drittel aller Langläuferinnen, Radlerinnen und Ruderinnen der leichten Gewichtsklasse gaben nach dieser Erhebung Menstruationsprobleme an.

Klagen Frauen darüber, daß sie nicht schwanger werden, gehört die genaue Analyse des Sportprogramms zur ärztlichen Routine. Trainingsintensität und Untergewicht sind die Hauptstörfaktoren für die hormonelle Regulation. Bei manchen Frauen genügen schon drei Trainingsstunden pro Woche oder ein Laufpensum von 30 Kilometern pro Woche, um die Hormone durcheinanderzubringen, so das Lehrbuch für Sportmedizin aus Oxford. Es trifft also keineswegs nur Hochleistungssportlerinnen, die täglich mehrere Stunden hart trainieren. Doch je früher ein Mädchen in den Leistungssport einsteigt, desto größer ist die Gefahr von Regelstörungen. Das gilt vor allem für solche Sportarten, in denen das Gewicht eine Rolle spielt.

Nach den Ermittlungen eines deutschen Forscherteams setzt die Menstruation bei Ballett-Tänzerinnen, Langläuferinnen, Turnerinnen und Sportgymnastinnen um bis zu zwei Jahre später ein. Die Wissenschaftlerinnen hatten die Angaben von über 300 ehemals hoch trainierende DDR-Sportlerinnen, Tänzerinnen einer staatlichen Ballettschule und eines Opernballetts ausgewertet. In den anderen Disziplinen lag der Menarchezeitpunkt, also die erste Menstruation, im Normalbereich.

Warum sind Frauen in den ästhetischen Sportarten besonders gefährdet? Weil in diesen Sportarten überhaupt nur schmal und leicht gebaute Mädchen eine Chance bekommen, und weil sie dünn bleiben müssen, um erfolgreich zu sein. Im Idealfall eine federleicht schwebende Elfe, grazil, anmutig, fast durchscheinend. Das entlockt den Punktrichtern bessere Wertungen – glauben zumindest Trainer- und Sportlerinnen. Doch bei Menschen mit diesem Konstitutionstyp wirkt sich Gewichtskontrolle durch hohe Bewegungsintensität und Nahrungsbeschränkung oft fatal aus: Sie gleiten leicht in eine Eßstörung ab. Manchmal sogar, ohne daß sie es wollen.

»Rhythmische Sportgymnastinnen, die in hohen Leistungsklassen mitmischen oder mitmischen wollen, können nicht etwa selbst über ihr Gewicht bestimmen, sondern werden etwa ab dem 10. Lebensjahr zu ›vernünftigem Eßverhalten‹ durch Trainerinnen, Bundestrainerinnen und Wertungsrichterinnen angehalten«, berichtet die Kultur- und Sportwissenschaftlerin Monika Thiele, die sich nach eigenem Bekunden im Rahmen einer Studie über Kinder im Hochleistungssport der Rhythmischen Gymnastik »zwangsläufig« mit dem Phänomen Anorexia athletica bzw. Magersucht und Eß-Brech-Sucht auseinandersetzen mußte. Und sie fügt hinzu: »Es sind wohlgemerkt alles Frauen, die die jungen Athletinnen umgeben, die darauf achten, daß unter dem Stichwort ›Geschmeidigkeit und Anmut‹ eine Körperlichkeit geschaffen wird, in dem extremes Untergewicht ein Muß ist.«

Die ganze Perversion dieser Vorstellungswelt wird daran deutlich, daß sich Sportlerinnen mit einem Körpergewicht von 50 Kilogramm bei einer Größe von 1,70 Metern allen Ernstes als »fette Hennen« bezeichnen lassen müssen (BMI 17). Nach landläufigen Gewichtstabellen würde frau bei dieser Größe schon mit 56 Kilo als untergewichtig gelten (BMI=19). Auch Wiegerituale, bei denen die Waage in einem verschlossenen Raum steht und das Gewicht der Athletinnen täglich auf drei Stellen hinter dem Komma festgehalten wird, können bei jedem normal denkenden Menschen nur ein Kopfschütteln hervorrufen. Um es einmal klar und deutlich zu sagen: Hier werden gesunden jungen Menschen systematisch Eßstörungen aufgezwungen und durch tägliches hartes Training festzementiert.

Wie soll sich bei derart ausgezehrten, blutleeren Wesen eigentlich lebendige Weiblichkeit entwickeln? Wenn der Körper nur ein Objekt ist, dem mit dem vereinten Willen von Trainerin und Sportlerin Leistung abgepreßt und Verzicht aufoktroyiert wird? Verführerische Augenaufschläge und kokette Gesten werden ab dem zehnten Lebensjahr systematisch trainiert. Sie sind Teil des Pflichtprogramms und dienen nur dazu, das Kampfgericht zu bezirzen. Mehr Sexualität ist nicht erwünscht, im Gegenteil: »Das Gebot der unbedingten Schlankheitsnorm, das diese Sportart beherrscht, sorgt dafür, daß die Gymnastinnen biologisch nicht zur Frau werden können und dürfen«, meint Monika Thiele. Die Mädchen würden quasi zu geschlechtslosen Wesen gemacht und von Trainerinnen und Kampfrichterinnen, den »mächtigen biologisch reifen Frauen«, während ihrer sportlich aktiven Zeit vom tatsächlichen Frausein ausgeschlossen. »Wer diese Sportart auf höchster Leistungsebene betreibt, ist in seiner Geschlechtlichkeit beschnitten«, so lautet das Resümee der Sport- und Kulturwissenschaftlerin.

Warum schreitet hier eigentlich niemand ein? Stellen Sie sich vor, es würde bekannt, daß in einer Abteilung eines Chemieunternehmens ohne Ausnahme alle Mitarbeiterinnen an Menstruationsstörungen leiden – Arbeitsschutz, Gesundheitsamt und Staatsanwalt stünden auf dem Plan und schlössen die Abteilung auf der Stelle. Ganz zu schweigen vom Aufschrei, der durch Gewerkschaft und Medien ginge. Im Sport gibt es solche Schutzmechanismen nicht, nicht einmal für Minderjährige. Die Sportfunktionäre scheinen sich jedenfalls nicht für deren Schicksale zu interessieren. Wehrlos sind die Kinder überehrgeizigen Trainern und manchmal auch Eltern ausgesetzt. Vielleicht sollte Amnesty International mal beim Olympischen Komitee anklopfen.

→ **Athlet:** Die athletische Triade ist eine olympische Disziplin
→ **Anorexia athletica:** Hinter »Anorexia athletica« verbirgt sich eine harmlose Gewichtsabnahme

Quellen:

P. Drees: Verletzungen beim professionellen Ballettanz. Zeitschrift für Orthopädie 2000/138/H. 3/S. Oa2 ff.

P. I. Tanchev et al.: Scoliosis in Rhythmic Gymnasts. Spine 2000/25/S. 1367 ff.

P. J. Jenkins et al: The Endocrinology of Exercise. In: M. Harries et al. (Hrsg.): Oxford Textbook of Sports Medicine. Oxford Universiy Press, Oxford 1998, S. 383 ff.

D. Clasing et al.: Die eßgestörte Athletin. Deutsches Ärzteblatt 1997/94/S. A-1998 ff.

J. D. Carson, E. Bridges: Abandoning routine body composition assessment: A strategy to reduce disordered eating among female athletes and dancers. Clinical Journal of Sport Medicine 2001/11/S. 280

M. Thiele: Vom Leistungssport in die Eß-Störung – von der Eß-Störung zur Sportsucht. In: AK-Eßstörungen et al. (Hrsg.): Meine Suppe eß ich nicht. Bremen 2001/S. 140 ff.

Glatzenträger sind potenter

Ob diese unausrottbare Mär der Grund dafür ist, daß sich junge Männer, die eigentlich im Vollbesitz ihres Haupthaares sein könnten, freiwillig kahl scheren lassen? Sexappeal entfalten Glatzen jedenfalls nur dann, wenn andere *glauben*, daß die Haarlosigkeit für mehr Potenz sorgt. Denn allen Gerüchten zum Trotz bedeuten weniger Haare nicht mehr männliches Sexualhormon, also Testosteron – obwohl das Umgekehrte durchaus richtig ist: Seit dem Altertum weiß man, daß Eunuchen, das wohl krasseste Beispiel für Testosteronmangel, nie unter Haarausfall leiden. Also woran liegt's?

Der Übeltäter heißt Dihydrotestosteron. Und das entsteht aus Testosteron. Wird viel Dihydrotestosteron gebildet, neigt der Betreffende zur Platte. Da Eunuchen kein Testosteron mehr erzeugen, gibt's auch kein Dihydrotestosteron. Die Haarpracht wächst und wuchert unbeschadet.

Verantwortlich für die Umwandlung des Testosterons in den Glatzenbildner Dihydrotestosteron ist ein Enzym mit Namen 5α-Reduktase. Bei Männern mit fliehendem Haaransatz ist dieses Enzym schlicht und ergreifend aktiver als bei anderen Geschlechtsgenossen. Außerdem hat jeder Haarfollikel eine genetisch festgelegte Lebensdauer. Wenn seine »Uhr« abläuft, wird er empfindlich gegen das Hormon und produziert erst immer dünnere und schließlich gar keine Haare mehr. Auch der Verteilungsplan, wann welche Haare von der Bildfläche verschwinden, ist in den Genen festgeschrieben.

Statt mit der Potenz zu protzen, die sie vielleicht gerne hätten, sollten Herren mit breitem Scheitel lieber ein bißchen auf ihr Herz achten: Die groß angelegte Physicians' Health Study, eine amerikanische Studie mit über 20 000 Männern aus Gesundheitsberufen, fand für Männer mit »Platte« (bei ansonsten gleichen üblichen Risikofaktoren) ein deutlich erhöhtes Risiko für koronare Herzerkrankungen. Nach dem ursächlichen Zusammenhang wird noch gefahndet. Aber wenn's so läuft wie bei anderen Empfehlungen zur Verhütung des Herzinfarkts (keine Eier zum Frühstück!) wird vermutlich schon bald die Kastration als probates Mittel gegen koronare Herzkrankheiten empfohlen werden. Wer sich dazu nicht entschließen kann und trotzdem etwas gegen sein

Schicksal unternehmen möchte, könnte es vielleicht mal mit einem Toupet probieren.

→ **Blondinen:** Früher waren die Blondinen wenigstens echt

Quellen:

H. Wolff, C. Kunte: Medikamentöse Therapie der androgenetischen Alopezie des Mannes. Pharmazie in unserer Zeit 2000/29, H.3/S. 153 ff.

P. A. Lotufo et al.: Male Pattern Baldness and Coronary Heart Disease. The Physicians' Health Study. Archives of Internal Medicine 2000/160/S. 165 ff.

Hautkrebs kommt vom Sonnenbrand

Diese Erklärung liegt nahe, daher wird die Zunahme der Hautkrebshäufigkeit von der öffentlichen Meinung fast unwidersprochen dem veränderten Freizeitverhalten der Menschen in die Schuhe geschoben. Mag ja sein, daß Alissja Meier und Kevin Kunze heute über mehr *leisure time* verfügen, die sie bratenderweise am Baggersee, im Sonnenstudio oder am besten Beach der Saison verbringen. Dafür waren ihre Großeltern von Kindesbeinen an aber vermutlich ebenso lange im Hausgarten oder in einer kleinen Landwirtschaft zugange, machten Einkäufe und Ausflüge zu Fuß oder mit dem Fahrrad – und das alles ohne Sonnencreme mit Lichtschutzfaktor 30. Wo also liegt der Unterschied?

Zunächst einmal kommt es auf den Krebstyp an: Die beiden häufigsten Krebsformen, das Basaliom und das Spinaliom, machen zusammen über 80 Prozent aller Hautkrebse aus. Glücklicherweise sind beide recht gut zu behandeln. Spinaliome bilden sich tatsächlich vor allem im Gesicht von älteren Menschen, die ihr Leben lang im Freien gearbeitet haben, wie Landarbeiter oder Matrosen. Bei Basaliomen dagegen läßt sich kein klarer Zusammenhang mit der »Lebensdosis« an UV-Strahlen nachweisen. Der wesentlich seltenere schwarze Hautkrebs ist der eigentlich gefährliche. »Malignes Melanom« heißt er wegen seiner Bösartigkeit und nach seinem Entstehungsort, den Hautzellen, in denen der Farbstoff Melanin gebildet wird. Er tritt unabhängig vom Sonnenstrahlen-Sammelpunkte-Konto auf.

Seit einem Jahrhundert ist bekannt, daß Menschen, die einer intensiven natürlichen UV-Strahlung ausgesetzt sind (wie Postillione im Hochgebirge), gerade nicht am Melanom erkranken. Auch neuere Studien bestätigen, daß diejenigen, die in ihrer Kindheit und Jugend viel Zeit an der frischen Luft verbrachten oder sich aus beruflichen Gründen oft im Freien aufhalten müssen, ganz entgegen der Theorie ein deutlich geringeres Melanomrisiko besitzen als Personen, die ihrem Luxuskörper nur selten Tageslicht gönnen. Auch ist das Risiko in Ländern, die mehr »von der Sonne verwöhnt« werden als das unsere, keineswegs so hoch, wie man annehmen würde. Mit der Intensität der Sonne *sinkt* das Melanomrisiko.

Da die epidemiologischen Daten der Sonne eher eine Schutzfunktion vor dem Melanom zuweisen, wurde die Theorie neu formuliert und auf ein ganz bestimmtes Ereignis reduziert: den Sonnenbrand. Es leuchtet ein, daß bei einem für den Körper überraschenden Frontalangriff mit UV-Dauerfeuer die Abwehr- und Reparatursysteme erst einmal überlastet sind. Unsere Körperzellen sind zwar für Pannen gerüstet, und im Normalfall reichen ihre Reparaturkapazitäten aus, um rasch – quasi über Nacht (»Dunkelreparatur« heißt das Zauberwort) – wieder alles in Ordnung zu bringen. Aber ein dürftig bekleideter bleicher blonder Mitteleuropäer auf Mallorca ist nicht der biologische Normalfall, sondern eine mittlere Katastrophe. Ein weiteres Indiz liefert die Hautfarbe. Für Menschen mit rotem Haar, Sommersprossen und einer sehr hellen Haut, die kaum bräunt, ist das Risiko einer Melanomerkrankung etwa 10mal so hoch wie für jemanden mit dunklem Haar und einer Haut, die ohne Sonnenbrand tief braun werden kann. Zahlreiche Befragungen von Melanompatienten scheinen den Zusammenhang zwischen Sonnenbrand, vor allem in Kindheit und Jugend, und dem Auftreten von Hautkrebs zu bestätigen.

Damit könnte man die Akten endgültig schließen. Aber was beweist eine solche nachträgliche Befragung wirklich? Schließlich hat sich durch intensive Aufklärungsarbeit (»vorbeugen ist besser als heilen«) herumgesprochen, daß Sonnenbrand zu Hautkrebs führen kann. Man versetze sich also in die Situation eines Menschen, der soeben erfahren hat, am malignen Melanom erkrankt zu sein. Er stürzt in ein tiefes Loch, empfindet die Diagnose als Urteil – in diesem Falle als potentielles Todesurteil. Wem das geschieht, der muß einen unverzeihlichen Fehler begangen haben, einen, den er nun mit seinem Leben bezahlen soll. Immer deutlicher kommt ihm zu Bewußtsein, was er falsch gemacht hat: zu viele Sonnenbäder. Alsbald tauchen vor seinem geistigen Auge die Sonnenbrände seiner Kindheit auf. Und wenn er sich nicht mehr so genau erinnern kann, erledigt die Phantasie Hand in Hand mit der Angst den Rest: Es müssen wirklich schlimme Verbrennungen gewesen sein. Das Ergebnis einer späteren Befragung durch die Experten steht damit fest. Je weiter der Befragte in seiner Vergangenheit gräbt, desto düsterer werden die Bilder.

Was sagt uns das? Daß wir Studien, die das Kind befragen, nachdem es in den Brunnen gefallen ist, kein allzu großes Vertrauen entgegenbringen sollten. Prüfen wir also die Fakten. Wie steht es mit der Hautfarbe? An ihr kann es nicht liegen, das demonstriert eine aufschlußreiche Laune der Natur: In Afrika gibt es »weiße Schwarze«. Bei diesen Albinos ist die Bildung des Hautfarbstoffs Melanin gestört. Sie haben häufig Sonnenbrand und auch ein erhöhtes Basaliom- und Spinaliomrisiko. Doch überraschenderweise ähnelt ihr Melanomrisiko nicht etwa dem von rothaarigen europäischen Bleichgesichtern, sondern eher dem von normal pigmentierten Schwarzafrikanern, und das ist recht niedrig.

Nach der gängigen Theorie verbrennen sich vor allem Urlauber die Haut, im Gegensatz zu Landwirten und Gärtnern, die sowieso dauernd draußen sind. Es mag ja sein, daß unsere Forscher bei ihrem Strandurlaub noch keinen Landwirt mit Sonnenbrand gesehen haben. Das liegt aber eher daran, daß der im Sommer nicht auf der faulen Haut liegen kann, sondern auf seinem Hof zu schaffen hat. Läßt man die sozialromantischen Vorstellungen vom gesunden Landleben mal außen vor, dann sind Sonnenbrände in der Landwirtschaft so normal wie Reagenzgläser im Labor. Wenn Frauen und Kinder den ganzen Tag in praller Sonne Rüben hacken oder Kartoffeln häufeln durften – und das ohne Sonnenschutzmittel –, hat die Haut natürlich auch etwas abgekriegt. Doch trotz vieler Sonnenbrände in der Jugend erkranken Landeier wesentlich seltener am malignen Melanom als Büropflanzen.

Eigentlich müßte die Tatsache, daß das Melanom um so seltener ist, je mehr man sich im Freien aufhält, stutzig machen. Denn das heißt im Umkehrschluß, daß die Ursachen des Melanoms womöglich in Wohnung oder Büro zu suchen sind. Genau auf diesen Zusammenhang stieß ein englisch-australisches Forscherteam. Die Wissenschaftler hatten sich darüber gewundert, daß sowohl in England als auch in Australien das Melanom bei Büroangestellten häufiger ist als bei Menschen, die im Freien arbeiteten. Deshalb verglichen sie die Lebensumstände von 274 Melanompatientinnen mit denen von gesunden Frauen. Das Ergebnis war erstaunlich: Statt der bekannten Risikofaktoren fand sich vor allem ein Zusammenhang – Arbeit unter Neonlicht. Die Melanome waren bei den Frauen am häufigsten, die am längsten unter Leuchtstoffröhren gearbeitet hatten. Es ist bekannt, daß solche Röhren auch Licht im UV-B- und sogar UV-C-Bereich aussenden und Hautreizungen verursachen können. Dieses Ergebnis haben mittlerweile weitere Untersuchungen bestätigt und den Neonröhren UV-Lampen sowie Sonnenbänke als mögliche Verursacher hinzugefügt.

Einen weiteren Nachweis der Gefahren, die von Kunstlicht ausgehen können, lieferten 1994 italienische Wissenschaftler: Sie hatten Nacktmäuse mit Halogenlampen bestrahlt. Diese Lampen geben Licht im UV-B- und UV-C-Bereich ab. Das hochaggressive UV-C kommt im normalen Tageslicht überhaupt nicht vor, denn diese Strahlenart wird bereits in der Stratosphäre herausgefiltert. Von den 185 untersuchten Tieren erkrankten fast alle an Hautkrebs. Kontrolltiere, die unter abgeschirmten Halogenstrahlern gelebt hatten, blieben dagegen gesund. Eine Glasscheibe genügte, um das UV-C abzufangen. 1995 wurde der Verkauf von Halogenlampen ohne Glasabschirmung verboten – offenbar ohne Folgen, wie man sich in jedem Lampengeschäft überzeugen kann. Wie viele unbeschirmte UV-C-Abstrahler mögen in Wohn- und Arbeitsräumen in aller Welt hängen?

Die Experten mochten sich aber mit der Lampen-Hypothese nicht anfreunden. Denn ein Argument spricht dagegen: Die meisten Melanome finden sich nicht etwa an den Körperstellen, die gewöhnlich dem Sonnen- oder Lampenlicht ausgesetzt sind, sondern dort, wo Kleidung davor ist. Da erscheint es schon logischer anzunehmen, daß die betroffenen Körperstellen speziell bei der unbekleideten Intervallbrätung am Strand beschädigt worden seien. Und wenn Büroarbeiter, Zahnärzte und Piloten besonders häufig am Melanom erkranken, ist das aus Sicht der Experten eben der Beweis dafür, daß sich diese Berufsgruppen am Strand ganz besonders unvernünftig verhalten.

Allerdings gestehen auch Fachorganisationen ein, daß ein indirekter Mechanismus denkbar ist. Ein solcher ist aus der Therapie der Schuppenflechte bekannt. Dabei werden Psoralene auf die Haut aufgetragen und mit UV bestrahlt. Eine Folge der ansonsten wirksamen Therapie war eine Zunahme von Hautkrebs. Psoralene sind chemisch eng mit optischen Aufhellern verwandt. Einige optische Aufheller, die in Waschmitteln, aber auch vielen anderen Produkten eingesetzt werden, bewirken in Kombination mit künstlicher UV-Strahlung im Tierversuch reichlich Melanome. Da ein Teil der UV-Strahlung sehr wohl die Kleidungsstücke durchdringt, ist auch am Körper ein toxischer Effekt zu erwarten.

Es mag sein, daß diese These etwas weit hergeholt klingt, vor allem, wenn man die Sonnenbrand-Hypothese verinnerlicht hat. Aber sie hat den Vorteil, daß sie die vorhandenen Daten in ein sinnvolles und biologisch plausibles Erklärungsmodell fügt. Bewiesen ist diese Hypothese damit noch nicht – aber die Behauptung, daß Sonnenbrand die Hauptursache von Hautkrebs ist und dieser durch Sonnenmilch verhindert werden kann, sollte zumindest in seiner populären Form ins Reich der Fabel verwiesen werden.

→ **Solarium:** Vorbräunen im Solarium schützt am Strand vor Sonnenbrand
→ **Sonnenschutz:** Sonnencremes schützen vor Hautkrebs

Quellen:

V. Beral et al.: Cutaneous factors related to the risk of malignant melanoma. British Journal of Dermatology 1983/109/S. 165 ff.

V. Beral, N. Robinson: The relationship of malignant melanoma, basal and squamous skin cancers to indoor and outdoor work. British Journal of Cancer 1981/44/S. 886 ff.

N. Cascinelli et al.: Cutaneous melanoma. In: M. Peckham et al. (Hrsg.): Oxford Textbook of Oncology. Oxford University Press, Oxford 1995, S. 902 ff.

B. L. Diffey et al.: Melanin, melanocytes, and melanoma. Lancet 346/1995/S. 1713

J. Moan: Er UV-A arsak til malignt melanom? Tidskrift for Den Norske Laegeforening. 1994/114/S. 935 ff.

S. D. Walter et al: Association of cutaneous malignant melanoma with intermittent exposure to ultraviolet radiation: results of a case-control study in Ontario, Canada. International Journal of Epidemiology 28/1999/S. 418 ff.

V. Beral et al.: Malignant melanoma and exposure to fluorescent lighting at work. Lancet 1982/2/S. 290 ff.

J. M. Elwood JM et al: Malignant melanoma in relation to moles, pigmentation, and exposure to fluorescent and other lighting sources. British Journal of Cancer 1986/53/S.65 ff.

A. J. Swerdlow et al.: Fluorescent lights, ultraviolet lamps, and risk of cutaneous melanoma. British Medical Journal 1988/297/S. 647 ff., 1172

International Non-ionizing Radiation Committee of the International Radiation Protection Association: Fluorescent lighting and malignant melanoma. Health Physics 1990/58/S. 111 ff.

S. D. Walter et al.: The association of cutaneous malignant melanoma and fluorescent light exposure. American Journal of Epidemiology 1992/135/S. 749 ff.

F. D'Agostini, S. De Flora: Potent carcinogenicity of uncovered halogen lamps in hairless mice. Cancer Research 54/1994/S. 5081 ff.

WHO: IARC Monographs on the Evaluation of Carcinogenic Risks to Humans: Solar and Ultraviolet Radiation. Lyon 1992, Vol. 55

Strahlenschutzkommission (SSK): Ultraviolette Strahlung und malignes Melanom. Bewertung epidemiologischer Studien von 1990-1996. Stellungnahme der SSK 1998. In: http://www.ssk.de/1998/malmel_v.htm

E. Bingham, H. L. Falk: Combined action of optical brighteners and ultraviolet light in the production of tumors. Food and Cosmetic Toxicology 1970/8/S. 173 ff.

H. L. Falk, E. Bingham: Interaction of fluorescent whitening agents and ultraviolet radiation. Ambio 1973/2/S. 22 ff.

R. S. Stern et al.: Malignant melanoma in patients treated for psoriasis with methoxsalen (psoralen) and ultraviolet A radiation (PUFA). New England Journal of Medicine 1997/336/ S. 1041 ff.

Durch das Ozonloch steigt die Hautkrebsgefahr

In der Theorie klingt – wie so oft – alles ganz einfach: Diverse Schadstoffe wie etwa die Fluorchlorkohlenwasserstoffe, kurz FCKW, zerstören den Ozonschild am Südpol. Durch die Löcher in der Ozonschicht dringen Sonnenlichtanteile bis zur Erdoberfläche durch, die sonst herausgefiltert würden. Da nun die gefährliche UV-Strahlung ungebremst die Erdoberfläche erreicht, wird es mehr Hautkrebs geben. So etwa lautet das apokalyptische Szenario, das wir aus den Medien kennen. Wer anderes behauptet, läuft Gefahr, es sich mit den Hohepriestern einer modernen Religion zu verderben, die der Menschheit mit baldigem Weltuntergang droht, so sie nicht ihr letztes Scherflein für die Umweltforschung opfert. Wen stört es da, daß die FCKW vor allem auf der nördlichen Erdhalbkugel produziert und verbraucht wurden und wegen der getrennten Windsysteme der beiden Hemisphären kaum eine Chance haben, vom Norden aus den Südpol zu erreichen, um dort Löcher in den Himmel zu fressen?

Doch die Befürworter der FCKW-Theorie geben so leicht nicht auf. Ihr Kardinalbeweis für die drohende Krebsgefahr sind die Australier, da diese bereits unter dem jährlich wiederkehrenden antarktischen Ozonloch leben müssen. Die extreme Verminderung der Ozonkonzentration in diesem Teil der Atmosphäre wird seit etwa Mitte der achtziger Jahre beklagt. In der Tat liegt die Melanom-Sterblichkeit in Australien viel höher als in England. Aber sie hat sich seit den achtziger Jahren nicht erhöht. Im Gegenteil: Die Todesraten blieben seit 1985 in etwa auf dem gleichen Niveau, nachdem sie von 1931 bis 1985 nur gestiegen waren. Eine Analyse ergab, daß die Melanom-Sterblichkeit bei Männern der Geburtsjahrgänge vor 1930 den stärksten Anstieg zu verzeichnen hatte; in der Gruppe, die zwischen 1930 und 1950 geboren war, hielt sich die Sterberate konstant, und bei den Jüngeren nimmt die Melanom-Sterblichkeit mittlerweile sogar ab. Die gleichen Trends wurden auch für Frauen beobachtet – nur setzten sie bei Crocodile Dundees Schwestern schon fünf Jahre früher ein.

Nicht viel anders sieht die Lage in Europa aus. Die Zahl der am Melanom verstorbenen Frauen bleibt nach Angaben des Robert-Koch-Institutes in Berlin seit Jahrzehnten unverändert auf dem gleichen Niveau. Bei den europäischen Männern änderte sich in Sachen Melanom-Sterblichkeit seit Ende der achtziger Jahre – also parallel zum Auftreten des sogenannten Ozonlochs – nur noch wenig und bei den Frauen nichts mehr. In Schottland sinkt die Sterblichkeit der Frauen seit 1986 sogar, nachdem sie bis dahin angestiegen war. Nun mag es sein, daß die Effekte der UV-Strahlung mit zeitlicher Verzögerung auftreten. Aber dazu paßt nicht, daß die Zahl der Krebstoten mit dem ersten Auftreten des Ozonlochs stagniert. Das heißt, das Ozonloch kann schlichtweg nicht für den Hautkrebs verantwortlich gemacht werden.

Vielleicht ist das Ozonloch auch nicht mehr das, was es in unserer Vorstellung einmal war. Zunächst: Ozon entsteht, wenn UV-Licht auf den Sauerstoff in der Luft trifft. Dort, wo keine Sonne hinkommt, gibt es zwangsläufig ein »Loch«, weil kein neues Ozon gebildet wird. Das ist an Nord- und Südpol während der jeweiligen langen Polarnacht der Fall. Natürlich unterliegen die Ozonlöcher unabhängig von der Sonneneinstrahlung gewissen Schwankungen. Ihr Ozongehalt hängt während der Polarnacht beispielsweise davon ab, wieviel Ozon mit atmosphärischen Strömungen von »besonnten« Breitengraden zu den Polen fließt.

Doch auch dieser Tatbestand verblaßt gegenüber einer Kritik, die von einem Nobelpreisträger für Chemie, nämlich Kary Mullis, vorgetragen wurde: »Das UV-Licht der Sonne trifft auf die Sauerstoffmoleküle unserer Atmosphäre; dabei entsteht Ozon, das einen Schutzschild aufbaut, der die für uns schädliche UV-Strahlung von der Erde fernhält. Würde diese Ozonschicht aus irgendeinem Grund dünner, müßte mehr UV-Licht durchdringen, auf darunter liegende Sauerstoffmoleküle treffen und wiederum Ozon bilden – ein Ozongleichgewicht also. Wie kann da ein Loch entstehen? Ist etwa plötzlich der ganze Sauerstoff von der Erde verschwunden? (…) Wenn das Sonnenlicht auf einen von Sauerstoff umgebenen Planeten scheint, wird es in einer gewissen Höhe immer eine Ozonschicht bilden, die genügend dicht ist, um den Boden vor der UV-Strahlung zu schützen. Außer es gibt keinen Sauerstoff mehr.«

Vielleicht erklärt uns das, warum die fatalen gesundheitlichen Folgen des Ozonlochs bis heute Phantasiegebilde geblieben sind.

→ **Sonnenschutz:** Sonnencremes schützen vor Hautkrebs

Quellen:

G. G. Giles et al.: Has mortality from melanoma stopped rising in Australia? Analysis of trends between 1931 and 1994. British Medical Journal 1996/312/S. 1121 ff.

M. Berwick, A. Halpern: Melanoma epidemiology. Current Opinion in Oncology 1997/9/ S. 178 ff.

K. Mullis: Wenn 99 Prozent aller Wissenschaftler einer Meinung sind, ist sie mit großer Wahrscheinlichkeit falsch. Süddeutsche Zeitung Magazin vom 23.6.2000, S. 22 ff.

J. Bertz: Epidemiologie des malignen Melanoms der Haut (ICD-9:172). Bundesgesundheitsblatt, Gesundheitsforschung, Gesundheitsschutz 2001/44/S. 484 ff.

D. Maxeiner, M. Miersch: Lexikon der Öko-Irrtümer. Eichborn, Frankfurt a.M. 1998

R. M. MacKie et al.: Cutaneous malignant melanoma in Scotland: incidence, survival, and mortality, 1979-1994. British Medical Journal 1997/315/S. 1117 ff.

G. Sonnemann: Ozon – Natürliche Schwankungen und anthropogene Einflüsse. Akademie-Verlag, Berlin 1992

E. Linacre, B. Geerts: Climates & Weather Explained. Routledge, London 1997

Sport schützt das Herz

Es kann passieren, was will. Selbst wenn nachgewiesen wird, daß sportliches Tun und Treiben zu vielen Unfällen (zum Teil sogar mit Todesfolge) führt, daß Eßstörungen, Infekte oder verpilzte Füße unter Sportlern häufiger sind als in der Normalbevölkerung, ein Argument erschlägt jede Kritik: Sport schützt das Herz. Führende Sportmediziner sprechen in ihren Büchern von Sport als herausragendem »nebenwirkungsarmem Mittel« vor allem zur Verhinderung von Herz-Kreislauf-Erkrankungen. »Das Erkrankungsrisiko einer KHK [koronaren Herzkrankheit] ist bei körperlich aktiven Personen um den Faktor 2 geringer als bei inaktiven«, schreibt Richard Rost, der ehemalige Leiter des Instituts für Kreislaufforschung und Sportmedizin an der Sporthochschule Köln. Obwohl das noch nicht einmal die halbe Wahrheit ist (siehe *Bewegungsstudien: Harvard Alumni – die Mutter aller Bewegungsstudien*), wird daraus für Männer, Frauen, Alte und Junge die Empfehlung zu regelmäßigem Sporttreiben abgeleitet. Ja, man scheut sich nicht, den Sport sogar als das »Jahrhundertmedikament« zu bezeichnen (siehe *Sport und Medizin: Sport ist das beste Medikament*).

Kein Wunder also, daß selbst bei Untersuchungen, die sich mit negativen Folgen des Sports beschäftigen, im Vorspann vorsorglich auf die »viel wichtigere« allgemeinpräventive Wirkung hingewiesen wird. In der von Sportmedizinern und Krankenkassen oft zitierten Untersuchung der Ruhr-Universität Bochum zur Häufigkeit von Sportverletzungen, die in Zusammenarbeit mit der ARAG-Sportversicherung durchgeführt wurde, lesen wir etwa in der Einleitung: »Der gesundheitliche Nutzen von Sport kann heute von niemand mehr ernsthaft in Frage gestellt werden. Im Hinblick auf die zunehmende Zahl von Herz-Kreislauferkrankungen wird immer wieder von den Ärzten darauf hingewiesen, daß der Sport eine wichtige Maßnahme ist, um derartigen Krankheiten vorzubeugen.«

Die trotzige Behauptung, Sport schütze schließlich vor Herzinfarkt, ist so etwas wie die heilige Kuh der Sportlobbyisten, quasi das Allerheiligste, die letzte sichere Bastion, auf die man sich immer zurückziehen kann, wenn doch einmal kritische Fragen auftauchen. Allein schon die gebetsmühlenartige Selbstverständlichkeit, mit der dieser Satz immer und immer wieder gepredigt wird, fordert dazu heraus, genauer hinzuschauen. Dabei erscheint die Grundannahme, daß Bewegung dem Herzen gut tut, durchaus plausibel. Wenn die Überlegung stimmt, daß eine Maschine nicht ständig geschont werden darf, damit sie rund läuft, könnte das auch auf unsere »Pumpe« und das angeschlossene Gefäßsystem zutreffen.

Den Grundstein für die These vom Herztod als Folge von Bewegungsmangel legte Jeremy Morris, der schon 1953 einen Artikel zu diesem Thema veröffentlichte, in dem er die Herzinfarktrate von Fahrern und Schaffnern der Londoner Doppeldeckerbusse miteinander verglich. 1966 berichtete Morris über mehr Herzkrankheiten bei den sitzenden Fahrern gegenüber den ständig treppauf, treppab flitzenden Schaffnern. Er diskutierte aber nicht allein die Bewegung als Ursache, sondern auch den erhöhten Streß, dem die Fahrer im Londoner Straßenverkehr ausgesetzt waren. Ihm fiel zudem auf, daß erkrankte Männer häufiger angaben, ihre Eltern hätten es ebenfalls »am Herz« gehabt, was auf eine erbliche Komponente hindeuten könnte. Und er stellte höhere Cholesterinwerte bei ihnen fest – aber das ist eine andere Geschichte (Wir empfehlen dazu gelegentlich die Lektüre des *Lexikons der populären Ernährungsirrtümer* von Udo Pollmer und Susanne Warmuth). Obwohl Morris die Bewegungsthese lediglich als eine von mehreren *Möglichkeiten* ansah, wurde seine »Busfahrerstudie« von da an als erster Beleg für den ursächlichen Zusammenhang zwischen Bewegungsmangel und Herzerkrankungen gefeiert und darauf reduziert.

Viele Jahre sind seitdem ins Land gegangen, zahllose Menschen wurden nach Bewegungsgewohnheiten befragt und auf Ergometern traktiert, viel Schweiß und, wer weiß, vielleicht auch so manche Träne ist im Namen der Wissenschaft und der Gesundheit geflossen – mit welchem Ergebnis?

Nachdem sich die Organisatoren der berühmtesten Bewegungsstudie, der Harvard Alumni (siehe S. 51), jahrelang bemühten, durch statistische Taschenspielertricks mit ihren Daten bei steigender Aktivität einen wachsenden Nutzen zu demonstrieren und den möglichen Schaden wegzuretuschieren, sind sie heute fast wieder am Ausgangspunkt ihrer Erkenntnisse angekommen. Pro Woche solle man mindestens 2000 Kilokalorien durch Bewegung verbrauchen, so die Forscher. Das bedeute ein um 20 Prozent niedrigeres Risiko für Herz-Kreislauf-Erkrankungen im Vergleich zu jemandem, der weniger als 500 Kilokalorien (pro Woche!) umsetzt. Ein höherer Verbrauch bringt demnach *keinen* höheren Nutzen, aber – und das ist neu – eben auch keinen Schaden. Dabei ist zu beachten, daß sich die genannten Zahlen auf die *Gesamt*aktivität beziehen und keineswegs auf Sport alleine. Das heißt, es zählt jeder Schritt in der Küche, im Garten, beim Einkaufen, im Büro. Die 2000 Kilokalorien pro Woche erreicht eigentlich jeder, der zusätzlich zum praktisch unvermeidlichen Bewegungsumfang jeden Tag für eine halbe Stunde strammen Schritts vor die Haustür tritt oder schlicht einen Beruf ausübt, in dem etwas körperliche Aktivität gefragt ist. Zu dieser Auffassung sind inzwischen auch die amerikanischen Centers of Disease Control und das American College of Sports Medicine gekommen. Die offiziellen amerikanischen Bewegungsempfehlungen sprechen von etwa 30 Minuten moderater körperlicher Bewegung an möglichst allen Tagen der Woche, um Herz- und anderen Krankheiten vorzubeugen.

Alles in allem nicht gerade eine Rechtfertigung für großartige Fitneß-Kampagnen. Um so weniger, als die gleiche Studie, die den optimalen Nutzen bei 2000 Kilokalorien Gesamtaktivität ermittelt hat, in einer Aufschlüsselung der Bewegungsarten *steigende* Herzerkrankungsraten findet, sobald beim Sporteln ein bestimmtes Maß überschritten wird. Je nach Intensität liegt die Schwelle bei 1000 bis 2000 Kilokalorien pro Woche (wohlgemerkt: in diesem Fall *zusätzlich* zur Alltagsaktivität!). Das entspricht zwei Stunden schnellem Joggen oder intensiver Gymnastik – pro Woche. Nimmt man das vorhin erwähnte Modell eines Motors, so ist Fahren mit durchgetretenem Gaspedal ebenso nachteilig wie längerer Stillstand.

Trotzdem werden die Propagandisten des Fitneß-Sports nicht müde, die Trommel für intensives Training zu rühren, allen voran die Forscher des Cooper Institutes for Aerobics Research in Dallas, Texas. (Wer dem Erfinder des gezielten Ausdauertrainings, Kenneth Cooper, nachfolgt und von Fitneß-Kursen und dem Verkauf von Nahrungsergänzungsmitteln lebt, kann ja auch kaum etwas anderes behaupten.) Zum Beweis präsentieren sie ihre Fitneß-Studien. Diese nehmen für sich höhere Genauigkeit in Anspruch, weil die Fitneß nicht die körperliche Aktivität per Fragebogen errechnet, sondern auf dem Laufband gemessen wurde. Klingt einleuchtend. Aber ein Test, der die Leistung von Herz und Kreislauf ermittelt, kann keine anderen Ergebnisse liefern als daß, wer bei diesem Test gut abschneidet, ein leistungsfähigeres Herz-Kreislauf-System besitzt als jemand, der dabei schlecht abschneidet.

Kein Wunder also, daß die Korrelationen zwischen Fitneß und Herz-Kreislauf-Erkrankungen bei diesem Testsystem noch »schöner« ausfallen als bei den

Studien zur körperlichen Aktivität. Aber einmal angenommen, ein Jünger des Fitneßkults verstirbt trotz eifrigen Trainings am Infarkt. Wer entscheidet jetzt, ob dieser Tod auf Überanstrengung oder auf mangelnde Fitneß zurückzuführen ist? Hat er zuviel oder zuwenig trainiert? Weiter angenommen, ein leidenschaftlicher Läufer bleibt bis an sein Lebensende frei von Herzbeschwerden. Wie können wir sicher sein, daß es am Laufen lag und nicht an den Aspirin, die er konsumiert hat? Der Tablettenkonsum wurde bei all den gern zitierten Bewegungs- und Fitneßstudien nämlich nicht ermittelt. Eine Umfrage unter 8000 amerikanischen Läufern aber erbrachte, daß fast die Hälfte regelmäßig Aspirin einnimmt. Und das senkt nun nachweislich die Herzinfarktrate – bei der Physicians' Health Study, einer großangelegten Studie mit Männern aus Gesundheitsberufen, im Vergleich zu Placebo um satte 44 Prozent (zu Risiken und Nebenwirkungen siehe *Ausdauersport: Rennen bis der Arzt kommt*).

Noch einmal die Frage: Wo stehen wir in punkto Sport und Herzgesundheit? Werfen wir einen Blick in eine derzeit vielbeachtete Publikation, die offizielle Zeitschrift des American College of Sports Medicine. Hier werden Fragen zu körperlicher Aktivität, Fitneß und Gesundheit nach den Kriterien der evidenzbasierten Medizin beurteilt. Aufgabe solcher Veröffentlichungen ist es, alle bekannten Studien zu einer Fragestellung nach einem vorgegebenen wissenschaftlichen Schema zu sichten, zu vergleichen und zu bewerten, um dann eine Gesamteinschätzung zu geben (siehe *Fitneß-Empfehlungen: Die Fitneß-Empfehlungen sind wissenschaftlich gesichert*).

Zum Einfluß der körperlichen Aktivität auf Herzerkrankungen hat der Autor 39 der wichtigsten Veröffentlichungen analysiert. Seine Schlußfolgerung: Bewegungsmangel ist ein herausragender Faktor für die Entwicklung von Herzerkrankungen. Für alle weiteren Fragen, zum Beispiel ob jemand, der unbeweglich ist, von Bewegung profitiert, wieviel Bewegung einen Nutzen bringt, welcher Art das Training sein soll, reichen die bisherigen Studien leider nicht aus, meint der Autor. Um dies zu klären, benötige man für die Zukunft weitere Studien mit verbesserter Methodik. Und damit sind wir eigentlich nicht weiter gekommen, als Jeremy Morris 1953 mit seinen Schaffnern und Busfahrern: Menschen, die sich mehr bewegen, haben weniger Herzerkrankungen. Ursachen, Gründe, Grundlagen von Empfehlungen seitdem: Fehlanzeige.

Liebe Damen und Herren Professoren, wenn es nach über 50 Jahren Sportwissenschaft, nach unzähligen Forschungsarbeiten zu diesem Thema, nach

Etablierung vieler Lehrstühle und staatlich geförderter Institutionen, nicht gelungen ist, mehr zu belegen, als daß ein gehbehinderter, tablettenschluckender Rheumatiker eher einen Herzinfarkt erleidet als ein gesunder Mensch, der gerne unbeschwert herumrennt, gleichzeitig aber immer noch unklar ist, ob Bewegungsmuffel, nachdem sie ihre Hintern murrend in die Turnhalle geschoben haben, mit weniger Herzinfarkten belohnt werden, müssen Fragen erlaubt sein. Sagen wir es mal so: Wenn jemand seit 50 Jahren behauptet, sein Wald sei voller Eichhörnchen, und er genauso lang regelmäßig mit der Schrotflinte in die Botanik ballert, aber außer Laub nie etwas von den Bäumen gefallen ist, liegen zwei Schlußfolgerungen nahe: Erstens, er ist ein miserabler Schütze, der's einfach nicht lernt. Oder zweitens, es gibt dort gar keine Eichhörnchen. Aber vielleicht trifft ja auch beides zu.

Harold Kohl, der Autor der erwähnten Meta-Analyse, vergibt denn auch keinen Evidenzgrad, obwohl dies – wie die Überschrift des Artikels besagt – Zweck seiner Arbeit war. Er spricht zwar davon, daß auch er einen ursächlichen Zusammenhang zwischen Bewegung und Herzkrankheiten vermutet, aber ein Beweis läßt sich aus reinen Beobachtungsstudien nun mal nicht ableiten. Aber warum fehlt die Angabe des Evidenzgrades? Scheute der Autor davor zurück, den Evidenzgrad C, den er bestenfalls vergeben könnte, auch zu benennen, also eine Behauptung am Rande der Spekulation?

Deutsche Sportwissenschaftler scheinen da weniger Hemmungen zu haben. In dem Buch *Körperliche Aktivität in Prävention und Therapie: ein evidenzbasierter Leitfaden für Klinik und Praxis* wird die präventive Wirkung von gesteigerter Aktivität bzw. Fitneß mit Empfehlungsgraden bis hin zur zweithöchsten Stufe des Beweises geadelt. Das Risiko für die koronare Herzkrankheit soll bei sehr aktiven Menschen um etwa 30 Prozent, bei moderat aktiven um zehn Prozent sinken, und das abgesichert auf hohem wissenschaftlichen Niveau, nämlich Evidenzstufe 2a (Empfehlungsgrad B).

Dieses Buch wird als wichtige Quelle genannt, wenn man die von den Krankenkassen vorgeschobenen Experten zum Thema befragt. Bei genauerer Betrachtung führt der Autor als Beleg für den Nutzen des Sports in der Primärprävention des Herzinfarktes jedoch lediglich die Beeinflussung sogenannter Risikofaktoren an und verweist unter anderem natürlich wieder auf die Harvard-Alumni-Studie (siehe S. 51). Von einer weiteren Studie, die darauf hinweisen soll, daß von »körperlicher Mehraktivität (…) ein gesundheitlicher Nutzen zu erwarten ist«, erfahren wir weder, was genau untersucht wurde, noch um welchen Nutzen es geht. Das hat mit evidenzbasierter Medizin herzlich wenig zu tun, hier wird nicht mal der Minimalstandard wissenschaftlicher Argumentation eingehalten. Wozu auch – schließlich paßt das Ergebnis in die sympathische Kassenpropaganda.

Bevor Sie sich jetzt verzweifelt in Ihrer Wohnung einschließen: Wir möchten beileibe niemanden davon abhalten, ab und zu und möglichst im Freien die Hufe zu schwingen. Wie gesagt, es erscheint durchaus plausibel, daß ein Pumpmechanismus regelmäßig aktiviert werden muß, damit er nicht einrostet. Eine Empfehlung für einen täglichen Spaziergang in flottem Tempo klingt zumindest vernünftig. Ebensowenig soll sich bitte sehr der passionierte Langläufer, der jeden Tag mit Wonne seine Runden dreht, davon abhalten lassen. Nur von einem kann sicher nicht gesprochen werden: von einem wissenschaftlich belegten Nutzen von Sport auf die Herzgesundheit.

Regelmäßige Spaziergänge an der frischen Luft sollten einen positiven Einfluß auf die Gesundheit haben, wenngleich vielleicht noch ganz andere Gründe dahinterstecken als nur die Bewegung (siehe *Runner's High: Das Runner's High sorgt für Wohlbefinden beim Sport*). Zudem ist beim Spaziergehen wesentlich seltener mit ernsten medizinischen Komplikationen zu rechnen als beim Sport. Joggen zu propagieren, um die Herzgesundheit zu fördern, erscheint in Anbetracht von mindestens 680 Fällen von plötzlichem Herztod, die in Deutschland jährlich beim Sport auftreten, und angesichts zahlloser Laufverletzungen ein vermeidbares Gesundheitsrisiko (siehe *Joggen: Joggen ist ein idealer Sport für Frauen* und *Ausdauersport: Ausdauersportarten sind gesünder*).

Wenn man den statistisch gut gesicherten Nutzen von regelmäßigem Alkoholkonsum auf die Herzgesundheit bedenkt, wäre vielleicht der Bordeaux auf Rezept weitaus wirksamer als die von Krankenkassen mitfinanzierten Lauftreffs und Fitneßprogramme. Oder sollte man es auf die Spitze treiben und den herzschützenden Effekt des Sports darin sehen, daß sich viele Sportler danach gerne ein Bierchen gönnen? Statistisch ist dies überhaupt nicht abwegig. Daran vermögen auch die ewig gestrigen Experten nicht zu rütteln, denen ihre gepflegten Vorurteile gegen jedweden Alkohol wichtiger sind als wissenschaftliche Daten.

Doch sollte auch hier niemand über das Ziel hinausschießen. Denn der Tatbestand, daß Menschen, die regelmäßig Alkohol konsumieren, im statistischen Durchschnitt gesündere Herzen haben und länger leben, heißt um Himmels willen nicht, daß man nun jeden Abstinenzler zwecks Lebensverlängerung zwangsweise mit einem allabendlichen Schoppen beglücken müßte. Es kann durchaus sein, daß er Alkohol nicht mag, weil er ihm einfach nicht bekommt. Genau das gleiche gilt für den Sport, selbst dann, wenn er rein statistisch gesehen »gesund« wäre.

→ **Aerobic:** Aerobic ist ein Gesundheitssport
→ **Fitneß-Empfehlungen:** Die Fitneß-Empfehlungen sind wissenschaftlich gesichert
→ **Bewegungsstudien:** Harvard Alumni – die Mutter aller Bewegungsstudien
→ **Sport und Medizin:** Sport ist das beste Medikament

Quellen:

R. Rost (Hrsg.): Lehrbuch der Sportmedizin. Deutscher Ärzteverlag, Köln 2001, S. 662 ff.

J. N. Morris et al.: Coronary Heart-Disease and Physical Activity of Work. Lancet 1953/II/S. 1111 ff.

J. N. Morris et al.: Incidence and Prediction of Ischaemic Heart-Disease in London Busmen. Lancet 1966/II/S. 553 ff.)

R. S. Paffenbarger et al.: Physical activity as an index of heart attack risk in college alumni. American Journal of Epidemiology 1978/108/S. 161 ff.

H. D. Sesso et al.: Physical Activity and Coronary Heart Disease in Men. The Harvard Alumni Health Study. Circulation 2000/102/S. 975 ff.

C. Bouchard: Physical activity and health: introduction to the dose-response symposium. Medicine & Science in Sports & Exercise 2001/33/H. 6 Suppl./S. 348

S. N. Blair et al.: Changes in Physical Fitness and All-Cause Mortality. A Prospective Study of Healthy and Unhealthy Men. Journal of the American Medical Association 1995/273/S. 1093 ff.

P. T. Williams: Relationship of Distance Run per Week to Coronary Heart Disease Risk Factors in 8283 Male Runners. Archives of Internal Medicine 1997/157/S. 191 ff.

H. W. Kohl: Physical activity and cardiovascular disease: evidence for a dose response. Medicine & Science in Sports & Exercise 2001/33/H. 6 Suppl./S. 472 ff.

G. Samitz, G. Mensink (Hrsg.): Körperliche Aktivität in Prävention und Therapie: ein evidenzbasierter Leitfaden für Klinik und Praxis. Hans Marseille Verlag, München 2002, S. 27

M. Huonker: Körperliche Aktivität und kardiovaskuläre Erkrankungen – Prävention und Rehabilitation. In: G. Samitz, G. Mensink (Hrsg.): Körperliche Aktivität in Prävention und Therapie: ein evidenzbasierter Leitfaden für Klinik und Praxis. Hans Marseille Verlag, München 2002, S. 107 ff.

Der plötzliche Herztod beim Sport ist ein seltenes Ereignis

Was heißt schon »selten«? Für jeden einzelnen Betroffenen ist der Tod nicht nur einmalig, sondern auch endgültig. Bekanntlich haben nur Katzen, Buddhisten und britische Geheimagenten mehrere Leben. Und wird uns nicht immer suggeriert, durch eifriges Sporttreiben könnten wir dem Sensenmann zeigen, was 'ne Harke ist? Da irritiert es schon, wenn die Nachricht »Tod beim Marathon« inzwischen mit schöner Regelmäßigkeit bei fast jeder Großveranstaltung dieser Art in den Medien erscheint, neben den Berichten über Bestzeiten oder Teilnehmerzahlen. Wenig beruhigend auch, daß es selbst Pioniere der Jogger-Bewegung erwischt, wie den amerikanischen Laufkultbuchautor James F. Fixx, der 1986 mit 53 Jahren im vollen Lauf den Löffel abgab. Nicht ohne Grund gehören heute zu jedem gut organisierten Marathon mehrere Notfallstationen einschließlich Defibrillator, im Volksmund auch »Elektroschock« genannt, um bei Läufern, die das Herzflattern kriegen, schnell Wiederbelebungsversuche einleiten zu können.

Das Phänomen des plötzlichen Herztodes bei sportlichen Aktivitäten, die ja eigentlich genau davor schützen sollen, ist wohlbekannt. In der Broschüre *Plötzlicher Herztod im Sport*, gemeinsam herausgegeben vom Bundesinstitut für Sportwissenschaft und dem Deutschen Sportbund, wiegeln die Sportmediziner Wilfried Kindermann und Axel Urhausen jedoch ab. »Nur« einige hundert Sportler seien in Deutschland pro Jahr davon betroffen. Die statistischen Angaben lägen zwischen ein bis zehn Fälle pro eine Million Sporttreibender. Bei 23 Millionen regelmäßigen Turnschuhbenutzern wären das bis zu 230 pro Jahr.

Etwas andere Zahlen nennt einer der prominentesten Befürworter des Gesundheitssports, Richard Rost, der ehemalige Leiter des Instituts für Kreislaufforschung und Sportmedizin der Sporthochschule Köln. Er errechnete 1988 analog zu Erhebungen in den Niederlanden und Finnland für die alte Bundesrepublik eine Zahl von 500 pro Jahr. Entsprechend der Bevölkerungszahl nach der Wiedervereinigung wären dies heute 680. Georg Neumann vom Leipziger Institut für Angewandte Trainingswissenschaft geht auf den Internetseiten von *sportmedinfo.de* sogar von 900 Herztoten durch Sport aus, ohne jedoch die genauen Berechungsgrundlagen zu benennen.

Nun läßt sich darüber streiten, ob das viel oder wenig ist (siehe oben). Zum Vergleich: Im Jahr 2000 starben in Deutschland 7550 Menschen im Straßenverkehr und 806 bei Arbeitsunfällen. Wenn wir von 700 Herztoten beim Sport ausgehen, sind das fast ebenso viele, wie durch Arbeitsunfälle umkommen bzw. ein Zehntel der Verkehrstoten. Entscheiden Sie selbst, ob wir es hier mit einem seltenen Ereignis zu tun haben.

Und bitte bedenken Sie: Es sind keineswegs mehrheitlich dem Altersheim entsprungene Kampfjogger, die – schon natürlicherweise an der Schwelle des Todes stehend – noch mal die Turnschuhe angezogen haben, um nach einem Orientierungslauf über 50 Kilometer mit rasselnder Lunge und mit einem glücklichen Lächeln auf den Lippen ihr Leben auszuhauchen. Nein, Gevatter Tod holt junge Spitzensportler ebenso von der Strecke wie fitneßbeflissene Midlifecrisler. Letztere nimmt er sogar besonders gern: In der oben erwähnten Broschüre kann man nachlesen, daß »bei 40- bis 50jährigen das Risiko [für den plötzlichen Herztod beim Sport] um das 13fache erhöht« ist. Damit läßt die Seltenheit in dieser Altersklasse schon deutlich nach.

Ach, übrigens: Für mindestens 80 Prozent der plötzlichen Herztode beim Sport in der Gruppe der über 40jährigen zeichnet die koronare Herzkrankheit verantwortlich, also just jene, die durch die vereinten Trimm-dich-Animationen von Sportbündlern, Fitneßpäpsten und Gesundheitspolitikern verhindert werden sollte (siehe *Herztod: Intensives Training beugt dem Herzinfarkt vor*). Bei den Jüngeren machen Herzmuskelerkrankungen (Kardiomyopathien) den Löwenanteil unter den Ursachen aus, die ebenso wie Anomalien der Herzkranzgefäße angeboren sein können. Eine große Rolle spielen jedoch auch akute und chronische Entzündungen am Herzen – die Folge von Infekten, die nicht oft richtig auskuriert werden, um keinen Trainingsrückstand zu riskieren (siehe dazu *Immunsystem: Sport stärkt die Abwehrkräfte*).

Ebensowenig wie man beim Einsteigen ins Auto ständig an die Möglichkeit eines Verkehrsunfalls denken sollte, sollten sich begeisterte Sportler durch den Gedanken an den plötzlichen Herztod den Spaß an ihrem Hobby nehmen lassen. Aber die Sportprotagonisten sollten aufhören, die Legende vom Sport als Medikament zu verbreiten. Dann nämlich darf nicht verschwiegen werden, daß im Falle des plötzlichen Herztodes der Ratschlag »Zu Risiken und Nebenwirkungen fragen Sie Ihren Sportarzt oder Physiotherapeuten« leider zu spät kommt.

→ **Herzgesundheit:** Sport schützt das Herz

→ **Check-up:** Gesundheits-Checks helfen, das Herztodrisiko beim Sport zu senken

Quellen:

H.-V. Ulmer: Kein Marathon mit WPW-Syndrom? Echte Läufer rennen bis zum Umfallen. Leserbrief. Medical Tribune 2001/36/Nr. 35,S. 2

W. Kindermann, A. Urhausen: Plötzlicher Herztod beim Sport. Bundesinstitut für Sportwissenschaft (Hrsg.): Sport und Buch Strauß, Köln, 1999, S. 10 f.

ARAG Allgemeine Versicherungs-AG (Hrsg.): Sportunfälle – Häufigkeit, Kosten, Prävention. Düsseldorf 5/2002

R. Rost: Der plötzliche, nicht-traumatische Tod im Sport. Teil 1: Häufigkeit und Ursachen. Fortschritte der Medizin 1988/106/S. 103 ff.

R. Rost: Der plötzliche, nicht-traumatische Tod im Sport. Teil 2: Risikofaktoren und Vorschläge zur Prävention. Fortschritte der Medizin 1988/107/S. 131 ff.

G. Neumann: Todesfälle im Sport. In: www.sportmedinfo.de/Todesfaelle.htm

Bundesanstalt für Arbeit und Arbeitsmedizin: Unfalltote und Unfallverletzte 2000. In: http://www.baua.de/info/statistik/stat_2000/unto00.htm

B. Maron: Sudden Death in Young Competitive Athletes. Journal of the American Medical Association 1996/276/S. 199 ff.

Intensives Training beugt dem Herzinfarkt vor

Seit Jahren wird uns gepredigt, wir müßten unser Herz-Kreislauf-System dringend auf Vordermann bringen, um dem drohenden Herzinfarkt zu entgehen. Aufgeschreckt vom heimeligen Sofa fallen die Fitneßwilligen in Sportfachgeschäfte ein, kaufen für ihr sauer verdientes Geld statt einer Kiste guten Rotweins schicke und unglaublich funktionale Kleidung und stürmen anschließend wild entschlossen Wälder, Parks und Studios. Doch hinter der Skylla namens Herzinfarkt, der sie gerade zu entkommen trachten, lauert bereits Charybdis, das nächste Ungeheuer, diesmal in Gestalt des plötzlichen Herztods. Denn das höchste Risiko für den plötzlichen Herztod findet sich nach den Worten der Sportmediziner Kindermann und Urhausen »bei über 40jährigen männlichen Sporteinsteigern oder Wiedereinsteigern mit mindestens zwei Risikofaktoren für vorzeitige Blutgefäßerkrankungen«. Also genau bei den Menschen, die von Ärzten, Gesundheitsexperten und Fitneßgurus ständig traktiert werden, Sport zu treiben, weil sie damit doch so wunderbar ihr Herzinfarktrisiko senken und das Älterwerden aufhalten können. (Letzteres gelingt mit der Methode zwar manchmal, allerdings anders als beabsichtigt.)

Aber wie kann es sein, daß jemand beim Kampf gegen den Herzinfarkt den plötzlichen Herztod stirbt? Aufschluß gibt unter anderem eine amerikanische Studie mit über 20 000 Ärzten. Ergebnis: Häufigste Auslöser des plötzlichen Herztods waren in der Tat sportliche Aktivitäten, genauer gesagt Joggen und Tennis. Die Forscher berechneten nun das Risiko, unter großer Anstrengung zu sterben im Vergleich zum Tod bei mäßiger körperlicher Belastung oder gar bei völliger Untätigkeit: Für Männer, die höchstens einmal die Woche einem schweißtreibenden Sport nachgingen, war das Risiko 74mal größer als ohne Fitneßtraining; bei ein bis vier Trainingseinheiten pro Woche lag es immer noch 19mal so hoch! Doch selbst wer fast täglich Sport trieb, hatte immer noch ein zehnfach höheres Risiko, beim intensiven Training das Zeitliche zu segnen, als wenn er es möglichst ruhig angehen ließ.

Noch viel drastischere Unterschiede fand eine Berliner Arbeitsgruppe. Auch sie verglich die Wahrscheinlichkeit für den plötzlichen Herztod bei Anstrengung mit dem Herztodrisiko in Ruhe. Für Personen, die sich in ihrer Freizeit »regelmäßig intensiver belasteten«, war das Risiko um fast das Vierfache erhöht; für solche, die das nur selten taten, stieg es auf das 151fache. Dr. Ralf Bartels vom Humboldt-Krankenhaus in Berlin fand bei den allergrößten Faulpelzen rein rechnerisch sogar das 398fache Risiko, für den Fall, daß diese sich doch einmal zu starker körperliche Betätigung hinreißen ließen.

Wir wollen das Kind nun nicht mit dem Bade ausschütten und dem 40jährigen Raucher raten, Fußball nur noch von der Couch aus zu erleben (wobei er auch dort nicht vor allem Ungemach sicher ist, siehe *Fußball: Fußball im Fernsehen schadet niemanden*). Bewegung in Maßen kann nicht schaden, doch Sport braucht es nicht unbedingt zu sein. Freunde des Powerplay mögen bitte bedenken, daß alles seinen Preis hat. Wer sein Herz-Kreislauf-System trainiert und aus Ehrgeiz und in Erinnerung an sportliche Höchstleistungen aus der Jugendzeit möglichst von null auf 100 kommen will, muß damit rechnen, daß es den »Motor« eventuell zerreißt. Zumal, wenn der Arzt deshalb zu Sport geraten hat, weil das System bereits geschädigt ist: In der erwähnten amerikanischen Studie erwischte es besonders viele Raucher, Diabetiker und Menschen mit Bluthochdruck. Paradoxerweise waren unter den plötzlichen Herztoten aber auch mehr Menschen, die täglich trainierten, selten Alkohol tranken und öfter Fisch aßen – also besonders gesundheitsbewußte Zeitgenossen (zumindest nach den Offenbarungen der Gesundheitsapostel).

Fazit: Den plötzlichen Herztod erleiden vor allem Menschen, die bereits »vorerkrankt« oder besonders »gesundheitsbewußt« sind. Oder um es mit den Worten von Professor Richard Rost †, ehemals Institut für Kreislaufforschung und Sportmedizin der Sporthochschule Köln, zu sagen: »Der Tod beim Sport ist kein Zufall.«

Das Problem beim Fitneß- und Gesundheitssport sind offenkundig körperliche Anstrengungen, die plötzlich über das normale (= gewohnte) Maß hinausgehen – wobei das normale Maß im Einzelfall sehr unterschiedlich ausfallen kann. Wenn jemand selten länger als 15 Minuten zu Fuß gegangen ist, sich dann todesmutig ein paar Laufschuhe kauft und im Urlaub plötzlich fünf Kilometer am Stück durch das Unterholz rennen will, kann das schon mal schiefgehen. Ein Bewegungsmensch dagegen, der von Kindesbeinen an immer viel und gern gelaufen ist – ob im Fußballverein oder bei wilden Indianerspielen – hat mit den fünf Kilometern vielleicht keine Probleme, aber auch er sollte nicht von heute auf morgen versuchen, auf die Marathonstrecke zu wechseln.

Zu Recht warnt deshalb das Läufermagazin *Laufzeit*: »Ausdauersport, zu dem ja das Joggen gehört, bedeutet eine enorm vermehrte Volumenbelastung für das Herz. Dem muß man Rechnung tragen. Leider wird das Ausdauertraining häufig ohne jegliche sportliche Voraussetzung begonnen und gleich die Leistung extrem gesteigert. Die Ursachen dafür sind Eitelkeit, Selbstüberschätzung oder totale Fehleinschätzung des eigenen körperlichen Zustandes.«

Wieder einmal gilt »Weniger ist mehr« und »Es ist nicht für jeden dasselbe gut«.

→ **Herzgesundheit:** Sport schützt das Herz
→ **Sport und Medizin:** Sport ist das beste Medikament

Quellen:

W. Kindermann, A. Urhausen: Plötzlicher Herztod beim Sport. Bundesinstitut für Sportwissenschaft (Hrsg.) Sport und Buch Strauß, Köln, 1999, S. 16 f.

C. Albert et al.: Triggering of sudden death from cardiac causes by vigorous exertion. New England Journal of Medicine 2000/343/S. 1355 ff.

R. Bartels: Körperliche Aktivität und plötzlicher Herztod. In: G. Samitz, G. Mensink (Hrsg.): Körperliche Aktivität in Prävention und Therapie: evidenzbasierter Leitfaden für die Praxis. Hans Marseille Verlag, München 2002, S. 227 ff.

R. Bartels et al.: Der Einfluß von körperlicher Aktivität auf die Inzidenz des plötzlichen Herztodes. Medizinische Klinik 1997/92/S. 319 ff.

R. Rost: Der plötzliche, nicht-traumatische Tod im Sport. Fortschritte der Medizin 1998/106/S. 103 ff.

M. Heinrich: Risiken beim Joggen. Laufzeit 1993/H. 6/S. 4. In: www.laufzeit-online.de/Archiv/1993/93-06-Risiken.htm

Sport stärkt die Abwehrkräfte

Ja, was so ein richtiger Sportsmann ist, strotzt nicht nur vor Muskeln, sondern auch vor Gesundheit. Okay, ein paar Verletzungen gehören dazu, aber die im sportlichen Wettkampf erworbenen Blessuren adeln den Athleten, wie weiland die Narben einen tapferen Recken. Triefende Nasen, Blasenreizung, Husten, Halsweh oder andere Zipperlein, die die Normalos plagen, kommen doch auf dem Feld der Sportlerehre nicht vor. Oder etwa doch?

Gerade im Spitzensport beschäftigt die Infektanfälligkeit von Athletinnen und Athleten viele Trainer und Sportärzte. Spätestens seit dem krankheitsbedingten Ausfall von Sebastian Coe und anderen Spitzenathleten vor den Olympischen Spielen von Seoul 1988 wurde das sogenannte Overtraining-Syndrom unter Fachleuten zu einem großen Thema. Hauptursache ist eine zu hohe Trainingsdichte (»Übertraining«) bei zu kurzen Erholungsphasen. Die Sportler fühlen sich müde und abgeschlagen, ihre Leistung läßt nach. Sie klagen über Schlafstörungen, Angstgefühle, Stimmungsschwankungen, Verlust der Libido und andere Unannehmlichkeiten mehr. Langstreckenläufer sind besonders häufig betroffen, aber auch zehn bis 20 Prozent der Schwimmerelite kennt das Phänomen.

Beim Overtraining-Syndrom treten vermehrt Infektionen der oberen Atemwege auf. Vieles spricht für den Zusammenhang zwischen (übermäßiger) körperlicher Anstrengung und Abwehrschwäche. In einer Beobachtungsstudie von 150 Ultramarathonläufern etwa wiesen diejenigen die meisten Krankheitssymptome auf, die die besten Zeiten erreichten und die die höchste Laufleistung pro Woche absolvierten. Ähnliches ergab eine Untersuchung mit 530 Teilnehmern an Straßenrennen. Bei ihnen konnte die Infektionsrate regelrecht anhand der gelaufenen Kilometer ausgerechnet werden. Das höchste Risiko hatten die, die mehr als 900 Meilen pro Jahr liefen (3,5fach erhöht), gefolgt von mehr als 500 Meilen (zweifach erhöht).

Aber auch ernstere Infektionen als Husten, Schnupfen, Heiserkeit werden mit Übertraining in Zusammenhang gebracht, etwa Herzmuskelentzündung durch das Bakterium *Chlamydia pneumoniae* oder das Pfeiffersche Drüsenfieber, das häufig in eine langandauernde chronische Müdigkeit mündet. Bekannte Opfer der infektiösen Mononukleose, wie diese Viruserkrankung auch heißt, waren die Tennisspielerin Barbara Rittner oder der Schwimmer Mark Warnecke. Verantwortungsbewußte Trainer achten deswegen peinlich genau darauf, genügend Pausen in die Trainingsprogramme ihrer Schützlinge einzubauen. Ist ein Athlet übertrainiert, hält der Leistungsabfall oft die ganze Saison hindurch an. Und so manche Sportkarriere endet dadurch vor der Zeit.

Viele Freizeitsportler sind sich der Gefahren durch Übertraining nicht bewußt oder unterschätzen das Problem. Sie sitzen dem ebenso beliebten wie falschen Motto »Was uns nicht umbringt, macht uns nur härter« auf und laufen bei ihrer Vorbereitung auf den nächsten Halbmarathon direkt in die Overtraining-Falle hinein. Dann kann man nur hoffen, daß ihr Arzt oder Heilpraktiker die wahre Ursache erkennt und nicht über Fehldiagnosen wie Candidabesiedlung des Darms oder Vitalstoffmangel unsinnige und teure Therapien einleitet. Ein übertrainierter Sportler braucht eigentlich nur eins: eine Pause vom Sport.

Im *Deutschen Ärzteblatt* weisen die Sportwissenschaftler Holger Gabriel und Wilfried Kindermann darauf hin, daß nicht nur langanhaltendes Übertraining eine Gefahr darstellt, sondern auch » die einmalige körperliche Überbeanspruchung während akuter Infektionen«. Das heißt, solange ein Infekt nicht auskuriert ist, sollte unter keinen Umständen trainiert werden.

Wer regelmäßig intensiv Sport treibt, schwächt also unter Umständen seine Körperabwehr. Wie aber steht's mit dem Gelegenheitswalker oder Biker? Hier wird meist von einer Stärkung des Immunsystems gesprochen. Die Gralshüter der sportmedizinischen Lehrmeinung, die Deutsche Gesellschaft für Sportmedizin und Prävention, meint dazu: »Regelmäßiges moderates Ausdauertraining vermag die Infektrate der oberen Luftwege, vermutlich auch die allgemeine Infektrate zu senken.«

Belege für diese These sind allerdings rar. Es gibt zwar Studien, wie die an einer Gruppe übergewichtiger Frauen, die nach einem Walkingtraining von 15 Wochen weniger Atemwegsinfektionen und einen Anstieg der sogenannten Killerzellen verzeichnete. Aber gesellige Wander- oder Fahrradtouren, die unter freiem Himmel stattfinden und eine erfreuliche Abwechslung zum Haushalts- oder Büroalltag darstellen, können alle möglichen positiven Effekte auf Körper und Psyche haben. Ein bißchen zusätzliche Bewegung läßt sich wunderbar mit Natur- und Gruppenerlebnissen vermischen. Aber alle segensreichen Wirkungen – so sie denn wirklich eingetreten sind – danach der körperlichen Aktivität zuzuschreiben, erscheint doch etwas verwegen. Das meint auch das renommierte Lehrbuch *Oxford Textbook of Sports Medicine.* Dort liest man von »unklaren Effekten auf das Immunsystem«, vor allem auch deshalb, weil so mancher Anstieg von Immunzellen nur sehr vorübergehend meßbar ist. Die Autoren halten es für keineswegs belegt, daß moderates Training einen größeren Effekt auf das Immunsystem hat.

Ein anderer Lehrbuchautor, der bekannte Immunologe Ivan Roitt, der ebenfalls auf die Problematik der Immunschwächung durch intensives Sporttreiben hinweist, faßt sich kurz: »An alle Joggingfanatiker und ähnliche Masochisten: Ihr seid gewarnt worden!«

→ **Ausdauersport:** Ausdauersportarten sind gesünder
→ **Sport und Medizin:** Sport ist das beste Medikament

Quellen:

F. Körner: Pause, bitte! Rheinische Post 15.11.2002

H. Gabriel, W. Kindermann: Immunsystem und körperliche Belastung: Was ist gesichert? Deutsche Zeitschrift für Sportmedizin 1998/49/Sonderheft 1/S. 93 ff.

Deutsche Gesellschaft für Sportmedizin und Prävention: 11:0 für die Gesundheit. 2003. In: http://www.dgsp.de/ds-e001.htm

G. W. Heath: Exercise and the incidence of upper respiratory tract infections. Medicine & Science in Sports & Exercise1991/23/S. 152 ff.

G. Pasvol: Infections in Sport Medicine. In: M. Marries et al.: Oxford Textbook of Sports Medicine. Oxford University Press, Oxford 1998, S. 327 ff.

I. M. Roitt et al. : Kurzes Lehrbuch der Immunologie. Thieme, Stuttgart 1995.

Isodrinks gleichen die Mineralienverluste beim Sport aus

Kaum rinnen die ersten Schweißperlen von der Stirn, greift der besorgte Freizeitsportler zum Isodrink. Glaubt man der Werbung, ersetzt der schnurstracks die Mineralstoffverluste durch Schwitzen. Natürlich ahnen die meisten Kunden, daß es sich bei dem teuren Schweißersatzstoff um simple Limonade handelt, allerdings eine, die mit ein paar Zusatzstoffen – meist Kochsalz, Magnesiumcarbonat und Kaliumphosphat – aufgepeppt wurde.

An diesen Stoffen besteht beim Breitensportler nun wirklich kein Mangel. Magnesiumcarbonat (E 504) wird (nicht selten ohne Deklaration) zur Kakaoherstellung, zur Aufbereitung von Trinkwasser, als Füllstoff für Kaugummi oder als Antiklumpmittel im Salzstreuer verwendet. Auch Phosphatzusätze bereichern unseren Speiseplan häufiger, als uns lieb sein kann: zum Beispiel in Schmelzkäse, Wurst oder Cola. Zu reichlicher Phosphat-Genuß leistet sogar dem Knochenschwund Vorschub. Glaubt der schwächelnde Traber auf seinem Laufband ernsthaft, er käme durch einen Mangel an Zusatzstoffen außer Puste?

Die Besonderheit der Isodrinks besteht darin, daß sie isoton sind oder sein sollen. Als isoton bezeichnet man Lösungen, die eine definierte Anzahl an gelösten Teilchen – egal welcher Art – enthalten. Das kann eine Lösung mit neun Promille Kochsalz sein oder aber eine mit fünf Prozent Traubenzucker. Wirklich wichtig ist diese an sich belanglose Eigenschaft einzig und allein, wenn die Flüssigkeit direkt ins Blut geleitet werden soll, beispielsweise als physiologische Kochsalzlösung (bekannt als »Tropf« im Krankenhaus).

Warum Sportgetränke die gleiche Konzentration an gelösten Teilchen enthalten sollen wie menschliches Blut, ist schwer zu sagen. Denn Schweiß ist nicht »iso«-, sondern »hypo«-ton: Er enthält vor allem Wasser und möglichst wenig Mineralstoffe. Schließlich soll er den erhitzten Körper via Verdunstung kühlen und nicht salzen.

Richtig ist aber, daß wir mit dem Schweiß auch etwas Salz ausscheiden. Starkes Schwitzen über einen langen Zeitraum kann sogar zu Natriummangel führen. Allerdings haben die Hersteller damit ein kleines Problem: Sie können ihren Brausen nur sehr bedingt Natrium zusetzen, denn Salzwasser schmeckt nicht nur widerwärtig, sondern fördert auch den Brechreiz. Und genau das torpediert den wichtigsten sportmedizinischen Nutzen der Drinks: Die sollen vor allem schmackhaft sein, damit der Sportler auch ausreichend trinkt, denn an der Flüssigkeitszufuhr hapert es nach Ansicht der Fachleute am häufigsten. Will sagen, der Sportler sollte trinken, sobald er Durst verspürt – und nach Möglichkeit etwas, das ihm schmeckt. Die zahlreichen Studien, die sich dem möglichen Nutzen von Isodrinks gewidmet haben, konnten letztlich nur eins zeigen: Isodrinks verbessern die Leistungsfähigkeit des Freizeitsportlers im Vergleich zu Apfelschorle in der Praxis nicht.

Theoretisch wären Isodrinks zumindest etwas für Ausdauersportler, die oft genug an die Grenze ihrer Leistungsfähigkeit gehen. Aber die Unterschiede von Mensch zu Mensch sind viel zu groß. Am Ende eines Marathons oder eines Triathlons leidet ein Teil der Läufer unter Natriummangel, ein anderer an Natriumüberschuß. Die einen haben zuviel Wasser getrunken, und die anderen sind dehydriert. Wer dabei die Hauptrolle als Verursacher spielt, die sportmedizinische Ernährungsberatung oder die dubiosen Drinks, sei dahingestellt. Deshalb ist es allemal vernünftiger, ganz nach persönlicher Vorliebe zu trinken.

Ganz nebenbei: Entsprächen die Behauptungen der Werbung für Isodrinks den Tatsachen, dann stünde es schlimm um die vielen Menschen, die ihre Brötchen im wahrsten Sinne des Wortes »im Schweiße ihres Angesichts« verdienen. Die in der prallen Sonne im Straßenbau arbeiten, am Hochofen Stahl gießen oder unter Tage im Bergwerk schuften – und das Tag für Tag acht Stunden lang. So mancher arme Isodrink-Schlucker dürfte dennoch in Anbetracht von deren Kraft und Fitneß vor Neid erblassen…

Andererseits: Wenn die eher mäßigen Verluste an Mineralien im Schweiß bereits die Aufmerksamkeit der Fachwelt finden, verbunden mit der Empfehlung, allfällige Einbußen gezielt zu ersetzen, muß die Frage erlaubt sein, wie es um die Mineralstoffe bestellt ist, die der Sportexperte beim gewöhnlichen Pinkeln verliert? Müßte er eigentlich nicht alle seine Ausscheidungen sofort durch sportive Spezialnahrung ersetzen? Kleinkinder trennen sich nur ungern vom Inhalt ihres Töpfchens. Veranlaßte diese Einsicht in die Befindlichkeit der Nation die Marketingstrategen dazu, ihren narzißtischen Kunden die unter Mühen hervorgebrachten Schweißtropfen in Dosenform vorzuhalten?

Alles in allem ist deshalb dem eindeutigen Urteil der Deutschen Gesellschaft für Ernährung beizupflichten: »Spezielle isotonische Getränke sind für den Breitensportler unnötig.« Oder man hält es mit dem Fachblatt *Getränkemarkt*, das mit noch weniger Worten auskam: »Geschäft mit der Dummheit«.

→ **Energydrinks:** Energydrinks bringen mehr Leistung

→ **Sauerstoffwasser:** Sauerstoffwasser bringt Power

Quellen:

G. K. Beauchamp: The human preference for excess salt. American Scientist 1987/75/S. 27 ff.

R. L. Huggins et al.: Preferred salt levels and salt taste acuity in human subjects after ingestion of untastet salt. Appetite 1992/18/S. 111 ff.

R. J. Maugham, S. M. Shirreffs: Fluid and electrolyte loss and replacement in exercise. In: M. Harries et al. (Hrsg.): Oxford Textbook of Sports Medicine. Oxford University Press 1998, S. 97 ff.

A. Piendl, J. Habermeier: Über die physiologische Bedeutung des osmotischen Druckes von Sportgetränken. Monatsschrift für Brauwissenschaft 1995/48/S. 162 ff.

Anon: Geschäft mit der Dummheit. Getränkemarkt 1991/H. 10/S. 79 ff.

Deutsche Gesellschaft für Ernährung DGE (Hrsg.): Ernährungsbericht 1992. Frankfurt a.M. 1992

Joggen ist ein idealer Sport für Frauen

Nimmt man die Beliebtheit als Maßstab, so steht das Joggen gerade bei Frauen hoch im Kurs. Betrachtet man die Verletzungen, so sind sie wieder einmal gegenüber ihren männlichen Geschlechtsgenossen benachteiligt. Dreimal häufiger als Männer leiden sie unter schmerzhaften Haarrissen in den Knochen, die nicht selten in Ermüdungsbrüchen enden. »Typisch ist der schleichende Beginn der Schmerzen, die bei Belastung zunehmen und persistieren«, erklärt Professor Klaus Scheele, Bremen. »Auch ist der Schmerz lokalisiert, oft auf nur einen Punkt, dabei kann jeder Schritt schmerzhaft sein.«

Das Syndrom der morschen Knochen ist kein neues Phänomen: Erstmals waren derartige Ermüdungsbrüche bei Rekruten beobachtet worden, als Folge langer Fußmärsche. Der Entdecker gab ihnen deshalb den Namen »Marschfrakturen«. Heute, wo sich viele Menschen ganz ohne Kasernenhof, aus freien Stücken, dem Laufdrill unterziehen, treten diese Brüche vorzugsweise in der Zivilbevölkerung auf. Sie sind beispielsweise ein Kennzeichen der sogenannten athletischen Triade, einem typischen Krankheitsbild bei jungen Frauen, die versuchen, mit Kalorienzählen und Rennen ihr Gewicht zu kontrollieren. Später, nach der Menopause, kommt es aufgrund des Östrogenmangels vor allem bei schlanken Frauen – also gerade jenen mit Hang zum Dauerlauf – zu osteoporotischen Veränderungen, die ebenfalls Ermüdungsbrüche begünstigen.

Weil sich Haarrisse auf dem Röntgenbild schlecht erkennen lassen, wurden sie lange unterschätzt. Aber zum Glück für die Joggerinnen gibt es mit der Kernspintomographie und dem Knochenszintigramm diagnostische Methoden, mit denen man auch Haarrissen zuverlässig auf die Spur kommt. Und zum Glück für die Sportmedizin sind diese Methoden nicht nur sündhaft teuer, sondern werden auch noch von der Kasse bezahlt.

Mechanische Belastungen treten beim Joggen allerdings nicht nur am Skelett auf. Manchmal entzünden sich auch die Brustwarzen, wenn sie im Laufrhythmus an der Kleidung scheuern. Nicht selten kommen Unentwegte mit blutigen Brüsten in die Sprechstunde. Eine gewisse Erleichterung verschafft der passende BH, das Überkleben bzw. das regelmäßige Fetten der

Warzen. »Joggernippel«, wie Sportmediziner das Symptom despektierlich nennen, sind im übrigen kein rein weibliches Problem.

Zu besonderer Zurückhaltung rät Janet T. Wallace von der Universität Bloomington stillenden Joggerinnen. Sie erkannte, daß man nicht gleich an eine gestörte Mutter-Kind-Beziehung denken sollte, wenn Säuglinge sich weigern, an der Brust ihrer sportlichen Mama zu nuckeln. Vielleicht ist ja nur die Milch sauer. Bekanntlich steigt nach körperlicher Aktivität die Laktat-, sprich die Milchsäure-Konzentration im Blut und damit natürlich auch im Brustsekret. Wallace' Messungen ergaben, daß bereits mäßiges Jogging das Laktat so stark ansteigen läßt, daß so manche Muttermilchprobe von erwachsenen Testpersonen als »sauer« empfunden wird. Folge des mütterlichen Bewegungsdrangs: Die Säuglinge treten in den Hungerstreik. Wer trinkt schon gern verdorbene Milch?

→ **Athlet:** Die athletische Triade ist eine olympische Disziplin
→ **Osteoporose:** Sport schützt vor Osteoporose
→ **Ausdauersport:** Ausdauersportarten sind gesünder
→ **Waldlauf:** Waldläufe sind die gesündeste Form des Dauerlaufs

Quellen:

K. Scheele: Morsche Knochen durchs Joggen? Münchner Medizinische Wochenschrift 2002/144/H.14/S.16

F. Mayer et al.: Verletzungen und Beschwerden im Laufsport. Deutsches Ärzteblatt 2001/98/S. A1254 ff.

F. Mayer et al.: Achillessehnenbeschwerden im Laufsport – eine aktuelle Übersicht. Deutsche Zeitschrift für Sportmedizin 2000/51/S. 161 ff.

C. M. Lebrun CM: The female athlete. In: M. Harries et al. (Hrg.): Oxford Textbook of Sports Medicine. Oxford University Press, Oxford 1998, S. 743 ff.

G. Stuckmann: Die heiteren Invaliden oder vom Risiko der Fitneß. In: http://www.uni-bonn.de/~umm705/Sport1.htm

Auf das richtige Schuhwerk kommt es an

Wer sich unter ungewöhnlichen Bedingungen fortbewegt, braucht dazu das passende Schuhwerk, egal ob er Schlittschuh läuft, über Felsen kraxelt oder in einem Stahlwerk schafft. Während bei den genannten Tätigkeiten Einigkeit in Hinblick auf die angemessene Fußbekleidung herrscht, ist dies im Falle des Joggens bis heute nicht befriedigend geklärt. Zwar hat sich die Sportwissenschaft zu klaren Empfehlungen durchgerungen und auch die Hersteller von Sportbekleidung haben sich nicht lumpen lassen und zahlreiche Schuhe kreiert, die selbst für einen gut gefüllten Geldbeutel eine sportliche Herausforderung darstellen. Dennoch gibt es Zweifel an der Seriosität der medizinischen Ratschläge sowie der werblichen Versprechen.

Denn parallel zum stark gestiegenen Laufkomfort stieg leider auch »die Bedeutung von belastungsabhängigen Beschwerden enorm«, moniert Frank Mayer, seines Zeichens Sportarzt an der Universität Tübingen: »Aktuelle Daten zeigen, daß in jüngerer Zeit – möglicherweise als Folge veränderter Schuhkonstruktion – eine Veränderung der Beschwerdemuster mit zunehmender Betonung von Achillessehnenbeschwerden eingetreten ist.« Will sagen, die so warm empfohlenen Schuhe sind womöglich nicht unschuldig an den neuen Malaisen der Jogger. Wie konnte das passieren? Hatte man nicht jahrelang luft- und gelgepolsterte Latschen empfohlen, damit ein Jogger, der über den Großstadt-Asphalt hechelt, unter seinen feuchten Füßen moosbedeckten Waldboden zu spüren meint? Schließlich weiß inzwischen jedes Kind, daß der weiche Untergrund eine Labsal für die Gelenke ist, weil er die Stöße besser abfedert als Beton oder Asphalt.

Und tatsächlich, der Anteil der Knieprobleme sank, nachdem die Läufer Schuhe und Gelände gewechselt hatten. Dafür nahmen allerdings die Beschwerden in anderen Körperregionen massiv zu. Das betrifft bei Freizeitsportlern vor allem Bandscheibenprobleme an der Lendenwirbelsäule (Hexenschuß); bei Profis versagen die Achillessehen ihren Dienst. Ärzte der Universität Tübingen und Stuttgart haben dafür auch eine Erklärung: »Die steigende Anzahl an Achillessehnenbeschwerden [könnte] auf längere Hebelarme durch einen hohen Abstand zwischen Ferse und Boden im Schuh und die unruhigen Laufuntergründe zurückzuführen sein.« Deshalb werden die bisherigen Empfehlungen inzwischen »kritisch gesehen«.

Gerade die teuersten Schuhe machen manchmal alles nur noch schlimmer. Denn seit Fachleute herausgefunden haben, daß die Beine beim Menschen zwar paarweise und spiegelbildlich angeordnet sind, aber sich dennoch in gewissen Details unterscheiden, werden nun fleißig unterschiedliche Beinlängen und Asymmetrien in der Beinstellung ausgemessen und die Fehler der Natur mit individuellem Schuhwerk korrigiert. Schließlich sollen Achsenfehlstellungen und Beinlängendifferenzen zu Laufbeschwerden führen. Doch gewöhnlich ist der menschliche Körper anpassungsfähig und entwickelt zahlreiche Strategien, um kleinere Differenzen automatisch und unmerklich auszugleichen. Eine mutwillige orthopädische Korrektur der körpereigenen Korrektur endet dann unter Umständen mit neuen Problemen: »Nicht selten können deshalb zusätzliche Beschwerden bei einer Korrektur statisch erfaßter Achsen- oder Längenabweichungen ausgelöst werden«, sagt Frank Mayer.

Sportärzte geben die Verletzungsrate von Joggern mit circa 30 Prozent an. Kein verantwortungsbewußter Arzt hätte ein Medikament, eine Therapie oder eine Vorbeugemaßnahme, die schon während der Anwendung so viele gesundheitliche Probleme nach sich zieht, einem Kranken empfohlen, geschweige denn einem Gesunden. Angesichts dieser Verletzungsrate haben sich Sportmediziner natürlich den Kopf zerbrochen, wie wirksame Abhilfe aussehen sollte. Die Antwort hätten wir uns denken können: Nein, nicht weniger Laufen, Sportmediziner empfehlen natürlich mehr Sport. Durch zusätzliche Gymnastik, Aquajogging und Stretching-Übungen sowie durch Kauf des richtigen Schuhwerks (ja, welches nun?) könne man den Beschwerden vorbeugen bzw. die Verletzungsrate verringern.

Ein gewisser Geschäftssinn ist der Branche nicht abzusprechen. Schließlich hätte auch ein Wirt seinen Beruf verfehlt, würde er einem Gast, der nach durchzechter Nacht über Übelkeit und Kopfschmerz klagt, raten, in Zukunft einfach etwas weniger zu trinken. Das alte Sprichwort gilt im Sport wie anderswo: Nur Übung macht den Meister.

→ **Ausdauersport:** Ausdauersportarten sind gesünder
→ **Sport und Medizin:** Sport ist das beste Medikament
→ **Gesundheitswesen:** Sport senkt die Krankheitskosten

Quellen:

F. Mayer et al.: Verletzungen und Beschwerden im Laufsport. Deutsches Ärzteblatt 2001/98/S. A1254 ff.

F. Mayer et al.: Achillessehnenbeschwerden im Laufsport – eine aktuelle Übersicht. Deutsche Zeitschrift für Sportmedizin 2000/51/S. 161 ff.

Sport verhindert den Jojo-Effekt

Wie wir mittlerweile alle wissen, bringen nicht nur Schokoriegel verbrauchte Energie sofort zurück. So ziemlich alle Sorten abgehungerter Kilokalorien pflegen sich bereits nach kurzer Zeit wieder bumerangmäßig auf den Hüften breit zu machen. Trotzdem läßt der Diäteifer kaum nach, nur daß jetzt zusätzlich noch erhöhte körperliche Aktivität angesagt ist.

Aber kann man den gefürchteten Jojo-Effekt mit Sport wirklich vermeiden? Die schlechte Nachricht zuerst: Nein, kann man nicht. Der schwache Trost: Er läßt sich ein wenig aufschieben und/oder verringern. Das ist in dürren Worten die Zusammenfassung einer umfangreichen Auswertung wissenschaftlicher Studien, die die International Agency for Research on Cancer im Auftrag der Weltgesundheitsorganisation (WHO) durchgeführt und in einem Handbuch zu »Gewichtskontrolle und körperlicher Aktivität« veröffentlicht hat. Dabei war die Zahl wirklich aussagekräftiger Untersuchungen wie so oft relativ klein: Nur elf randomisierte und kontrollierte Studien konnten ausgewertet werden. In solchen Studien weist man die Teilnehmer nach dem Zufallsprinzip der Test- oder der Kontrollgruppe zu. So wird vermieden, daß man – absichtlich oder versehentlich – Menschen mit einem bestimmten Merkmal gehäuft in einer Gruppe zusammenfaßt und dadurch das Ergebnis beeinflußt wird. Unterschiedlich hohe Raucheranteile oder sehr große Gewichtsunterschiede zwischen den Gruppen könnten solche Einflußgrößen sein.

Acht der erwähnten Studien hatten die verstärkte körperliche Aktivität in die Gewichtsreduktionsphase integriert. Zwölf oder 18 Monate nach Abspeckende wurden die Teilnehmer wieder gewogen. Wer zusätzlich zur Diät Sport getrieben hatte, konnte dem Jojo-Effekt damit nur in zwei der Studien ein Schnippchen schlagen. Die anderen sechs fanden keinen Einfluß auf die erneute Gewichtszunahme.

In den restlichen drei Studien ging man anders vor. Hier wurden die Teilnehmer erst nach der Abnehmphase auf sogenannte Interventionsgruppen verteilt. Interventionen sind gezielte Maßnahmen, zum Beispiel regelmäßiges Training oder intensive Beratung, die sich in diesem Fall für sechs bzw. zwölf

Monate anschlossen. Nach weiteren sechs, zwölf bzw. 24 Monaten wurden die Gewichtszunahmen verglichen. Die erste Studie fand heraus, daß Bewegung genauso gut oder schlecht zum Gewichthalten taugt wie verschiedene andere therapeutische Methoden. In der zweiten hatten die sportelnden Teilnehmer deutlich mehr Gewicht zugelegt als diejenigen, die nur beraten worden waren. In der dritten brachten die Aktiveren mehr auf die Waage zurück als die weniger Aktiven. Auch wenn dies nur wenige und schwer vergleichbare Ergebnisse sind: Von einem erfolgreichen Kampf gegen den Jojo-Effekt kann gewiß nicht die Rede sein.

Vielleicht kommt man mit einem anderen Ansatz weiter. Für eine amerikanische Studie wurden 40 Frauen mit einem Durchschnittsgewicht von knapp 90 Kilogramm zufällig auf zwei Gruppen verteilt. Alle erhielten vier Monate lang eine 1200-kcal-Diät. Zusätzlich gingen die einen dreimal pro Woche für 30 bis 45 Minuten zum Training in ein Fitneßstudio, die anderen wurden angehalten, an mindestens fünf Tagen pro Woche ihren allgemeinen Aktivitätsgrad für 30 Minuten zu erhöhen. Vorgeschlagen wurde Treppen steigen statt Aufzug fahren, zu Fuß gehen statt Auto fahren und ähnliches. Zur Kontrolle erhielten diese Frauen einen Bewegungsmesser. Nach vier Monaten hatten beide Gruppen gleich viel abgenommen, im Schnitt acht Kilogramm. Für die einjährige Nachbeobachtungszeit erhielten alle Frauen genaue Instruktionen, wie sie ihr Aktivitätslevel aufrechterhalten konnten. Außerdem trafen sich die Teilnehmerinnen alle drei Monate zum Erfahrungsaustausch und zur Gewichtskontrolle. Zwölf Monate später hatte die »Alltags«-Gruppe ihr Gewicht in etwa gehalten, während die Sportlerinnen bereits wieder etwas mehr auf die Waage brachten. Offenbar fiel es den Frauen mit den verstärkten Alltagsaktivitäten leichter, diese durchzuhalten.

Die praktische Schlußfolgerung liegt auf der Hand: Spülen Sie einfach Ihr Geschirr wieder mit der Hand, lassen Sie den Aufzug links liegen, wenn Sie vom Einkauf zurückkommen, und steigen Sie lieber vollbepackt die Treppen hinauf. Wer's besonders gut machen möchte, der schafft seine Waschmaschine ab und wäscht am besten wieder mit Großmutters Waschbrett. Das verbraucht satt Kalorien! So haben Sie zumindest statistisch die besseren Chancen, etwas schlanker zu werden und zu bleiben, als wenn Sie ins Fitneßstudio rennen oder dem Lauftreff Ihrer Krankenkasse die Ehre geben. Allerdings kann es sein, daß Sie am Abend ziemlich alt aussehen, nach einer anständigen Portion Bratkartoffeln mit Eiern und Speck gieren und jene Zeitgenossen beneiden, die weiterhin die Wohltaten einer modernen Zivilisation nutzen und so mehr vom Leben haben.

→ **Gewicht:** Sport macht schlank
→ **Chitosan:** Chitosan bindet das Nahrungsfett und schleust es aus dem Körper
→ **MCT:** MCT-Fette führen zu dauerhafter Gewichtsabnahme
→ **Fettabsaugen:** Fettabsaugen verhindert den Jojo-Effekt

Quellen:

WHO, International Agency for Research on Cancer: IARC Handbooks of Cancer Prevention. Vol. 6. Weight Control and Physical Activity. Lyon 2002.

R. Andersen et al.: Effects of Lifestyle Activity vs Structured Aerobic Exercise in Obese Women. Journal of the American Medical Association 1999/281/S. 335 ff.

Sport verbraucht mächtig Kalorien

Das mit dem Kalorienverbrauch ist im Prinzip richtig. Aber die Menge? Zum Glück fehlt es nicht an höchst präzisen Angaben in Nachschlagewerken aller Art. Wer in 30 Minuten 4,5 Kilometer auf ebenem Gelände radelt, verbraucht 150 Kilokalorien, lesen wir. Auf hügeligem Grund schnellt der Wert sogar auf das Doppelte. Toll, aber glauben Sie's trotzdem nicht! Denn wie viele Kalorien Sie verbrauchen, hängt von Ihrem persönlichen, ganz individuellen Körper ab. Ein großer, schwerer Mensch schleppt wesentlich mehr Kilos mit sich herum als ein kleiner Dünner. Entsprechend mehr Energie benötigt er, um sich fortzubewegen. Außerdem schwankt der »Verbrauch« des Menschen ganz erheblich, je nachdem wie der »Verbrennungsmotor«, sprich Stoffwechsel, ausgelegt ist. Der Trainingszustand spielt ebenfalls eine Rolle: Je durchtrainierter der Körper, desto geringer sein Verbrauch.

Nicht zu vernachlässigen sind auch die äußeren Umstände. Wer sich durch Extra-Bewegung »überflüssiger Pfunde« entledigen will, sollte bedenken: Je kälter es ist, desto größer der kalorische Effekt. Besonders wirksam ist das Schwimmen im kalten Wasser. Nicht nur, weil der Körper mehr Energie zum Heizen braucht, sondern auch, weil das Wasser bei etwa null Grad Celsius einen doppelt so hohen Widerstand bietet wie mit 25 Grad. Der Schwimmer braucht also für die gleiche Strecke viel mehr Kraft. Allerdings sollte er sich davon nicht allzuviel erhoffen. Denn bei regelmäßiger Übung wird der Körper im Gegenzug die Speckschwarte verstärken, um sich besser zu isolieren.

Wie wär's zur Abwechslung mit Bergsteigen im Hochgebirge? In großer Höhe ändert sich der Stoffwechsel ein wenig, und ab etwa 5000 Meter über Meereshöhe verlieren viele Menschen den Appetit, egal ob sie herumkraxeln oder nicht. Ab 6500 Metern mag niemand mehr essen. Aber selbst wer normal ißt – Bergsteiger tun dies schon allein aus Gründen der Vernunft –, verwertet die Energie schlechter, so daß auch bei ausreichender Energiezufuhr ein Gewichtsverlust einsetzt. Insofern wären Reisen ins Hochgebirge ein probates Mittel, um ohne Anstrengung und Heißhunger-Attacken allein durch die dünne Höhenluft ein paar Pfund abzunehmen. Leider ist der Körper mit solch sinnigen Tricks nicht wirklich zu überlisten. Sobald der Klettermaxe wieder auf 4500 Meter absteigt, holt er den Verlust schnell wieder auf.

Natürlich gibt es noch mehr Optionen, mit denen der Sportsfreund seinen Kalorienverbrauch steigern kann. Wer sich statt zu wandern dem Nordic Walking zuwendet, toppt den energetischen Output: »Nordic Walking«, so lesen wir, ist nicht nur »die beste Outdoorsportart zur Rehabilitation von Sportverletzungen«, sondern auch ideal »zur Gewichtsreduktion«. Eine Untersuchung des Cooper Instituts in Dallas habe ergeben, »daß beim Nordic Walking bis zu 46 Prozent mehr Kalorien verbrannt (…) werden«. Tja, wer beim Gehen nicht nur die Beine, sondern auch noch die Arme bewegt und dabei die schicken Stöckchen schwingt, verbraucht eben mehr Energie. Unser Tip an die ganz ausgebufften Kalorienverbrenner: Vergessen Sie den Rucksack nicht – je schwerer, desto effektiver. Wie wär's mit ein paar Dosen Bier drin? Aus dieser Perspektive ist sogar der Bierbauch ein Gewinn: Er verbraucht genauso viele Kalorien wie ein Rucksack – und man kommt nie in Versuchung, ihn aus Bequemlichkeit einfach abzuschnallen!

Wem das Eisbaden zu kalt, das Hochgebirge zu anstrengend und das Wandern mit Skistöcken zu affig ist, dem vermag die Wissenschaft elegantere Methoden zum Energieverbrauch anzubieten. Ausführliche Tabellen erlauben es jedem Interessierten, sein persönliches Hobby zu wählen. Hier ein paar Vorschläge: Sie jagen gerne? Kein Problem, wenn Sie das richtige Wild wählen. Forscher haben herausgefunden, daß das Jagen von Fasanen 20 Prozent mehr Kalorien verbraucht als die Jagd von Karnickeln. Ganz schlecht ist die Entenjagd, der kalorische Bedarf ist nur halb so hoch wie beim Schießen auf die hoppelnden Nager.

Sie machen gerne Musik? Mit dem richtigen Instrument purzeln zumindest theoretisch die Pfunde, ganz ohne Heimtrainer. Der Fachmann rät zum Schlagzeug oder vielleicht auch noch zur Rock'n'Roll-Gitarre. Nicht so günstig ist aus dieser Weltsicht die Beherrschung der klassischen Gitarre, ihr Spiel verbraucht ein Drittel weniger Kalorien. Am Ende der Skala steht das Akkordeon, vermutlich weil es im Sitzen gespielt wird und dabei so gemütlich wirkt. Und vergessen Sie nicht: Schnelle Stücke verpulvern mehr Energie als langsame.

Wer will, kann sein ganzes Leben nach Kalorientabellen leben. Selbst beim Essen verbrauchen Kauen und Schlucken noch etwas Energie. Sportwissenschaftler haben ermittelt, daß am Stehimbiß mehr Kalorien »verbrannt« werden als in einem gemütlichen Restaurant im Sitzen. Und wenn Sie Ihren Tischnachbarn dabei auch noch vollquatschen, wird der Effekt noch weiter gesteigert. Ernährungswissenschaftler haben Bahnbrechendes geleistet und herausgefunden, daß der Energieverbrauch speziell beim Kaugummikauen vergleichsweise hoch ist. Bei den hochwissenschaftlichen Berechnungen bleibt nichts ausgespart, nicht einmal der Gang zum Örtchen. Sie ahnen wahrscheinlich schon, daß Stehpinkeln aus Sicht der Fitneß besser ist als artiges Sitzen.

Und wie steht's mit Sex als Energiefresser? Recht gut, wenn man's richtig anpackt! Nach den Ermittlungen der Forscher hat passives Verhalten leider keinerlei Effekt. Wenn Ihnen jemand an die Wäsche will, ist Mitarbeit Trumpf! Bereits eine »mäßige Anstrengung«, so Sportpapst Ralph Paffenbarger Jr., erhöht den Verbrauch um 30 Prozent. Ein leidenschaftlicher Akt (»vigorous effort«) bringt nach seinen Erkenntnissen glatte 50 Prozent! Aber das Beste – aus sportmedizinischer Sicht – kommt danach: Beim anschließenden Duschen und namentlich beim Abtrocknen verbrauchen Sie dreimal soviel Kalorien wie beim »vigorous effort«. Endlich eine faire Chance für Warmduscher!

Zum Abschluß dieses Streifzugs durch die aktuelle Fachliteratur vielleicht noch ein Tip: Ein Organ mit besonders hohem Kalorienverbrauch gilt es für die Fitneßszene noch zu entdecken. Es ist weder ein Muskel noch die Leber, sondern – man höre und staune – das menschliche Gehirn. Obwohl es nur zwei Prozent der Körpermasse ausmacht, beansprucht es 20 Prozent der zugeführten Energie. Beim Neugeborenen sind es sogar 60 Prozent. Leider besteht die Hauptarbeit des Hirns nicht aus bewußtem Denken, sondern aus zahllosen unbewußten Steuerungsfunktionen wie etwa der Regulation von Hunger, Appetit und Körpergewicht. Aber wäre es nicht mal einen Versuch wert, statt zu joggen gegen die Stoppuhr Matheaufgaben zu lösen? Und Finger weg vom Taschenrechner!

Was bleibt? Die simple Erkenntnis, daß jeder Mensch anders ist und der kalorische Effekt des Sports daher im Einzelfall nicht aus Tabellen entnommen werden kann. Aber im Grunde ist diese Einsicht völlig belanglos: Mangelt es dem Körper an Energie, tritt zunächst Erschöpfung ein, und dann regt sich der Hunger – solange bis alles wieder im gewohnten Gleichgewicht ist. Ohne diese unbewußte Leistung seines Gehirns wäre kein Organismus lebensfähig. Stellen Sie sich vor, Sie verzehren jeden Tag die Kalorien von nur zwei Bissen Käsebrot zuviel. Dann würden Sie, wenn die Berechnungen der Ernährungswissenschaftler stimmen, am Ende Ihres Lebens locker 200 Kilo wiegen. Das ist allerdings noch nichts gegen die Gefahr, jeden Tag ein paar Schritte zuviel zu laufen: Dann müßten Sie sich nämlich innerhalb einiger Jahrzehnte durch kalorischen Mangel in Luft auflösen ...

→ **Gewicht:** Sport macht schlank
→ **Schlaf:** Wer lange schläft, wird schneller dick
→ **Fernsehen:** Fernsehen macht dick

Quellen:

M. J. Tipton, F. S. C. Golden: Immersion in cold water: effects on performance and safety. In: M. Harries et al. (Hrsg.): Oxford Textbook of Sports Medicine. Oxford University Press, Oxford 1998, S. 241 ff.

J. S. Milledge: Altitude. In: M. Harries et al. (Hrsg.): Oxford Textbook of Sports Medicine. Oxford University Press, Oxford 1998, S. 255 ff.

B. E. Ainsworth et al.: Compendium of physical activities: classification of energy costs of human physical activities. Medicine & Science in Sports & Exercise 1993/25/S. 71 ff.

Anon: Gesundheits- und Trainingsaspekte. In: http://www.nordic-walking-online.de/Gesundheit.html

F. Gutzwiller: Sport und Bewegung – Grundlage für die Gesundheit. In: http://www.svl.ch/svlimmat_sporthealth.html

British Nutrition Foundation Task Force: Obesity. Blackwell, Oxford 1999

R. Hicks: Food for thought. New Scientist 14.7.2001, S. 113

J. Levine, P. Baukol: The energy expended in chewing gum. New England Journal of Medicine 1999/341/S. 2100

C. G. Ratzin Jackson: Overwiev of human energy transfer and nutrition. In: I. Wolinsky (Hrsg.): Nutrition in Exercise and Sport. CRC, Boca Raton 1998, S. 159 ff.

A. Gibbons: Solving the brain's energy crisis. Science 1008/280/S. 1345 ff.

Kreatin erhöht die Leistung

Wenn's um Leistungssteigerung im Sport geht, interessieren sich plötzlich Menschen für Biochemie, die in ihrer Schulzeit die entsprechenden Fächer gern für erholsame Nickerchen oder Kreativbeschäftigungen genutzt haben. Nur kompliziert darf es noch immer nicht werden. Also lautet die simple Formel: Kreatin liefert dem Muskel Energie – und die ebenso simple Schlußfolgerung: Mehr Kreatin bringt mehr Energie und damit mehr Leistung. Auf diesem Denken beruht der Kult, den man in Sportlerkreisen um den Eiweißstoff treibt. Aber leider wird mal wieder zu kurz gedacht.

Kreatin ist im Grunde eine ganz »natürliche« Substanz: Muskelfleisch enthält bis zu fünf Gramm pro Kilo. Mit unserer Nahrung nehmen wir im Schnitt etwa ein Gramm am Tag auf, die restlichen ein bis zwei Gramm, die der Körper darüber hinaus benötigt, produziert er in Leber, Nieren und Bauchspeicheldrüse selbst. Professor Alfred Maelicke, Biochemiker an der Universität Mainz, frozzelte, Kreatin sei »ein sehr ›demokratisches‹ Aufputschmittel« – gebe es doch »sogar Vegetariern die Chance, besondere Höchstleistungen zu erbringen«!

Die Kreatin-Werbung hat nun aber keineswegs nur sportelnde Vegetarier im Visier, sondern alle, die Kraft zu brauchen glauben. Denen empfehlen die Anbieter gleich 20 Gramm pro Tag. In Naturalien müßte der Sportsfreund bis zu sieben Kilo Steaks verdrücken, um auf die gleiche Menge des angeblichen Kraftstoffs zu kommen! Da das kaum zu schaffen ist, braucht jedermann eine Extraportion per Tablette. Man will sich beim nächsten Besuch im Sportstudio ja nicht blamieren. Einen Vorteil hat Kreatin im Unterschied zu den meisten anderen Mittelchen, die nach dem Verzehr erst gar nicht dort im Körper ankommen, wo sie ihr vorzügliches Wirken entfalten sollten: Im Falle von Kreatin läßt sich der Gehalt im Muskel sogar um bis zu 40 Prozent steigern. Aber was bringt die Superdosis wirklich?

Auf jeden Fall nicht das, was man von ihr erwartet und was man Millionen von zahlenden Kunden versprochen hat: dauerhafte Steigerung der Muskelleistung. Im Muskel hat das Kreatin die Aufgabe, im Fall der Fälle schnell Energie bereitzustellen. Etwa, um angesichts eines Säbelzahntigers bei »drei« auf den Bäumen zu sein. Wer von da aus weiterklettern möchte, braucht andere Formen der Energieversorgung. Selbst wenn der Muskel mit Kreatin vollgepumpt ist, taugt es immer nur für solche Blitzaktionen. Das zeigen auch zahlreiche Studien. So ließ sich fast nur unter Laborbedingungen und nur bei kurzzeitiger, wiederholter Maximalbelastung (unter 30 Sekunden) mit reichlich Erholungsphasen eine Leistungssteigerung beobachten. In der sportlichen Praxis waren die Ergebnisse ziemlich durchwachsen. Wiederholt konnte nicht einmal bei Sprintern positive Effekte festgestellt werden. Bei Ausdauersportlern fielen die Resultate erwartungsgemäß negativ aus. Fazit: Außer Spesen nix gewesen.

Während die erwünschten Wirkungen also weitgehend ausbleiben, lassen die unerwünschten nicht lange auf sich warten. Das hängt damit zusammen, daß der Kreatinhaushalt im Körper der berühmten Homöostase unterliegt. Was so kompliziert klingt, ist eine wichtige Voraussetzung für das Überleben unseres Körpers: Er muß sein Inneres, das heißt, die Wirkstoffpegel, unter Kontrolle haben und konstant halten. Deshalb paßt er seine Kreatin-Produktion an die Zufuhr an. Aus diesem Grunde haben Vegetarier die gleichen Kreatingehalte im Muskel wie Steakesser. Eine erhöhte Zufuhr unterdrückt die Eigenproduktion, was nach den Worten von Professor Maelicke »eine Reihe von Störungen im Stoffwechsel« bewirkt.

Die Folgen haben besonders die Ausdauersportler zu tragen. Sie erreichen unter Umständen das genaue Gegenteil von dem, was sie beabsichtigten: Die erhöhte Kreatinaufnahme führt zu einer vermehrten Wassereinlagerung. Das bedeutet Muskelprobleme durch Krämpfe, Verhärtung, Faserrisse und weniger statt mehr Leistung. Solche Muskelrisse sind besonders beim Herzmuskel kritisch. Lediglich Bodybuilder freuen sich, wenn Wassereinlagerungen die Muskeln quellen lassen (Gewichtszunahme etwa ein bis drei Kilo). Ob diverse Todesfälle in dieser Szene auf den Konsum von Kreatin zurückzuführen sind, steht zwar in der Diskussion, ist angesichts der vielen anderen eingeworfenen Pillen aber wohl kaum stichhaltig zu beweisen.

Nierenkranke und Diabetiker lassen die Finger besser ganz von Kreatinpräparaten: Denn eins seiner Abbauprodukte, das Methylamin, wird im Körper in giftiges Formaldehyd umgewandelt. Außerdem stört Kreatin die Harnsäure-Ausscheidung, was Nierensteine begünstigt. Und eines darf man nicht vergessen: Wenn ein Stoff begehrt ist und teuer bezahlt wird, taucht im Handumdrehen billig produzierte Ware auf, die im wahrsten Sinne des Wortes

»nicht sauber« ist. Die Entfernung toxischer Begleitprodukte ist ziemlich teuer. Diese Verunreinigungen erweitern das Spektrum der Nebenwirkungen ganz zwanglos um ein paar Positionen.

Professor Aloys Berg von der Uniklinik Freiburg kommt nach der Durchsicht der Datenlage zu einem beunruhigenden Schluß: »Pharmakologische und toxikologische Ergebnisse, die (...) mittels klinisch kontrollierter Studien die Unbedenklichkeit von Kreatin (...) nach dem in Deutschland gültigen Arzneimittelgesetz belegen, liegen nicht vor (...) Sehr bedenklich ist, daß Kreatinpräparate als ›normale Lebensmittel‹ im Handel erhältlich sind und damit nicht wie Arzneimittel auf ihren jeweiligen Reinheitsgrad geprüft werden.« Der Wissenschaftliche Lebensmittelausschuß der EU pflichtet ihm bei: »Es gibt wenig Informationen zur Kurzzeit- wie Langzeit-Sicherheit von Kreatin, und es fehlt der Beleg für eine angemessene Qualitätskontrolle des kommerziell erhältlichen Kreatins.«

Im Fitneß-Journalismus spielen derartige Skrupel keine große Rolle. Schließlich gilt es die Eitelkeit und nicht den Intellekt der Kundschaft zu bedienen. So rät eine große deutsche Frauenzeitschrift unter dem Motto »Kreatin ist Muskelkraft pur« zum »Bio-Doping«. Zumindest in diesem einem Punkt ist sie ganz nah an der Realität dran: Vom lockeren Umgang mit erlaubten, angeblich leistungssteigernden Pillen ist es nur ein kleiner Schritt zu verbotenen Substanzen – erst recht, wenn sich Sportidole wie der Olympiasieger im 100-Meter-Lauf, Linford Christie, öffentlich mit ihrem Kreatinkonsum brüsten. In Windeseile erreichte diese Botschaft die Sportsfreunde in Verein und Schule, und zwar so nachhaltig, daß der Absatz auf 3,1 Millionen Kilogramm im Jahr 2000 anstieg. Seither gilt der Stoff als beliebter Einstieg in die Welt des Dopings.

→ **Carnitin:** Carnitin beschleunigt den Fettabbau und verbessert die Muskelleistung
→ **MCT:** MCT-Fette verbessern dic Ausdauerleistung
→ **Doping:** Doping gibt es nur im Hochleistungssport

Quellen:

G. Benzi: Is there a rationale for the use of creatine either as nutritional supplementation or drug administration in humans participating in a sport? Pharmacological Research 2000/41/S. 255 ff.

M. H. Williams et al.: Creatine supplementation and exercise performance: an update. Journal of the American College of Nutrition 1998/17/S. 216 ff.

M. S. Juhn et al.: Oral creatine supplementation and athletic performance: a critical review. Clinical Journal of Sport Medicine 1998/8/S. 286 ff.

M. S. Juhn et al.: Potential side effects of oral creatine supplementation: a critical review. Clinical Journal of Sport Medicine 1998/8/S. 298 ff.

M. L. Silber: Scientific facts behind creatine monohydrate as sport nutrition supplement. The Journal of Sports Medicine and Physical Fitneß 1999/39/S. 179 ff.

A. Maelicke: Creatin und Doping. Nachrichten aus Chemie, Technik und Laboratorium 1999/47/S. 1326

R. Nebel: Creatin im Sport – Ergogenes Supplement? Deutsche Zeitschrift für Sportmedizin 2002/53/S. 213 ff.

European Commission: Opinion of the Scientific Committee on Food on safety aspects of creatine supplementation. 7.9.2000

D. König, A. Berg: Kreatin – harmloses Lebensmittel oder Dopingsubstanz mit Nebenwirkungen? Ernährungs-Umschau 2000/47/S. 235 ff.

J. D. Metzl et al.: Creatine use among young athletes. Pediatrics 2001/108/S. 421 ff.

L. M. Burke et al.: Effect of oral creatine supplementation on single-effort sprint performance in elite swimmers. International Journal of Sport Nutrition 1996/6/S. 222 ff.

R. Maugham: Nahrungsergänzungsmittel ein neues Problem? Deutsche Zeitschrift für Sportmedizin 2002/53/S. 230

C. Schmidt: Bio-Doping: Sofort mehr Energie. Für Sie 2002/H. 3/S. 62

Die moderne Lebensweise begünstigt Krebs

Alljährlich treffen sich die deutschen Krebsforscher, und mit schöner Regelmäßigkeit hören wir dann in den Abendnachrichten die immer gleichen warnenden Statements, wie etwa: Wenn wir nicht von unserer ungesunden Lebensweise ablassen, dann wird der Krebs den Herzinfarkt als Todesursache Nr. 1 in der Todesstatistik verdrängen. Unsinn, der Krebs hat nur dann eine Chance, die Nr. 1 zu werden, wenn es gelingt, Herzerkrankungen so gut zu behandeln, daß die Patienten länger überleben, damit sie später an Krebs sterben können. Wieder und wieder erheben die Hüter der Volksgesundheit den moralischen Zeigefinger und verbreiten Angst in der Gemeinde, die ihnen die nötigen Forschungsgelder bewilligen und damit das Einkommen sichern soll. Man könnte genausogut frohlocken, je höher die Krebsrate einer Gesellschaft, desto länger ihre durchschnittliche Lebenserwartung.

Das zeigen auch die von der Weltgesundheitsorganisation WHO veröffentlichten Zahlen. Im Jahr 1960 beispielsweise lag die Lebenserwartung mit 70 Jahren in Deutschland fünf Jahre niedriger als 1990, es gab aber 30 Prozent weniger Krebstote. In Ägypten betrug die Lebenserwartung 1990 63 Jahre, die Zahl der Krebstoten lag um den Faktor zehn niedriger als bei uns. In Papua-Neuguinea, wo die Bevölkerung 1980 im Schnitt nicht älter wurde als 50, kam man nur auf ein Hundertstel der deutschen Krebsrate. Sterben die Einwohner von Papua-Neuguinea deshalb seltener an Krebs, weil sie weniger Streß haben? Weil sie mehr Gemüse essen? Oder weil sie sich mehr bewegen? Nein, sie sterben nur viel jünger, also in einem Alter, in dem Krebs noch die Ausnahme ist.

Seit etwa einem Jahrzehnt sinkt die Krebsrate in den Industrieländern ein wenig. Sieht man etwas genauer hin, erhält man ein differenzierteres Bild: Bei den älteren Menschen steigt die Krebsrate immer noch leicht an, während sie bei der jüngeren Generation seit Jahren merklich sinkt. Detaillierte Analysen der Todesstatistiken in Großbritannien förderten eine interessante Erklärung dafür zutage, die vermutlich auch hierzulande zutrifft: Für den Anstieg bei den Senioren sind vor allem Fehldiagnosen verantwortlich. Da die Zahl der Autopsien sinkt, verlieren die Angaben auf dem Totenschein immer mehr an Wert, denn ihre Richtigkeit wird von niemandem mehr überprüft. Erfahrungsgemäß sind Krebs und Herzinfarkt beliebte Verlegenheitsdiagnosen – vor allem dann, wenn der Arzt zu Lebzeiten des Patienten einen Krebs oder Arteriosklerose diagnostiziert hatte.

Wahrscheinlich ist die Situation tatsächlich besser, als die Statistiken auf den ersten Blick vermuten lassen. Denn die Früherkennung läßt die Krebsraten scheinbar ansteigen: Sie entdeckt nicht nur bösartige Tumoren, sondern auch allerlei harmlose Geschwulste, die sonst niemandem aufgefallen wären. Ergebnis: Die Rate steigt bei den Tumoren, die flächendeckend mit Früherkennungsmaßnahmen erfaßt werden, also namentlich bei Brust- und Prostatakrebs. Sie sinkt – und diesmal ganz real – beim Lungenkrebs, da die Zahl der Raucher zurückgeht. Ähnliches hat sich beim früher sehr verbreiteten Magenkrebs abgespielt: Hier nahm die Zahl der Krebstoten infolge der Einführung des Kühlschranks ab, allerdings mit einer zeitlichen Verzögerung von zwei bis drei Jahrzehnten. Vermutlich spielten verdorbene oder mit Krankheitserregern infizierte Lebensmittel (übertragen zum Beispiel durch Fliegen) bei der Magenkrebsentstehung eine wichtige Rolle.

Selbst wenn die moderne Lebensweise offenbar die Krebsraten in den Industrienationen eher sinken als steigen läßt, ist die Krankheit unabhängig von den Ungenauigkeiten in den Statistiken eine wichtige Todesursache, vor allem im höheren Lebensalter. Damit bleibt der Kampf gegen den Krebs eine vordringliche Aufgabe der modernen Medizin. Vielleicht gelingt es uns ja tatsächlich eines Tages, den Krebs und vielleicht auch noch den Herzinfarkt ein für allemal zu »besiegen«. Was erwartet uns dann im Alter? Vermutlich Alzheimer und andere Demenzerkrankungen. Wir werden uns also des Glücks, länger leben zu dürfen, immer öfter in geistiger Umnachtung erfreuen können.

Doch noch ist es den Experten nicht gelungen, uns den Weg zur kollektiven Demenz zu ebnen. Obwohl sie bei ihrer Suche nach einer Möglichkeit, Krebserkrankungen komplett zu verhindern, eine bahnbrechende Entdeckung machten: Sie fanden im Körper ein Eiweiß, das den Organismus vor Krebs schützt. Dieses Eiweiß nennt sich p53. Mittels Gentechnik erhöhten die Forscher die Aktivität von p53 in Mäuschen. Und tatsächlich: Die Tumorrate war bei den behandelten Tieren geringer. Doch der Triumph erwies sich als bald Pyrrhussieg, denn die Mäuse verstarben viel früher als ohne Krebsschutz. Sie waren so schnell gealtert, daß ihre Lebenserwartung um stolze 20 Prozent sank. Warum das so ist, wissen die Forscher noch nicht, aber es scheint so, daß p53 noch andere, und zwar lebenswichtige Aufgaben hat, die das Altern verzögern und damit die Körperzellen jung erhalten.

Wir sollten deshalb auch bei Krankheiten, die zum Tode führen, die Möglichkeit in Betracht ziehen, daß dahinter vielleicht ein lebenserhaltender Prozeß steckt, für den es ein Optimum gibt, eine Art Balance zwischen positiven und negativen Wirkungen. Krebs als Todesursache ist offenbar ein Preis dafür, daß wir langsamer altern und deshalb insgesamt länger leben dürfen. So schrecklich die Diagnose für einen Betroffenen und seine Angehörigen sein mag, biologisch betrachtet handelt es sich offenbar um ein Anti-Aging-Programm der Natur, dem wir etwas mehr Respekt zollen sollten, auch wenn wir seine Konsequenzen im Einzelfall nicht akzeptieren mögen.

Quellen:

WHO Mortality Database. Stand 26.9.2000. In: http://www.-depdb.iarc.fr/who/menu.htm

Statistisches Bundesamt: Lebenserwartung im internationalen Vergleich. (Auskunft auf eine entsprechende Anfrage von G. Frank, 20.7.2000)

E. Marshall: Cancer warriors claim a victory. Science 1998/279/S. 1842f.

A. E. Grulich et al.: Is the apparent rise in cancer mortality in the elderly real? Analysis of changes in certification and coding of cause of death in England and Wales, 1970-1990. International Journal of Cancer 1995/63/S. 164 ff.

N. Becker: Trendwende: Daten aus dem neuen Krebsatlas belegen einen Rückgang der Krebssterblichkeit in Deutschland. Einblick 1997/H.3/S. 7 ff.

S. D. Tyner et al.: p53 mutant mice that display early ageing-associated phenotypes. Nature 2002/415/S. 45 ff.

Sport schützt vor Krebs

Es scheint so, als hätte jede Zeit ihre Wunderwaffe gegen die gerade am meisten gefürchteten Krankheiten. Amulette, Reliquien, Aderlaß, Mesmerismus und kalte Güsse sind mittlerweile out, heutzutage stehen »bewußte Ernährung« und »Fitneß« auf der Agenda der professionellen Besorgniserreger. Was so ziemlich gegen alles hilft, wovor der Zeitungsleser Angst hat, muß schon allein aus Gründen des Marketings natürlich auch Krebs abwenden.

»Obwohl die exakten biologischen Mechanismen noch nicht vollständig geklärt sind, steht für die Wissenschaftler fest, daß körperliche Aktivität das Krebsrisiko senken kann«, lesen wir in der Zeitschrift *Einblick*, die das Deutsche Krebsforschungszentrum in Heidelberg herausgibt. Ein solches Glaubensbekenntnis ist gewiß nicht die Art Information, die man von einer führenden Forschungseinrichtung erwartet. Denn die wissenschaftliche Datenlage ist – wieder einmal – diffus. In einem Übersichtsartikel der *Deutschen Zeitschrift für Sportmedizin* formuliert der Autor Fernando Dimeo vom Institut für Sportmedizin an der Freien Universität Berlin denn auch sehr viel vorsichtiger, daß »die Befunde über den Einfluß der körperlichen Aktivität auf das Krebsrisiko teilweise widersprüchlich sind«.

Da hat er wohl recht. In einem Sonderheft der Zeitschrift *Medicine & Science in Sports & Exercise* wurde von den international führenden Vertretern der Sportmedizin ebenfalls versucht, die Beweislage zu ermitteln. Ein norwegisches Forscherteam analysierte die verfügbaren Studien – über 100 – zum Thema Krebs und Bewegung. Nach den Beurteilungskriterien der evidenzbasierten Medizin konnten sie aber nur den zweitniedrigsten Evidenzgrad C (»gehobene Spekulation«) vergeben, da es sich samt und sonders um reine Beobachtungsstudien ohne Zufallsverteilung und ohne Verblindung gehandelt hatte. Als Beweismittel taugen sie damit nicht mehr. Trotzdem spekulieren die Autoren über eine Dosis-Wirkungs-Beziehung zwischen Bewegungsumfang und dem Auftreten von Brust- und Dickdarmkrebs. Solche Einschätzungen schlagen sich in der deutschen Fachliteratur dann gleich in der klammheimlichen Erhöhung des Evidenzgrades nieder.

Wenn Sport vor Brust- und Darmkrebs und darüber hinaus vor den sehr viel häufigeren Herz-Kreislauf-Erkrankungen schützen würde, müßten sportliche Menschen mit einer längeren Lebenserwartung belohnt werden. Das ist jedoch nicht der Fall (siehe *Bewegungsmangel: Bewegungsmangel verkürzt das Leben* und *Lebenserwartung: Sport verlängert das Leben*). Das heißt, falls jemand tatsächlich mit Bewegung Brust- oder Darmkrebs vermieden hätte, würde er dadurch keine Lebenszeit gewinnen, sondern nur die Todesursache in eine andere Kategorie verschieben.

In der Tat wird immer wieder einmal eine Senkung des Risikos für Dickdarmkrebs beobachtet. So zum Beispiel in einer amerikanischen Studie aus Hawaii. Da hatte man bei 8000 Männern 20 Jahre lang alle neu auftretenden Enddarm-, Dickdarm-, Magen-, Lungen-, Prostata- und Blasentumoren registriert. Bei der Erstuntersuchung waren die Männer zu ihrem Bewegungsverhalten befragt und anschließend in drei Gruppen eingeteilt worden. Als die Forscher ihre Daten auswerteten, fanden sie nur beim Dickdarmkrebs die erwarteten Unterschiede: Die beiden weniger aktiven Gruppen hatten ein erhöhtes Risiko. Bei den anderen Krebsarten schwankten die Risiken in unerklärlicher Weise. Das Rätsel löst sich auf, wenn man die Zahl der Krebsfälle in den drei annähernd gleich großen Bewegungskategorien zusammenzählt: 307 bei den Inaktiven, 301 bei den Beweglicheren und 316 bei den Sportlichen. Will heißen, von den 8000 Männern bekam etwa jeder Neunte irgendeinen der oben aufgeführten Krebse, egal ob er sich viel oder wenig bewegte. Die Krebsarten waren schlicht zufällig auf die Aktivitätsgruppen verteilt. Nur ist das den Wissenschaftlern leider nicht aufgefallen. Oder wie soll man sich erklären, daß als Hauptergebnis der Schutz vor Dickdarmkrebs präsentiert wird?

Während also beim Darmkrebs der Zusammenhang mit der Bewegung zwar allerorten behauptet, aber nie bewiesen wurde, sieht die Lage beim Brustkrebs, bei der zweiten Krebsart, die nach Auffassung der Sportmediziner durch Sport verhindert werden kann, besser aus. Denn für die Beobachtung, daß die Brustkrebsrate – zumindest in manchen Studien – mit dem Umfang der Bewegung abnimmt, gibt es sogar eine plausible Erklärung. Brustkrebs ist ein hormonabhängiger Krebs, dessen Entstehung von Östrogenen gefördert wird. Das Erkrankungsrisiko steigt, je mehr eine Frau im Laufe ihres Lebens diesem Hormon ausgesetzt war. Beispielsweise zählen das frühe Einsetzen der ersten Regelblutung (Menarche) oder der späte Eintritt in die Wechseljahre (Menopause) zu den Risikofaktoren; denn je mehr Zyklen eine Frau hatte, desto höher ihr

Risiko. Von jugendlichen Sportlerinnen aber ist bekannt, daß bei ihnen die Menarche häufig später einsetzt als bei Gleichaltrigen. Und manche Sportarten erfreuen sich des zweifelhaften Rufs, bei Athletinnen für massive Menstruationsstörungen zu sorgen (siehe *Gymnastik: Ästhetische Sportarten fördern die Weiblichkeit*). Als man beispielsweise 28 untrainierten Studentinnen für zwei Monate ein intensives Lauftraining angedeihen ließ, hatten anschließend nur noch vier einen normalen Zyklus!

Die Unterdrückung der Östrogenproduktion durch Sport kann also das verminderte Brustkrebsrisiko in einigen Studien erklären. Allerdings tritt dieser extreme Effekt nur bei sehr schlanken Frauen auf, und er weist außerdem ziemlich unangenehme Begleiterscheinungen auf: Die Knochendichte vermindert sich, es kommt zu Osteoporose und zu Ermüdungsbrüchen. Manche Frauen entwickeln eine Magersucht. Das Phänomen trägt in Sportlerkreisen die verharmlosende Bezeichnung »athletische Triade« (siehe S. 33). Je stärker der Sport die Hormonproduktion unterdrückt, desto geringer das Brustkrebsrisiko und desto verheerender die übrigen gesundheitlichen Folgen.

In einer norwegischen Untersuchung ist dieser Zusammenhang sehr gut zu erkennen. Für die Frauen mit mittlerem Bewegungsumfang fanden die Autoren fast dasselbe Brustkrebsrisiko wie für die mit sitzender Lebensweise. (Das entsprach sicher nicht den Erwartungen.) Frauen, die angegeben hatten, regelmäßig Sport zu treiben, wiesen ein erniedrigtes Risiko auf. (Das war dann schon eher zu gebrauchen.) Wirklich interessant wurde es aber erst, als sich die Wissenschaftler zusätzlich die »Gewichtsklassen« ihrer Probandinnen ansahen. Von den regelmäßig trainierenden Frauen hatten danach nur noch die Leichtgewichte (BMI unter 22,8) ein deutlich gemindertes Brustkrebsrisiko. Die Sportsfrauen mit Normal- oder Übergewicht (BMI über 25,7) jedoch wiesen fast dasselbe Risiko auf wie die Stubenhockerinnen. Sie waren nicht untergewichtig und hatten damit keinen Hormonmangel.

Im Grunde bedeutet dies, daß die Schlanken und Grazilen für die Senkung des Brustkrebsrisikos einen hohen Preis bezahlen müssen, nämlich Östrogenmangel, Eßstörungen und Osteoporose. Bei den Dickeren und Älteren wirkt sich das Sporttreiben kaum auf das Brustkrebsrisiko aus. Alles in allem kein Anlaß für übertriebene Hoffnungen auf Krebsschutz durch Sport. Das folgende Beispiel kann diese Einschätzung nur weiter untermauern.

Eine finnische Forschergruppe hatte eine besonders originelle Idee, um die Krebsraten von Aktiven mit denen von weniger Aktiven zu vergleichen: Sie ließ für die Statistik 1500 Sport- gegen weit über 8000 Sprachlehrerinnen »antreten«! Per Fragebogen wurde erst einmal festgestellt, was man eh' erwartet hatte: Die Sportlehrerinnen waren schon in ihrer Jugend wesentlich bewegungsfreudiger als die späteren Sprachlehrerinnen, und dieser Unterschied hielt sich bis ins Alter. Gute Voraussetzungen für einen Vergleich, zumal die sonstige Lebenssituation der Frauen recht ähnlich war. Über einen Zeitraum von 25 Jahren hinweg wurden die Lehrerinnen immer wieder einmal nach neu aufgetretenen Krebserkrankungen befragt. Und was kam am Ende heraus? Die Sportlehrerinnen hatten mehr Haut- und Lungenkrebs, die Sprachlehrerinnen mehr Nieren-, Magen-, Enddarm- und Bauchspeicheldrüsenkrebs. Über alle Krebsarten – Brustkrebs inklusive – betrachtet, war der Unterschied zwischen den körperlich aktiven Sportlehrerinnen und den eher schöngeistigen Dingen zugewandten Sprachlehrerinnen erstens minimal und zweitens statistisch nicht signifikant verschieden vom allgemeinen Bevölkerungsdurchschnitt.

→ **Osteoporose:** Sport schützt vor Osteoporose
→ **Athlet:** Die athletische Triade ist eine olympische Disziplin
→ **Fitneß-Empfehlungen:** Die Fitneß-Empfehlungen sind wissenschaftlich gesichert

Quellen:

U. Grüninger: Krebs und Sport. Einblick 2002/H. 3/S. 22 f.

F. C. Dimeo: Körperliche Aktivität und Krebs: Eine Übersicht. Deutsche Zeitschrift für Sportmedizin 2001/52/S. 238 ff.

I. Thune, A.-S. Furberg: Physical activity and cancer risk: dose-response and cancer, all sites and site-specific. Medicine & Science in Sports & Exercise 2001/33/H. 6 Suppl./S. S530

G. Samitz, G. Mensink (Hrsg.): Körperliche Aktivität in Prävention und Therapie: evidenzbasierter Leitfaden für Klinik und Praxis. Hans Marseille Verlag, München 2002

R. K. Severson et al.: A prospective analysis of physical activity and cancer. American Journal of Epidemiology 1989/130/S. 522 ff.

E. Pukkala et al.: Life-long physical activity and cancer risk among Finnish female teachers. European Journal of Cancer Prevention 1993/2/S. 369 ff.

B. A. Bullen et al.: Induction of menstrual disorders by strenuous exercise in untrained women. New England Journal of Medicine 1985/312/S. 1349 ff.

I. Thune et al.: Physical activity and the risk of breast cancer. New England Journal of Medicine 1997/336/S. 1269 ff.

Die Laktat-Messung hilft, das Training zu optimieren

Der Laktat-Wert hat in Sportlerkreisen ähnlichen Kultstatus errungen wie der Cholesterinwert in Kaffeekränzchen-Gesellschaften. Wer heute noch anhand von Formeln wie 220 minus Lebensalter oder gar aufwendiger Intervalläufe seine optimale Trainingsintensität ermittelt, ist out. Ein echter Sportsmann will Blut sehen. Wenn Sie also demnächst im Wald auf verschwitzte Menschen im trendigen Joggingoutfit treffen, die sich mit kleinen spitzen Stiften ins Ohr pieken, haben Sie es nicht etwa mit Teilnehmern eines Do-it-yourself-Kurses in Öko-Piercing zu tun, sondern mit ambitionierten Freizeitsportlern, die sich auf dem Zenit der Trainingswissenschaft wähnen.

Die wenigsten wissen allerdings, was genau es mit dem ominösen Begriff auf sich hat. Daß Milchsäure, denn darum handelt es sich bei Laktat, Muskelkater verursacht, ist zwar Allgemeingut, aber leider falsch (siehe *Muskelkater: Milchsäure macht Muskelkater*). Trotzdem hat Laktat etwas mit Muskeln und sportlicher Leistung zu tun. Was steckt also dahinter? Im Ausdauersport gibt es eine physiologische Schwelle, unter der man seine Leistung lange durchhalten kann. Sobald diese Schwelle jedoch durch eine Steigerung der Anstrengung überschritten wird, bricht die Leistung ziemlich schnell ein. Das ist häufig der Grund, warum ein Läufer, der souverän in Führung liegt, im Finish seine Konkurrenten vorbeiziehen lassen muß. Wer sich verschätzt und zu früh spurtet, dessen Muskeln machen kurz vor dem Ziel »zu«. Auch wer mit zu hohem Tempo startet, ist bald außer Puste und fällt hoffnungslos zurück.

Warum? Das hat etwas mit der Art und Weise zu tun, mit der der Körper Energie gewinnt. Normalerweise braucht er dafür Sauerstoff. Diese Art der Energiegewinnung (man spricht vom aeroben Stoffwechsel) erlaubt es ihm, Ausdauerleistungen zu erbringen. Für kurze Spurts steht ihm darüber hinaus noch eine Art Turbolader zur Verfügung, der jedoch bei zu langer Nutzung den Motor lahmlegt. Das ist der anaerobe Stoffwechsel. Er funktioniert nur kurze Zeit, weil dabei Milchsäure (also Laktat) entsteht, die sich im Muskel ansammelt. Ist schließlich zuviel Laktat im Muskel, bricht die Leistung jäh ab, die Muskulatur übersäuert, im Sportlerjargon heißt es auch, »der Muskel wird blau«.

Hier gibt es jedoch einen Übergangsbereich, weil immer ein wenig Laktat aus dem Muskel entfernt und über das Blut abtransportiert wird. Eine kritische Situation tritt erst ein, wenn mehr Laktat erzeugt als abgebaut wird. Für einen Sportler wäre es also hilfreich zu wissen, bei welcher Leistungsintensität er diesen Bereich verläßt, den man auch als Laktat-Schwelle, aerob-anaerobe Schwelle oder genauer als Laktat-Gleichgewicht (englisch *steady state*) bezeichnet. Ziel jeden Ausdauertrainings ist es, den Leistungsbereich unterhalb der Laktat-Schwelle zu vergrößern, also die Schwelle langsam anzuheben, um so länger eine hohe Leistung durchhalten zu können.

Die Idee, das Laktat im Blut zu messen, stammt von deutschen Sportwissenschaftlern, die in den fünfziger Jahren ihren Schützlingen hierzu arterielles Blut abnahmen, eine – wegen der Emboliegefahr – alles andere als ungefährliche Praxis. Wirklich populär wurde das Ganze erst, als an der Sporthochschule Köln die Laktat-Messung anhand eines Blutstropfens aus dem Ohrläppchen entwickelt wurde. Endlich, so schien es, hatte die Sportwelt ein objektives Verfahren, mit dem sich Trainingseinheiten und Olympiasieger quasi im Labor planen ließen. Als Schwellenwert legten Sportwissenschaftler vier Millimol Laktat pro Liter fest.

Es begann ein wahrer Run auf die Laktat-Messung. Was dem Hochleistungssportler recht war, konnte dem ambitionierten Freizeitsportler nur billig sein, selbst wenn es teuer war. Seither überschlagen sich die Angebote der Fitneßanbieter für ihre Kunden. Jedes Fitneßstudio, das auf sich hält, bietet heute an, anhand der Laktat-Werte individuelle Trainingspläne zu errechnen (60 bis 250 Euro). Für den Heimlaboranten gibt es – nach dem Vorbild des Heimwerkers – auch schon handliche Geräte »mit Stechhilfen« (ca. 500 Euro) und mit Softwareprogrammen (um die 800 Euro). Kein Wunder, daß die Fitneß-Industrie Leistungswahn und Gerätefetischismus nach Kräften fördert.

Über die Laktat-Schwelle könne man, so heißt es in den einschlägigen Publikationen für den Sportkunden, den optimalen Trainingspuls ermitteln: Am Ergometer »zapft der Arzt einen Tropfen Blut aus dem Ohrläppchen ab und mißt den Laktat-Wert (…) Nun muß er nur noch ablesen, bei welchem Pulsschlag Ihr Laktat-Wert über 4 mmol/l angestiegen ist. Und genau diesen Wert sollten Sie laufend nicht überschreiten«. Aber leider, liebe Blutsbrüder und -schwestern, leider ist dieses Blutopfer vergebens, denn die Zahlen können so genau sein, wie sie wollen – sie sagen nichts aus!

Auch wenn der Wert von »vier Millimol pro Liter« unter Freizeitsportlern als magische Grenze gehandelt wird, so bedarf es keiner großen Biologiekenntnisse, um zu ahnen, daß die Schwelle nicht bei allen Menschen in jeder Situation den gleichen Wert haben kann. Solche »Grenzwerte« sind ebenso unsinnig wie eine optimale Schuhgröße für Marathonläufer. Aber selbst die Ermittlung der individuellen Schwelle bringt keine brauchbare Genauigkeit. Professor Georg Neumann vom Institut für Angewandte Trainingswissenschaft in Leipzig beklagt: »Der Nachweis, daß die Bestimmung der individuellen Laktat-Schwelle der fixen Laktat-Schwelle trainingspraktisch überlegen ist, steht noch aus.« Dieter Böning, Fachbuchautor zum *Stellenwert der Laktat-Bestimmung in der Leistungsdiagnostik*, erklärt uns warum: »Ein und derselbe Sportler kann je nach Glykogenvorrat mit 8 mmol/l Laktat länger als mit 3 mmol/l bis zur Erschöpfung arbeiten.«

Außerdem ist die Konzentration des Laktats im Ohr keineswegs identisch mit der im Muskel. Der Muskel ist physiologisch ein eigener »Raum«, aus dem das Laktat ausgeschleust werden muß, und auch sonst hat er nur wenig Gemeinsamkeiten mit einem Ohrläppchen. Die aktuelle Menge einer Substanz in Muskel, Blut und Organen ist immer das Ergebnis komplexer Stoffwechselvorgänge – und die sind bei jedem Menschen anders. Dieter Böning resümiert denn auch: »Bildung, Abbau und Verteilung des Laktats hängen von so vielen Einflußgrößen einschließlich der Ernährung ab, daß die augenblickliche Konzentration in der Durchgangsstation Blut Ergebnis verschiedenster Reaktionen sein kann.« Da die Ursachen für die Änderungen nicht erkennbar sind, führt eine Trainingssteuerung allein mit Hilfe von Laktat-Tests in die Irre. Was clevere Geschäftsleute aber nicht davon abhält, die Laktat-Bestimmung als das Nonplusultra für den trainierenden Jedermann anzupreisen.

→ **Maximalpuls:** Der Maximalpuls läßt sich anhand einer Formel berechnen
→ **Ergometrie:** Das Ergometer mißt die Leistungsfähigkeit
→ **Sauerstoffaufnahme:** Die Ausdauerleistung hängt von der VO_2max ab

Quellen:

H. Pessenhofer, G. Schwaberger: Stellenwert der Laktatbestimmung in der Leistungsdiagnostik. In: D. Clasing et al (Hrsg.): Stellenwert der Laktatbestimmung in der Leistungsdiagnostik. Gustav Fischer, Stuttgart 1994, S. 153 ff.

D. Böning: Stellenwert der Laktatbestimmung in der Leistungsdiagnostik – Schlußbetrachtung. In: D. Clasing et al (Hrsg.): Stellenwert der Laktatbestimmung in der Leistungsdiagnostik. Gustav Fischer, Stuttgart 1994, S. 219 f.

K. Moosburger: Die muskuläre Energiebereitstellung im Sport. In: http://gin.uibk.ac.at/gin/freihtml/energiebereitstellung.htm

W. Hollmann: Vor 40 Jahren: ventilatorische und Laktatschwelle – Wie es dazu kam. Deutsche Zeitschrift für Sportmedizin 1999/50/S. 323 ff.

G. Neumann: Physiologische Grundlagen des Radsports. Deutsche Zeitschrift für Sportmedizin 2000/51/S. 169 ff., 304

Sport verlängert das Leben

Bei all dem Trara, das um die phantastischen Wirkungen von Sport und Fitneß gemacht wird, geraten andere und vielleicht wichtigere Einflüsse auf die Lebenserwartung ziemlich ins Hintertreffen. Was zum Beispiel, wenn sie vom Liebesleben unserer Eltern abhinge? Eine Forscherin aus Rostock etwa untersuchte den Zusammenhang zwischen Lebenszeit und Geburtsmonat. Sie fand heraus, daß Menschen, die im Herbst geboren werden, im Vergleich zu im Frühjahr und Sommer Geborenen länger leben: in Dänemark drei Monate, in Österreich sechs Monate. Eine Studie in den USA brachte Ähnliches zutage. Als man hier die Daten von verstorbenen Krebspatienten analysierte, stellte man fest, daß diejenigen, die im Winter zur Welt gekommen waren, im Schnitt 18 Monate länger gelebt hatten.

Wie immer dies zu bewerten ist – wie beim Zusammenhang von Sport und Lebenserwartung handelt es sich nur um Korrelationen – und welche Ursachen dahinterstecken mögen: Diese Zahlen zeigen, mit wieviel Vorsicht die Wirkung von Sport auf die Lebensverlängerung zu sehen ist. Denn wenn die Eltern im falschen Monat zur Zeugung geschritten sind, ist womöglich der ganze ersportelte Gewinn dahin! Aber immerhin hat die Sponti-Parole »vögeln statt turnen« aus den späten Sechzigern für den Zeitraum Januar bis März ihre Berechtigung unter Beweis gestellt.

Die Ursache für die meist besseren Studienergebnisse der Bewegungsfreudigen könnte tatsächlich außerhalb unseres persönlichen Einflußbereichs liegen. Eine interessante, aber leider zu wenig beachtete Langzeitstudie (sie paßt mit ihrer Botschaft ja auch nicht ins gewünschte Bild) deutet ganz andere Zusammenhänge an. Hier wurden ehemalige Studenten der Michigan State University untersucht. Man verglich eine Gruppe von 398 erfolgreichen Hochschulsportlern mit 369 Nichtathleten gleichen Alters. Die Kandidaten waren alle vor 1920 geboren und wurden von 1952 an alle acht Jahre (zuletzt 1984) per Fragebogen interviewt bzw. im Fall des Falles als verstorben registriert.

Für die Auswertung nahm man außer der Unterscheidung Athlet/Nichtathlet eine Einteilung in drei Körperbautypen vor, die nach William Sheldon als ektomorph (hagerer, leptosomer Typ), mesomorph (athletischer Typ, der relativ leicht Muskeln aufbaut) oder endomorph (rundlicher Typ mit Speckansatz, Pykniker) bezeichnet werden. Die Einteilung erfolgte anhand einer bestimmten Formel, die die Angaben für Höhe, Gewicht und – sehr wichtig! – deren Veränderung im Lauf der Jahre berücksichtigte, also auch für die Zeit nach der sportlichen Betätigung. Was fanden die Forscher nun?

Die Zeitgenossen mit rundlichem Körperbau hatten insgesamt eine kürzere Lebenserwartung, und zwar minus vier Jahre im Vergleich zu den muskulösen Typen und minus drei Jahre im Vergleich zu den hageren »Zaunlatten«. Das Erstaunliche: Ob die Betreffenden früher Sport getrieben hatten oder nicht, spielte keine Rolle für die Lebenserwartung! Der einzige signifikante Vorhersagefaktor für Langlebigkeit war der Körperbautyp. Als man die Gruppen der ehemaligen Sportler und der Nichtathleten getrennt betrachtete, erhielt man das gleiche Ergebnis: Am frühesten sterben die Rundlichen. Da diese aber eher zu Übergewicht neigen, wurde dieser Faktor nochmals eigens statistisch überprüft – und konnte als Ursache für die kürzere Lebenserwartung ausgeschlossen werden. Offenbar ist sie genetisch bedingt. Aber auch die anderen Körperbautypen leben durch Sport nicht länger als ohne. Offenbar haben manche Menschen schlicht ein größeres Bewegungsbedürfnis und brauchen die Aktivität, um sich wohl zu fühlen.

Sollte sich dieses – biologisch äußerst plausible – Ergebnis bestätigen, wäre nicht nur etwas mehr Licht in den Datendschungel gebracht, sondern gleichzeitig das Ende der Fitneß- und Sportpropaganda im Namen der Gesundheit eingeläutet. Ab dann wären Sportärzte, Fitneßstudios und Turnschuhfabrikanten nur noch für die Menschen zuständig, die Sport treiben wollen – aber nicht für den Rest der Bevölkerung. Der darf sich dann endlich wieder ohne Gewissensbisse jenen Dingen zuwenden, die er lieber tut. Und denken Sie bei der Familienplanung dran: Herbstgeborene leben länger!

Nachklapp

dpa-Meldung vom 28.5.2003: »Hermann Dörnemann, ältester Mann Deutschlands, hat gestern in Düsseldorf seinen 110. Geburtstag gefeiert. ›Sport ist Mord‹ sei immer sein Motto gewesen, berichtet seine Tochter (63).« Na also, es geht auch ohne (selbst bei Mai-Kindern)!

→ **Bewegungsmangel:** Bewegungsmangel verkürzt das Leben
→ **Bewegungsmuffel:** Nur Faule bewegen sich nicht
→ **Optimismus:** Optimisten leben länger

Quellen:

G. Doblhammer, J. W. Vaupel: Lifespan depends on month of birth. Proceedings of the National Academy of Sciences of the United States of America 2001/98/S. 2934 ff.

K. Humme: Herbstgeborene leben länger. Frankfurter Allgemeine Zeitung 5.9.2002, S. 9

B. Wilson et al.: Somatotype and Longevity of Former Athletes and Nonathletes. Research Quarterly for Exercise and Sport 1990/61/S. 1 ff.

dpa-Meldung: Ältester Deutscher mit 110. Kraichgau Stimme 28.5.2003, S. 10

Die Zivilisationskrankheiten sind die Folge des modernen Lebensstils

Na, klar! Das bequeme moderne Leben ruiniert die Gesundheit. Früher, als die Menschen noch tagaus, tagein körperlich hart arbeiten mußten – natürlich bei Wassersuppe und Trockenbrot statt Champagner und Häppchen –, waren sie viiiiiiel gesünder. Auf jeden Fall starben sie wesentlich seltener an den gefürchteten Zivilisationskrankheiten. Dieses schwere Schicksal müssen vor allem die Menschen in den wohlhabenden Industrienationen ertragen, die dem hochromantischen Jäger-und-Sammler-Dasein oder dem idyllischen Landleben vergangener Jahrhunderte den Rücken gekehrt haben. Seinerzeit starben die Menschen oft schon in jungen Jahren an Parasiten, an Tuberkulose, an Cholera und an anderen Seuchen, an Blutvergiftung, bei Hungersnöten oder infolge von

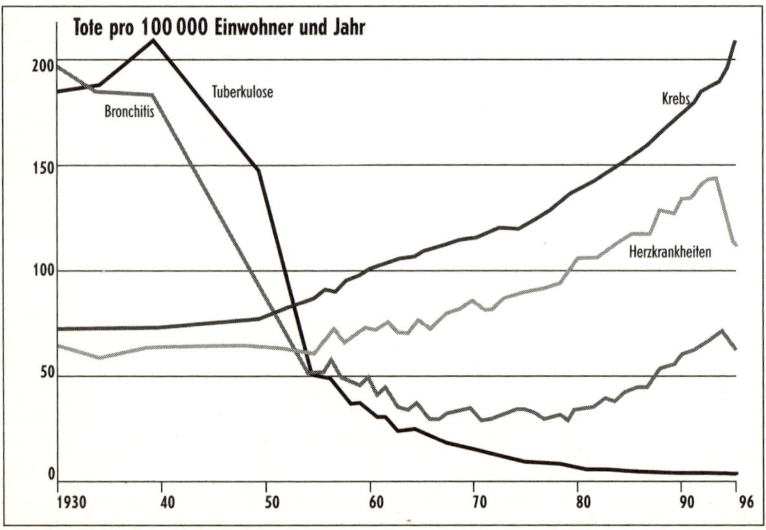

Die Grafik zeigt die Sterberaten für die häufigsten Todesursachen in Japan von 1930 bis 1996. Klar zu erkennen die Trendwende Anfang der fünfziger Jahre: Tuberkulose, Lungenentzündung und Bronchitis (alles Infektionskrankheiten) werden von Krebs- und Herzerkrankungen abgelöst.

Verletzungen. Nicht zu vergessen die hohe Kindersterblichkeit, die ja gerade nicht von Herzinfarkt, Krebs oder Alzheimer gekennzeichnet ist.

Mal ganz im Ernst: Wir Heutigen sollten eigentlich von »der Gnade der späten Geburt« sprechen. Natürlich stimmt es, daß vor hundert Jahren nur jeder Zweite an einer der sogenannten Zivilisationskrankheiten starb, während dies heute bei den Allermeisten der Fall ist. Doch dieser scheinbar bedrohliche Anstieg ist ein gutes Zeichen: Er steht für eine Gesellschaft, deren Mitglieder fast doppelt so lange leben wie ihre Großeltern, weil ihnen Nahrung in Hülle und Fülle zur Verfügung steht und die Infektionskrankheiten ihren Schrecken weitgehend verloren haben (siehe Abbildungen). Wußten Sie eigentlich, daß Antibiotika erst seit den vierziger Jahren (des 20. Jahrhunderts!) industriell hergestellt werden?

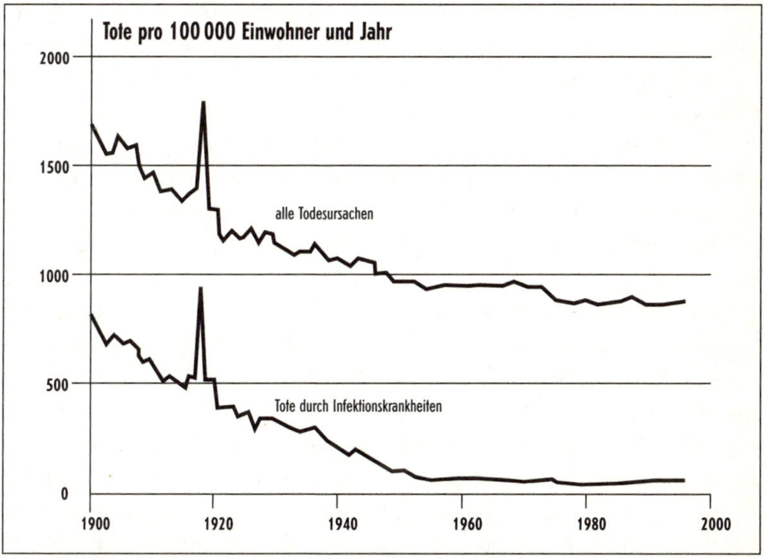

Im Jahr 1900 lag die Sterberate in den Vereinigten Staaten bei 1700 pro 100 000 Personen und Jahr. Von diesen 1700 Menschen starb etwa die Hälfte an Infektionskrankheiten und der Rest an etwas anderem. Im Jahr 1996 lag die Sterberate in den USA bei 850 pro 100 000 Personen und Jahr. Von diesen 850 Menschen starben vielleicht 50 an Infekten und 800 an etwas anderem.

Das heißt, die Todesursache Infektionskrankheit ist von 850 auf etwa 50 pro Tausend und Jahr zurückgegangen. »Alle anderen« Todesursachen – also Herz-Kreislauf-, Leber-, Lungen- und Krebserkrankungen – sind dagegen mit 800 bis 850 pro Tausend und Jahr relativ konstant geblieben. In der Halbierung der Todesrate von 1700 auf 850 pro 100 000 Personen und Jahr spiegelt sich die von 47 auf 76 Jahre gestiegene Lebenserwartung wider.

Das heißt, wenn bei uns heute die meisten Menschen an Zivilisationskrankheiten sterben, hat das zwar ziemlich viel mit dem modernen Leben, aber nur herzlich wenig mit dem Lebensstil zu tun. Es sind die Fortschritte in Pharmazie und Hygiene, in Arbeitsschutz und Notfallmedizin, die uns vor einem frühen Tod bewahren. Dazu kommen die Entwicklungen in Land- und Lebensmittelwirtschaft, die in vorher nie gekannter Weise unsere Ernährung sichern. Wir leben heute auch deshalb länger als unsere Altvorderen, weil kaum noch jemand durch schwere körperliche Arbeit bereits mit fünfzig ein Wrack ist. Diese Tätigkeiten werden größtenteils von Maschinen erledigt. Der Preis für das längere und leichtere Leben ist der Tod durch eine der Zivilisationskrankheiten. Doch sterben müssen wir alle – früher oder später.

Bei Gesundheitsexperten und -politikern scheint sich allerdings noch nicht herumgesprochen zu haben, daß jeder Mensch eines schönen Tages von der Bühne des Lebens abtreten muß. Daß jede »besiegte« tödliche Krankheit zwangsläufig den Anstieg einer neuen, aber mindestens ebenso tödlichen zur Folge hat, weil kein Leben ewig währt. Daran ändert sich auch nichts, wenn man die »neue« Krankheit umgehend zur Geißel des jeweiligen Jahrhunderts erklärt, und sie mit allerlei Maßnahmen, zum Beispiel gesunder Ernährung oder Fitneß-Programmen, zu bekämpfen versucht. Wenn's denn funktionieren würde, stünde am Ende das ewige Leben. Aber das ist bekanntlich Glaubenssache.

Liegt hier vielleicht des Pudels Kern? Schließlich verlieren die klassischen Religionsgemeinschaften – zumindest in der westlichen Welt – seit Jahren an Einfluß. Immer weniger Menschen lassen sich von apokalyptischen Strafszenarien, kirchlichen Dogmen und moralisch definierten Verhaltenskatechismen vorschreiben, wie sie zu leben haben. Könnte es sein, daß unsere Überflußgesellschaft Probleme mit den neu entstandenen Freiräumen hat? Sucht sie womöglich nach entsagungsvollen Ersatzreligionen und neuen Lebensvorschriften? Trägt vielleicht das in unserer Kultur tief verwurzelte Denken noch, daß hinter allen Vergnügungen und Freiheiten teuflische Versuchungen stecken?

Vielleicht erinnern die Aussagen vieler Verfechter eines vorgeblich gesunden Lebensstils deshalb so auffällig an Glaubensbekenntnisse. Überall wimmelt es von Ver- und Geboten: »Höchstens zweimal pro Woche Fleisch essen!«, »Mindestens fünf Portionen Obst und Gemüse pro Tag verzehren!«, »Jeden zweiten Tag für eine dreiviertel Stunde ins Schwitzen kommen!«, »Den Puls ja nicht über 140 jagen!« und so weiter und so fort. Ernährungspäpste und Fitneßgurus bevölkern die Medienlandschaft und beglücken die Menschheit mit ihren Offenbarungen. Wissenschaftler stellen in Konsensus-Konferenzen durch Abstimmung und ganz ohne weißen Rauch die relative Wahrheit fest, die Politiker hinterher als Evangelium verkünden. Die neuen Dogmen heißen »Fett macht fett«, und »Sport ist gesund«.

Abweichler von der reinen Lehre und Abtrünnige werden öffentlich gegeißelt oder totgeschwiegen. Ungläubigen und Schwachen im Fleische drohen Sanktionen, das Instrumentarium wird gerade an höchster Stelle vorbereitet. Vertreter der neuen Inquisition werden die Sachbearbeiter bei den Krankenkassen sein, Ernährungsberater und Fitneßtrainer, die zukünftig das Gesundheitsverhalten der beitragszahlenden Schäfchen peinlich genau überprüfen dürfen. Fehltritte sind mit schmerzhaften Bußen zu belegen. Und wo tut's uns Heutigen am meisten weh? Richtig, am Geldbeutel. Also werden mit Bonus- und Maluspunkten, mit Praxisgebühren, mit gestaffelten Beitragsrabatten, Steuererhöhungen für vermeintlich »Ungesundes« oder ähnlichen Maßnahmen die Daumenschrauben für Widerspenstige ausgepackt.

Beweise für die behaupteten Zusammenhänge? Die braucht der wahre Gläubige nicht! Wer etwas anderes sagt, ist des Teufels, der mit seinen Verlockungen bekanntlich nur die Schäflein auf die schiefe Bahn bringen will, an deren Ende schreckliche Zivilisationskrankheiten warten. Hieronymus Bosch läßt grüßen! Der Rechtgläubige darf hingegen auf ewige Jugend, straffe Haut und einen Waschbrettbauch hoffen. Es wäre gewiß eine dankbare Aufgabe für die Sektenbeauftragten, sich einmal den Ernährungs-, Gesundheits- und Fitneßgurus zuzuwenden, denen es im Gegensatz zu den üblichen Verdächtigen gelungen ist, die Zielvorstellungen einer ganzen Gesellschaft mit ihrer Ideologie zu durchseuchen.

Gibt es ein Entrinnen? Kaum, denn es ist leichter, aus der Kirche auszutreten als aus der gesetzlichen Krankenkasse. Dann bleibt wohl doch nur das Stoßgebet: »Herr, wirf Hirn herab, und errette uns von dem Unsinn!«

→ **Krebs:** Die moderne Lebensweise begünstigt Krebs
→ **Ernährung:** Gesunde Ernährung beugt Zivilisationskrankheiten vor
→ **Bewegungsmangel:** Bewegungsmangel verkürzt das Leben

Quellen:

M. Terada: National Cancer Center Research Institute: History, current status, and priorities. Nature Medicine 1998/4/S. 1221 ff.

D. J. D. Earn et al.: Ecology and evolution of the flu. Trends in Ecology & Evolution 2002/17/ S. 334 ff.

G. L. Armstrong GL et al.: Trends in infectious disease mortality in the United States during the 20th century. Journal of the American Medical Association 1999/281/S. 61 ff.

M. L. Cohen: Changing patterns of infectious disease. Nature 2000/406/S. 762 ff.

Das Thema Magersucht wird von den Medien aufgebauscht

Die Norm ist langweilig. Was die Menschen interessiert, ist das Besondere – sei es nun besonders schön, besonders tragisch, besonders grausam oder besonders ungewöhnlich. Wer als Zeitungsmacher erfolgreich sein will, muß genügend dieser Besonderheiten in sein Blatt einbauen. Das Phänomen Magersucht eignet sich deshalb hervorragend als Medienthema: Es fasziniert, weil es sich um ein ungewöhnliches Krankheitsbild handelt. Denn die Menschen, die an Magersucht leiden, wollen schön sein und verhalten sich aus diesem Grund grausam gegen sich und ihren Körper. Tragischerweise sind sie aber nicht in der Lage, diesen Mißstand zu erkennen und behandeln zu lassen.

Aufzubauschen ist an diesem Thema kaum noch etwas angesichts der Tatsache, daß Magersucht für etwa 20 von 100 Betroffenen mit dem Tod endet und die Fallzahlen seit 20 Jahren ständig steigen. In Fachkreisen tut man Magersucht (Anorexie) und Eß-Brech-Sucht (Bulimie) längst nicht mehr als vorübergehenden Spleen pubertierender Mädchen ab. Zunehmend sind auch junge Männer betroffen. Das Institut für Medizinische Psychologie der Universität Jena veröffentlichte 2002 eine Studie, in der über 700 junge Leute auf Anzeichen von Eßstörungen hin untersucht wurden. Erschreckendes Ergebnis: Bei 29 Prozent der Frauen und 13 Prozent der Männer fanden die Forscher eindeutige Hinweise. Am stärksten sind offenbar Gymnasiastinnen der Klassen 9 bis 11 gefährdet: Hier wiesen bereits 35 Prozent der Befragten, also mehr als ein Drittel, erste Symptome auf.

Kennzeichnend für ein erhöhtes Risiko ist die ausgeprägte Sorge um Gewicht und Figur. Dazu zählen neben pingeligem Kalorienzählen unter anderem selbst verordnete Fastentage, extrem viel Sport und Medikamente, wie Appetitzügler, Abführ- und Entwässerungsmittel. Auffallend auch, daß sich 42 Prozent der Schülerinnen für übergewichtig hielten, obwohl dies nur auf acht Prozent zutraf. Untergewichtig waren bereits 33 Prozent der Befragten, aber nur sechs Prozent sahen sich selbst so. Je unrealistischer die Jugendlichen ihr Gewicht einschätzten, desto stärker war ihre Eßstörung entwickelt.

»Viele Frauen haben die realistische Wahrnehmung ihres eigenen Körpers und die Zufriedenheit mit ihrer Figur verlernt«, sagt Professor Bernhard Strauß, der Leiter der Studie. »Besonders für weibliche Jugendliche besteht in der sensiblen Phase der Pubertät die Gefahr, daß von der Diskrepanz zwischen realem Körperbild und dem idealen Körperbild eine krisenauslösende Funktion ausgeht.« Will heißen, weil die Mädchen finden, daß sie nicht so aussehen, wie sie glauben, aussehen zu müssen. Das Schönheitsideal, das ihnen in Musikvideos, Teenie-Seifenopern, Mädchen-, Mode- und Fitneß-Zeitschriften präsentiert wird, setzt sie unter Druck. Denn natürlich wollen sie so schön und erfolgreich sein wie diese Models. Der Königsweg dorthin scheint die Diät – am besten mit Ausdauersport kombiniert – zu sein, doch er mündet nur allzu oft in Magersucht und Bulimie.

Selbstverständlich lehnen die Medien die Verantwortung für das herrschende Schönheitsideal und seine Folgen rundweg ab. Die Frage nach Henne und Ei mag ja auch berechtigt sein, schließlich wollen wir die Ernährungsmediziner, Lebensversicherungen und Krankenkassen nicht aus ihrer Verantwortung entlassen. Doch selbst wenn die Medien das dünne Ideal nicht erfunden haben, tragen sie auf jeden Fall zu seiner Aufrechterhaltung bei. Manchmal sogar in ganz anderer Weise, als wir Normaldicken uns das vorstellen können.

Steven Thomsen, ein Kommunikationsexperte an der Brigham Young University in Provo, Utah, hatte 500 High-School-Schülerinnen zu ihrem Eßverhalten befragt. Wie er erfuhr, hielt die Hälfte von ihnen eine Diät mit weniger als 1200 Kilokalorien pro Tag. Elf Prozent nahmen Abführmittel, 15 Prozent schluckten Pillen, die das Abnehmen erleichtern sollten, und neun Prozent erbrachen sich regelmäßig. Dann wollte Thomsen wissen, wie oft die jungen Frauen Modemagazine oder »Gesünder, schlanker, fitter«-Blättchen lasen, und verglich diese Angaben mit denen zum Eßverhalten. Ergebnis: Von denjenigen, die mindestens einmal monatlich eine Fitneß-Zeitschrift lasen, erbrachen sich 80 Prozent regelmäßig, 73 Prozent nahmen Diätpillen, und 60 Prozent benutzten Abführmittel. Ganz ähnlich sahen die Antworten der Leserinnen von Frauenzeitschriften aus, nur daß diese nicht ganz so oft Abführmittel verwendeten.

Thomsen ging auch der Frage nach, mit welcher Absicht eßgestörte Schülerinnen diese Zeitschriften kauften: »In vielen Fällen erreichen die Botschaften, die die Mädchen von der Magersucht abhalten sollen, das genaue Gegenteil: Sie fühlen sich noch stärker angezogen«, faßt er seine Gespräche zusammen. »Zeitschriftenartikel und Werbeanzeigen dienen ihnen als Anleitung, wie man auszusehen hat, wie man es anstellt, so auszusehen, und warum man so aussehen sollte.« Das heißt, die Betroffenen holen sich in den Zeitschriften nicht nur die Bestätigung für ihren Wunsch nach einem bestimmten Aussehen, sondern sie durchforsten die Berichte über Magersucht und Bulimie auch gezielt nach »weiterführenden« Hinweisen für ihr eigenes krankhaftes Verhalten.

Steven Thomsen formuliert es so: »Für gefährdete junge Frauen kann die Lektüre von Frauenzeitschriften genauso gefährlich sein wie ein Glas Bier für einen Alkoholiker. Die gleichen Faktoren, die sie für Eßstörungen anfällig gemacht haben, erhöhen ihre Anfälligkeit für Bilder von dünnen Gestalten und falsche Glücksversprechen.«

→ **Figur:** Topmodels verdanken ihren Superbody eiserner Disziplin
→ **Fernsehen:** Fernsehen macht dick (2)
→ **Sucht:** Sport schützt vor Suchtgefahren

Quellen:

Informationsdienst Wissenschaft: Jede dritte Schülerin leidet an Eßproblemen. Medizinische Psychologen der Universität Jena legen Studie zur Bulimie vor. 6.6.2002. In: http://idw-online.de/public/zeige_pm.html?pmid=48876

C. Gorrell: Finding fault: magazines may be abetting – though not aiding – an epidemic of eating disorders. Psychology Today 2001/H. 9-10

Pressemitteilung der Brigham Young University, Utah: Media messages perpetuate, but don't initiate eating disorders, say BYU professors. 8.6.1999. In: http://www.byu.edu/news/releases/archive99/Jun/anorexia.htm

S. Thomsen et al.: Internalizing the Impossible: Anorexic Outpatients' Experiences With Women's Beauty and Fashion Magazines. Eating Disorders 2001/9/S. 49 ff.

S. Thomsen et al.: The Relationship Between Reading Beauty and Fashion Magazines and the Use of Pathogenic Dieting Methods Among Adolescent Females. Adolescence 2002/37/S. 1 ff.

Der Maximalpuls läßt sich anhand einer Formel berechnen

Die höchste erreichbare Schlagzahl, mit der das Herz das Blut durch den Kreislauf pumpt, spielt in der Trainingslehre ein wichtige Rolle; denn am Puls unter körperlicher Belastung wird die »richtige« Trainingsintensität festgemacht. Die maximale Herzfrequenz wird seit Jahrzehnten nach bestimmten Formeln berechnet. Da Zahlen die Macht des Faktischen besitzen, strahlen solche Formeln Objektivität und Sicherheit aus. Das Training erscheint damit einfacher plan- und steuerbar, der Weg zum Olympiasieg oder zum New-York-Marathon wird durch die Kombination von Pulsmesser, Laktatmessung, Ergometrie und Ermittlung der maximalen Sauerstoffaufnahme (VO_2max) zu einer kalkulierbaren Angelegenheit. Doch es handelt sich dabei um eine Phantomrechnung.

Die erste Formel für die maximale Herzfrequenz (Hfmax = 220 minus Lebensalter), die auch heute noch oft verwendet wird, stellte der Sportmediziner Wildor Hollmann in den sechziger Jahren auf. Er ermittelte damals bei Testpersonen in sechs Altersklassen von 20 bis 80 Jahre den Puls nach Maximalbelastung auf einem Fahrradergometer. Kritiker monierten unter anderem, daß nur Trainierte bis zur Belastungsgrenze des Herz-Kreislauf-Systems strampeln könnten, während Untrainierte in der Regel schon vorher wegen mangelnder Beinkraft aufgeben müßten. Heute weiß man auch, daß der Maximalpuls unter anderem von der betriebenen Sportart abhängt, so ist er etwa beim Laufen höher als beim Radfahren. Ausgehend von der Vermutung, daß die Hollmannsche Formel vor allem für trainierte Sportler zu niedrige Werte errechnet, wurden im Laufe der Jahre vielfältige Modifizierungen entwickelt. Einige Beispiele:

220 minus halbes Lebensalter (Lagerstrom/Graf)
220 minus 0,8faches Lebensalter (Neumann)
226 minus Lebensalter (Hill)

Je nach Formel würde sich für einen 36jährigen daraus eine maximale Herzfrequenz von 184, 202, 191 oder 190 ergeben.

Außer den einfachen Berechnungen existieren jedoch auch kompliziertere. Zum Beispiel: maximale Herzfrequenz minus Ruhefrequenz, das Ganze multipliziert mit 0,6 (intensiv 0,75), dazu nochmals die Ruheherzfrequenz. Zumindest für Gehirnjogger eine reife Leistung. Allerdings ist der Ruhepuls eigentlich nur morgens gleich nach dem Aufwachen exakt meßbar. Statt dessen wird meist die Herzfrequenz zu Beginn einer Ergometermessung als Ruhepuls genommen. Man darf getrost davon ausgehen, daß die beiden Werte alles andere als identisch sind.

Fakt ist: Der Herzschlag unterliegt wie viele andere Eigenschaften des menschlichen Körpers starken individuellen Schwankungen – und zwar in Ruhe ebenso wie unter Belastung. Inzwischen müssen das sogar die Experten einsehen. Das verdanken wir unter anderem dem Tübinger Sportmediziner Kai Röcker. Er brachte fast 9000 Menschen ab zehn Jahren zum Keuchen, um die maximale Herzfrequenz live zu erfassen und glich sie mit dem Alter sowie weiteren physiologischen Daten ab. Auf dem Laufband mühten sich Testpersonen vom Kissenpuper bis zum Spitzensportler ab, und zwar bis zur Erschöpfung. Die zu diesem Zeitpunkt registrierten hämmernden Herzschläge pro Minute wurden als maximale Herzfrequenz der Kandidaten ins Protokoll aufgenommen.

Kai Röcker fand, daß die maximale Herzfrequenz tatsächlich mit dem Alter abnimmt: Der Kurvenverlauf zeigt ganz gleichmäßig alle fünf Jahre drei bis vier Schläge weniger pro Minute. Das galt sowohl für Stubenhocker wie auch für Ausdauerathleten oder Kraftsportler. Was auf den ersten Blick nach einer Bestätigung der Formelverwender aussieht, erweist sich beim näheren Hinsehen als Trugschluß, denn die Schwankungsbreite der individuellen Meßwerte innerhalb der Altersgruppen war zu groß: Bei etwa jedem zweiten Probanden lag die im Test ermittelte maximale Herzfrequenz zwischen zehn und 40 (!) Schlägen über oder unter den Werten, die man mit der Faustregel errechnet hatte.

Selbst Sportler, die gemeinsam trainierten und im Wettkampf ähnliche Leistungen erbrachten, unterschieden sich erheblich in der maximalen Herzfrequenz. Wenn die individuellen Unterschiede aber so groß sind, wird jede Faustregel sinnlos. Damit war klar: Das Alter taugt definitiv nicht zur Ermittlung der maximalen Herzfrequenz. Mehr noch, der erreichbare Maximalpuls gibt auch keinen Hinweis auf den Trainingszustand der betreffenden Person: Die Kurven für wenig Bewegte, für Ausdauerathleten und für Kraft- oder

Mannschaftssportler lagen so dicht beieinander, daß die Gruppen statistisch nicht zu unterscheiden waren.

Was sind die Konsequenzen für die Praxis? Dazu Kai Röcker mit Blick auf die Sporttauglichkeitsuntersuchungen, die allenthalben empfohlen werden: »Den Ärzten muß bewußt sein, daß nicht alle Herzen im gleichen Takt schlagen.« Angesichts solch unerwarteter Erkenntnisse kann man nur ächzen: Oh, Herz bleib ruhig!

Wohl kann der einzelne Sportler mit Hilfe von regelmäßigen praktischen Ausbelastungstests, die die zu trainierende Sportart möglichst genau simulieren, seinen aktuellen Maximalpuls individuell bestimmen. Ob er für seine Trainingsgestaltung damit wirklich etwas gewonnen hat, sei dahingestellt. Erfahrene Trainer sehen in solchen scheinbar objektiven Daten nur das, was sie sind: kurze Momentaufnahmen, die zusammen mit Erfahrung und Körpergefühl einen Baustein bilden für individuelle Trainingsentscheidungen. Ob sie richtig sind, zeigt dann der Wettkampf. Doch Sieger lassen sich bekanntlich nicht generalstabsmäßig planen, zu viele Unwägbarkeiten spielen eine Rolle, wenn es drauf ankommt: die Tagesform, die Witterung, die Zuschauer, das persönliche Umfeld und nicht zuletzt die Gegner, für die genau dasselbe zutrifft. Und wie oft wächst jemand im entscheidenden Moment über sich hinaus, ohne daß diese Leistungsexplosion vorher berechenbar gewesen wäre? Und macht nicht gerade dieses unberechenbare Moment den Kitzel beim sportlichen Wettkampf aus?

→ **Laktat:** Die Laktat-Messung hilft, das Training zu optimieren
→ **Pulsuhr:** Die Trainingsintensität läßt sich am besten durch eine Pulsuhr kontrollieren
→ **Sauerstoffaufnahme:** Die Ausdauerleistung hängt von der VO_2max ab

Quellen:

W. Spanaus: Herzfrequenz-Messung: Wie man Maximalwerte erreicht. Spiridon-Laufmagazin 2001/H. 12. In: http://www.marathon-finanz.de/training.php?hmp=5

W. Spanaus: Sinn und Unsinn der Maximalpuls-Ermittlung. Spiridon-Laufmagazin 2001/H. 11. In: http://www.marathon-finanz.de/training.php?hmp=5

C. Wiese: Studie läßt Herzen höher schlagen. Süddeutsche Zeitung 24.7.2001, S. V2/8

K. Röcker et al.: Heart rate prescriptions from performance and anthropometrical characteristics. Medicine & Science in Sports & Exercise 2002/34/S. 881 ff.

MCT-Fette führen zu dauerhafter Gewichtsabnahme

»Diät-Sensation: Schlank mit Fett!«, titelte eine große deutsche Frauenzeitschrift. Das will die Welt hören, endlich gibt es *das* Wundermittel, mit dem Sie »garantiert sanft und dauerhaft abnehmen«! Nachdem Fettverzicht nicht durchzuhalten ist, müssen es jetzt »Spezialfette« richten.

Die mittelkettigen Triglyzeride (Englisch *medium-chained triacylglycerols*, abgekürzt MCT) werden aus Kokosfett oder Palmkernfett industriell hergestellt. MCTs haben weniger Kalorien als die üblichen Nahrungsfette, die vor allem aus langkettigen Fettsäuren bestehen. Sie werden leichter aus dem Darm aufgenommen, schneller verbrannt und erhöhen außerdem den Grundumsatz, das heißt, sie fördern die »Verbrennung«. Man müßte also abnehmen können, ohne weniger zu essen oder mehr Sport zu treiben. Was so märchenhaft klingt, ist ausnahmsweise wahr. Aber wo liegt der Haken?

Den ersten formuliert Professor Günter Wolfram, langjähriger Präsident der Deutschen Gesellschaft für Ernährung (DGE) völlig zutreffend so: »Diesen (...) vorteilhaften metabolischen und energetischen Eigenschaften der MCT-Fette stehen allerdings einige küchentechnische und gustatorische Nachteile gegenüber.« Sprich, man kann mit den Designer-Fetten nicht wie gewohnt kochen, und sie schmecken ... bescheiden. Dazu kommt, daß ab 50 Gramm pro Tag (die gerade mal 80 Kalorien einsparen helfen) »Leibschmerzen, Sodbrennen oder Durchfall als unerwünschte Nebenwirkungen auftreten«. Das alles würde frau ja vermutlich noch in Kauf nehmen, allein es nützt nichts.

Haken Nr. 2: Wieder einmal hat das Wunschdenken die Rechnung ohne den Wirt gemacht. Unser Stoffwechsel ist ein über zahllose Generationen und oft unter schmerzhaften Erfahrungen perfektioniertes System: Es paßt sich an veränderte Lebensumstände an. Wenn sich die Fettzusammensetzung der Nahrung ändert, wird eben die Verwertung geändert. Zwar pflegt unser Körper in der Regel erst einmal abzuwarten, ob sein Mensch die neue Ernährungsweise beibehält, aber nach etwa zwei Wochen hat er sich umgestellt. Und alles ist wieder beim alten. Das belegen sowohl Studien an übergewichtigen wie auch an normalgewichtigen Frauen.

Professor Wolfram kommentiert: »Die seit langer Zeit aus experimentellen Studien an Tier und Mensch bekannten Effekte von MCT-Fetten zeigten (...) nur in der Anfangsphase die erwartete Wirkung. Anpassungsmechanismen im Stoffwechsel und Probleme bei der Akzeptanz [siehe oben] (...) dürften einem nachhaltigen Einsatz bei der Gewichtsreduktion entgegenstehen.« Dem ist nichts hinzuzufügen.

→ **Chitosan:** Chitosan bindet das Nahrungsfett und schleust es aus dem Körper
→ **Fettabsaugen:** Fettabsaugen ist die bequeme Alternative zu Diät und Sport

Quellen:

M. Krotkiewski: Value of VLCD supplementation with medium chain triglycerides. International Journal of Obesity 2001/25/S. 1393 ff.

G. Wolfram: MCT in Diäten mit sehr geringem Energiegehalt (VLCD). 2002. In: http://www.dge.de/Pages/navigation/fach_infos/dge_info/2002/rev0202.html

M. D. White et al.: Enhanced postprandial energy expenditure with medium-chain fatty acid feeding is attenuated after 14 d in premenopausal women. American Journal of Clinical Nutrition 1999/69/S. 883 ff.

K. D. Mukherjee: Designer-Lipide – Künstliche Fette für die Ernährung. In: http://www.verbraucherministerium.de/forschungsreport/rep1-98/designer.htm

MCT-Fette verbessern die Ausdauerleistung

Fette sind bei Sportlern ziemlich verpönt, vor allem im Wettkampf. Sie verzögern die Verdauung und erschweren so die Verwertung von Kohlenhydraten, die schnell Energie liefern sollen. Außerdem gelangen die langkettigen Fettsäuren – anders als Kohlenhydrate und Wasser – nicht direkt aus dem Darm in die Blutbahn. Sie nehmen den umständlicheren Weg über die Lymphe und erreichen erst mit einer zeitlichen Verzögerung von mehreren Stunden den Muskel. In den Muskelzellen angekommen, müssen die Fettsäuren zunächst aufwendig in die »Brennkammern«, das heißt, in die Mitochondrien geschleust werden. Das alles sind Nachteile, wenn Energie schnell und leicht verfügbar sein soll.

Die MCT-Fette (englisch *medium-chained triglycerids*), die in geringer Menge in Kokos- oder auch Palmkernfett vorkommen, sind da viel praktischer. Beachtung fanden sie zunächst, als man nach Ersatzfetten für Menschen mit einer gestörten Fettverdauung suchte. Alsbald weckten sie aber auch das Interesse der Sportler, weil sie wie Zucker direkt aus dem Darm in die Blutbahn übergehen und sofort in Energie umgewandelt werden können. Besonders vorteilhaft: Sie sind wasserlöslich, können also sogar während des Wettkampfs getrunken werden. Insofern setzte man große Hoffnungen in die MCT-Fette, um die Ausdauerleistung zu erhöhen und Muskelglykogen einzusparen. Mit frisch verfügbarem, energiereichem Fett müßte der Körper die Kohlenhydratspeicher nicht mehr angreifen, so der Grundgedanke.

Doch das war falsch gedacht. Erstens zeigte sich, daß man MCT-Fett nicht in beliebiger Menge zuführen kann. Bei Dosen über 40 Gramm pro Stunde kam es zu Durchfällen, die nicht unbedingt zur Leistungssteigerung beitragen. Und zweitens fährt der Stoffwechsel schlicht die Verwertung normaler Fette zurück, wenn man ihn mit den mittelkettigen überschwemmt. Bei steigendem Energiebedarf schließlich muß der Körper wie gehabt auf die Glykogenreserven zurückgreifen. Jürgen Zapf vom Institut für Sportmedizin der Universität Bayreuth kommt daher zu dem ernüchternden Schluß, daß »die Einnahme von MCT als Ergänzung zur Kohlenhydrat-Zufuhr während körperlicher Belastungen nach gegenwärtigem Wissensstand keine Vorteile gegenüber der alleinigen Zufuhr von Kohlenhydraten bringt. Werden größere Mengen MCT (mehr als 40 bis 50 Gramm pro Stunde) verabreicht, so muß mit erheblichen Magen-Darm-Beschwerden gerechnet werden, die die Leistungsfähigkeit bis zum Belastungsabbruch beeinträchtigen können«, was gewiß nicht im Sinne des Sportsfreundes ist.

→ **Carnitin:** Carnitin beschleunigt den Fettabbau und verbessert die Muskelleistung
→ **Q10:** Q10 liefert Energie für alt und jung

Quellen:

J. Zapf: Spezial – Substanzen zur Leistungssteigerung. In: http://www.loges.com/Sport/Spezial

F. Timmermann: Medium chain triglycerides. International Food Ingredients 1993/H.3/S. 11 ff.

M. H. Williams: Nutritional ergogenic aids/supplements and exercise performance. In: M. Harries et al. (Hrsg.): Oxford Textbook of Sports Medicine. Oxford University Press, Oxford 1998, S. 126 ff.

K. D. Mukherjee: Designer-Lipide – Künstliche Fette für die Ernährung. In: http://www.verbraucherministerium.de/forschungsreport/rep1-98/designer.htm

Ein gesunder Geist ruht in einem gesunden Körper

So oder so ähnlich wird der römische Dichter Juvenal (ca. 60-140 n. Chr.) in Gesundheitskreisen gerne zitiert. Doch von Rudern für die Psyche oder Joggen für den IQ hatte der bissige Satiriker nicht gesprochen. Und auch nicht von einem Hinweis darauf, daß in einem gesunden Körper gewöhnlich auch ein gesunder Geist haust. Im Gegenteil: Hinter der völlig aus dem Zusammenhang gerissenen Formel steckt nämlich keine Behauptung oder Feststellung, sondern ein Stoßseufzer ...

In der 10. Satire, aus der das Zitat stammt, geht es um das, was die Menschen von den Göttern erbitten, Geld, Ruhm, Schönheit, ein langes Leben – und Juvenal zeigt, wie es sich für einen Satiriker gehört, die Kehrseiten der guten Wünsche und populären Sehnsüchte. »Schenke eine lange Dauer des Lebens, schenke viele Jahre!« läßt er ein Menschenkind inbrünstig vom Göttervater Jupiter erflehen – und hebt dann in schönster »Was-wäre-wenn?«-Manier zu einer Aufzählung der Gebresten des Alters an. Plastisch malt er aus, was uns erwartet (in freier Übersetzung):

... ein und dasselbe Gesicht haben die Greise, so wie die Stimme zittern die Glieder, der Kopf ist schon kahl, und die Nase trieft wie bei kleinen Kindern; mit blankem Zahnfleisch zerquetscht der Bedauernswerte das Brot (...)

Wein und Speise bieten nicht mehr dasselbe Vergnügen, da der Gaumen abgestumpft ist; und der Beischlaf ist eh' schon lange vergessen (...)

Das wenige Blut in dem kalten Leib wird höchstens noch vom Fieber erwärmt; Krankheiten aller Art umschwirren ihn; wenn du nach deren Namen fragst, könnte ich dir leichter aufzählen, wie viele Liebhaber die Oppia hatte (...)

Aber schlimmer noch als jedes körperliche Gebrechen ist die Demenz, durch die er weder die Namen der Sklaven noch das Gesicht des Freundes erinnert, mit dem er zur Nacht speiste; weder erkennt er die, die er zeugte, noch die, die er aufzog. ...

Am Ende seiner Ausführungen fragt Juvenal provozierend: »Sollen sich die Menschen also lieber gar nichts wünschen?« und fährt fort: »Laß dir raten:

Überlasse es schon den Göttern abzuwägen, was dir zukommt und deinem Leben dienlich ist; (...) Willst du dennoch etwas verlangen, (...) *solltest du um einen gesunden Verstand in einem gesunden Körper bitten.*« Wer weiß, vielleicht hilft im einen oder anderen Fall Beten sogar besser als Sporteln.

→ **No sports!:** Churchill hielt nichts von körperlicher Betätigung

Quellen:

Juvenal: D. Iuni Ivvenalis Satvra X. In: www.thelatinlibrary.com

H.-V. Ulmer: Sport und Präventivmedizin. In: D. Küpper, L. Kottmann (Hrsg.): Sport und Gesundheit. Schorndorf 1991

Mentale Fitneß führt zum Erfolg

Ohne Boris Becker wüßte der gewöhnliche deutsche Sportseitenleser vermutlich bis heute nicht, was »mental« ist. Immer wenn der einstige Tennis-Superstar »äh, mental, äh, gut drauf« war, spielte er seine Gegner in Grund und Boden. Das hinterließ bei vielen den Eindruck, Erfolg sei trainierbar wie die Beinmuskeln. Kein Wunder, daß die »mentale Fitneß« ihren Siegeszug durch die einschlägige Ratgeberliteratur für angehende Manager und Möchte-gern-Sportskanonen antrat. Das geistige Training sieht dann so aus: »Sehen Sie sich als ersten durchs Ziel laufen, wenn Sie einen Marathon gewinnen wollen. Erträumen und erleben Sie sich Ihren Wunsch, malen Sie aus Ihrem Wunsch ein Bild, und verwandeln Sie das Bild in ein Gefühl. So überzeugen Sie schließlich auch Ihr Unterbewußtsein: Es läßt Sie fortan so handeln, daß dieser Wunsch in Erfüllung geht.« Ja, wenn es nur so einfach wäre. Es sollen zwar schon Muskeln durch Gedankenkraft gewachsen sein, aber nicht auf Wettkampfstärke. Und der Trainierbarkeit sind genetisch bedingte Grenzen gesetzt (siehe *Fitneß: Jeder kann fit sein, wenn er will*).

Doch das ficht viele Erfolgstrainer und Motivationscoaches nicht an. Ob Sport, Beruf oder Liebesleben: Nur wer mental fit ist, spielt in der ersten Liga mit, so tönen sie. Der Markt brummt. Dabei ist die Idee keineswegs neu. Bereits die Pioniere dieser »Technik«, wie Dale Carnegie (*Sorge dich nicht – lebe*), versprachen Erstaunliches: Man könne im Schlaf reich werden. Dazu müsse man es nur beschließen. »Durch harte Arbeit und im Schweiße Ihres Angesichts zu Reichtum zu kommen, ist eine zuverlässige Methode, Sie früh auf den Friedhof zu bringen. Es ist völlig unnötig, seine Kräfte auf diese Weise zu verschwenden«, sagt auch Joseph Murphy in seinem Buch *Die Macht des Unterbewußtseins.*

Heute muß sich der moderne Mensch nicht mehr auf drei Wünsche beschränken, sobald er der guten Fee begegnet. Er kann sich jetzt ganz ohne Grimms Märchen alle Wünsche selbst erfüllen. Denn durch positives Denken oder seine moderne Variante, die mentale Fitneß, scheint jedes noch so ferne Ziel quasi im Schlafwagen erreichbar: zuverlässige Heilung von schweren

Krankheiten, die unbegrenzte Vermehrung des Vermögens, der sensationelle berufliche Aufstieg, ewige Jugend und Schönheit. Vor allem Menschen, die glauben, daß sie zum Erfolghaben geboren sind, erliegen dem Reiz des positiven Denkens – kein Wunder angesichts der Abkürzung, die es verspricht. Wenn es genügt zu wollen, wozu dann noch Hirnschmalz und Schweißperlen vergeuden? Oder womöglich zurückstecken, wenn ich merke, daß etwas außerhalb meiner Möglichkeiten liegt?

Zugegeben, diese Gruppe zählt schon zu den fortgeschrittenen Positivdenkern. Ihnen muß man nicht erklären, daß sie toll sind, das wissen sie bereits. Nur mit ihren Erfolgen sind sie noch nicht recht zufrieden. Mehr Geld, mehr Power, mehr Schönheit, von allem muß es mehr sein. Die Mental-Seminare geben ihnen Gewißheit, auf dem rechten Weg zu sein: »Imagination statt Qualifikation« könnte die Devise lauten. Oder auf gut deutsch: Einbildung ist auch eine Bildung. Früher oder später müssen aber auch diese Menschen schmerzhaft erkennen, daß der Wunsch als Vater des Gedankens alleine nicht genügt, um das Kind zu schaukeln. Doch bis dahin haben sie viele Kurse und Seminare besucht – und viele Scheinchen über den Tresen geschoben.

Selbst Martin Seligman, der Psychologe aus Philadelphia, dessen Buch über den erlernbaren Optimismus zur Basislektüre der professionellen Positivdenker gehört, warnt, daß der Optimismus »uns manchmal davon abhält, die Wirklichkeit mit der nötigen Klarheit zu sehen«. Der wachsende Realitätsverlust ist ein Kennzeichen vieler »mental Gefitteter«: »Je intensiver und verführerischer die Wunschbilder eines Menschen sind, desto stärker schränken sie seine Selbstwahrnehmung und seine Fähigkeit ein, andere Menschen und seine gegenwärtige Situation zu beurteilen. Man kann sich die Selbsttäuschungsstrategien vorstellen wie besonders engmaschige kognitive Filter, die wichtige Informationen so selektieren, lenken, beschränken und ordnen, daß sie im wesentlichen ihrem eigenen Fortbestand dienen«, sagt der Philosoph David Jopling von der York University in Toronto, Kanada.

Das Schlaraffenland gibt es bekanntlich nur im Märchen. Es ist eine Illusion zu glauben, man könnte Tauben durch Willenskraft dazu bewegen, sich zu rupfen, zu braten und dem Träumer in den Mund zu flattern. Etwas anderes sind Visionen. Die großen Leistungen der Menschheit, ganz gleich auf welchem Gebiet, setzten voraus, daß jemand das bis dahin Undenkbare dachte – und unbeirrbar daran arbeitete, die Idee Wirklichkeit werden zu lassen. Ohne Visionen gäbe es heute weder Fernseher noch Flugzeuge, weder Antibabypillen noch Fertiggerichte. Das Schlaraffenland, in dem wir Tag für Tag leben, ohne es noch zu würdigen, es existierte nicht.

Um erfolgreich zu sein, ist neben Ausdauer reichlich geistige Beweglichkeit angesagt. Nur wer in seiner Gedankenwelt – auch seinen »mentalen« Wünschen – nicht festzementiert ist, sondern offen bleibt für Wege, die sich unverhofft neu auftun, erlebt vielleicht einmal einen jener glücklichen Zufälle, die man in der englischsprachigen Welt *serendipity* nennt und die sich auf Deutsch mit »das Glück des Tüchtigen« umschreiben lassen. Viele bahnbrechende Ideen nahmen so ihren Anfang. Zum Erfolg gehörten natürlich der Wunsch, das anvisierte Ziel zu erreichen, und die innere Überzeugung, daß man es schaffen kann, aber er stellt sich nur dann ein, wenn Ziel, Bemühen und Fähigkeiten zueinander passen. Auch Pete Sampras war mit Wollen – äh – allein nicht zu schlagen.

→ **Brainfood:** Richtige Ernährung steigert die geistigen Fähigkeiten
→ **Positives Denken:** Durch positives Denken kann man jedes Ziel erreichen
→ **Erfolg:** Motivationstraining ist der Schlüssel zum Erfolg

Quellen:

U. Strunz: Forever young. Gräfe und Unzer, München 1999

J. Murphy: Die Macht des Unterbewußtseins. Keller, Genf 1967

D. Carnegie: Sorge dich nicht – lebe! Scherz, Bern 1984

G. Scheich: Positives Denken macht krank. Eichborn, Frankfurt a.M. 1999

K. Wilkens: »Positiv denken macht krank«. 22.7.2002. In: http//www.spiegel.de/spiegel/0,1518,206283,00.html

B. Schwertfeger: Die Bluff-Gesellschaft. VCH, Weinheim 2002

D. A. Jopling: »Take away the life-lie …«: Positive illusions and creative self-deception. Philosophical Psychology 1996/9/S. 525 ff.

B. S. Held: The tyranny of the positive attidude in America: Observation and speculation. Journal of Clinical Psychology 2002/58/S. 965 ff.

M. Seligman: Pessimisten küßt man nicht – Optimismus kann man lernen. Knaur, München 1991

R. M. Roberts: Serendipity: Accidental discoveries in science. Wiley, New York 1989

Milchsäure macht Muskelkater

Das wissen schon die kleinsten Sportskanonen: Am Muskelkater ist die Milchsäure schuld. Dieses Gerücht hält sich ebenso hartnäckig wie das vom Eisen im Spinat. Und es stimmt genauso wenig.

Dabei kann im Muskel tatsächlich Laktat, wie die Milchsäure auch genannt wird, entstehen. Dazu kommt es, wenn Glukose unvollständig verbrannt wird. Glukose ist der Grundbaustein des Glykogens, das im Muskel als Brennstoffvorrat dient. Dort wird Glukose normalerweise zu Kohlendioxid und Wasser abgebaut. Für diesen Prozeß wird Sauerstoff benötigt, daher die Bezeichnung »aerobe« Glykolyse. Ohne Sauerstoff läuft hingegen die sogenannte »anaerobe« Glykolyse ab, dabei entsteht Laktat als Endprodukt. Über diesen Stoffwechselweg kann sich der Muskel für solche körperlichen Leistungen mit Energie versorgen, bei denen Kraft und Schnelligkeit über mittlere Zeiträume gefragt sind (Beispiel: 400-Meter-Lauf).

Nachteil der anaeroben Glykolyse: Laktat häuft sich im Muskel an. Zuviel Milchsäure beeinträchtigt die Muskelaktivität und verursacht ein schmerzhaftes Brennen. Diese Schmerzen vergehen aber rasch, wenn der belastete Muskel nach der eigentlichen Beanspruchung noch ein bißchen weiterbewegt wird, zum Beispiel durch Auslaufen. Im Muskel vorhandenes Laktat wird dadurch vollständig abgebaut. Laktat, das sich über den Blutstrom bereits im Körper verteilt hat, dient der Bildung von Glukose und Glykogen und wandert damit wieder ins Brennstoffdepot zurück.

Mit Muskelkater hat das vom Laktat herrührende Muskelbrennen, das direkt nach der Anstrengung eintritt, demzufolge rein gar nichts zu tun. Denn Muskelkater tritt erst Stunden nach einer Belastung auf und hält sich einige Tage. Typischerweise fährt er seine Krallen nach einer ungewohnten oder besonders starken Beanspruchung einzelner Muskeln aus. Etwa wenn jemand nach langer Zeit wieder mit dem Sporttreiben beginnt oder wenn ein Sportler einen neuen Bewegungsablauf einübt.

Elektronenmikroskopische Untersuchungen von Muskelgewebe haben gezeigt, daß feine Risse in den Muskelfasern für den Katerschmerz verantwortlich sind. Diese entstehen, wenn der Muskel bei großer Kraftbelastung einer zu hohen Spannung ausgesetzt wird (zum Beispiel bei Sprüngen oder beim Bergabgehen). Bei neuen Bewegungsabläufen kann es aufgrund der noch nicht optimierten Koordination zu Überlastungen einzelner Muskelfasern kommen. Diese Belastungen sind meist von kurzer Dauer und werden nicht mit Energie aus der anaeroben Glykolyse ausgeführt, sondern mit der aus den energiereichen Phospatverbindungen. Deshalb sucht man im verkaterten Muskel vergeblich nach größeren Mengen Laktat.

Zu kleinen Rissen in den Muskelfasern kommt es offenbar auch bei Belastungen unterhalb der Muskelkaterschwelle, und da haben sie sogar ihr Gutes: Im Zuge der Regeneration werden im Inneren der Muskelzelle weitere Fibrillen, die eigentlichen Muskelmotörchen, gebildet. Vermutlich macht das den Kraftzuwachs beim Training aus.

Quellen:

D. Böning: Muskelkater. Deutsche Zeitschrift für Sportmedizin 2000/51/S. 63f.

D. Böning: Was ist eigentlich Muskelkater? In: http://www.sportunterricht.de/lksport/muskelkater.html

T. Thwaites: Running ragged. New Scientist 16.8.1997, S. 28 f.

Stretching verhindert Muskelkater

Wofür Stretching, das Steckenpferd von Trainern und Sportlehrern, nicht alles gut sein soll: Verminderung des Verletzungsrisikos, Verbesserung der Leistung, und nicht zuletzt sollen die Dehnübungen den gefürchteten Muskelkater verhindern. Bei genauerem Hinsehen erweisen sich all diese Vorzüge als Sportlerlatein auf hohem Niveau.

Dem Mythos vom Muskelkater widmete sich eine australische Forschergruppe. Sie suchten aus der wissenschaftlichen Literatur zunächst alle Arbeiten heraus, die der Wirkung des Stretchings vor oder nach muskelkaterträchtigen Übungen galten. Da die Wissenschaftler gewisse methodische Qualitätsstandards zur Bedingung machten, blieben am Ende nur fünf verwertbare Studien übrig, allerdings alle von »mäßiger Qualität«. Da bei keiner ein statistisch greifbares Ergebnis herauskam, faßten die Experten in einem Verfahren, das sich Meta-Analyse nennt, die Datensätze der fünf Publikationen zusammen, um damit jenen positiven Effekten auf die Spur zu kommen, die den einzelnen Publikationen mangels Teilnehmerzahl verborgen bleiben mußten. Das Ergebnis war ebenso klar wie ernüchternd: »Stretching vor oder nach dem Training schützt nicht vor Muskelkater.«

Im Gegenteil, schenkt man Professor Klaus Wiemann von der Universität Wuppertal Glauben, dessen Forschungsschwerpunkt die Dehneigenschaften von Muskeln im Training sind. Er fand heraus, daß bei Dehnübungen auch dann hohe Spannungen auftreten können, wenn diese willentlich entspannt gehalten werden; Spannungen, die sogar die maximalen Willkürkontraktionen übersteigen können. Die schmerzhafte Folge: Diese »Spannungen sind so hoch, daß Dehnen allein schon Muskelkater erzeugen kann. Im Wechsel mit exzentrischem Krafttraining ausgeführt, fördert statisches Dehnen das Auftreten von Muskelkater«. Soweit der Fachmann.

→ **Zerrung:** Stretching vermindert die Verletzungsgefahr
→ **Stretching:** Stretching steigert die Leistung

Quellen:

R. Herbert, M. Gabriel: Effects of stretching before and after exercising on muscle soreness and risk of injury: systematic review. British Medical Journal 2002/325/S. 468 ff.

K. Wiemann, A. Klee: Dehnen und Stretching – Effekte, Methoden, Hinweise für die Praxis (Teil 1). Sportpraxis 1999/40/H. 3/S. 8 ff.

K. Wiemann, A. Klee: Dehnen und Stretching – Effekte, Methoden, Hinweise für die Praxis (Teil 2). Sportpraxis 1999/40/H. 4/S. 37 ff.

Kaiser Nero war Olympiasieger

Es irrt, wer dies für einen Irrtum hält – zumindest beinahe. Zwar durften an den Olympischen Spielen ursprünglich nur Griechen teilnehmen, doch mit dem Aufstieg Roms zur Weltmacht ließ sich diese Einschränkung immer weniger durchhalten. Und Nero, bekannt für seine Spiel- und Sportbegeisterung, hatte es sich in den Kopf gesetzt, erster römischer »Periodonike« zu werden. Diesen Titel durfte tragen, wer bei allen vier panhellenischen Spielen – den Olympien, den Isthmien, den Nemeen und den Pythien – einen Sieg errungen hatte. Vergleichbar wäre das heute dem Ruhm eines Tennisspielers, der in einem Jahr alle Grand-Slam-Turniere gewinnt (übrigens ebenfalls vier an der Zahl).

Zielstrebig ging Nero an die Umsetzung seines Plans und sorgte erst einmal für eine Verschiebung der Olympischen Spiele um zwei Jahre von 65 auf 67 n. Chr., was bis dato weder Krieg noch sonstige Krisen geschafft hatten. Dann ließ er die musischen Disziplinen, an denen ihm besonders gelegen war, ins olympische Wettkampfrepertoire aufnehmen, bevor er kam, sah und ... siegte – selbstverständlich! In Olympia fiel er zwar als Lenker eines Zehnergespanns vom Wagen und konnte das Rennen nicht mehr beenden, dennoch wurde er von den Schiedsrichtern mit dem Siegeslorbeer bekränzt. Als Dank für ihre Dienste verlieh ihnen Nero das begehrte römische Bürgerrecht und belohnte sie mit hohen Geldbeträgen.

Wegen dieser regelwidrigen Vorfälle weigerten sich die Veranstalter der Olympischen Spiele, die Ergebnisse anzuerkennen. Das hielt freilich den römischen Kaiser nicht davon ab, als siegreicher und umjubelter Wagenlenker, Rezitator, Kithara-Spieler und Herold nach Rom zurückzukehren. Anschließend wurden Rezitieren und Kithara-Spielen in Olympia sofort wieder aus dem Programm gestrichen.

Es war übrigens weder das erste noch das einzige Mal, daß für bestimmte Olympiateilnehmer bestimmte Sportarten in den Wettbewerb aufgenommen wurden. Zum Beispiel war Handball 1936 erstmals olympisch (Gastgeber: Deutschland, Turniersieger: Deutschland), Judo 1964 (Gastgeber: Japan, Japan erringt drei von vier Goldmedaillen), Tischtennis 1988 (Gastgeber: Korea, je zwei Goldmedaillen gehen an Korea und China) und Softball 1996 (Gastgeber: USA, Turniersieger: USA).

→ **Olympische Spiele:** Die Olympischen Spiele sind vor allem ein Sportfest
→ **Völkerverständigung:** Die antiken Olympischen Spiele dienten der Völkerverständigung

Quellen:

K.-W. Weeber: Die unheiligen Spiele. Das antike Olympia zwischen Legende und Wirklichkeit. Artemis und Winkler, Düsseldorf 2000

V. Olivova: Sport & Spiele im Altertum – Eine Kulturgeschichte. Copress Verlag, München 1985

I. Weiler: Der Sport bei den Völkern der Alten Welt. Wissenschaftliche Buchgesellschaft, Darmstadt 1981

M. Richardson: Das populäre Lexikon der ersten Male. Eichborn, Frankfurt a.M. 2000

Historische Ergebnisse (Olympische Sommerspiele): http://www.ndr.de/sydney2000/sportarten/geschichte/db.phtml

Churchill hielt nichts von körperlicher Betätigung

Kein Zitat scheint besser zu dem nur 1,66 Meter großen, wohlbeleibten, Zigarre schmauchenden alten Herrn zu passen, der uns von alten Photographien herab grimmig anlächelt. Längst ist aus dem vermeintlichen Zitat ein geflügeltes Wort geworden, gerne gebraucht von Bewegungsmuffeln aller Art. Aber seine Herkunft läßt sich nicht beweisen, weder in Churchills Büchern noch in seinen Reden oder dem *Oxford Dictionary of Quotations*, dem Standardwerk für Zitate in englischer Sprache, ist es zu finden. Auch im Churchill Center in Washington bezweifelt man die Echtheit dieses Ausspruchs. Doch in Deutschland scheint man es mit der historischen Wahrheit nicht ganz so genau zu nehmen, bewirbt doch ein renomierter Verlag sein neues Geschichtswerk mit eben diesem Bonmot. Damit »bietet der Brockhaus auch das, was sonst nicht im Lexikon steht«, so das Eigenlob.

Der Spruch selbst wird in vielen Varianten gebraucht. Mit ihm ist es wie mit der Stillen Post. Allmählich wurde aus »no sports« über »no sports, only whisky« inzwischen gar ein »only black cigars, old whisky and absolutely no sports«. Auch der Anlaß, bei dem sich Churchill zu dem vermeintlichen Zitat herabgelassen haben soll, hat vielfältige Ausschmückungen erfahren. Da gibt es die Geschichte vom Zweiten Weltkrieg, als er mit der Frage konfrontiert wurde, wie er Nazi-Deutschland besiegen wolle (das sich fanatisch zur »Leibeserziehung« bekannte), über die Eröffnung einer Olympiade bis hin zur Erklärung, wie er sein hohes Alter erreicht habe.

Wer – selbst mit nur mäßig sportlichem Eifer – Churchills Biographien oder seine Autobiographie durchstöbert, stößt auf ein ganz anderes Bild des Staatsmanns. Ein schneidiger Draufgänger war er in seiner Jugend, erfolgreich im englischen Nationalsport Kricket, Mitglied der Schwimmannschaft und bester Fechter seiner Schule. In der Kadettenanstalt Sandhurst entwickelte er sich zum vorzüglichen Reiter, und als er mit dem Eliteregiment der 4. Husaren nach Indien versetzt wurde, konnte er endlich seiner Polo-Leidenschaft nachgehen. Churchill schaffte es, binnen kürzester Frist eine erfolgreiche Mannschaft auf die Beine zu stellen und damit selbst die Routiniers vom 19. Husarenregiment zu schlagen. Der Leidenschaft des Reitens frönte er bis in Alter. Noch als über 70jähriger ritt er bei Fuchsjagden mit der Hundemeute querfeldein.

No sports! kann also schwerlich als Devise für den späteren Premierminister gegolten haben. Und wenn er den berühmten Ausspruch doch getan hätte, dann war es wohl britisches Understatement – mit deutlich ironischem Unterton.

→ **Mens sana in corpore sano:** Ein gesunder Geist ruht in einem gesunden Körper

Quelle:

L. Maurer: »Sports«. Frankfurter Allgemeine Zeitung, 27.3.2002, S. 39
Pers. Mitteilung von Richard M. Langworth, The Churchill Center in Washington DC

Die Olympischen Spiele sind vor allem ein Sportfest

Wie fänden Sie einen Boxkampf bei Opas Begräbnis oder zu Fronleichnam ein fetziges Wagenrennen statt einer würdevollen Prozession? Deplaziert bis skandalös? Das war aber nicht immer so. In der Antike wurden zu Ehren verstorbener Größen sportliche Wettkämpfe, sogenannte Leichenspiele, abgehalten. Der Wettkampf löste Menschenopfer als Teil des Totenkults ab. Die römischen Gladiatorenkämpfe zum Beispiel haben ebenfalls hier ihren Ursprung.

Olympia war schon von alters her ein heiliger Ort. Seit dem 1. Jahrtausend v. Chr. wurden dort der Göttervater Zeus und seine Göttergattin Hera verehrt. Aber dort liegt auch Pelops begraben, nach dem die Halbinsel Peloponnes benannt ist. Pelops soll seine Gattin bei einem Wagenrennen (das er übrigens mit unfairen Methoden gewann) als Preis errungen haben. Aus dieser mythischen Melange von Leichenspielen und Götterverehrung sind offenbar die Olympischen Spiele hervorgegangen. Religiöse Zeremonien jedenfalls waren unabdingbarer Bestandteil der Veranstaltung. Und so sah das Programm aus:

Am ersten Tag brachten Sportler, Zuschauer und Gäste Zeus, dem Herrn des Heiligen Hains von Olympia, ein Opfer dar und schworen den olympischen Eid. Es folgte ein Wettstreit von Trompetern und Herolden. Am zweiten Tag traten die Jugendlichen an, am dritten fanden alle Pferderennen statt, und abends opferte man dem Helden Achill (ja, der vom Trojanischen Krieg) und Pelops, dem Ahnherrn der Halbinsel. Der vierte Tag war der kulturelle Höhepunkt: An die hundert Rinder wurden in einer Prozession zum Zeusaltar geführt und dort geschlachtet. Was man nicht auf dem Altar verbrannte, wanderte beim anschließenden Festschmaus in die Bäuche der Sportler und der sonstigen Anwesenden. Kaum zu glauben, daß am nächsten Tag die Laufwettbewerbe durchgeführt wurden. Den krönenden Abschluß bildeten Ringkampf, Faustkampf und Pankration. Am letzten Tag gab's dann die Siegerehrungen und ein großes Dinner.

Olympia darf man sich vorstellen wie eine Kombination von Kölner Dom und Müngersdorfer Stadion. Oder von Gottesdienst und Gaudi. Mit der Zeit überlagerten die Sportwettkämpfe die Religion und wurden zum Hauptzweck der Spiele. Wann das endgültige Aus für Olympia kam, ist nicht genau bekannt. Aber spätestens im Jahre 393 n. Chr. war es soweit, als der erste christliche Kaiser in Rom, Theodosius I., alle nichtchristlichen Praktiken verbot. So fanden die Olympischen Spiele, die fast 1200 Jahre lang zu Ehren des Zeus abgehalten worden waren, im Namen seines himmlischen Kollegen aus Vorderasien ihr vorläufiges Ende.

Auch Pierre de Fredi, Baron von Coubertin, der die Olympischen Spiele im 19. Jahrhundert neu erfand, hatte kein reines Sportfest im Sinn. Geprägt von der Antikenbegeisterung seiner Zeit sollten auch »seine« Spiele außer den körperlichen Leistungen geistig-schöpferische Ruhmestaten ehren. Architektur, bildende Kunst, Malerei, Musik und Literatur wollte er in den olympischen Kanon aufnehmen, mit dem Ziel, »alle vier Jahre unveröffentlichte, direkt von der Idee des Sports inspirierte Werke preiszukrönen«. Wettbewerbe der künstlerischen Disziplinen wurden tatsächlich bei allen Olympischen Spielen ausgetragen, die zwischen 1912 und 1948 stattfanden. Den ersten Literaturwettbewerb 1912 in Stockholm gewann Coubertin übrigens selbst, mit einer unter Pseudonym eingereichten Ode an den Sport (Titel: O Sport, du bist die Schönheit). Allerdings hatte sich kaum ein Dichter für die Wettbewerbe interessiert.

Aber das war noch nicht alles. Dem französischen Baron schwebte eine »religio athletae« vor, eine Religion der Körperkultur. In seinen *Olympischen Erinnerungen* erklärte er: »Meine Auffassung von Sport ist immer von einer großen Anzahl – vielleicht der Mehrzahl – der Sportler beträchtlich abgewichen. Für mich bedeutete Sport eine Religion mit Kirche, Dogmen, Kultus (...) aber besonders mit einem religiösen Gefühl.« Eröffnungs- und Abschlußfeiern stellen die Messen dieser Religion dar. Rituelle Handlungen sind das Sprechen des Olympischen Eids und das Hissen der Olympischen Fahne. Keineswegs zufällig erinnert die Olympische Flamme an das in katholischen Kirchen brennende Ewige Licht.

Pierre de Coubertin hatte seine ganz eigene olympische Philosophie entwickelt, die er Olympismus nannte. »Das erste und wesentliche Merkmal des alten wie des modernen Olympismus ist: eine Religion zu sein«, erklärte er 1935 in einer Radiobotschaft an das deutsche Volk, dem Ausrichter der Olympischen Spiele von 1936. »Durch Leibesübungen formte der Wettkämpfer der Antike seinen Körper, wie der Bildhauer seine Statue, und ›ehrte dadurch seine Götter‹. Der Wettkämpfer der Neuzeit, der gleiches tut, erhöht damit sein Vaterland, seine Rasse und seine Fahne. Ich glaube daher, recht gehabt zu haben, wenn ich mit der Erneuerung des Olympismus von Anfang an versuchte, ein religiöses Empfinden wieder zu erwecken, das durch Weltmenschentum und Volksherrschaft – Kennzeichen unserer Zeit – zwar verändert und erweitert worden, dennoch aber das gleiche ist, das die jungen Griechen (...) zum Fuß des Altars des Olympischen Zeus führte.«

Wie wir wissen, hatten die Nationalsozialisten so ihre eigenen Vorstellungen von »Weltmenschentum« und »Volksherrschaft«, aber das fromme Pathos der Spiele mit »Erhöhung« von Vaterland und Rasse paßte ihnen wunderbar ins Konzept. Heute drängt sich dagegen eher die Frage auf, welcher Sponsor oder Ausrüster durch die Veranstaltung erhöht wird bzw. welche Opfer Sportler und Organisatoren dem Gott Mammon bringen.

→ **Olympisches Motto:** Dabeisein ist alles
→ **Amateur:** Das Amateur-Ideal geht auf die alten Griechen zurück
→ **Turnen:** Turnvater Jahn lag vor allem die Gesundheit der Jugend am Herzen

Quellen:

B. Schröder: Der Sport im Altertum. Hans Schoetz & Co. Berlin 1927

K.-W. Weeber: Die unheiligen Spiele. Das antike Olympia zwischen Legende und Wirklichkeit. Artemis und Winkler, Düsseldorf 2000

Kunst und Olympische Spiele. In: http://www.sport-komplett.de/sportarten/o/olympische_spiele/hst/19.html

P. de Coubertin: Olympische Erinnerungen. Limpert, Wiesbaden 1959 (Reprint)

M. Delbrouck: O Sport, du bist die Schönheit. Der Traum von Olympia als Gesamtkunstwerk. 28.9.2000. In: http://www.gazette.de/Archiv/Gazette-28-September2000/Gastkolumne.html

J. Swaddling: The Ancient Olympic Games. British Museum Press, London 1999

I. Weiler: Der Sport bei den Völkern der Alten Welt. Wissenschaftliche Buchgesellschaft, Darmstadt 1981

Während der antiken Olympischen Spiele herrschte Frieden

Ja, wer an olympische Völkerfreundschaft glaubt, glaubt auch an den olympischen Frieden, demgemäß die Waffen während der Spiele überall ruhten. Aber die alten Griechen waren a) rechte Streithanseln und b) Pragmatiker. Natürlich forderten alle Olympiateilnehmer während der Spiele und auf dem Weg dorthin und wieder zurück in die jeweilige Heimatstadt freies Geleit, aber deswegen gleich alle Kampfhandlungen einstellen? Wo man eh' nur im Sommer Krieg führen konnte? Bestimmt nicht! Wie also sah der Kompromiß aus?

Die Landschaft Elis, in der der Ort Olympia liegt, wurde bereits im 8. Jahrhundert v. Chr. zur neutralen Zone erklärt und entmilitarisiert. Niemand durfte Elis mit Waffen betreten, auf Zuwiderhandlungen stand ein Fluch des Göttervaters Zeus – für den damaligen Normalbürger eine abschreckende Drohung. Wer die Region durchqueren wollte, mußte seine Waffen an der Grenze abgeben und erhielt sie bei der Ausreise zurück. Zeitweise besaßen die Eleer selbst kein Kriegsgerät, ihre Sicherheit wurde von der kriegserprobten Schutzmacht Sparta garantiert.

Wenn die Olympischen Spiele bevorstanden, sandte man Festboten in alle größeren griechischen Städte, die dort die Ekecheiria, den Waffenstillstand, verkündeten. In einer religiösen Zeremonie erklärten die Städte ihren Beitritt zur olympischen Gemeinschaft. Mit diesem Akt garantierten sie durchreisenden Sportlern, Zuschauern und staatlichen Delegationen Sicherheit. Dieser Waffenstillstand galt jedoch nur für eine genau festgelegte Zeit: als die Spiele noch eher lokalen Charakter besaßen, einen Monat, später, als auch Athleten und Zuschauer aus den griechischen Kolonien in Sizilien oder Kleinasien anreisten, drei bis vier Monate. Wie sich die Olympiateilnehmer gegenüber irgendwelchen Kriegsparteien auswiesen, die ihnen unterwegs begegnen konnten, ist nicht überliefert. Denn eins steht fest: In anderen Landesteilen wurde zur selben Zeit munter weiter mit scharfen Waffen gekämpft.

In aller Regel scheint man Sportler, Delegationen und Touristen in Ruhe gelassen zu haben, sonst hätten die Spiele wohl kaum tausend Jahre Bestand gehabt. Dennoch wurde die Ekecheiria immer wieder gebrochen. Im Jahre 364

v. Chr. kam es sogar mitten im heiligen Bezirk von Olympia zur Schlacht zwischen den Arkadern und den Eleern. Knapp 130 Jahre später brach Aratos von Sikyon den Festfrieden der Nemeischen Spiele, einer Schwesterveranstaltung zu Olympia, und verkaufte alle Sportler in die Sklaverei.

Als die Spartaner während des Peloponnesischen Krieges 420 v. Chr. wegen des Bruchs der Ekecheiria von den Spielen ausgeschlossen wurden, akzeptierten sie zähneknirschend die Schmach. Sie hatten geltend gemacht, daß die Boten zum Zeitpunkt ihres Angriffs noch nicht bei ihnen eingetroffen waren. Schließlich kochte noch ein Skandal hoch: Ein Spartaner hatte sich heimlich einer anderen Delegation angeschlossen und den Sieg im Wagenrennen errungen. Dieser wurde ihm aberkannt und der Eigentümer des Gespanns, ein alter Mann, öffentlich ausgepeitscht. Jahre später, nachdem die Spartaner den Peloponnesischen Krieg für sich entschieden hatten, beglichen sie die offene Rechnung: Sie überfielen das Land Elis, plünderten, brandschatzten und versklavten die ganze Region. Lediglich den Stadtkern von Olympia ließen sie unbehelligt. Unnötig zu erwähnen, daß es danach niemand mehr wagte, die »Schutzmacht« Sparta mit Hinweis auf den olympischen Frieden von den heiligen Spielen auszuschließen.

→ **Völkerverständigung:** Die antiken Olympischen Spiele dienten der Völkerverständigung
→ **Athlet:** Der griechische Athlet trieb Sport um seiner selbst willen

Quellen:

K.-W. Weeber: Die unheiligen Spiele. Das antike Olympia zwischen Legende und Wirklichkeit. Artemis und Winkler, Düsseldorf 2000, S. 140 ff.

W. Decker: Sport in der griechischen Antike. C. H. Beck, München 1995

C. W. Weber: Die Spartaner – Enthüllung einer Legende. Heyne, München 1979

Dabeisein ist alles

Hin und wieder gibt es bei Olympia einen ungewöhnlichen Lichtblick. Zum Beispiel Eric Moussambani aus Äquatorialguinea. Für ihn galt dieses Motto zweifellos. »Eric, der Aal«, wie ihn eine australische Zeitung liebevoll und in Hinblick auf sein Gezappel im Becken auch ein wenig spöttisch betitelte, muß ein bißchen geschummelt haben, um die Qualifikation für Olympia 2000 zu schaffen. Wie dem auch sei: Er nahm am 100-Meter-Freistil-Wettbewerb teil und wurde von den Zuschauern noch begeistert angefeuert, als seine Mitstreiter längst aus dem Becken gestiegen waren. Dabei hätte nicht viel gefehlt, und er wäre im Aquatic Centre von Sydney gar ertrunken.

So stellen wir uns den olympischen Geist vor: Einmal dabei gewesen sein! Das Erscheinen dieses Geistes ist und war allerdings eher die Ausnahme denn die Regel. Die antiken Olympioniken hätten Eric – Athleten wie Publikum gleichermaßen – mit ätzendem Hohn und beißendem Spott bedacht, und in seiner Heimat hätte er sich schon gar nicht mehr blicken lassen dürfen. Welche Schande, nicht Erster geworden zu sein! Die Idee einer Silber- oder Bronze-Medaille war dem historischen Olympia völlig fremd.

In der Neuzeit täuscht die Floskel vom »Dabeisein« darüber hinweg, daß die Abwesenheit je nach politischer Lage wichtiger sein kann als die Teilnahme oder gar »olympisches Gold«. So geschehen 1980 in Moskau, als 30 Staaten ihre Teilnahme aus Protest gegen den Einmarsch russischer Soldaten in Afghanistan absagten. 1984 revanchierte sich der Ostblock und blieb den Spielen in Los Angeles (USA) fern. Dabei waren sie nicht die ersten, die die eigene Abwesenheit als politisches Druckmittel einsetzten. Angefangen hatte es 1952 mit dem Ausschluß der DDR in Helsinki. Vier Jahre später, 1956, versuchte der Eidgenössische Turnverein die Spiele in Melbourne aus Protest gegen den sowjetischen Einmarsch in Ungarn zu verhindern. Die arabischen Staaten sagten ebenfalls ab, allerdings wegen des Suezkrieges. Auch China fehlte, weil Taiwan mitspielen durfte. 1964 wurde Südafrika wegen seiner Rassenpolitik die Teilnahme verweigert, 1972 traf es Rhodesien. Vier Jahre später reisten Afrikas Sportler aus Montreal ab, weil Neuseeland antrat, obwohl es sich nicht dem

Sportembargo gegen Südafrika beugen wollte. Gleichzeitig zwang der kanadische Staatspräsident nun die Taiwanesen auf Druck Chinas zur Heimreise. 1988 boykottierte Nordkorea die Spiele in Südkorea.

Auch wir Deutsche haben keinen Grund, uns über die politischen Ränkespiele anderer Nationen zu mokieren. In der Geburtsstunde der Olympischen Spiele in der Neuzeit wiesen die Turner die Einladung nach Athen brüsk zurück, da Coubertin ein Franzose war. Ferdinand Götz, der Fürsprecher der Turner, schrieb an den deutschen Delegationschef: »Ich kann nur bedauern, daß Ihr Komitee für die dem deutschen Volke angethane Schmach ein Gefühl nicht hat« Und kurz vor den Spielen, am 27. Dezember 1895, machte die Rheinisch-Westfälische Zeitung aus ihrer nationalen Haltung keinen Hehl: »Ein Deutscher, welcher seinem Lande die Schmach anthut, diese Spiele zu fördern oder zu besuchen, verdient mit Schande aus seinem Kreise und seinem Volke ausgestoßen zu werden.«

Die Zeiten haben sich bekanntlich geändert. Heute geht es nicht mehr um nationale Schande, sondern ganz wie zu Zeiten des hellenistischen Olympia um Ruhm und viel Geld. Und so sind sich Antike und Neuzeit wieder ganz nahe gekommen. Schließlich sind es nur die Siege, die zählen. Mit hochdotierten Werbeverträgen dürfen nur die Allerbesten rechnen, was zur Folge hat, daß die siegentscheidenden Hundertstel oder Tausendstel Sekunden dem Körper hin und wieder mal mit Doping abgepreßt werden. Seit 1988 bestimmen die Gelder der Fernsehanstalten den Ablauf, so daß Wettkämpfe zu physiologisch ungünstigen Zeiten stattfinden, weil nur so die besten Einschaltquoten erzielt werden. Und wenn man hört, wie die Olympiakandidaten unter den Städten versuchen, die Gunst der Entscheidungsträger im Internationalen Olympischen Komitee zu gewinnen – um ihrer Heimat Prestige und wirtschaftlichen Aufschwung zu verschaffen –, bekommt das olympische Motto »Dabeisein ist alles« noch einmal einen anderen Klang.

→ **Athlet:** Der griechische Athlet trieb Sport um seiner selbst willen

Quellen:

»Eric the Eel«. In: http://www.spiegel.de/sport/sonst/0,1518,94196,00.html

W. Hartmann: Olympische Spiele – Rahmen ohne Bild. In: A. Natan (Hrsg.): Sport – kritisch. Hallwag, Bern 1972, S. 66 ff.

Brockhaus – Die Enzyklopädie. FA Brockhaus, Leipzig 2001. Stichwort: Olympische Idee.

Optimisten leben länger

Endlich mal was Positives. Wir haben es schon immer geahnt: Das Schicksal belohnt eine positive Lebenseinstellung. Wer möchte nicht mit stolzen 120 Lenzen und einem breiten Lächeln im Gesicht in die Kiste steigen? Die Botschaft von den langlebigen Optimisten beruht auf Forschungen, die sich dem Zusammenhang zwischen Persönlichkeit und Gesundheit widmen. In der Tat sind Menschen mit einer positiven Grundhaltung seltener krank oder werden schneller wieder gesund. Ausschlaggebend für die bessere Gesundheit soll eine lebensbejahende Einstellung sein, die die Herausforderungen des Schicksals annimmt. Aus diesen und ähnlichen Befunden wurde dann flugs gefolgert: Wenn Optimisten weniger krank sind, leben sie auch länger. Wir müssen endlich lernen, positiv zu denken. Davon wird unsere Gesundheit profitieren, und wir dürfen uns auf ein paar zusätzliche Lebensjahre freuen. Klingt doch logisch, oder?

Knöpfen wir uns die Argumente der Reihe nach vor: Wie es um die Optimisten tatsächlich bestellt ist, darüber gibt eine einzigartige Langzeitstudie Auskunft, die sogenannte Terman Life-Cycle Study. In den Jahren 1921 und 1922 hatte der Amerikaner Lewis Terman die Persönlichkeitsmerkmale von über 1500 Schülerinnen und Schülern im Alter zwischen sechs und 16 Jahren erhoben. Die Kinder bildeten eine ziemlich homogene Gruppe (das war die Absicht des Initiators): weiß, intelligent, aus der Mittelschicht stammend. Eltern und Lehrer wurden getrennt gebeten, die Kinder im Hinblick auf 25 Eigenschaften – von ästhetischem Empfinden über Geschicklichkeit bis hin zum Humor – einzuschätzen. Im Laufe der Jahrzehnte wurden sie als Erwachsene immer wieder zu ihren Lebensumständen und -ereignissen befragt.

Natürlich sind mittlerweile viele der »Termiten«, wie die Kandidaten manchmal scherzhaft genannt werden, verstorben. Um so spannender die Frage, wer noch lebt. Dieser Frage ging die Arbeitsgruppe um Howard Friedman nach: Die Wissenschaftler ermittelten im Jahr 1986 noch lebende Probanden und werteten deren Datensätze neu aus. Besonderes Augenmerk legten sie dabei auf folgende sechs Persönlichkeitsmerkmale: Geselligkeit (Kontaktfreude, Extrovertiertheit), Selbstbewußtsein (Selbstvertrauen, Willensstärke), Gewissenhaftigkeit (Umsicht, Zuverlässigkeit), Optimismus (Fröhlichkeit, Humor), Energie (Aktivität) und emotionale Stabilität (im Gegensatz zur Launenhaftigkeit).

Das Ergebnis überraschte in seiner Eindeutigkeit sogar die Forscher. Von den sechs ausgewählten Merkmalen wirkten sich nur zwei statistisch signifikant auf die Lebensdauer aus: Gewissenhaftigkeit und Optimismus. Allerdings anders als gedacht: Optimismus, also Fröhlichkeit und Humor, gingen eindeutig mit vorzeitigem Ableben einher, während die Umsichtigen und Zuverlässigen ganz klar ein längeres Leben zu erwarten hatten. Am Rand notiert: Die einstmals sehr aktiven, das heißt, besonders bewegungsfreudigen Kinder hatten keinen Überlebensvorteil.

Wie paßt dieses Ergebnis nun aber mit der eingangs genannten Feststellung zusammen, Optimisten seien weniger krank? Friedman und seine Kollegen vermuten, daß Menschen mit einem sonnigen Gemüt besser mit schwierigen Situationen fertig werden und leichter wieder Oberwasser bekommen. Motto: »Das wird schon wieder!« Eine solche Haltung fördert vielleicht den Heilungsprozeß. Auf jeden Fall führt sie dazu, daß sie sich nicht so leicht krank fühlen wie andere, die ihren Wehwehchen eine viel größere Bedeutung beimessen. Das ist die positive Seite des Optimismus. Die negative könnte man auch Leichtsinn nennen. Mit der Einstellung »Mir wird schon nichts passieren!« wächst offenbar die Neigung, Risiken einzugehen. Ob Alkohol- und Zigarettenkonsum, Neuer-Markt-Aktien oder Überholverbotsschilder: Optimisten tendieren eher dazu, Gefahren zu unterschätzen und guten Rat in den Wind zu schlagen. Das rächt sich – nicht immer, aber oft genug, um den Unterschied statistisch sichtbar zu machen.

Der unter Umständen fatale Hang, die Dinge immer positiv zu sehen, ist im übrigen ein konstantes Persönlichkeitsmerkmal, genau wie sein Gegenstück, die lebensverlängernde Gewissenhaftigkeit. Das heißt, diese Eigenschaften bleiben ihrem Träger ein Leben lang erhalten und können auch nicht nennenswert verändert werden.

Welche Schlüsse ziehen wir daraus? Unser Tip für Optimisten: Nehmen Sie's mit Humor! Und wenn Sie Pessimist sind: Ihre Zukunft sieht ziemlich rosig aus – zumindest solange Sie schwarz sehen.

→ **Positives Denken:** Optimismus kann man lernen
→ **Positives Denken:** Durch positives Denken kann man jedes Ziel erreichen

Quellen:

S. C. Kobasa: Streßful Live Events, Personality and Health: an inquiry into hardiness. Journal of Personality & Social Psychology 1979/37/S. 1 ff.

H. S. Friedman et al.: Does Childhood Personality Predict Longevity? Journal of Personality and Social Psychology 1993/65/S. 176 ff.

H. S. Friedman: Long-Term Relations of Personality and Health: Dynamisms, Mechanisms, Tropisms. Journal of Personality 2000/68/S. 1089 ff.

J. J. Conley: Longitudinal Stability of Personality Traits: A Multitrait-Multimethod-Multioccasion Analysis. Journal of Personality and Social Psychology 1985/49/S. 1266 ff.

R. R. McCrae, P. T. Costa: Natur over Nurture: Temperament, Personality and Life Span Development. Journal of Personality and Social Psychology 2000/78/S. 173 ff.

Glückliche Menschen sind gesünder

Glück und Gesundheit gelten gemeinhin als zwei Seiten der gleichen Medaille. Ein glücklicher Mensch soll demnach gesünder sein. Und da ohne Gesundheit nach landläufiger Meinung alles nichts ist, sollte sich ein Gesunder mächtig anstrengen, glücklich zu wirken, und ein Kranker sollte genau überlegen, ob es ihm zusteht, auch mal vor Glück zu strahlen. Wer es wagt, den Nutzen einer derart etablierten Aussage zu überprüfen und womöglich auch noch zu widerlegen, zieht sich schnell den Unmut aller Wissenden zu.

Aber wenn Glückliche tatsächlich gesünder wären, dann müßten unglückliche Menschen nachweislich öfter krank sein als der Bevölkerungsdurchschnitt. Wie läßt sich eine solche Hypothese testen? Beginnen wir mit einem Gedankenexperiment. Angenommen, Sie befragten hundert mit den üblichen Alltagswehwehchen geplagte Zeitgenossen, wie es ihnen geht. Was bekämen Sie zur Antwort? Die 20 Optimisten strahlen Sie an und sagen »blen-dend«, die 20 Pessimisten setzen eine Leidensmiene auf und berichten haarklein, wo's überall zwickt und was der Doktor wieder falsch gemacht hat. Der Rest liegt irgendwo dazwischen. Wie krank oder gesund die Befragten wirklich sind, hätten Sie auf diese Art bestimmt nicht erfahren.

Genau das ist das Problem vieler Studien zum Zusammenhang zwischen Persönlichkeit und Gesundheit. Die begnügen sich in der Regel mit Selbstauskünften und stützen sich nicht auf harte Fakten. Außerdem untersuchen die Forscher meist Personen, die wegen irgendwelcher Beschwerden in die Klinik oder die Arztpraxis gekommen sind. Und dort treffen sie nur die, die sich krank *fühlen*! Thomas Köhler, Arzt und Psychologe am Psychologischen Institut der Uni Hamburg, warnt deshalb nachdrücklich davor, aus den Erfahrungen mit Patienten »auf jene Majorität zu schließen, die still und bescheiden ihr Leiden ertragen, ohne an diversen Therapien teilzunehmen«.

Wie viel das *subjektive* Wohlbefinden mit Charaktereigenschaften zu tun hat, zeigten die amerikanischen Psychologen Paul Costa und Robert McCrae bereits Ende der siebziger Jahre. Sie fanden, daß bestimmte Persönlichkeitsmerkmale bei ihren Trägern für ein gutes Gefühl sorgten, während andere sie eher unzufrieden machten. Eine wichtige Rolle spielt dabei die Extrovertiertheit, die mit einer positiven Lebenseinstellung verbunden ist; dazu gehören weiter Geselligkeit, Kontaktfreude, Selbstvertrauen und Umgänglichkeit. Auf der anderen Seite steht die Neurotizität, die hier weniger mit Neurosen gleichzusetzen ist, sondern vielmehr ein Maß für eine pessimistische Sicht der Dinge darstellt; zu ihr zählen neben dem Pessimismus aber auch Angst, Unsicherheit, Impulsivität, Depressivität und emotionale Labilität. Ob sich ein Mensch glücklich oder unglücklich fühlte, hing nach den Erkenntnissen der Wissenschaftler in hohem Maße davon ab, wie stark die *beiden* Merkmalsgruppen bei dieser Person ausgeprägt waren.

Daß es sich dabei um Grundeinstellungen und nicht um vorübergehende Stimmungen handelte, belegte eine Nachuntersuchung, die die Forscher zehn Jahre später durchführten: Die zuvor als extrovertiert eingestuften Personen gaben dabei signifikant häufiger an, glücklich zu sein, als diejenigen, die ehedem zur Neurotizität neigten. Zwar kommt es im Laufe des Älterwerdens zu Verschiebungen in diesen und anderen grundlegenden Eigenschaften, aber nur noch in geringem Umfang. So scheinen beispielsweise sowohl Offenheit für Neues als auch Pessimismus im Laufe des Lebens ein wenig abzunehmen, während Gewissenhaftigkeit und Freundlichkeit etwas zunehmen. Diese Ergebnisse wurden mit sehr starken Übereinstimmungen in Deutschland, Großbritannien, Spanien, Tschechien und in der Türkei ermittelt.

Paul Costa und Robert McCrae wandten sich nun der Frage zu, in welchem Zusammenhang eine negative Lebenseinstellung, Neurotizismus, körperliche Beschwerden und Krankheiten zueinander stehen. Schließlich werden Pessimismus, Angst oder Neurosen oft als Ursache psychosomatischer Erkrankungen angesehen. Die Forscher bestätigen zwar, daß Menschen, die wegen körperlicher Beschwerden den Arzt aufsuchen, überdurchschnittlich häufig zu negativen Erwartungen und Labilität neigen. Daraus darf man aber nicht schließen, daß diese Personen häufiger krank sind – sie nehmen schlicht und ergreifend nur öfter die Hilfe eines Arztes in Anspruch als die Extrovertierten, die mit Problemen eher lässig umgehen (»Das wird schon nichts Schlimmes sein«).

Aus diesem Grund konnten viele Studien beispielsweise einen statistischen Zusammenhang zwischen Bluthochdruck und Angst, Depression und anderen typischen Merkmalen eines Menschen feststellen, der zu Neurotizität neigt. Die Optimisten mit Bluthochdruck waren nur nicht in den Sprechstunden aufgetaucht! Der Beweis dafür wurde bereits in den sechziger Jahren erbracht: Damals stellte ein Arzt seine Testgruppe nach dem Zufallsprinzip zusammen. Dann ließ er bei allen Kandidaten den Blutdruck messen und die Neurotizität ermitteln. Ergebnis: kein Zusammenhang zwischen den beiden Merkmalen.

Offenkundig wird der Trugschluß von den kränkeren Pessimisten auch, wenn Studien prospektiv, also vorausschauend anlegt sind und man nicht mit weichen Daten (wie subjektiven Beschwerden), sondern mit harten Fakten (wie dem Tod) arbeitet. Man nehme beispielsweise eine ausreichend große Gruppe von gesunden Testpersonen im passenden Alter, erhebe ihre Persönlichkeitsmerkmale und lasse dann die Zeit vergehen. Nach einigen Jahren ist ein Teil der Kandidaten gestorben, etwa an Herzinfarkt. Sieht man dann in den Unterlagen zur Persönlichkeit nach, stellt man fest, daß die Neurotiker unter den Toten keineswegs häufiger vertreten sind. Das konnte auch für andere Todesarten gezeigt werden.

Die amerikanischen Psychologen D. Watson und J. W. Pennebaker kommen nach der Sichtung der Beweislage zu folgendem (sehr tröstlichen) Resultat: »Alles in allem zeichnen die Daten ein sonderbares Portrait der Pessimisten. Sie klagen über Angina pectoris, haben aber kein größeres Koronarrisiko oder krankhafte Veränderungen am Herzen. Sie klagen über Kopfschmerz, nehmen aber nach eigenen Angaben nicht mehr Aspirin ein als andere. Sie berichten über Malaisen aller Art, aber sie gehen nicht häufiger zum Arzt oder fehlen öfter am Arbeitsplatz oder in der Schule als andere. Im Allgemeinen jammern sie über ihre Gesundheit, aber es gibt keinerlei greifbaren Beleg dafür, daß sie kränker sind oder eher sterben müssen.«

Auch Thomas Köhler beklagt, daß »sehr viel weniger Gesichertes vorliegt, als häufig in der wissenschaftlichen und insbesondere auch in der populärwissenschaftlichen Literatur verbreitet wird«. Bei manchen Krankheiten wie Migräne oder Neurodermitis nehme die »Psychologisierung bemerkenswerte Ausmaße an«, die »aber bei unvoreingenommener Betrachtung der beigebrachten Belege nicht vertreten werden kann«. Allerdings darf man aus dem Mangel an psychologischem Beweismaterial nun nicht schließen, daß es zwischen körperlichen Beschwerden und psychischer Disposition gar keinen Zusammenhang gibt. Schließlich existieren neben den gut untersuchten Merkmalen wie Extrovertiertheit oder Neurotizität, die ja weit mehr umfassen als Opti- und Pessimismus, noch andere psychische Charakteristika, die für bestimmte Krankheiten typisch sein können.

Zumindest in einem Fall ist es der psychosomatischen Forschung gelungen, einen Zusammenhang zwischen Psyche und einer organischen Krankheit zuverlässig darzustellen: die Korrelation zwischen der sogenannten Typ-A-Persönlichkeit und dem Herzinfarkt (nicht zu verwechseln mit der Herzneurose). Typ A nennt man einen engagierten und auf vollen Touren arbeitenden Menschen, der über außergewöhnliche geistige und körperliche Energie verfügt. Er ist zupackend, leistungsorientiert und meistens mit drei Dingen gleichzeitig beschäftigt. Wer also alles andere ist als ein Miesepeter, Angsthase oder Langweiler, wer dem Ideal körperlicher und geistiger Fitneß vielleicht noch am nächsten kommt, der läuft womöglich eher Gefahr, eines schönen Tages am Infarkt das Zeitliche zu segnen.

Fazit: Optimisten sind nicht gesünder, sie beschäftigen sich nur lieber mit angenehmen Dingen. Und sind womöglich deshalb mit ihrem Leben zufriedener.

→ **Positives Denken:** Optimismus kann man lernen
→ **Positives Denken:** Durch positives Denken kann man jedes Ziel erreichen
→ **Gesundheit:** Jeder ist für seine Gesundheit selbst verantwortlich

Quellen:

T. Köhler: Psychosomatische Krankheiten: Eine Einführung in die Allgemeine und Spezielle Psychosomatische Medizin. Kohlhammer, Stuttgart 1995

T. von Uexküll: Integrierte Psychosomatische Medizin. Schattauer, Stuttgart 1994

P. T. Costa, R. R. McCrae: Influence of Extraversion and Neuroticism on Subjective Well-Being: Happy and Unhappy People. Journal of Personality and Social Psychology 1980/38/S. 668 ff.

P. T. Costa, R. R. McCrae: Neuroticism, Somatic Complaints, and Disease. Journal of Personality 1987/55/S. 299 ff.

H. S. Friedman: Long-Term Relations of Personality and Health: Dynamisms, Mechanisms, Tropisms. Journal of Personality 2000/68/S. 1089 ff.

S. T. Charles et al.: Age-related differences and change in positive and negative affect over 23 years. Journal of Personality & Social Psychology 2001/80/S. 136 ff.

R. J. Keehn et al.: Twenty-four year mortality follow-up of army veterans with disability seperations for psychoneurosis in 1944. Psychosomatic Medicine 1974/36/S. 27 ff.

D. Watson, J. W. Pennebaker: Health complaints, stress, and distress: exploring the central role of negative affectivity. Psychological Review 1989/96/S. 234 ff.

L. Harker, D. Keltner: Expressions of positive emotions in women's college yearbook pictures and their relationship to personality and life outcomes across adulthood. Journal of Personality & Social Psychology 2001/80/S. 112 ff.

Cellulite entsteht durch abgelagerte Schlackenstoffe

Orangenhaut, Cellulite, Matratzenphänomen – das Schreckgespenst der ewig jungen 35jährigen hat viele Namen, darunter auch so medizinische wie Cellulitis, Fibrositis, Panniculitis und Panniculosis. (Dabei ist »–itis« definitiv falsch, denn es handelt sich nicht um eine Entzündung, für die solche Wortendungen im medizinischen Sprachgebrauch üblich sind.) Die heute gebräuchliche pseudowissenschaftliche Bezeichnung Cellulite tauchte erstmals in den zwanziger Jahren des letzten Jahrhunderts auf. Populär gemacht wurde der Begriff aber erst in den siebziger Jahren, und zwar von einem Frauenmagazin – von wem auch sonst? Ergab sich doch so die Möglichkeit, die Leserinnen immer wieder mit ihrer »Unvollkommenheit« zu konfrontieren und gleichzeitig Abhilfe zu versprechen: zum Beispiel durch die üblichen sadistischen Ernährungs- und Fitneß-Programme oder durch die wunderbaren Pflegeprodukte auf den Anzeigenseiten.

Damit eine Variante der menschlichen Hautstruktur als behandlungsbedürftig anerkannt wird, unterstellt man ihr außer dem Schönheitsfehler am besten noch ein medizinisches Problem. Die beliebtesten »Ursachen« für Cellulite sind gestaute Lymphe, schlechte Durchblutung, falsche Fette und natürlich die immer wieder gern zitierten »toxischen Schlackenstoffe«, derer sich der Körper angeblich nicht entledigen kann. Doch nichts davon hält einer wissenschaftlichen Überprüfung stand: Das Fettgewebe in einer Orangenhaut unterscheidet sich weder in seiner Zusammensetzung noch in seinen biochemischen Eigenschaften (insbesondere dem Fettstoffwechsel) von dem anderer Körperpartien. Auch an der Blutversorgung kann es nicht liegen. Den einzigen Unterschied, den Wissenschaftler der Rockefeller University in New York ausmachen konnten, war die Struktur des Bindegewebes. Und die beruht zum einen auf Veranlagung und hängt zum anderen vom Geschlecht ab.

Wäre allein das Fettgewebe schuld, müßten auch sehr dicke Männer Cellulite haben; das ist aber nur selten der Fall. Für eine Rolle der Sexualhormone spricht jedoch, daß Männer mit einem Androgenmangel eine weibliche Bindegewebsstruktur entwickeln. Normalerweise bildet das Bindegewebe von Männern schräg zur Hautoberfläche verlaufende, glatte Flächen. Bei Frauen dagegen sind die Bindegewebsfasern zum einen generell zarter und zum anderen unregelmäßig und senkrecht angeordnet. Dadurch entstehen quasi nach oben offene Kammern, die mit Fettgewebe gefüllt sind. Dieses wird bei entsprechend veranlagten Personen schon bei leichtem Druck nach oben gegen die Oberhaut gepreßt (»Matratzenphänomen«). Übergewicht verstärkt die »Buckelchen«, denn je mehr Fett in den Kammern ist, desto deutlicher treten die Unebenheiten hervor.

Cellulite ist demzufolge keine Krankheit, sondern Veranlagung. Wenn Sie wollen, nennen Sie es »Schicksal«. Und außer Ihrem Geldbeutel gibt es dabei nichts zu entschlacken.

→ **Falten:** Moderne Anti-Falten-Therapien sind sicher, billig und wirksam
→ **Gewicht:** Sport macht schlank

Quellen:

W. Paukstadt: Orangenhaut sorgt für ein Milliardengeschäft. Münchner Medizinische Wochenschrift 2001/143/H. 4/S. 4 ff.

M. Rosenbaum et al.: An exploratory investigation of the morphology and biochemistry of cellulite. Plastic & Reconstructive Surgery 1998/101/S. 1934 ff.

A. B. R. Rossi , A. L. Vergnanini: Cellulite: a review. Journal of the European Academy of Dermatology and Venerology 2000/14/S. 251 ff.

Cellulite läßt sich mit Cremes und Pillen behandeln

So ausufernd wie die Liste der vermeintlichen Ursachen der Cellulite liest sich auch die Litanei der angeblichen Erfolgstherapien: Massagen mit Bürsten, Rollern oder Vibratoren, um die Durchblutung und den Lymphfluß anzuregen, dazu Vakuumpumpen, Bodywrappings à la holländische Salatgurke und dann natürlich Cremes, Lotionen sowie Badezusätze, die die abgelagerten »Schlacken« auflösen sollen (im Körper und nicht in der Badewanne). Nicht zu vergessen die »rein pflanzlichen« Kapseln und Pillen mit den »lebenswichtigen Vitaminen und Mineralstoffen«, die die Fettverbrennung anregen, freie Radikale abfangen, den Stoffwechsel ankurbeln oder sonstige medizinische Wunder vollbringen, die bis dato dem Weihwasser vorbehalten waren.

Doch wie so oft gibt es keine, wissenschaftlichen Standards genügende Studie, die die Wirksamkeit einer dieser Maßnahmen belegen könnte. Generell wird in der Fachliteratur beklagt, daß bis heute »noch keine effektive Behandlung oder Verhütung der Cellulite nachgewiesen wurde« und daß »nur wenig wissenschaftliche Evidenz existiert, um auch nur eine der vielen beworbenen Behandlungsmethoden zu unterstützen«.

Wenn es schon nicht wirkt – so schadet es doch wenigstens nicht? Irrtum, sagen Dermatologen, wenn sie an Anti-Cellulite-Cremes denken. Finnische Wissenschaftler hatten 32 Produkte unter die Lupe genommen. Insgesamt waren 263 verschiedene chemische Substanzen darin enthalten. Sie fanden allein 44 verschiedene pflanzliche Inhaltsstoffe, 39 verschiedene »Emollentien« (Stoffe, die die Haut weich und geschmeidig machen sollen) und natürlich allerlei Konservierungsmittel und Duftstoffe. Ein Viertel der gefundenen Zutaten war als allergen bekannt, in vielen Fällen aber nicht in geeigneter Weise deklariert.

Eine englische Forschergruppe wandte sich gezielt einer sogenannten Aminophyllin-Creme zu, die das Cellulite-Fett angeblich in Fettsäuren zerlegt. Wie erwartet zeigte das Produkt im Experiment ebenfalls keinen Effekt – außer Hautreizungen und allergischen Reaktionen bei jeder vierten Versuchsperson.

In einer anderen Studie aus Großbritannien wurde eine Kapsel, die die Cellulite »von innen heraus« bekämpfen sollte, gegen ein Placebo getestet. Doch selbst die vereinten Kräfte von Gingko, Süßklee, Grapefruchtsamen, Blasentang, Nachtkerzenöl, Sojalecithin, Borretschsamenöl, Fischöl und anderen Leckereien brachten keinen Erfolg. Bedenklich stimmt jedoch der hohe Jodanteil des Präparats: Jede Kapsel enthielt 240 Mikrogramm des Mineralstoffs. Die Weltgesundheitsorganisation (WHO) empfiehlt, nur 150 Mikrogramm Jod pro Tag aufzunehmen. Zuviel Jod kann Schilddrüsenstörungen hervorrufen. Von den Kapseln sollten die Frauen laut Hersteller aber gleich zwei bis drei pro Tag einnehmen …

Bodywrapping – das Einpacken in Folie oder Gummianzüge – vermag entgegen den Werbeversprechen prinzipiell kein »Fett abzuschmelzen«. Schließlich bestehen die Fettdepots nicht aus Butter, sondern aus Fettzellen. Das Verfahren preßt lediglich etwas Lymphflüssigkeit (»Wasser«) aus den Pobacken – etwa so, wie auch ein Saftschinken unter Druck etwas Wasser absondert. Ebenfalls nicht empfehlenswert ist nach Auffassung von Alexander Konstantinow, Dermatologe an der Universitäts-Hautklinik in München, die sogenannte Cellulipolyse. Dabei soll – so die eigenwillige Theorie – der Stoffwechsel der Fettzellen mit Hilfe von Gleichstrom angeregt werden. »Wissenschaftlich haltbare Studien sind nicht bekannt«, so Konstantinow. »Das Verfahren ist teuer, zeitaufwendig und schmerzhaft.«

Auch die Stiftung Warentest nahm sich jüngst des klebrigen Themas an. Fazit der Tester: »Es hat nicht gewirkt (…) Weder Creme, Gel, Serum oder Spray noch das Massagegerät haben einen positiven Einfluß auf die welligen Pölsterchen. Nach wie vor gilt: Schlanker wird nur das Portemonnaie.« Die einzig wirksame Methode, um das Fett zurückzudrängen, bestehe deshalb weder in Cremetöpfchen noch in Massageapparaten, sondern ausschließlich im Kampf gegen das Unterhautfettgewebe, verkünden einige Experten. Und sie wissen auch schon wie: mit fettarmer, ballaststoffreicher Diät und viel Sport, »am besten Joggen«. Warum? Weil das in den »betroffenen Hautpartien Muskeln aufbaut«, orakelt Gisela Albrecht, Direktorin der Klinik für Dermatologie und Allergologie am Klinikum Berlin-Spandau, in der Zeitschrift *test.* Na denn, viel Spaß – bei der Lektüre der einschlägigen Irrtümer, versteht sich.

→ **Gewicht:** Sport macht schlank
→ **Fettabsaugen:** Fettabsaugen ist die bequeme Alternative zu Diät und Sport

Quellen:

E. L. Sainio et al.: Ingredients and safety of cellulite cremes. European Journal of Dermatology 2000/10/S. 596 ff.

N. Collis et al.: Cellulite treatment: a myth or reality: a prospective randomized, controlled trial of two therapies, endermologie and aminophylline cream. Plastic & Reconstruction Surgery 1999/104/S. 1110 ff.

M. Lis-Balchin: Parallel placebo-controlled clinical study of a mixture of herbs sold as remedy for cellulite. Phytotherapy Research 1999/13/S. 627 ff.

S. Barrett: Cellasene. 28.12.2000 In: http://www.mlmwatch.org/04C/RSI/rsi/04.html

W. Paukstadt: Orangenhaut sorgt für ein Milliardengeschäft. Münchner Medizinische Wochenschrift 2001/143/ H. 4/S. 4 ff.

M. Rosenbaum et al.: An exploratory investigation of the morphology and biochemistry of cellulite. Plastic & Reconstructive Surgery 1998/101/S. 1934 ff.

Stiftung Warentest: Es bleibt ein Traum. test 2003/H. 4/S. 22 ff.

Orotsäure aktiviert Körper und Geist

»Orotsäure: der Jungbrunnen für Leber, Darm und Gehirn«, preist eine Website die Wohltaten der sogenannten Molkensäure an. Eine andere sekundiert: »Orotsäure (...) schützt gegen Umweltgifte. Angewandt bei Problemen der Haut und Schleimhäute, Darm und Verdauung sowie erhöhtes Cholesterin, Altersschwäche, urinsaure Gicht und Herz-Kreislauf-Leiden.« Außerdem hilft das Wundermittel »im zellinternen Zellstoffwechsel, schützt Leberzellen vor aufgenommenen Giften, regeneriert geschädigte Leberzellen, verbessert die Myokardfunktion, verhindert die Bildung von Krebsgeschwülsten, steigert die Blutzellbildung im Knochenmark« und wirkt »zellwachstumsfördernd«, behauptet eine dritte. Bei soviel guten Taten verwundert es nicht, daß die Orotsäure manchmal sogar als Vitamin B_{13} firmiert.

»Indikationslyrik« nennen Ärzte die blumigen Litaneien positiver Effekte, die ein einzelnes Präparat haben soll. Je weniger positive Wirkungen nachgewiesen sind, desto länger gewöhnlich die Liste. Besonders verdächtig: die werbliche Nähe zu den Vitaminen. Damit hat die Orotsäure nun wirklich nichts am Hut, schließlich gibt es beim Menschen keinerlei Mangelsymptome. Aber die liebe Not mit der Absatzförderung von Orotsäurepillen macht die Werbetexter erfinderisch.

In einem Punkt haben die Indikationslyriker leider recht: Orotsäure fördert tatsächlich das Zellwachstum, denn sie ist bereits seit längerem als wirkungsvoller Tumorpromoter bekannt. Das heißt, sie förderte in Tierversuchen zusammen mit anderen Krebsgiften die Entstehung von Tumoren, namentlich der Leber. Auch Patienten, die an Krebs oder an Leberzirrhose leiden, haben deutlich erhöhte Orotsäurewerte. Richtig ist in gewisser Weise auch, daß man mit Orotsäure erhöhte Blutfettwerte auf »natürliche Weise« senken könne. Aber das beruht offenbar auf einer Schädigung der Leber. Orotsäure verhindert die Ausscheidung der Lipide ins Blut. Dadurch sind die Blutwerte »besser«, aber die Leber verfettet.

Orotsäure wurde Anfang des 20. Jahrhunderts in Kuhmilch entdeckt, daher auch die Bezeichnung Molkensäure. Besonders orotsäurereich ist Schafsmilch;

Muttermilch ist hingegen fast frei davon. Wie so oft scheinen die natürlichen Gehalte in Joghurt, Milch und Käse aber nicht schädlich zu sein. Studien, die den Zusammenhang zwischen dem Verzehr dieser Produkte und dem Auftreten von Leberkrebs untersuchten, konnten jedenfalls keine entsprechenden Belege finden.

Und was sagt das Arzneimittelkursbuch zu Orotsäure-Präparaten? »Zweifelhaftes Therapieprinzip. Therapeutischer Nutzen nicht belegt. Weder bei Leberleiden noch bei allen anderen von den Anbietern beanspruchten Indikationen vermag die Aufbereitungskommission einen klinischen Nutzen zu erkennen.« Noch Fragen?

→ **PABA:** PABA ist ein Schönheitsvitamin
→ **Q10:** Q10 liefert Energie für alt und jung

Quellen:

G. L. Plaa: Toxic responses of the liver. In: C. D. Klaassen et al. (Hrsg.): Casarett und Doull's Toxicology. Collier Macmillan Publ., London 1986, S. 286 ff.

P. M. Rao et al.: Orotic acid, a new promoter for experimental liver carcinogenesis. Toxicologic Pathology 1984/12/S. 173 ff.

S. Vasudevan et al.: Perturbations of endogenous levels of orotic acid and carcinogenesis: effect of an arginine-deficient diet and carbamyl aspartate an hepatocarcinogenesis in the rat and the mouse. Carcinogenesis 1994/15/S. 2497 ff.

S. Sumi et al.: Urinary orotic acid in healty adults and patients with various diseases. Clinica Chimica Acta 1997/266/S. 195 ff.

D. S. Dimski et al.: Toxic and vascular nephropathy associated with orotic acid administration in laboratory cats. Nephron 1994/68/S. 275 ff.

S. B. Standerfer, P. Handler: Fatty liver induced by orotic acid feeding. Proceedings of the Society for Experimental Biology and Medicine 1955/90/S. 270 f.

Transparenz-telegramm: Arzneimittelkursbuch 99/2000. Berlin 1999

World Cancer Research Fund, American Institute for Cancer Research: Food, Nutrition and the Prevention of Cancer: a global perspective. Washington 1997

Sport schützt vor Osteoporose

Das kommt ganz darauf an. Zum Beispiel, ob es sich bei den in Frage stehenden Knochen um die einer heranwachsenden Leistungssportlerin, die eines aktiven Sportlers oder um die einer Frau in den Wechseljahren handelt. So kann intensives Training bei Mädchen die Knochenentwicklung beeinträchtigen. Dies gilt vor allem, wenn gleichzeitig Diäten oder das sogenannte »Gewicht machen« praktiziert werden, wie es in typischen Mädchen-Sportarten wie Gymnastik oder Ballett üblich ist. Unterhalb eines bestimmten Gewichts verzichtet der Körper auf die weitere Reifung, er bildet nur wenig Östrogen und verzögert so die Menstruation. Östrogen aber wird für den Knochenaufbau gebraucht. Als Folge der starken körperlichen Belastung findet man deshalb bei Ballettänzerinnen und anderen jugendlichen Hochleistungssportlern nicht nur eine geringere Knochendichte, sondern auch Skoliosen (Verkrümmungen der Wirbelsäule) und Streßfrakturen, also Knochenbrüche. Der Zusammenhang ist so typisch, daß man die Kombination von Ausbleiben der Regelblutung, Osteoporose und Eßstörung als »athletische Triade« bezeichnet.

Die Verbindung zwischen eingeschränkter Nahrungszufuhr, Training und Knochengesundheit konnte ein kanadisches Forscherteam in einer Studie mit jungen Frauen belegen. Es untersuchte dazu Knochendichte, Eßverhalten und den Anteil an Körperfett. Wie sich zeigte, aß knapp die Hälfte der Frauen relativ unbekümmert, während sich die anderen stark zurückhielten. In punkto Körperzusammensetzung unterschieden sich die beiden Gruppen nur wenig, aber die Knochendichte ließ sich anhand der Eß- oder der Trainingsgewohnheiten genau vorhersagen: Je häufiger die jungen Damen Sport trieben und je weniger sie aßen, desto größer war die Osteoporosegefahr.

Dennoch: Ein gewisses Maß an körperlicher Belastung wird als »Anreiz« für die Bildung von Knochensubstanz gebraucht. Typisches Negativbeispiel sind Raumfahrer, die sich längere Zeit in der Schwerelosigkeit aufhalten: Wenn die Arbeit gegen die Erdanziehungskraft fehlt, entkalken ihre Knochen ziemlich schnell, und die Muskulatur bildet sich zurück. Im Umkehrschluß sollte sich die Knochendichte durch körperliche Aktivität erhöhen lassen. Und tatsächlich: Von gewichtsabhängigen Sportarten wie Turnen, Gymnastik, Ballett, Skispringen, Eiskunstlauf, Reiten und Langstreckenlauf einmal abgesehen, mißt man bei aktiven Sportlern Werte, die gut zehn Prozent über denen der Durchschnittsbevölkerung liegen.

Die höchste Knochendichte besitzen Männer und Frauen zwischen dem 20. und dem 40. Lebensjahr. Dann setzt aus biologischen Gründen ein allmählicher Abbau ein, der sich bei Frauen nach der Menopause deutlich verstärkt, wenn ihre Eierstöcke kein Östrogen mehr produzieren. Mit den Jahren wächst natürlich das Risiko, sich bei einem Sturz einen Knochenbruch zuzuziehen. Als »Schwachstellen« gelten bei älteren Menschen vor allem der Oberschenkelhals, das Handgelenk bzw. der Unterarm.

In zahllosen Studien versuchten Wissenschaftler, die Zusammenhänge zwischen körperlicher Aktivität, Knochendichte und Frakturrisiko aufgrund von Osteoporose zu erhärten. Trotz großer Bemühungen ist bis jetzt nur soviel klar: Es gibt keinerlei Belege dafür, daß Sport in der Jugend einen praktischen Nutzen für eine höhere Knochendichte im Alter hat, sondern bestenfalls Hypothesen. Denn wie das Skelett im Alter beschaffen sein wird, hängt von vielen weiteren Faktoren ab. So lautet das Ergebnis einer rigorosen (das heißt evidenzbasierten) Analyse der Daten durch den schwedischen Orthopäden Magnus Karlsson und seine Kollegen aus Australien. Sie raten deshalb zu »extremer Skepsis«.

Und Sport *im* Alter? Der erhöht die Knochendichte nur wenig und allenfalls in den mehrbelasteten Körperteilen. Mehr Belastung bedeutet außerdem natürlich auch ein Extra-Risiko, zu stürzen und sich dabei eine Fraktur zuzuziehen. Darüber hinaus verliert sich der erarbeitete Zuwachs schon bald wieder, wenn nicht kontinuierlich weitertrainiert wird. Denkbar ist allerdings, daß maßvolles Koordinationstraining zu einer verbesserten Beweglichkeit führt und so das Sturzrisiko im Alter senkt. In einer Analyse, die den aktuellen Kenntnisstand zum Thema »Sport und Prävention von osteoporosebedingten Knochenbrüchen« zusammenfaßt, seufzt Olga Rutherford vom Imperial College School of Medicine in London: »Wir sind leider noch nicht in der Lage, definitive Empfehlungen für das optimale Training zur Verhinderung von Osteoporose abzugeben.« Das *Oxford Textbook of Sports Medicine* wird noch deutlicher: »Sportprogramme für ältere Männer und Frauen waren nicht in der Lage, einen Nutzen für die Knochendichte zu zeigen.«

Vielleicht lag man mit dem Sport zur Knochenstärkung trotzdem nur knapp daneben. Wichtiger scheinen aber Tageslicht und eine ausreichende Salzzufuhr zu sein. Tageslicht (genauer gesagt die UV-Strahlung) fördert die Vitamin-D-Bildung in der Haut. Und das sorgt unmittelbar für stabilere Knochen, ganz ohne Nebenwirkungen. Außerdem gibt es deutliche Hinweise darauf, daß der Nutzen des Sports für das Skelett weniger in der Bewegung selbst zu suchen ist als vielmehr in dem damit verbundenen Aufenthalt im Freien.

Der Zusammenhang mit dem Salz dagegen ist ein indirekter. Salzarme Ernährung kann bei alten Menschen den Blutdruck senken und das Durstgefühl unterdrücken, so daß sie zu wenig trinken. Die Folge: Sobald sie von einem Stuhl aufstehen, wird ihnen schwarz vor Augen, und sie geraten ins Stolpern. Das ist der banale Grund, warum bei auffällig vielen Senioren, die mit einer Hüftfraktur ins Krankenhaus eingeliefert werden, ein Salzmangel (Hyponaträmie) diagnostiziert wird.

Ein für viele überraschendes Ergebnis zieht sich durch alle Studien wie ein roter Faden: Die beneideten Schlanken litten am häufigsten unter Osteoporose. Da fragt man sich, worin der Vorteil der verhaßten Polster denn bestehen soll? Ganz einfach: Im Fettgewebe werden Östrogene ebenfalls produziert. Wer korpulent ist, verfügt über eine körpereigene Hormon-Ersatz-Produktion, wenn die Eierstöcke nichts mehr liefern.

→ **Ausdauersport:** Ausdauersportarten sind gesünder
→ **Athlet:** Die athletische Triade ist eine olympische Disziplin
→ **Gymnastik:** Ästhetische Sportarten fördern die Weiblichkeit

Quellen:

A. Astner: Sportliche Belastung, Körpergewicht und endokrinologische Regelkreise bei der jungen Frau. Deutsche Zeitschrift für Sportmedizin 1999/4/S. 121 ff.

M. P. Warren, S. Shantha S: The female athlete. Baillière's Clinical Endocrinology and Metabolism 2000/14/S. 37 ff.

M. Lunt et al.: The Effects of Lifestyle, Dietary Dairy Intake and Diabetes on Bone Density and Vertebral Deformity Prevalence: The EVOS Study. Osteoporosis International 2001/12/S. 688 ff.

M. Karlsson et al.: The evidence that exercise during growth ar adulthood reduces the risk of fragility fractures is weak. Best Practice & Research Clinical Rheumatology 2001/15/S. 429 ff.

J. A. McLean et al: Dietary restraint, exercise, and bone density in young women: are they related? Medicine & Science in Sports & Exercise 2001/33/S. 1292 f.

D. J. M. van der Voort et al.: Risk Factors for Osteoporosis Related to their Outcome: Fractures. Osteoporosis International 2001/12/S. 630 ff.

J. Kanis et al.: Risk Factors for Hip Fracture in Men from Southern Europe: The MEDOS Study. Osteoporosis International 1999/9/S. 45 ff.

O. M. Rutherford: Is there a role for exercise in the prevention of osteoporotic fractures? In: D. MacAuley, T. M. Best: Evidence-based Sports Medicine. London 2002, S. 266 ff.

E. J. Bassey, S. J. Ramsdale: Increase in femoral bone density in young women following high-impact exercise. Osteoporosis International 1994/4/S. 72 ff.

C. Ribot et al.: The effect of obesity on postmenopausal bone loss and the risk of osteoporosis. Advances in Nutritional Research 1994/9/S. 257 ff.

U. Passant et al.: Orthostatic hypotension and low blood pressure in organic dementia: a study of prevalence and related clinical characteristics. International Journal of Geriatric Psychiatry 1997/12/S. 395 ff.

M R. Rateau: Confusion and aggression in restrained elderly persons undergoing hip repair surgery. Applied Nursing Research 2000/13/S. 50 ff.

B. E. C. Nordin, H. A. Morris: Osteoporosis and Vitamin D. Journal of Cellular Biochemistry 1992/49/S. 19 ff.

B. Dawson-Hughes et al.: Plasma calcidiol, season, and serum parathyroid hormone concentrations in healthy elderly men and women. American Journal of Clinical Nutrition 1997/65/ S. 67 ff.

J. H. Gibson, J. Reeve: Exercise and the skeleton. In: M. Harries et al. (Hrsg.) Oxford Textbook of Sports Medicine. Oxford Universiy Press, Oxford 1998/S. 389 ff.

PABA ist ein Schönheitsvitamin

Auch ein guter Ruf ist manchmal nicht leicht zu erschüttern. So wird etwa Para-Aminobenzoesäure (PABA) in Schriften, die Gesundheit, Schönheit und langes Leben versprechen, immer noch als Garant für »glatte, gesunde Haut, ohne Falten« und »volles farbkräftiges Haar« beworben. Als Verkaufsargument müssen die »Tiere in freier Natur herhalten«, die ihr »prächtiges Fell, Schuppen- oder Federkleid« natürlich den angeblich großen Mengen von PABA im Futter verdanken. Wir wollen die Fitneßbranche nicht mit der Frage nach Belegen in Schwierigkeiten bringen, immerhin verdient die Geschichte mit den prächtigen Schuppen durch PABA einen Sonderpreis für den schönsten Haarpflegemythos.

Nun ist PABA alles andere als unbekannt – zumindest in der Pharmazie. Denn sie dient als Ausgangsstoff für zahlreiche Betäubungsmittel wie zum Beispiel Procain. Außerdem war sie früher in Sonnenschutzmitteln enthalten. Dort sollte PABA ursprünglich vor Sonnenbrand und Hautkrebs schützen. Leider mußte sie schon vor geraumer Zeit daraus verbannt werden. Es hatte sich gezeigt, daß ihr UV-Schutz nicht ausreicht und unerwartet die Entstehung von Allergien und Ausschlägen fördert. Das gilt aber nicht nur fürs Eincremen, sondern auch für die innerliche Anwendung. Autoimmunerkrankungen, wie Lupus erythematodes und Dermatomyositis, lassen sich ebenfalls auf Substanzen vom PABA-Typ zurückführen.

Für manche Lebewesen ist Para-Aminobenzoesäure lebensnotwendig, allerdings nicht für die mit dem samtigen Fell, Feder- und Schuppenkleid, sondern zum Beispiel für so possierliche Tierchen wie die Erreger der Malaria, der Schlafkrankheit oder der Flußblindheit – alles Seuchen, die von Parasiten übertragen werden und Milliarden von Menschen bedrohen. Fernreisende sollten sicherheitshalber auf diese »Ergänzung« verzichten, denn die Krankheitserreger danken eine vermehrte Zufuhr von PABA mit schnellerem Wachstum.

Weitere Nutznießer des vorgeblichen Schönheitsvitamins sind Mikroorganismen wie der Hefepilz *Candida albicans.* Für ihn ist PABA ein wertvoller Nährstoff, denn er kann – im Gegensatz zum Menschen – daraus das Vitamin

Folsäure herstellen. Zu allem Überfluß schützt PABA die Hefe vor jenen Medikamenten (Sulfonamide und Kokzidiostatika), die ihr an den Kragen wollen. Die Medikamente sorgen normalerweise dafür, daß der Folsäurestoffwechsel der Krankheitserreger durcheinander gerät. PABA schützt die lieben Kleinen vor den tödlichen Folgen der Therapie. Wer also zwecks angeblicher Verschönerung PABA-haltige Nahrungsergänzungen verputzt, füttert damit lediglich seine Darmpilze und Parasiten – oder macht deren Behandlung zunichte.

In Sachen Schönheit wurde übrigens nur ein Effekt bekannt: Manchmal verändert sich durch PABA-Konsum die Haarfarbe. Das muß aber nicht das Ende der Lifestyle-Substanz bedeuten. Denn es gibt noch mehr Nebenwirkungen, aus denen sich neue Geschäftsideen entwickeln lassen: Zum Beispiel stört PABA die Blutgerinnung. Vielleicht begegnet uns das »Schönheitsvitamin« ja wieder. Diesmal als »Anti-Aging-Vitamin« zur Vorbeugung vor Thrombosen. Sie ahnen auch schon warum? Weil die Tiere in der freien Natur viel PABA im Futter haben und deshalb nicht mit Blutgerinnseln ins Krankenhaus kommen…

→ **Falten:** Moderne Anti-Falten-Therapien sind sicher, billig und wirksam
→ **Blondinen:** Früher waren die Blondinen wenigstens echt
→ **Haare:** Glatzenträger sind potenter

Quellen:

K. Oberbeil: Fit durch Vitamine. Südwest, München 1994

B. S. Mackie, L. E. Mackie: The PABA-Story. Australasian Journal of Dermatology 1999/40/S. 51 ff.

O. G. Stoeva et al.: Antitromboticheskaia aktivnost' paraaminobenzoinoi kisloty pri eksperimental'nom tromboze. Izvestiia Akademii Nauk. Seriia Biologicheskaia 1999/H. 3/S. 329 ff.

B. Barbieri et al.: P-aminobenzoic acid, but not its metabolite p-acetamidobenzoic acid, inhibits thrombin induced thromboxane formation in human platelets in an non NSAID like manner. Thrombosis Research 1997/86/S. 127 ff.

I. S. Rossoff: Encyclopedia of Clinical Toxicology. Parthenon Publ. Group, New York 2002

O. E. Henson, D. O. McClary: Growth inhibition of Candida albicans by folate pathway inhibitors. Antonie van Leeuwenhoek 1979/45/S. 211 ff.

U. R. Rao et a.: The effect of p-aminobenzoic acid and folic acid on the development of infective larvae of Brugia malayi in Aedes aegypti. Acta Tropica 1984/41/S. 61 ff.

R. Carter: Effect of PABA on Chloroquine resistance in Plasmodium berghei yoelii. Nature 1972/238/S. 98 f.

Piercing ist ein harmloser Modespleen

Piercing ist Kult – und ist doch wie so vieles, was als Megatrend daherkommt, mal wieder nichts Neues unter der Sonne. Die alten Kulturträger waren auch in dieser Beziehung Vorreiter: Römische Zenturionen trugen Brustwarzenringe als Zeichen ihres Mutes und ihrer Männlichkeit, Ägypter königlichen Geblüts demonstrierten mit einem Nabelpiercing ihre Herkunft, und das Kamasutra beschreibt Penispiercing zum Zwecke der sexuellen Stimulation. Bei vielen Naturvölkern dienen Ohr- und Nasenringe oder in die Lippen eingesetzte Pflöcke und Scheiben traditionell der Verschönerung. Oft gehört das Durchbohren von Nase, Lippe, Ohr oder Brustwarze zur Initiation, einem Ritual, durch das Jugendliche in den Kreis der Erwachsenen aufgenommen werden. Davon abgesehen ist auch Omas gutes altes Ohrlochstechen nichts anderes als ein Piercing.

Eine Umfrage unter Bremer Zahnärzten und Kieferchirurgen ergab, daß 85 Prozent der im Kopfbereich gepiercten Patientinnen und Patienten unter 25 Jahre alt waren. Mit 48 Prozent stellten die 16- bis 20jährigen die größte Gruppe. Eine amerikanische Umfrage unter Studenten (Alter zwischen 16 und 26) fand ebenfalls eine Piercingquote von an die 50 Prozent. Es spricht also einiges dafür, daß die Demonstration der Gruppenzugehörigkeit eines der Hauptmotive für das Durchbohren mehr oder weniger edler Körperteile darstellt. Man könnte es auch als »Selbst-Initiation« bezeichnen. Kommunion, Jugendweihe und Konfirmation haben als symbolischer Eintritt ins Erwachsenenalter für die meisten Kids jeglichen Sinn verloren, und so suchen sie sich notgedrungen neue, sichtbare Zeichen. Wenn sich die spießigen Alten entsetzt abwenden und die Augen der Gleichaltrigen vor Bewunderung leuchten, hat der abnabelungswillige Teenager endlich die Anerkennung gefunden, die er sucht.

Klar, daß in dem Fall Warnungen vor Komplikationen und Schäden durch Piercings absolut uncool sind, weshalb sich in der medizinischen Fachliteratur die Berichte darüber häufen. Eiternde Brustwarzen, dick vernarbte Ohrknorpel, Nasenflügel, aus denen bei Schnupfen der Schnodder quillt, allergische Ekzeme am Bauchnabel – um nur eine Auswahl der gängigsten Unerfreulichkeiten zu nennen. Schlimmer ist nach Einschätzung von Medizinern die Gefahr, sich im Piercingstudio mit HIV oder Hepatitis zu infizieren. Schließlich braucht man für ein solches Geschäft keine medizinische Ausbildung, sondern nur einen Gewerbeschein. Und den erhalten auch Personen, die selbst mit HIV oder Hepatitis infiziert sind.

Die meisten Piercingträger gehen bei Komplikationen zu spät zum Arzt, aus Angst, daß der ihnen ihr Schmuckstück abnimmt. Dazu kommt, daß viele Doktores keine Erfahrung mit Piercings haben und in der Notfallambulanz nicht immer in der Lage sind, die Verschlüsse zu öffnen. Da hilft manchmal nur noch der Seitenschneider. Auch manche Untersuchungs- und Behandlungsmethoden werden zur Gefahr für den Gepiercten: Zum Beispiel sind die Magnetfelder im Kernspintomographen so groß, daß sie magnetische Metallteile aus der Haut reißen können. Bei der Verwendung von hochfrequenter Strahlung (Kurzwellen) werden die Metallteile heiß und können Brandwunden verursachen. Ärzte vergessen oft, nach Piercings zu fragen, und die Patienten denken nicht daran, sie zu erwähnen.

Außer dem Dekorationsmotiv, der Demonstration einer Gruppenzugehörigkeit und dem trotzigen Abnabelungsslogan »Mein Körper gehört mir, und ich bestimme, was mit ihm geschieht« kann beim Piercen noch ein anderer Aspekt eine Rolle spielen: die gewollte Selbstverletzung. Vor allem, wenn sich die Piercings häufen, liegt dieser Verdacht nahe.

Eine amerikanische Studie versuchte, bei 15- bis 18jährigen Mädchen den Zusammenhang zwischen Piercen, Selbstwertgefühl und Einstellung zum eigenen Körper zu ergründen. Die Autorinnen verwendeten für ihre Erhebungen altersangepaßte Fragebögen, wie sie in der psychologischen Forschung üblich sind. In drei Bereichen fanden die Wissenschaftlerinnen statistisch signifikante Beziehungen: Je mehr Piercings ein Mädchen trug, um so eher neigte es dazu, wütend zu reagieren. Eine ablehnende Einstellung zum eigenen Körper und Depressionssymptome spiegelten sich ebenfalls in der Zahl der Piercings wieder. Trotz dieser bedenklichen Ergebnisse warnen die Autorinnen vor einer Verallgemeinerung. Die untersuchte Mädchengruppe entsprach nicht dem Bevölkerungsdurchschnitt, sondern es handelte sich um Jugendliche, die durch häufiges Schulschwänzen aufgefallen waren.

Aber das Muster der Selbstverletzung paßt zur Selbstquälerei von Sport- und Magersüchtigen, die gleichfalls ein gestörtes Selbstbild haben und häufig zu Depressionen neigen (siehe *Sucht: Sport schützt vor Suchtgefahren*). Durch

Hungern und exzessives Sporttreiben setzen Magersüchtige ihren Körper extremem Streß aus und zwingen ihn so dazu, Endorphine auszuschütten, die körpereigenen Opiate. Diese dienen eigentlich dazu, Schmerz zu lindern. Manche Eßgestörten verstärken den Effekt, indem sie sich selbst verletzen, beispielsweise mit Rasierklingen. Interessanterweise beobachtet man bei Eßgestörten oft Mehrfachpiercings.

→ **Sucht:** Sport schützt vor Suchtgefahren
→ **Magersucht:** Das Thema Magersucht wird von den Medien aufgebauscht

Quellen:

W.-I. Worret: Mehr Lebensgefühl durch Piercing? In: T. Rabe, T. Strowitzki (Hrsg.): Lifestyle & Anti-Aging-Medizin. Rendezvous Verlag, Baden-Baden 2002, S. 267 ff.

H. Krause, A. Bremerich, M. Sztraka: Komplikationen nach Piercing im Mund und im Gesicht. Mund-, Kiefer- und Gesichtschirurgie 2000/4/S. 21 ff.

L. B. Mayers et al.: Prevalence of Body Art (Body Piercing and Tattooing) in University Undergraduates and Incidence of Medical Complications. Mayo Clinic Proceedings 2002/77/S. 29 ff.

V. R. Jacobs et al.: Brustwarzenabszess nach Brustwarzenpiercing. Deutsches Ärzteblatt 2003/100/S. A484 ff.

R. Khanna et al.: Body piercing in the accident and emergency department. Journal of Accident & Emergency Medicine. 1999/16/S. 418 ff.

L. Carroll, R. Anderson: Body piercing, self-esteem, and body investment in adolescent girls. Adolescence 2002/37/S. 627 ff.

M. Altemus, P. W. Gold: Neurohormones in Depression and Anxiety. In: J. Schulkin: Hormonally Induced Changes in Mind and Brain. Academic Press, San Diego 1993, S. 253 ff.

Optimismus kann man lernen

Daß zwei Personen dieselbe Situation unterschiedlich einschätzen, ist banal: Das Glas, das für einen Optimisten noch halb voll ist, erscheint einem Pessimisten bereits halb leer. In ähnlicher Weise empfinden manche Menschen alles, was ihnen widerfährt, als schicksalhaft und haben das Gefühl, sie können sowieso nichts dagegen ausrichten. Andere dagegen gehen ganz selbstverständlich davon aus, daß sie ihre Geschicke weitgehend selbst beeinflussen können. Psychologen bezeichnen die ersteren als »fremdbestimmt«, die zweiten als »selbstbestimmt«. Bei vielen Untersuchungen zeigte sich, daß fremdbestimmte Menschen meist eine pessimistischere Grundhaltung aufweisen, während die Selbstbestimmten in der Regel optimistischer waren, die besseren Schulnoten nach Hause brachten und seltener krank wurden.

Einige Forscher glaubten, aus diesen Ergebnissen ablesen zu können, daß für die geringere Zahl an Krankheitstagen eine positive, lebensbejahende Einstellung ausschlaggebend sei (siehe *Optimismus: Glückliche Menschen sind gesünder*). Und schon setzte ein bekannter Mechanismus ein. Wie in anderen Bereichen auch – zum Beispiel Cholesterin und Herzinfarkt, Krebs und Ernährung – erhob man die Korrelation zur Ursache, kombinierte dazu ein paar Versuche mit Ratten und leitete daraus Regeln für gesundes und ungesundes Verhalten ab. Und wenn es nicht die Wissenschaftler selber waren, die mit entsprechenden Empfehlungen an die Öffentlichkeit gingen, nahmen ihnen die Medien diesen Schritt ab. Das Schema ist immer das gleiche, in unserem Beispiel läuft es so: Menschen, die lachen, sind seltener krank. Also ist Lachen gesund. Das heißt, man muß Griesgrame zum Lachen bringen. Und wenn alle lachen, wird niemand mehr krank.

Nur funktioniert so weder die Wissenschaft noch die Welt. Die gleichzeitige Beobachtung von positiver Lebenseinstellung und weniger Krankheitstagen bedeutet keineswegs, daß das eine die Folge des anderen ist. Es könnte ja auch sein, daß ein gesunder Körper zu einer anderen Lebenseinstellung verhilft als dauerndes Kränkeln. Oder daß fröhlichere Menschen nicht so wehleidig sind und sich trotz Krankheit ins Büro bemühen. Und selbst wenn es zwischen

Optimismus und Gesundheit eine Ursache-Wirkungs-Beziehung gäbe, hieße das noch lange nicht, daß man einen notorischen Pessimisten – auf welchem Weg auch immer – in einen überzeugten Optimisten verwandeln kann.

Im Gegenteil: Wie Langzeitbeobachtungen zeigen, behalten die meisten Menschen wesentliche Persönlichkeitsmerkmale, wie zum Beispiel die Extrovertiertheit, zu der auch Selbstvertrauen und Optimismus gehören, ihr ganzes Leben hindurch. James Conley vom Stonington Institute in Connecticut befragte mehrere hundert Testpersonen, deren Ehepartner und gute Bekannte im Abstand von 20 und 45 Jahren zu persönlichen Eigenschaften der Versuchsteilnehmer. Erstaunlich waren nicht nur die großen Übereinstimmungen in der Selbst- und der Fremdeinschätzung, sondern auch, daß sich manche Charakterzüge, wie etwa die Extraversion, über die Jahre kaum veränderten. Paul Costa und Robert McCrae, beides Psychologen am National Institute of Aging in Baltimore, fanden in zwei großen Studien heraus, daß selbstsichere 19jährige mit hoher Wahrscheinlichkeit auch mit 40 oder mit 80 selbstsicher sein werden. Jack Block, Psychologe an der University of California in Berkeley, beobachtete seine Versuchspersonen 30 Jahre lang. Auch er stellte fest, daß sie ein bemerkenswertes Maß an Konstanz bezüglich einer pessimistischen oder optimistischen Lebenseinstellung aufwiesen.

Die These vom erlernbaren Optimismus ist daher mehr als fragwürdig. Weil aber die Botschaft so schön ist (»Optimisten leben länger«, »Denke positiv, und du bleibst gesund«) und Optimisten auch zu den beliebteren Zeitgenossen zählen, wird sie gerne vernommen. Unter Berufung auf die von Wunschdenken geleiteten »wissenschaftlichen Erkenntnisse« entwickeln geschäftstüchtige Zeitgenossen deshalb immer wieder neue Versionen des erlernbaren Optimismus. Mal heißt die Parole »Think positive!«, dann läuft die gleiche Masche unter dem Schlagwort »Mentale Fitneß«, und schließlich wird sie erneut als »Motivationstraining« offeriert. Hauptsache, es klingt »irgendwie« positiv.

Einmal anders herum gefragt: Was wäre denn gewonnen, wenn wir aus allen Miesepetern sonnige Gemüter machen könnten? Vielleicht sind diese Menschen mit ihrer Lebenseinstellung zufrieden! Welches Recht haben wir, ihnen ihre Weltsicht auszureden? Rauben sie uns etwa Hoffnung und Zuversicht? Wer das glaubt, der vergißt, daß der Pessimismus seine positiven Seiten hat. Er ist nicht nur das Gegenteil von Optimismus, sondern auch das Korrektiv für trügerische Illusionen. So war der Boom am Neuen Markt das Ergebnis ausgesprochen optimistischer Prognosen. Vor allem Optimisten haben beim Börsen-Crash ihr ganzes Geld verloren. Danken Sie dem lieben Gott, wenn Ihnen Ihr Vermögensberater damals die Kursentwicklung nicht in allzu schönen Farben ausgemalt hat, sondern mit einer gesunden Portion Pessimismus gesegnet war. Wenn ja, dann hat er Sie wahrscheinlich vor dem Allerschlimmsten bewahrt, und Sie können heute wesentlich optimistischer in Ihre Zukunft blicken.

Flexibilität beim Positivdenken war im übrigen die erklärte Absicht des Protagonisten des erlernbaren Optimismus', Martin Seligman. Er schrieb: »Wir wollen keinen blinden Optimismus, sondern flexiblen Optimismus – Optimismus mit offenen Augen. Wir müssen in der Lage sein, bei Bedarf den scharfen Wirklichkeitssinn des Pessimismus zu nutzen.« Wie wahr!

→ **Optimismus:** Optimisten leben länger
→ **Optimismus:** Glückliche Menschen sind gesünder

Quellen:

J. B. Rotter et al.: Internal vs. external locus of control of reinforcement: a major variable in behavior theory. In: N. F. Washburn (Hrsg.): Decisions, Values, and Groups. London 1962

S. C. Kobasa: Streßful Live Events, Personality and Health. Journal of Personality and Social Psychology 1979/37/S. 1 ff.

J. Conley: Longitudinal stability of personality traits: a multitrait-multimethod-multioccasion analysis. Journal of Personality and Social Psychology 1985/49/S. 1266 ff.

P. T. Costa jr., R. R. McCrae: Psychological research in the Baltimore Longitudinal Study of aging. Zeitschrift für Gerontologie 1993/26/S. 138 ff.

R. R. McCrae et al.: Nature over nurture: temperament, personality, and life span development. Journal of Personality and Social Psychology 2000/78/S. 173 ff.

N. Haan, R. Millsap: As time goes by: change and stability in personality over fifty years. Psychology and Aging 1986/1/S. 220 ff.

H. S. Friedman: Long-Term Relations of Personality and Health: Dynamisms, Mechanisms, Tropisms. Journal of Personality 2000/68/S. 1089 ff.

B. S. Held: The tyranny of the positive attidude in America: Observation and speculation. Journal of Clinical Psychology 2002/58/S. 965 ff .

M. Seligman: Pessimisten küßt man nicht – Optimismus kann man lernen. Knaur, München 1991

Durch positives Denken kann man jedes Ziel erreichen

Unbestritten kann der Versuch, die positiven Seiten einer Situation zu erkennen, das Leben zumindest punktuell erleichtern. Schließlich ist es allemal schöner, sich über etwas zu freuen als sich über etwas zu ärgern. Es schadet auch gewiß nicht, sich selbst morgens im Spiegel freundlich anzulächeln und ab und zu daran zu denken, daß auch die Mitmenschen lieber in ein freundliches Gesicht schauen – und womöglich zurücklächeln, was das alltägliche Miteinander um vieles angenehmer macht.

Grotesk wird es allerdings, wenn professionelle Glücklichmacher erklären, daß durch positives Denken oder seine moderne Variante, die mentale Fitneß, jedes noch so ferne Ziel erreichbar sei: Heilung von Krankheiten, die Vermehrung des Vermögens, der berufliche Aufstieg, ewige Jugend und Schönheit. Kostprobe gefällig? »Sie wollen schlank werden oder bei Ihrem Chef ein höheres Gehalt durchsetzen? Sie wollen Erfolg haben, Glück spüren, reich sein? Dann sagen Sie es Ihrem Unterbewußtsein. Es wird dafür sorgen, daß Sie Ihre Ziele erreichen, Ihre Wünsche in Erfüllung gehen«, so lesen wir in einem höchst erfolgreichen Fitneß-Ratgeber. »Lernen Sie fliegen«, ruft Laufguru (*Spiegel*) Ulrich Strunz seinen Kunden zu, und er weiß auch wie: »Verändern Sie Ihr Denken: Fühlen Sie sich frei.«

Dabei sind die falschen Versprechungen noch das Wenigste. Das eigentlich Perfide ist die Behauptung: Wer will, der kann. Denn das bedeutet, wer sein Ziel nicht erreicht, dem mangelt es an Willenskraft – und er ist somit für sein Scheitern selbst verantwortlich.

Der von den Medien idealisierte schöne, dynamische, für immer junge Mensch scheint in greifbare Nähe gerückt: 24 Stunden am Tag glücklich, ein Körper wie aus dem Bilderbuch, im Bett genauso erfolgreich wie im Beruf. Und die Propheten verkünden: Alles ist machbar, du mußt es nur wollen. So entsteht ein enormer psychischer Druck. Wer trotz allerpositivstem Denken (»Wer lächelt, siegt«) weder die Karriereleiter hinauffällt noch die Frau seines Herzens erobert, der hat aus dieser Weltsicht kläglich versagt. Wird einem unablässig weisgemacht, daß alles sooooo einfach ist, und dann klappt es nicht, bleiben Frustration und Schuldgefühle nicht aus. Kein Wunder, daß Psychotherapeuten in den vergangenen Jahren immer öfter mit Opfern des positiven Denkens zu tun bekommen.

In seinem Buch *Positives Denken macht krank* berichtet der Psychotherapeut Günter Scheich von seinen Erfahrungen mit Patienten, die diesem Erwartungsdruck und dem gnadenlosen Erfolgszwang nicht mehr gewachsen waren. Sein Eindruck: »Der Druck, dazugehören zu wollen zu der Gruppe der immer Erfolgreichen und Gutgelaunten, wächst ständig.« Da kann der Schuß des positiven Denkens schon mal nach hinten losgehen. Er schildert den Fall eines 32jährigen Ingenieurs. Der Mann, der schon immer eher schüchtern war und Schwierigkeiten hatte, seine Interessen zu verteidigen, stieg in eine neue Abteilung auf. Ihn plagten Versagensängste, die von einem autoritären Vorgesetzten noch verstärkt wurden. Der Mann wurde depressiv und litt unter Verspannungen und Zitterkrämpfen. Nach der Lektüre von Dale Carnegies Buch *Sorge Dich nicht, lebe!* versuchte er, wie ihm geraten wurde, sein Schicksal anzunehmen und in jeder Situation das Positive zu suchen. Aber an seinen Ängsten änderte sich nichts. Im Gegenteil: Sein Zustand verschlimmerte sich immer weiter, bis er auf Drängen seiner Frau therapeutische Hilfe suchte. Als er dann lernte, Niederlagen nicht mehr nur positiv zu sehen, sondern seine Interessen zu verteidigen, trat allmählich Besserung ein.

Gerade unsichere, schüchterne Menschen, die Schwierigkeiten haben, sich im Alltag zu behaupten, suchen nach Lösungen, die ihnen die ungeliebten Konflikte mit ihrer Umwelt ersparen. Bevor sie »auf den Tisch hauen«, schränken sie lieber ihre Erwartungen ein und hoffen durch Nachgeben auf das Entgegenkommen ihrer Umwelt. Doch dies wird ihnen als Schwäche ausgelegt und oftmals noch mehr ausgenutzt. Die Betroffenen empfinden das Scheitern ihrer mentalen Strategie, den Zusammenbruch ihrer Wunschwelten als persönliches Versagen. Denn nach der Logik des Positiven Denkens ist ja alles machbar, wenn man nur sein Unterbewußtsein richtig einsetzt. Nicht nur Erfolglosigkeit, sondern auch Krankheit und Notlagen müssen damit selbstverschuldet sein. Günter Scheich spricht daher von einer Diktatur des optimistischen Denkens, einer Diktatur des Erfolgs, des Reichtums, der Schönheit, einer Diktatur des Könnens, des Gewinnens und des Gutseinmüssens.

Die Idee vom erlernbaren Optimismus stammt ursprünglich von Martin Seligman, der darin allerdings mehr sah als nur eine esoterische Masche für die schnelle Mark. Denn Gedanken wohnt sehr wohl eine Kraft inne. Wer akzeptiert, daß der Placebo-Effekt ein wirksames therapeutisches Prinzip darstellt, kommt nicht umhin anzuerkennen, daß sowohl positive wie auch negative Erwartungen reale Konsequenzen haben können. Nicht umsonst ist bei der Arzneimittelprüfung ein »placebokontrolliertes« Studiendesign Voraussetzung, um den Nutzen eines Medikaments beurteilen zu können. Andererseits wird derjenige, der stets Negatives erwartet, sich eines Tages darin bestätigt sehen. In der Psychologie spricht man von »Selffulfilling Prophecy«, einer sich selbst erfüllenden Prophezeiung.

So gesehen kann »positives Denken« durchaus hilfreich sein, aber nur, wenn es nicht dazu dient, den kritischen Verstand zu umgehen oder wie im Falle des Ingenieurs Niederlagen in Siege umzudeuten. Interessanterweise hatte Seligman in seinem Bestseller *Learned Optimism* (deutscher Titel: *Pessimisten küßt man nicht*) vor »blindem Optimismus« gewarnt, das muß seinerzeit in der allgemeinen Euphorie der Leser und Kritiker untergegangen sein. Erschrocken über die Folgen seines Buches und den gedankenlosen Optimismus der amerikanischen Selbsthilfe-Bewegung mit ihrer Das-kriegen-wir-alles-gerichtet-Mentalität schob Seligman kurze Zeit später ein zweites Buch nach, Titel *What you can change ... and what you can't* (Was man ändern kann ... und was nicht). Aber das brachte es weder zum Millionseller geschweige denn zu einer deutschen Übersetzung. Und so lehren die geschäftstüchtigen Blender den blinden Optimismus hierzulande munter weiter.

→ **Positives Denken:** Optimismus kann man lernen
→ **Prävention:** Gesundheitsaufklärung führt zu mehr Gesundheit
→ **Gesundheit:** Jeder ist für seine Gesundheit selbst verantwortlich

Quellen:

U. Strunz: Forever young. Gräfe und Unzer, München 1999, S. 182 ff.

G. Scheich: Positives Denken macht krank. Eichborn, Frankfurt a.M. 1999

K. Wilkens: »Positiv denken macht krank«. 22.7.2002. In: http//www.spiegel.de/spiegel/0,1518,206283,00.html

B. S. Held: The tyranny of the positive attidude in America: Observation and speculation. Journal of Clinical Psychology 2002/58/S. 965 ff.

M. E. P. Seligman: Learned Optimism: How to change your mind and your life. Pocket Books, New York 1990 (Deutsch: Pessimisten küßt man nicht – Optimismus kann man lernen. Knaur, München 1991)

M. E. P. Seligman: What you can change ... and what you can't. Fawcett Columbine, New York 1993

Thimm K: Adlerflug der Ameisen. Der Spiegel 2003/H.20/S. 144 ff.

Gesundheitsaufklärung senkt die Kosten im Gesundheitswesen

Wenn die Menschen durch Gesundheitsaufklärung denn gesünder werden, wäre das vielleicht sogar richtig. Doch auf dem Weg zur Kostensenkung haben die Götter des Kommerzes viele Hürden aufgebaut, um die positiven Wirkungen von Gesundheitsaufklärung in die eigene Tasche umzuleiten. Man muß nicht so weit gehen wie der Kulturkritiker Ivan Illich, der schon 1976 behauptete: »Das medizinische Establishment ist zur echten Gefahr für die Gesundheit geworden.« Aber auch der Sozialpsychiater und Medizinethiker Klaus Dörner konstatiert im *Deutschen Ärzteblatt*: »Der Wettbewerb zwingt zur Erschließung neuer Märkte. Das Ziel muß die Umwandlung aller Gesunden in Kranke sein, also in Menschen, die sich möglichst lebenslang sowohl chemisch-physikalisch als auch psychisch für von Experten therapeutisch, rehabilitativ und präventiv manipulierungsbedürftig halten, um ›gesund‹ leben zu können.«

Auf den Punkt gebracht: An Gesunden verdient im Gesundheitsmarkt niemand etwas. Deshalb muß der clevere Verkäufer bei möglichst vielen Menschen neue Krankheiten ausmachen. Für diese Praxis hat sich im angelsächsischen Sprachraum bereits der Begriff »disease mongering« eingebürgert, den man mit »Krankreden« übersetzen könnte. Allerdings fehlt dabei ein anderer, vielsagender Aspekt des Wortes »monger«: Es bedeutet auch »Händler«. Der gewiefte Geschäftsmann von heute macht nicht mehr in verderbliches Obst oder staubige Büroartikel, sondern in modische Krankheiten …

Wie das Krankreden funktioniert, beschreibt der Journalist Ray Moynihan im *British Medical Journal*, einer angesehenen medizinischen Fachzeitschrift: »Für viele Erkrankungen haben sich mittlerweile informelle Bündnisse zwischen Pharmakonzernen, Ärzten und Verbrauchergruppen herausgebildet. Vordergründig wollen sie alle nur das Augenmerk der Öffentlichkeit auf die bislang zu selten diagnostizierten und behandelten Probleme lenken. Aber natürlich propagieren sie gleichzeitig ihre besondere Erkrankung als weit verbreitet, schwer wiegend und behandelbar. Meistens sind die Kampagnen, die das ›Bewußtsein‹ für eine bestimmte Krankheit schärfen sollen, jedoch mit den

Marketingstrategien der Firmen abgestimmt, das heißt, sie dienen dazu, den Markt für neue Produkte zu erweitern.«

Eine undichte Stelle in einer Agentur für »medizinische Kommunikation« spielte Ray Moynihan ein Dokument in die Hände, aus dem hervorgeht, wie die Einführung eines neuen Medikaments in Australien strategisch vorbereitet wurde. Mit diesem Produkt sollte der Reizdarm behandelt werden. Beim »Colon irritabile« handelt es sich meist um eine sogenannte Ausschlußdiagnose, das heißt, wenn man sonst nichts findet, nennt man das Kind »Reizdarm«. Der Pschyrembel definiert es denn auch als »funktionelle Darmstörung ohne biochemische oder strukturelle Normabweichung«. Die Symptome sind zwar nicht angenehm – abwechselnd Durchfall und Verstopfung, Blähungen, Bauchschmerzen –, aber selten Ausdruck einer schwerwiegenden Erkrankung, sondern vielmehr meistens Folge einer Ernährung mit viel Weizenvollkorn und Rohkost.

Das vertrauliche Papier entpuppte sich als Entwurf für eine auf drei Jahre angelegte »Aufklärungskampagne«, die aus der Verlegenheitsdiagnose eine »glaubhafte, weit verbreitete und konkrete Erkrankung« machen sollte. In dem Dokument hieß es: »Das Colon irritabile muß in den Köpfen der Ärzte als bedeutende und klar definierte Erkrankung verankert werden. (…) Patienten müssen davon überzeugt werden, daß es sich beim Reizdarm um eine anerkannte und weit verbreitete Krankheit handelt.«

Als erster Schritt zur Erreichung dieser Ziele wurde die Einrichtung eines Beraterstabs vorgeschlagen, in den je ein Meinungsführer aus jedem australischen Bundesstaat aufgenommen werden sollte. Die sollten den Konzern über die aktuellen Ansichten im Bereich Magen-Darm-Erkrankungen informieren und gleichzeitig Tips geben, wie man diese Meinungen beeinflussen könnte. Um die Allgemeinärzte zu überzeugen, sollten die ärztlichen Autoritäten aus dem Beraterstab Artikel in Fachzeitschriften schreiben und reichlich Interviews geben. Außerdem wurde vorgeschlagen, ein Unterstützungsprogramm für Patienten ins Leben zu rufen. Deren Loyalität zahle sich für den Konzern aus, wenn die Konkurrenz mit ihren Produkten auf den Markt komme.

Selten erfährt man so unverblümt, wie Patienten geschaffen werden. Ray Moynihan nennt noch weitere Beispiele für die gezielte Medikalisierung des Lebens: So wird etwa Schüchternheit als »Sozialphobie« behandlungsbedürftig gemacht. Männer mit beginnender Glatze und Angst vor Impotenz signalisiert man, daß sie sich nicht mit ihrem gekränkten Ego und ihrem Alter auseinandersetzen brauchen, da es ja für jedes Problem die richtige Pille gibt. Und schon werden die Wechseljahre des Mannes propagiert, um nun auch die Herren der Schöpfung an die Hormonkandare zu kriegen (siehe *Anti-Aging: Mit Hormonkuren kann man das Altern verzögern*). Andere erklären die Risikofaktoren zur Krankheit, so zum Beispiel Cholesterin oder geringe Knochendichte, selbst wenn nicht hinreichend bewiesen ist, daß eine Beseitigung des Risikofaktors das eigentliche Problem, also den Herzinfarkt bzw. die Frakturhäufigkeit, verhindert.

Um den »Kundenkreis« zu vergrößern, wird die Spanne der dazugehörigen Symptome weiter gefaßt als erforderlich, oder man kreiert aus diffusen Beschwerden gleich neue therapiebedürftige Krankheitsbilder wie die Fibromyalgie, eine neue Muskelerkrankung. Deren genaue diagnostische Merkmale sind unbekannt, aber durch diese Unschärfe läßt sich die Zahl der Erkrankten sehr schnell erhöhen. Bei Bedarf wird so jeder Wadenschmerz zur Fibromyalgie erklärt. Über einen ähnlichen Mechanismus nahmen die Candidapilze im Darm epidemische Ausmaße an. Rückenschmerzen und körperliche Müdigkeit, die noch vor wenigen Jahren als normale Beschwernisse des Lebens eingestuft wurden, gelten nun plötzlich als ernste Erkrankung. Kommen dann noch Blähungen und Kopfschmerzen dazu, glauben manche Patienten schon, den Notarzt rufen zu müssen.

Unterstützt werden die Allianzen aus Pharmakonzernen, Ärzten und Patienten von den Medien. Mit Wonne stürzen sich Boulevard-, Tages- und auch Fachpresse auf neue Symptome, neue Krankheiten, neue Tests, neue Therapien. Grusel – und damit auch Angst vor Krankheit und Siechtum – verkauft sich gut. In Ratgebersendungen und Talkshows kann man Opfer und Experten präsentieren. Der Zuschauer ist dankbar für die praktischen Tips, mit denen man die heraufziehende Gefahr erkennen kann, um dann beim ersten leisen Kribbeln in der Nase – dem Frühsymptom des herannahenden Todes – den Arzt aufzusuchen, damit dieser mittels einer soeben im Fernsehen gezeigten Vorsorgeuntersuchung dem Patienten den beruhigenden Befund mit nach Hause geben kann: »Alles okay.«

Nicht wenige Ärzte sind auf derartige Gesundheitssendungen schlecht zu sprechen, weil sie ihnen die Wartezimmer mit eingebildeten Kranken füllen, an denen allenfalls skrupellose Geschäftemacher Interesse haben können, die unsinnige Untersuchungen abrechnen wollen. Doch auf diesem Weg wird in der Öffentlichkeit ein Bewußtsein dafür geschaffen, worauf man sich untersuchen und wogegen man sich behandeln lassen kann und muß. Warum dieses Bemühen von Erfolg gekrönt ist, können Sie unter *Prävention: Gesundheitsaufklärung führt zu mehr Gesundheit* nachlesen.

Der Psychiater Klaus Dörner macht die »suggestive Aufklärungskampagne und aggressive Werbung für Antidepressiva« dafür verantwortlich, daß sich zwischen 1987 und 1997 die Zahl der wegen Depression behandelten Menschen in den USA fast vervierfacht hat. Und er prophezeit: »Der künftig expansivste Markt dürfte der der Prävention sein – von dem Experten der gesunden Ernährung über das Jogging bis zu den Fitneß- und Wellness-Zentren, Agenturen, die das Leben der Menschen mit wechselnden Schwerpunkten begleiten und mit deren Hilfe sie ihre Gesundheit infinitesimal optimieren, in ›Gesundheits-Bewußte‹ umerzogen werden sollen.« Man erzieht sie so zu Menschen, deren Denken und Handeln sich auf die Vermeidung von Krankheiten konzentriert. Die Auswahl an Beschwerden ist unermeßlich. Hier gewinnt der, der seine Symptomatiken am eindrucksvollsten in den Medien präsentieren kann. Dabei spielt es wie im Falle von BSE und Creutzfeldt-Jakob keine Rolle, ob diese Krankheit eine praktische Relevanz besitzt oder nicht. So wird zwar niemand gesünder – aber der Rubel rollt für die »gute Sache« der Gesundheit.

Vieles deutet darauf hin, daß wir uns um so kränker fühlen, je mehr Gesundheitsbewußtsein im Sinne von Bewußtwerden der vielen Krankheitsbedrohungen geschaffen wird. Das zeigen auch vergleichende Untersuchungen, die eine englische Wissenschaftlerin in Indien und den USA angestellt hat: Über die wenigsten Krankheiten, nämlich 13 pro 100 Befragte und Jahr, berichteten die Menschen aus Bihar, wo die Lebenserwartung niedrig, die Analphabetenquote hoch und die medizinische Versorgung schlecht ist. In Kerala, wo man gute Chancen hat, über 70 Jahre alt zu werden, wo es kaum Analphabeten und eine gute medizinische Versorgung gibt, wurden 100 akute Erkrankungen pro 100 Personen und Jahr angegeben; in den USA waren es 175. Das heißt, daß der Grad der medizinischen Versorgung und die objektive Erkrankungshäufigkeit relativ wenig (um nicht »rein gar nichts« zu sagen) mit dem subjektiven Empfinden von krank und gesund zu tun haben.

Wenn sich zur Gesundheitsaufklärung auch noch das »disease mongering« gesellt, haben wir kaum Chancen, die Kosten im Gesundheitswesen zu senken. Im Gegenteil, damit steht der unheiligen Allianz von ärztlichen Standesorganisationen, Pharma-Industrie und Krankenkassen ein politisches Instrument zur Verfügung, durch Erfinden von neuen Krankheiten und entsprechenden Programmen zur Vorbeugung jene Gelder lockerzumachen, die vorher bei der Versorgung von Kranken eingespart wurden. Wer dann eines Tages wirklich krank wird, ist natürlich selbst schuld – denn er hat aus Sicht der öffentlichen Meinung versäumt, rechtzeitig und ausgiebig vorzubeugen. Und Pech hat er womöglich auch noch, weil für die Behandlung seiner real existierenden Erkrankung vermutlich kein Geld mehr vorhanden ist.

→ **Gesundheit:** Jeder ist für seine Gesundheit selbst verantwortlich
→ **Gesundheitswesen:** Sport senkt die Krankheitskosten
→ **Fitneß-Arzt:** Sportärzte empfehlen Sport, weil sie Gesundheit fördern wollen

Quellen:

K. Dörner: In der Fortschrittsfalle. Deutsches Ärzteblatt 2002/99/S. A 2462 ff.

R. Moynihan: Selling sickness: the pharmaceutical industry and disease mongering. British Medical Journal 2002/324/S. 886 ff.

R. Moynihan, R. Smith: Too much medicine? British Medical Journal 2002/324/S. 859 ff.

A. Sen: Health: perception versus observation. British Medical Journal 2002/324/S. 860 f.

G. Frank: Gesundheitscheck für Führungskräfte. Campus, Frankfurt a.M. 2001

Gesundheitsaufklärung führt zu mehr Gesundheit

Es ist ja wirklich gut gemeint und nett ausgedacht, ganz nach dem Motto »Gefahr erkannt, Gefahr gebannt«: Informationen über Krankheiten und Krankheitsursachen fördern das Problembewußtsein. Dieses zieht eine erhöhte Achtsamkeit und ein angemesseneres Verhalten nach sich. Dadurch werden Krankheiten verhindert und die Volksgesundheit verbessert. Hübsche Theorie. Funktioniert vielleicht sogar in dem einen oder anderen Fall. Aber der Schuß kann ebensogut nach hinten losgehen. Denn was die Wohlmeinenden nicht bedenken ist, daß ihre Botschaft unter Umständen auch anders interpretiert wird.

Machen wir uns nichts vor: Was schönfärberisch als »Gesundheitsaufklärung« bezeichnet wird, sind Warnungen, Warnungen vor Gefahren in Form von Krankheiten. Auf Gefahren und Gefahrenhinweise reagiert der menschliche Organismus sehr sensibel; denn sie können für ihn überlebenswichtig sein. Dummerweise funktioniert diese biologische Alarmanlage nicht nur bei real existierenden Gefahren und Bedrohungen, sondern auch bei bösen Ahnungen und negativen Erwartungen. Schließlich verfügt der Mensch über die Dimension Zukunft, also die Fähigkeit, sich Dinge vorzustellen, die – wenn überhaupt – erst später eintreten.

Die Wahrscheinlichkeit, mit der sich vorstellbare Dinge ereignen, kann von extrem unwahrscheinlich bis hin zu ganz sicher reichen (zum Beispiel: Ich fürchte mich, von einem Meteoriten erschlagen zu werden, oder: Ich werde eines schönen Tages das Zeitliche segnen). Da wir aber in den allermeisten Fällen nicht wissen, in welchem Wahrscheinlichkeitsbereich wir uns mit unseren Befürchtungen bewegen, müssen wir ihn abschätzen – oder den Abschätzungen anderer vertrauen. Imaginierte zukünftige Ereignisse, von denen wir *annehmen*, daß sie mit hoher Wahrscheinlichkeit eintreffen, werden als »Erwartungen« bezeichnet, solche mit geringer Wahrscheinlichkeit heißen je nach persönlicher Bewertung »Hoffnungen« oder »Befürchtungen«.

Was das mit Gesundheit zu tun hat? Viel, denn unser Organismus verhält sich häufiger, als viele Gesundheitsaufklärer meinen, nicht nach der aktuellen

Faktenlage, sondern gemäß den Erwartungen des körpereigenen »Denk-und-Fühl-Organs«. Und das interessiert sich herzlich wenig für wissenschaftliche Expertisen, dafür aber um so mehr für den emotionalen Eindruck, den die bisherigen Erfahrungen hinterlassen haben. Dazu gehören natürlich nicht nur die persönlichen Erlebnisse, sondern auch alle von Bekannten oder Medien übermittelten Ereignisse, die es berührt haben. Und diese gespeicherten Ängste und Hoffnungen greifen in die jeweils aktuellen körperlichen Erfahrungswelten ein: Eine wirkstofffreie Zuckerpille kann zum Schmerzmittel werden, wenn die Person, die sie einnimmt, überzeugt ist, daß sie den Schmerz lindert. Dieses Phänomen ist schon lange unter dem Namen Placebo-Effekt bekannt (lateinisch *placebo*, ich werde gefallen).

Es existiert aber auch in umgekehrter Richtung: Wenn ein Asthma-Patient glaubt, ein Spray enthalte einen Stoff, der seine Bronchien verengt, löst dieses Spray bei ihm einen Asthma-Anfall aus, selbst wenn die Information falsch war. Folgerichtig heißt diese Wirkung Nocebo-Effekt (lateinisch *nocebo*, ich werde schaden). Durch die Aufnahme der möglichen Nebenwirkungen eines Medikamentes in den Beipackzettel – eine sinnvolle Maßnahme zum Schutz des Verbrauchers für den Fall der Fälle – vervielfachte sich in den Arztpraxen die Zahl derer, die in der Sprechstunde mit dem Beipackzettel in der Hand über eine Reihe der genannten Nebenwirkungen klagte.

Beim Nocebo-Effekt führen konkrete negative Erwartungen oder auch unbestimmte Ängste zu körperlichen Reaktionen, die genauso real sind wie die Panik angesichts eines sprungbereiten Säbelzahntigers. Wenn nun aber von vertrauenswürdiger Seite – und die meisten Menschen glauben ihren Gesundheitsexperten – immer neue Krankheiten in Aussicht gestellt werden, steigt der Angstpegel: Angst vor Herzinfarkt, Angst vor BSE oder SARS, Angst vor Alzheimer, Angst vor Brust-, Darm- oder Prostatakrebs und so weiter und so fort. Aus der Achtsamkeit für den eigenen Körper wird ein ängstliches Lauern: Treffen die genannten Symptome nicht auch auf mich zu? Das schlechte Gewissen erhöht den Druck zusätzlich: Habe ich mich richtig verhalten? Oh Gott, schon wieder gesündigt! Überall erhobene Zeigefinger, im Radio, im Fernsehen, in Zeitungen und Zeitschriften, in Arztpraxen und Ernährungsberatungsstellen. Als Strafe für Verfehlungen droht Krankheit. Und jeder »Gesundheitsverkäufer« weiß sie in den schauerlichsten Farben auszumalen.

Kein Wunder, daß manche Menschen selbst kleine Mißempfindungen sofort als erste Anzeichen des drohenden Unheils interpretieren. Schließlich sind – so die Botschaft aller einschlägigen Gesundheitssendungen – die ersten Anzeichen schrecklicher Erkrankungen meist unspezifisch. Mit ein wenig Phantasie kann sie jeder bei sich selbst entdecken. Aus der Befürchtung entwickelt sich eine Haltung, die jede körperliche Veränderung als Schritt in Richtung Siechtum betrachtet. Die Angst nimmt immer weiter zu, und eine Spirale von Reaktionen und Folgereaktionen wird in Gang gesetzt. Am Ende steht ein *sich krank fühlender* Mensch. Er wäre dann das Ergebnis der so gut gemeinten Gesundheitsaufklärung.

Sie halten das für überzogen? Dann unterschätzen Sie die Effektivität eines alten, auf Überlebenssicherung angelegten Systems. Der Mechanismus ist eigentlich ganz simpel: Sobald die Gefahr erkannt ist, macht sich ein unangenehmes Gefühl in der Magengrube breit; meist nennen wir es »Angst«. Dadurch wird der Körper in Alarmbereitschaft versetzt, Streßhormone mobilisieren die Funktionen für »Kampf oder Flucht«: Die Muskelspannung wird erhöht, Blutdruck und Puls steigen, Verdauungsfunktionen und Lust auf Liebe treten in den Hintergrund. Jetzt kann es losgehen! Ist die kritische Situation endlich ausgestanden, das Untier erlegt oder die Flucht auf den Baum gelungen, macht sich wohlige Entspannung breit, weil der Körper zur Gegenregulation ein paar Opiate der Marke Eigenbau ausschüttet.

Genau diese lebenserhaltende Entspannung tritt im Gegensatz zur real durchlebten Gefahr bei Krankheits*erwartungen* nicht ein – es sei denn, dem Arzt gelingt es, seinen Patienten davon zu überzeugen, daß er sich umsonst Sorgen macht. Häufig bleibt aber eine diffuse Angst erhalten. Im Grunde ist die Gefahr, die von Krankheiten ausgeht, erst mit dem Tod erfolgreich »überstanden«. Sie bedrohen uns ein ganzes Leben lang, können sich jederzeit mit ersten zaghaften Anzeichen ankündigen und den Unachtsamen dahinraffen. Wir haben gelernt, daß nur der eine Chance hat, wieder zu genesen, der rechtzeitig, das heißt, so früh wie möglich, handelt und behandelt wird.

Eine große Rolle spielen darüber hinaus die soziokulturellen Rahmenbedingungen. Wie wir Situationen, Gefahren einschätzen, hängt unter anderem von gesellschaftlichen Tabus, von den aktuellen Modekrankheiten, von Politik und Zeitgeist ab. Womöglich sehen auch andere Gesundheitssendungen im Fernsehen oder lesen die gleiche Meldung der Presseagentur in ihrer Zeitung. Darüber erfahren wir beispielsweise, daß Allergien sowie streß- und umweltbedingte Krankheiten bedrohlich ansteigen. Im Fernsehen prophezeit ein Mann im weißen Kittel, Krawatte und Professorentitel mit ernster Miene, daß bald schon jeder Dritte daran erkrankt sein wird. Dieser Auftritt verschafft ihm und seinen Kollegen auf jeden Fall reichlich Arbeit.

Am Beispiel der Allergien kann man das Prinzip sehr schön aufzeigen. Hier gibt es nämlich eine raffiniert angelegte Doppelblindstudie, die den Nocebo-Effekt ganz klar offenlegt. Alle Patienten, die daran teilnahmen, hatten in Vorversuchen, die nicht verblindet waren, eindeutig auf »ihre« Allergene reagiert. Im Hauptversuch wurden jedem Patienten zwölf Injektionen verabreicht. Weder der Arzt noch sein Patient wußten, in welchen Spritzen das Allergen war. Zwischen den Injektionen verstrichen immer mindestens zehn Minuten. In dieser Zeit gab der Patient zu Protokoll, welche Reaktionen er verspürte. Die Auswertung erbrachte, daß die angeblichen Allergene nur in 27 Prozent der Fälle zu Symptomen geführt hatten. Dafür lagen die Kontrollsubstanzen mit 24 Prozent überraschenderweise fast gleich auf. Da die Patienten in den Vorversuchen (wo sie wußten, wann ihnen was injiziert wurde) regelmäßig mit Symptomen auf »ihre« Allergene reagiert hatten, blieb nur der Schluß, daß es sich dabei um Nocebo-Effekte gehandelt hat.

Natürlich ist nicht jeder Allergiker ein eingebildeter Kranker – aber was viel wichtiger ist: Die eingebildeten Allergiker sind auch wirklich krank. Sie entwickeln alle Symptome der versprochenen Allergie und leiden darunter, ohne daß ihnen bewußt ist, daß die Krankheit auch eine Folge kollektiver Ängste vor Pollen, Zusatzstoffen oder Umweltgefahren sein könnte. Solche Mechanismen treffen für uns alle gleichermaßen zu und nicht nur für vermeintlich hysterische Zeitgenossen. Schließlich kennt jeder Arzt den Nocebo-Effekt aus eigener Erfahrung: Als Medizinstudent entdeckte er gewöhnlich angsterfüllt all die Symptome jener Krankheiten bei sich selbst, von denen er vorher in der Vorlesung gehört hatte.

Die Psychologin Dr. Susan Baur beschreibt die Reaktionen sowie die Entwicklung der Medizinstudenten zu einem richtigen Arzt wie folgt: Viele Studenten »gingen mit ihrem vermeintlichen Wirbelsäulenschaden oder Gehirntumor zum Arzt und reagierten verletzt auf dessen lässiges Abtun ihrer Probleme und Diagnose. Mit einiger Erfahrung lernten die gleichen Studenten jedoch bald, ihre Symptome länger auszuhalten, ehe sie sich an einen Arzt wandten. Zumindest der Theorie nach erlaubte ihnen die wachsende Erkenntnis, daß ein gesunder Körper unzählige vorübergehende und unerklärliche Symptome produziert, die sich in Phasen der Angst verstärken, die Anfälle von Ohrensausen und Verdauungsstörungen zu überleben. Das häufige Vorkommen leichterer Symptome wurde noch stärker akzeptiert, wenn sie eine eigene Praxis eröffneten und weniger akut Kranke behandelten. Wenn man gegenwärtigen medizinischen Autobiographen trauen kann, verschwindet die Hypochondrie, die in medizinischen Hochschulen so verbreitet ist, bald.« Wer also Geschäfte machen möchte, muß den umgekehrten Weg wählen und möglichst vielen Menschen das Gefühl geben, womöglich an einer gefährlichen Krankheit zu leiden. Hier leistet die »Aufklärung« unschätzbare Dienste.

Robert A. Hahn von der Abteilung für Präventionsforschung und analytische Methoden an den Centers for Disease Control and Prevention in Atlanta beschließt seinen höchst lesenswerten Übersichtsartikel »Das Nocebo-Phänomen: Konzept, Beweislage und Konsequenzen für das öffentliche Gesundheitswesen« mit der Warnung: »Wenn Information über Krankheiten nicht nur dazu dient, Fakten zu beschreiben, sondern wenn sie in gewisser Weise Krankheit fördert, indem sie bestimmte Erwartungen weckt, dann müssen wir vorsichtig sein – in der täglichen Praxis und mit den Informationen, die wir im öffentlichen Gesundheitswesen verbreiten. Wir müssen mehr darüber in Erfahrung bringen, was Gesundheitsbotschaften bei denen bewirken, die sie empfangen. Dieses Wissen könnte dazu beitragen, die schädlichen Folgen von negativen Botschaften zu verringern.«

Wohlgemerkt, es geht hier nicht um eine positive oder negative Lebenseinstellung der Adressaten, sondern um den Inhalt der Kampagnen. Wer im Fernsehen mit dem Leiden eines Menschen konfrontiert wird, der an einer unheilbaren Krankheit leidet oder gar wie im Falle der jugendlichen Opfer der neuen Variante der Creutzfeldt-Jakob-Krankheit (nCJD) quasi vor laufender Kamera sein Leben aushaucht, wird vom Schicksal des Patienten ergriffen sein, gleichgültig welche Lebenseinstellung ihm zueigen ist. Es ist auch egal, ob der Zuschauer weiß, daß dieses Ereignis für sein Leben extrem unwahrscheinlich ist. Der Einkauf beim Metzger wird so zur Mutprobe, obwohl es statistisch wahrscheinlicher ist, auf dem Weg dorthin einen tödlichen Autounfall zu erleiden, als sich durch 100 Gramm Kochschinken mit BSE zu infizieren.

Vorsorgeprogramme, die wie üblich mit Angst motivieren, erreichen unter Umständen also genau das Gegenteil dessen, was sie vorgeben. Sie produzieren Krankheiten, von deren Existenz der Bürger bisher gar nichts wußte. Je mehr »Aufklärung« geboten wird, desto mehr Hypochonder hat das Gesundheitssystem zu erwarten.

Damit wir uns nicht falsch verstehen: Gesundheitserziehung ist notwendig, angefangen vom Zähneputzen bis hin zu Fragen der Empfängnisverhütung. Wir brauchen Verständnis für unseren Körper, Verständnis für seine biologischen Grundlagen. Aber wir brauchen keine apokalyptischen Krankheitsdrohungen – auch nicht, wenn sie als Prävention getarnt sind!

→ **Gesundheit:** Jeder ist für seine Gesundheit selbst verantwortlich
→ **Vorsorge:** Von der Brustkrebs-Früherkennung profitieren viele Frauen
→ **Vorsorge:** Die Prostatakrebs-Früherkennung rettet viele Männerleben

Quellen:

R. A. Hahn: The Nocebo Phenomenon: Concept, Evidence, and Implications for Public Health. Preventive Medicine 1997/26/S. 607 ff.

R. A. Hahn: The nocebo phenomenon: scope and foundations. In: A. Harrington (Hrsg.): The Placebo Effect. Harvard University Press, Cambridge 1997/S. 56-76

R. A. Hahn: Nocebo: Der Glaube, der krank macht. Psychologie heute Compact 1996, S. 18 ff.

R. Przewłocki: Stress, Opioid Peptides, and Their Receptors. In: D. W. Pfaff et al. (Hrsg.): Hormones, Brain and Behavior. Vol. 1. Academic Press, San Diego 2002, S. 691 ff.

D. L. Jewitt et al.: A double-blind study of symptom provocation to determine food sensitivity. New England Journal of Medicine 1990/323/S. 429 ff.

A. R. Damasio: Descartes' Error: Emotion, Reason, and the Human Brain. Avon Books, New York 1995

A. K. Shapiro, E. Shapiro: The Powerful Placebo. Johns Hopkins University Press, Baltimore, 1997

S. Baur: Die Welt der Hypochonder – Über die älteste Krankheit der Menschen. Kreuz Verlag, Zürich 1991

Das Profitum im Sport ist eine moderne Entwicklung

Was für die Sportfans von heute der Formel-1-, Box- oder Tenniszirkus ist, war für die alten Griechen und Römer das Wagenrennen, der Waffenlauf oder das Pankration, eine Mischung aus Ringen und Boxen, bei der so gut wie alles erlaubt war. In vielen Fällen erwartete den Sieger keineswegs nur ein schlichtes Lorbeerkränzchen, nein, Geldprämien, Sachpreise oder Privilegien, wie Steuerfreiheit, Speisung auf Staatskosten oder die Ehre eines Siegerdenkmals, versüßten den Triumph noch zusätzlich.

Aus antiken Quellen sind eine ganze Reihe von Sportskanonen bekannt, die so viele Wettkämpfe bestritten, daß sie zwangsläufig keinem anderen Broterwerb nachgehen konnten, also Profis gewesen sein müssen. Theogenes von Thasos etwa, ein Boxer und Pankrationkämpfer, der im 5. Jahrhundert v. Chr. lebte, errang im Laufe von 22 Jahren um die 1300 Siege bei mit Geld prämierten Wettkämpfen. Dazu kamen noch 24 Siege bei Olympia und anderen sogenannten Kranzspielen. Daß die Preisgelder nicht gerade klein gewesen sein können, verrät eine Geldstrafe, die gegen Theogenes verhängt wurde, weil er sich – offensichtlich aus Erschöpfung – in einem olympischen Finale nicht mehr richtig ins Zeug legte: Die 12 000 Drachmen, die er dem Göttervater Zeus und dem durch seine Schlaffheit entehrten Gegner opfern mußte, entsprachen gut und gerne dem Jahreseinkommen von 30 Arbeiterfamilien. Wie reich man mit Sport werden konnte, zeigt auch das Beispiel des Wagenlenkers Gaius Apuleius Diocles, der im Laufe seiner Karriere im Rom des 2. Jahrhunderts n. Chr. 35,9 Millionen Sesterzen Preisgeld einfuhr (an Kaufkraft kam die Sesterze damals dem heutigen Euro gleich).

Die sportelnden griechischen Aristokraten, auf die sich die Mitglieder der Amateur-Clubs und die Erneuerer der olympischen Idee im 19. Jahrhundert beriefen, nahmen ebenfalls bedenkenlos an Spielen teil, die ihre Sieger mit Geldpreisen ehrten. Zwar war es auch in Griechenland zuerst die Oberschicht, die sich die weite Reise zu den heiligen Stätten und das vorbereitende Training leisten konnte. Doch wer gut war, begnügte sich nicht mit den Kranzspielen, sondern maß seine Kräfte auch in anderen Arenen. Nicht daß man die Preisgelder nötig gehabt hätte, aber warum sollte man darauf verzichten?

Historiker gehen davon aus, daß das Berufssportlertum durch die Kriegswirren im 4. Jahrhundert v. Chr. in Griechenland an Bedeutung gewann. Die Athleten rekrutierten sich seitdem auch aus Söldnerarmeen und unteren Klassen. Über die Ausbildung der Berufssportler wissen wir nur soviel: Ihre Lehrer – ebenfalls Profis – bestimmten und kontrollierten das Leben und den Tagesablauf ihrer Schützlinge vollständig. Die meisten erhaltenen Texte beziehen sich auf Klagen über die Profisportler. Ärzte und Philosophen wie etwa Galen, Vitruv oder Platon bemängelten deren unnatürliche Lebensführung, eindringlich warnten sie vor den gesundheitlichen Folgen des Leistungssports. Manche Autoren geißelten das Profitum gar als eines der größten Übel im Staate; nicht zuletzt weil mit der Professionalisierung, das heißt, mit steigenden Preisgeldern, auch Doping und Korruption zunahmen. Anderen, wie dem spartanischen Dichter Tyrtaios, war der Starrummel um die Olympiasieger deshalb ein Dorn im Auge, weil sie sich um ihre Wettkämpfe kümmerten, statt jederzeit der kämpfenden Truppe zur Verfügung zu stehen.

Es heißt, die besonders brutalen Sportarten seien auch weiterhin überwiegend von Berufskämpfern aus einfachen Verhältnissen ausgeübt worden, weil sie die Möglichkeit zum sozialen Aufstieg boten. Wer siegte, genoß einen Lebensstandard, den er aufgrund seiner einfachen Herkunft sonst nie erreicht hätte. Das Geld und der Ruhm verschafften den Siegern Zugang zu den besseren Kreisen. Und so wurden aus armen Landarbeitern Sportidole, die man damals ebenso verehrte wie heute Daviscup-Sieger oder Formel-1-Weltmeister.

→ **Amateur:** Das Amateur-Ideal geht auf die alten Griechen zurück
→ **Athlet:** Der griechische Athlet trieb Sport um seiner selbst willen

Quellen:

K.-W. Weeber: Die unheiligen Spiele. Das antike Olympia zwischen Legende und Wirklichkeit. Artemis und Winkler, Düsseldorf 2000
M. Richardson: Das populäre Lexikon der ersten Male. Eichborn, Frankfurt a. M. 2000
C. Andresen et al. (Hrsg.): Lexikon der Alten Welt. Weltbild, Augsburg 1995
J. Jüthner: Die athletischen Leibesübungen der Griechen. Böhlau Verlag, Wien 1965
V. Olivova: Sport & Spiele im Altertum – Eine Kulturgeschichte. Copress Verlag, München 1985
I. Weiler: Der Sport bei den Völkern der Alten Welt. Wissenschaftliche Buchgesellschaft, Darmstadt 1981
W. Decker: Sport in der griechischen Antike. C. H. Beck, München 1995
U. Sinn (Hrsg.): Sport in der Antike. Ergon, Würzburg 1996

Psyche

Den folgenden Text haben wir im Internet gefunden (http://www.lauftreff.de/publikationen) gefunden. Der Abdruck erfolgt mit freundlicher Genehmigung des Autors.

»Sport ist gut für die Psyche ...!?«
von Oliver Stoll

Ich laufe in Leipzig. Fast jeden Tag laufe ich früh morgens die 6 Kilometer von meiner Wohnung zu meiner Arbeitsstätte; zur Sportwissenschaftlichen Fakultät der Universität Leipzig. Ich bin Wissenschaftler, Sportwissenschaftler, und beschäftige mich nun schon seit einigen Jahren mit der Frage nach einem möglichen Zusammenhang von sportlicher Aktivität und seinen Auswirkungen auf die Psyche. Der liegt doch klar auf der Hand, werden Sie jetzt sagen, oder?

Ich habe die Pragerstraße überquert, eine große Hauptstraße, die östlich stadtauswärts führt. Ich sehe das Völkerschlacht-Denkmal, links von mir, die Sonne scheint, es ist angenehm kühl, ein tolles Laufwetter – ich fühle mich wohl. Wieder gehen mir Ergebnisse von verschiedenen Studien aus der Sportpsychologie durch den Kopf. Tolle Ergebnisse waren das, Ende der 70er und zu Beginn der 80er Jahre. Laufen verbessert depressive Verstimmungen, senkt die Ängstlichkeit ab, hebt das Selbstwertgefühl, verbessert die Einstellung zum eigenen Körper, verbessert das Wohlbefinden, soll sogar persönlichkeitsbildende Effekte haben. Und natürlich kennen wir alle die positiven, medizinischen Auswirkungen. Tolle Ergebnisse. Jetzt laufe ich durch den Friedenspark. Es ist kaum jemand hier heute morgen. Ich genieße die kühle frische Luft und spüre meinen energiegeladenen Körper. Ich fühle mich sehr gut, heute morgen.

Meine Gedanken kreisen um die Ergebnisse verschiedener Studien, die wir in den vergangenen 7 Jahren durchgeführt haben. Vier Langzeitstudien waren das alleine im Bereich des Gesundheitssport, also im Bereich der Prävention von koronaren Herzerkrankungen. Im Prinzip das, was zig 1000 Läuferinnen und Läufer tagtäglich tun. Viel Geld hat das alles gekostet – aufwendige Experimente wurden durchgeführt, über 250 Personen wurden Sportgruppen und Warte- bzw. Kontrollgruppen zugeteilt, die dann vor und nach unseren Sportprogrammen (3 bis 6 Monate) Fragebögen ausfüllten. Überzeugt waren wir von unserer Hypothese: »Sport ist gut für die Psyche ...« Und was wissen wir nun nach 7 Jahren Forschung? Die Ergebnisse waren zunächst niederschmetternd. Keine Effekte auf Ängstlichkeit, keine Effekte auf Depressivität, kaum Effekte auf Psychosomatische Beschwerden. Nur ein Effekt zeigt sich konsequent. Das Körperselbstbild, also die Einstellung zu unserem eigenen Körper, wird offensichtlich durch regelmäßiges Sporttreiben besser. Aber was ist mit den vielen tollen Ergebnissen, Ende der 70er und Anfang der 80er Jahre?

Jetzt geht's raus aus dem Friedenspark, und ich laufe in Richtung Stadtzentrum, vorbei an den Autoschlangen. In den Autos sitzen entweder gelangweilte, gleichgültige oder auch sehr verärgert schauende Autofahrerinnen und -fahrer, die keinen Hehl daraus machen, daß meine Art, mich problemlos fortzubewegen, sie zu provozieren scheint. Gott sei Dank, der Clara-Zetkin-Park ist nicht mehr weit. Meine Atmung geht ruhig und gleichmäßig, angenehme Wärme durchströmt mich.

Ja, die Studien aus den 70er Jahren. Das waren natürlich keine echten Experimente, also ganz nach dem Motto: »Man gebe mir 20 Personen, mit denen ich 3 Monate lang, zwei mal die Woche laufen gehe. Die befrage ich dann vor und nach den 3 Monaten, und dann werden sich schon Verbesserungen zeigen.« Manche Studien haben nur 11 Personen befragt, und die waren dann auch teilweise nicht mal ganz gesund. Aber das ist natürlich auch ein Problem! Alleine die Erwartung von positiven Effekten auf die Psyche beeinflußt später die Entstehung von positiven Effekten. Außerdem können die Effekte ja auch andere Ursachen gehabt haben, die nicht unbedingt in der sportlichen Betätigung gelegen haben, oder? Also, das waren keine echten Experimente damals, das waren lediglich Pilotstudien, so kommentieren dies die Autoren dieser Studien. Und ich staune immer wieder, mit welcher Selbstverständlichkeit von Parteien, Organisationen, Versicherungen und auch von Wissenschaftlern mit den Ergebnissen dieser Studien kausale Zusammenhänge von Sport und psychischer Gesundheit nachzuweisen vorgeben, nur weil die Ergebnisse uns so gut ins Bild passen.

Echte Experimente zeigen ein ganz anderes Bild. Wenn man neben einer Sportgruppe eine Kontrollgruppe hat, und diese mit einer anderen Betätigung, die nicht sportlicher Natur ist (z.B. eine Fremdsprache lernen), beschäftigt und außerdem noch eine überhaupt nicht aktive Kontrollgruppe über 6 Monate verfolgt und befragt, dann verschwinden bei der Sportgruppe so gut wie alle positiven Effekte für die Psyche, weil eben alle anderen Gruppen sich auch verbessern oder zumindest nicht statistisch bedeutsam verschlechtern. Bis auf die Einstellung zum eigenen Körper! Die ist im Vergleich zu den anderen Gruppen bei den Sportlern immer besser geworden.

Jetzt bin ich fast am Ziel – angekommen auf dem Gelände der ehemaligen Deutschen Hochschule für Körperkultur. Ich muß heute das erste Mal über alle meine Ergebnisse berichten. Und zwar im Rahmen einer wissenschaftlichen Diskussionsrunde. Ich muß also meinen Kolleginnen und Kollegen Sportwissenschaftlern sagen, daß der Effekt von sportlicher Aktivität auf die psychische Gesundheit bisher offensichtlich überschätzt worden ist und daß der positive Effekt sich konsistent lediglich auf das Köperkonzept beschränkt. Da bin ich in einer ganz schönen Zwickmühle! Forschung im Dienste der Auftraggeber oder anders gesagt »Wes Brot ich eß, des Lied ich sing«. Diese Gefahr droht immer und wird wohl angesichts des steigenden Stellenwerts von erbrachten Forschungsleistungen nicht geringer. Das »Schielen« nach positiven Ergebnissen mit »statistischer Signifikanz« ist ein generelles Problem von Forschung. Es gibt ja auch kaum Zeitschriften, in denen über Studien berichtet wird, bei denen nicht positive Befunde in der vom Autor erwarteten Richtung dargestellt werden. Ganz besonders schlimm trifft es Kolleginnen und Kollegen, die sogenannte Drittmittel einwerben. Da existiert beispielsweise ein Pharmaunternehmen, das Präparate verkauft, die die physische und

psychische Erholungsfähgkeit wiederherstellen soll. Ein Sportwissenschaftler, nennen wir ihn mal Dr. X, bekommt einen Betrag von XX.XXX DM und soll nun genau diese Fragestellung untersuchen. Was glauben Sie nun, was passiert, wenn Herr Dr. X dieses Ergebnis nicht nachweisen kann? Die Seriosität eines Auftraggebers von Drittmittelprojekten zeigt sich meines Erachtens auch darin, inwieweit er die wissenschaftliche Unabhängigkeit unangetastet läßt und damit auch potentiell negative Ergebnisse in Kauf nimmt. Ich stehe mittlerweile unter der Dusche und fühle mich ausgezeichnet. Ich bin entspannt und gleichzeitig voller Spannung. Ich freue mich auf die bevorstehende Diskussion. Ich fühle mich selbstbewußt und bin in einer guten Stimmung. Laufen ist also doch gut für die Psyche, oder?
© Oliver Stoll, 6. Mai 99

Als er diesen Text schrieb, war Oliver Stoll wissenschaftlicher Assistent am Institut für Sportpsychologie und Sportpädagogik der Universität Leipzig, heute ist er Professor am Institut für Sportwissenschaft der Martin-Luther-Universität Halle-Wittenberg.

Veröffentlichungen:

D. Alfermann, O. Stoll, S. Wagner, P. Wagner-Stoll: Auswirkungen des Sporttreibens auf Selbstkonzept und Wohlbefinden: Ergebnisse eines kontrollierten Feldexperiments. In: W. Schlicht, P. Schwenkmezger (Hrsg.): Gesundheitsverhalten und Bewegung. Hofmann, Schorndorf 1995, S. 95-111

D. Alfermann, O. Stoll: Befindlichkeitsveränderungen nach sportlicher Aktivität. Sportwissenschaft 1996/26/S. 406-422

D. Alfermann, O. Stoll: Sport in der Primärprävention: Langfristige Auswirkungen auf psychische Gesundheit. Zeitschrift für Gesundheitspsychologie 1997/5/S. 91-108

O. Stoll: Wirkt sportliche Aktivität ressourcenprotektiv? Pabst Science Publishers, Lengerich 2001

→ **Fitneß-Empfehlungen:** Die Fitneß-Empfehlungen sind wissenschaftlich gesichert

Die Trainingsintensität läßt sich am besten durch eine Pulsuhr kontrollieren

Wofür braucht der Freizeitsportler eine Pulsuhr? Nun, dafür gibt es zwei Gründe, einen sportlichen und einen medizinischen. Der sportliche lautet: Je mehr ich von den Gepflogenheiten eines Profisportlers übernehme, desto professioneller wirke ich auf andere. Das kommt immer gut. Aber auch der medizinische Hintergrund muß ernstgenommen werden: Wer will schon beim heroischen Kampf gegen den Herzinfarkt ganz unrühmlich den plötzlichen Herztod sterben (siehe dort)?

Also schnallt sich der moderne *Homo athleticus* demonstrativ einen Brustgurt mit Sender um, damit er beim Laufen die aktuelle Herzfrequenz vom Empfänger am Handgelenk ablesen kann. Jetzt gilt es nur noch den optimalen Trainingspuls einzustellen, und schon piepst das Helferlein warnend, wenn wir es beim Fitwerden zu bunt treiben. Fragt sich nur: Wo liegt die optimale Herzfrequenz, der ideale Trainingspuls?

Abgeleitet wird der ideale Trainingspuls meist von der maximalen Herzfrequenz. Gängige Empfehlungen lauten zum Beispiel 60 bis 70 Prozent der maximalen Herzfrequenz für Regenerationsläufe oder 90 Prozent für wettkampfspezifische Trainingsläufe. Die maximale Herzfrequenz errechnet man anhand einer Formel, die meist von den Pulsuhranbietern mitgeliefert wird. So, nun hat man zwar eine schöne Rechnung, allerdings besitzt das Ergebnis höchstwahrscheinlich keinerlei Relevanz für den Pulsuhrträger. Der Maximalpuls ist nämlich eine individuelle Größe mit großer Schwankungsbreite (siehe *Maximalpuls: Der Maximalpuls läßt sich anhand einer Formel berechnen*).

Eine andere Möglichkeit, dem idealen Trainingspuls näher zu kommen, sollen Laktatmessungen sein. Aber auch hier sagt der Laktatwert zwar, wieviel Laktat man im Ohrläppchen hat, aber sonst nichts (siehe *Laktat: Die Laktat-Messung hilft, das Training zu optimieren*). Und die Bestimmung der maximalen Herzfrequenz durch Ausbelastung auf dem Fahrradergometer? Auch nicht zu empfehlen, denn der erreichbare Maximalpuls hängt stark von der ausgeübten Sportart sowie von Psyche, Klima, Ernährung und vielen anderen, täglich schwankenden Faktoren ab. Im Grunde ihres Herzens wissen auch die Verkäufer von Pulsuhren, daß all ihre Formeln nur pseudowissenschaftlicher Hokuspokus sind – zumindest solange die Herzen in unserer Brust noch nicht nach DIN-Norm schlagen. Aber dies zuzugeben, wäre ja geschäftsschädigend.

Wie aber findet der auf Vorgaben fixierte Hobbysportler nun zum richtigen Tempo? Statt auf einen Pulsmesser zu starren, wäre es besser, ganz natürlich und altmodisch auf seinen Körper zu hören. »Laufen, ohne zu schnaufen« lautet eine Devise, die sich völlig gerätefrei und absolut individuell umsetzen läßt. Dabei käme er den Gepflogenheiten der Leistungssportler sogar näher als er denkt, denn viele Profis entziehen sich schon lange dem Pulsdiktat und hören viel lieber auf ihren Körper, wenn es darum geht, die Trainingsintensität festzulegen.

Pulsuhren könnten allenfalls bei Herzpatienten sinnvoll sein (wenn sie denn die richtigen Werte anzeigten), um sie vor Übertreibungen zu schützen. Ob das aber immer so funktioniert, bezweifelt selbst der Fitneßpapst: »Trimmfanatiker stellen das Pulsmessen irgendwann ein. Sie laufen und laufen und manchmal nicht dem Herzinfarkt davon, sondern direkt hinein.« Und wer sich richtig auspowern will, wird sich wohl kaum von einer Pulsuhr abhalten lassen.

→ **Maximalpuls:** Der Maximalpuls läßt sich anhand einer Formel berechnen
→ **Laktat:** Die Laktat-Messung hilft, das Training zu optimieren

Quellen:

K. Moosburger: Die richtige Belastungsintensität beim Ausdauertraining. 2001. In: http://gin.uibk.ac.at/gin/freihtml/ausdauer.htm

U. Strunz: For ever young – das Erfolgsprogramm. Gräfe und Unzer, München 1999, S. 80

W. Spanaus: Sinn und Unsinn der Maximalpuls-Ermittlung. Spiridon-Laufmagazin 2001/H. 11. In: http://www.marathon-finanz.de/training.php?hmp=5

C. Wiese: Studie läßt Herzen höher schlagen. Süddeutsche Zeitung 24.7.2001, S. V2/8

K. Röcker et al.: Heart rate prescriptions from performance and anthropometrical characteristics. Medicine & Science in Sports & Exercise 2002/34/S. 881 ff.

Q10 liefert Energie für Alt und Jung

Energie kann man nicht genug haben. Besonders interessiert an einer Aufstockung der eigenen Reserven sind natürlich Sportler und Personen, bei denen die Kräfte alters- oder krankheitsbedingt nachlassen. Ganz zwangsläufig konzentriert sich die Werbung für Q10 auf diese Zielgruppen.

Q10 oder »Ubichinon« hat tatsächlich etwas mit Energie zu tun. In den Körperzellen findet die Energiegewinnung in den Mitochondrien statt, die gerne als »Kraftwerke der Zelle« bezeichnet werden. Dort werden in der sogenannten Atmungskette Elektronen von bestimmten Molekülen, zu denen auch Q10 gehört, weitergereicht. Dabei entsteht ATP, eine energiereiche chemische Verbindung, die den Muskeln Kraft verleiht. Weil Q10 so wichtig ist, stellt es der Körper selbst her. Die große Frage ist: Läßt sich mit einer Extraportion aus der Apotheke die Energieproduktion erhöhen?

Finnische Wissenschaftler untersuchten diese Fragestellung an unter 40- und über 60jährigen gut trainierten Sportlern. Sechs Wochen lang erhielten aus jeder Gruppe einige Männer Q10-Supplemente und andere zum Vergleich ein Placebo. Die erste Überraschung: Die Älteren hatten nicht weniger, sondern mehr Q10 im Blut als die Jüngeren. Dann zeigte sich, daß mit den Q10-Gaben zwar dessen Menge im Blut anstieg, nicht jedoch im Muskel. Und schließlich wurden die Sauerstoffaufnahme und die Ausdauerleistungen der supplementierten Sportler um keinen Deut verbessert, sondern im Gegenteil sogar leicht gesenkt.

Eine Analyse von sechs kontrollierten Studien mit Q10 alleine oder in Kombination mit anderen angeblich leistungssteigernden Mitteln ergab, daß sich auch auf biochemischer Ebene nichts Vorteilhaftes tat: Q10 beeinflußte weder die Serumlaktatspiegel noch die Sauerstoffaufnahme, die Herzfunktion oder die anaerobe Schwelle während submaximaler Leistung. Auch bei maximaler Leistung änderten sich die Serumlaktatspiegel und die Sauerstoffaufnahme nicht. Am Ergometer hatte Q10 keinerlei Einfluß auf die Zeit bis zur Erschöpfung.

Wie gefährlich der Glaube sein kann, mehr von einem »guten Stoff« bewirke auch mehr gute Effekte, bestätigt eine schwedische Untersuchung: Gesunde

Sportler erhielten 20 Tage lang Q10 oder Placebo. Nach mehreren Tagen intensiven Trainings erhöhte sich im Blut der Q10-Gruppe ziemlich unerwartet die Aktivität der Plasma-Kreatinkinase. Das ist ein Enzym, das normalerweise nur im Inneren von Zellen vorkommt. Sein Erscheinen im Blut zeigt somit die Zerstörung von Zellen an. Demnach haben die Sportler unter Q10-Gabe irgendwo Schaden genommen. Wo genau, ist bisher unbekannt. Bei Ratten sind wir besser orientiert: Da ließen Q10-Supplemente die Augäpfel hervortreten und lösten Blutungen in den Nebenhoden aus.

Selbst wenn der Stoff dem Sportler nichts bringt, könnte es ja doch vielleicht sein, daß kranke Menschen davon profitieren. Ein australisches Forscherteam verabreichte deshalb drei Monate lang Q10 an Patienten mit chronischer Herzmuskelschwäche. Dadurch hoffte man, der gestörten Energieversorgung der Herzmuskelzellen gezielt auf die Sprünge zu helfen. Im Erfolgsfall hätten sich die Schlagkraft des Herzens und das subjektive Befinden der Herzkranken verbessern sollen. Doch in beiden Fällen tat sich nichts, obwohl auch dieses Mal der Q10-Pegel im Blut deutlich anstieg.

Genau genommen ist die Vorstellung, durch Verzehr eines solchen Stoffes die »Energieversorgung« zu verbessern, ebenso logisch wie die, durch Verzehr von Hirnwurst den IQ zu erhöhen.

→ **Kreatin:** Kreatin erhöht die Leistung
→ **Carnitin:** Carnitin beschleunigt den Fettabbau und verbessert die Muskelleistung
→ **Brainfood:** Richtige Ernährung steigert die geistigen Fähigkeiten

Quellen:

R. Laaksonen et al.: Ubiquinone supplementation and exercise capacity in trained young and old men. European Journal of Applied Physiology 1995/72/S. 95 ff.

P. S. Watson et al.: Lack of Effect of Coenzyme Q on Left Ventricular Function in Patients With Congestive Heart Failure. Journal of the American College of Cardiology 1999/33/S. 1549 ff.

C. Malm et al.: Supplementation with ubiquinone-10 causes cellular damage during intense exercise. Acta Physiologica Scandinavica 1996/157/S. 511 f.

O. Takahashi: Haemorrhagic toxicity of large dose of α-, β-, γ- and δ-tocopherols, ubichinone, β-carotene, retinol acetate and L-ascorbic acid in the rat. Food & Chemical Toxicology 1995/33/S. 121 ff.

M. H. Williams: Nutritional ergogenic aids/supplements and exercise performance. In: M. Harries et al. (Hrsg.): Oxford Textbook of Sports Medicine. Oxford Universiy Press, Oxford 1998, S. 126 ff.

Die Rückenschule beugt Rückenschmerzen vor

Es wäre ja zu wünschen. Bereits mehr als 30 Prozent der 20- bis 40jährigen Deutschen klagen über mäßige und zehn Prozent über starke Rückenschmerzen. Bei den älteren Semestern liegen die Werte naturgemäß noch höher. Das ergab der Bundes-Gesundheitssurvey 1998. Jede fünfte Krankschreibung und jeder zweite Antrag auf vorzeitige Berentung wird mit »degenerativen« Rückenproblemen begründet. Kein Wunder also, wenn in diesem Zusammenhang oft vom »Kreuz mit dem Kreuz« die Rede ist.

Nun sind die Schmerzen die eine und die Kosten die andere Seite der Medaille. Nicht nur aus Humanität, sondern auch aus ökonomischen Gründen suchen Gesundheitspolitiker nach Maßnahmen gegen das »Volksleiden Nr. 1«. Die Behandlung von Rückenschmerzen – sei es durch Ärzte, Physiotherapeuten oder Kurklinken – verschlingt über zehn Milliarden Euro pro Jahr. Dazu kommen indirekte Krankheitskosten, wenn sich Mitarbeiter krank melden oder sogar vorzeitig in Rente gehen. Diese Kosten werden mit weiteren 15 Milliarden Euro beziffert. Eine wirksame Prävention böte demnach ein gewaltiges Einsparpotential.

Die Folge dieser Einsicht waren Fitneßprogramme für den Rücken – frei nach der Devise »Vorbeugen ist nicht nur besser, sondern auch billiger als heilen«. Fachleute erarbeiteten spezielle Trainingseinheiten nach den modernsten Erkenntnissen. Da diese naturgemäß nur so gut sein können, wie sie der Patient auch umsetzt, bedurfte es einer eingehenden Unterweisung der Muskelbesitzer. Dafür wurde schon bald der assoziationsträchtige und daher hochmotivierende Begriff »Rückenschule« geschöpft. In dieser »Schule« sollen die Teilnehmer lernen, in Alltag und Beruf das Auftreten von Rückenschmerzen durch angemessenes Verhalten bewußt zu verhindern. So sah es jedenfalls die Theorie vor.

Und wie sieht die Wirklichkeit aus? Die Probe aufs Exempel wurde 1990 in der Schweiz gemacht. Die Schweizer Rheuma-Liga startete ein landesweites Rückenschul-Programm. Der Unterricht fand einmal wöchentlich statt, gewöhnlich abends in Kleingruppen mit insgesamt acht Lektionen für jeweils

90 Minuten. Kursleiter waren Physiotherapeuten mit einer speziellen Zusatzausbildung für ihre neue Tätigkeit. Sie sollten nicht nur die praktischen Aspekte in Alltag und Berufsleben in den Mittelpunkt stellen, sondern die Teilnehmer auch insgesamt zu mehr Aktivität animieren.

In die Studie wurden die ersten 772 Anmeldungen aufgenommen, als Kontrollgruppe dienten knapp 600 Personen, die in Hinblick auf Alter, Geschlecht und Ausbildungsniveau ähnlich zusammengesetzt war. Durch telefonische Voranfragen hatte man außerdem dafür gesorgt, daß die Häufigkeit von Rückenschmerzen in der Kontrollgruppe etwa genauso hoch war wie bei den Kursteilnehmern. Vor Beginn des Kurses und acht Monate nach seiner Beendigung mußten alle Teilnehmer Fragebögen ausfüllen. Darin gaben sie Auskunft über Häufigkeit und Intensität ihrer Rückenschmerzen, über die Häufigkeit ihrer Arztbesuche, ihren Medikamentenkonsum und die Fehlzeiten am Arbeitsplatz.

Die Ergebnisse waren eindeutig: Im zweiten Fragebogen wurden weniger Schmerzen, weniger Arztbesuche, weniger Medikamente, weniger Fehlzeiten angegeben – aber in beiden Gruppen! Das heißt, der positive Effekt trat sowohl mit als auch ohne Rückenschule ein. Was auch immer der Grund für die Besserung der Beschwerden gewesen sein mag, der Kurs kann es nicht gewesen sein. Bezeichnend: Die Schmerzintensität veränderte sich in beiden Gruppen kaum.

Gut, könnten Sie jetzt sagen, das war eine Studie. Und vielleicht läuft der Hase in der Schweiz mal wieder anders als im Rest der Welt. Nun, dann sehen wir uns die Meta-Analyse aus dem Hochrhein-Institut für Rehabilitationsforschung in Bad Säckingen und der Freiburger Uniklinik an. Bei einer Meta-Analyse werden die Ergebnisse verschiedener Studien zusammen ausgewertet, um durch die größeren Fallzahlen Effekte aufzuspüren, die bei den einzelnen Studien im statistischen Rauschen untergehen. Die Wissenschaftler hatten die Literatur durchforstet und 18 verwertbare Studien gefunden, die neben einer Behandlungs- auch eine Kontrollgruppe betrachteten. Sieben Arbeiten stammten aus den USA, vier aus den Niederlanden, zwei aus Schweden, zwei aus Deutschland und je eine aus Finnland, Großbritannien und Israel.

Die Forscher analysierten die Wirkung der Prävention auf die Schmerzintensität, die Verhinderung neuerlicher Rückenbeschwerden, die Verbesserung der Beweglichkeit, die Ausfallzeiten am Arbeitsplatz, die Zahl der Arztbesuche, den Schmerzmittelkonsum, die Stärke der Rumpfmuskulatur, das Wissen über

Rückenschulinhalte und wie sich das psychische bzw. das Allgemeinbefinden entwickelte.

Was kam dabei heraus? Verdammt wenig, wie die Autoren feststellen. Bis sechs Monate nach Abschluß des Programms fand man nur in den Bereichen »Wissen über Rückenschulinhalte« und »Rückengerechtes Verhalten« deutliche Verbesserungen, was sich aber kaum in einen greifbaren Nutzen für die Teilnehmer niederschlug. Denn die Rückenbeschwerden waren nur geringfügig seltener geworden. Womöglich auch nur deshalb, weil es aus Sicht der Teilnehmer einfach geholfen haben muß. Für diese Auffassung spricht, daß es beim Schmerzmittelkonsum, der Schmerzintensität und der allgemeinen Beweglichkeit keinen statistisch greifbaren Nutzen gab. Lag die Rückenschule mehr als sechs Monate zurück, war auch die psychologische Wirkung (Placebo-Effekt) verflogen.

»Die bisher ungenügend nachweisbare Effektivität der Rückenschule bei klinischen Variablen«, so die Autoren in ihrer abschließenden Bewertung, »muß angesichts der weiten Verbreitung der Rückenschule (…) und der stetigen Zunahme von Rückenschulkursen im Rahmen des Präventionsangebots der gesetzlichen Krankenkassen kritisch betrachtet werden.«

Eine Arbeitsgruppe der Medizinischen Universität in Lübeck, die im Auftrag des deutschen Gesundheitsministeriums ebenfalls die Datenlage sichtete, kommt zum gleichen Ergebnis:

»Die Ergebnisse bisher publizierter wissenschaftlicher Untersuchungen können eine Wirksamkeit von Rückenschulprogrammen (…) im Rahmen der Versorgung von Patienten mit akuten oder akut-rezidivierenden Rückenschmerzen nicht belegen. Die Anwendung bei dieser Patientengruppe wird nicht empfohlen.«

»Die Ergebnisse können auch eine Wirksamkeit von Rückenschulprogrammen (…) als Primärpräventivmaßnahme nicht belegen.«

»Widersprüchlich sind die Aussagen hinsichtlich der Wirksamkeit (…) bei Patienten mit chronifizierenden oder chronischen Rückenschmerzen.«

Resümee: Rückenschulen verhindern weder das Auftreten von Rückenschmerzen noch tragen sie dazu bei, bereits bestehende Beschwerden spürbar zu lindern. Sie kosten Geld und bewirken damit genau das Gegenteil der ursprünglichen Absicht. Allerdings gibt es auch Gruppen, die davon profitieren, wenn die Rückenschul-Programme dem Bürger mit großem Werbeaufwand nahegebracht werden. Diese Aktionen verschaffen Krankenkassen, Gesundheitspolitikern und Therapeuten ein positives Image und/oder Mehreinnahmen. Deshalb werden uns die Rückenschulen wohl noch lange erhalten bleiben.

→ **Fitneß-Empfehlungen:** Die Fitneß-Empfehlungen sind wissenschaftlich gesichert

→ **Gesundheitswesen:** Krankenkassen wollen mit Fitneß-Programmen Kosten senken

→ **Fitneß-Arzt:** Sportärzte empfehlen Sport, weil sie die Gesundheit fördern wollen

Quellen:

W. Diemer, H. Burkert: Chronische Schmerzen – Kopf- und Rückenschmerzen, Tumorschmerzen. Gesundheitsberichterstattung des Bundes, Heft 7 (Hrsg. Robert-Koch-Institut). Berlin 2002, S. 14 ff.

M. Weber et al.: A Prospective Controlled Study of Low Back School in the General Population. British Society for Rheumatology 1996/35/S. 178 ff.

B. Maier-Riehle, M. Härter: Die Effektivität von Rückenschulen aus empirischer Sicht. Eine Metaanalyse. Zeitschrift für Gesundheitspsychologie 1996/4/S. 197 ff.

D. Lühmann, T. Kohlmann, H. Raspe: Rückenschulen: Programme mit umstrittener Wirksamkeit. Public Health Forum 1998/19/S. 13

Das Runner's High sorgt für das Wohlbefinden beim Sport

Um gleich mit der Tür ins Haus zu fallen: Das sind zwei verschiedene Paar Stiefel. Kaum ein Gelegenheitsjogger, der nach einem munteren Trimm-Trab gut gelaunt unter die Dusche springt, verdankt seine entspannte Heiterkeit dem sagenumwobenen Runner's High. Diesen rauschähnlichen Zustand erlebt nur, wer sich zuvor ziemlich heftig gequält hat. Wenn der Wille dem Körper weiter Leistung oder Ertüchtigung abnötigt, obwohl die Schmerzgrenze längst überschritten ist, weiß der sich nicht mehr anders zu helfen, als körpereigene Schmerzmittel auszuschütten. Die sogenannten Endorphine ähneln in ihrer chemischen Struktur und in der biologischen Wirkung dem Morphin – auch was die Nebenwirkungen angeht. Sprich: Die Opiate aus der Eigenproduktion verbreiten einerseits Euphorie und können andererseits abhängig machen (siehe *Sucht: Sport schützt vor Suchtgefahren*).

Doch das »gute Gefühl« nach einem ordentlichen Waldlauf kann man eigentlich nicht unbedingt als »Euphorie« bezeichnen. Das kam auch Wissenschaftlern merkwürdig vor. Sollte es sich etwa um verschiedene Phänomene handeln? In der Tat gelingt der definitive Nachweis einer euphorisierenden Wirkung durch körperliche Anstrengung nicht zweifelsfrei. Zwar lassen sich nach intensivem Training höhere Endorphinspiegel feststellen, aber nicht jeder Sportler fühlt sich dabei besonders beschwingt. Es ist also wahrscheinlich berechtigt, zwischen einer durch Sport vermittelten Entspannung und dem echten Runner's High, im Sinne einer Euphorie, zu unterscheiden.

Wenn die Endorphine nur bedingt den Sport-Wohlfühlfaktor stellen, was ist es dann? Die Vermutungen reichen von Temperaturerhöhung durch Bewegung über Ablenkung von den Alltagssorgen bis hin zum schönen Gefühl, etwas geschafft zu haben – und wenn es die Überwindung des inneren Schweinehunds war. Auf eine andere Fährte begab sich ein australisch-amerikanisches Forscherteam: Es untersuchte den Einfluß der Umgebung, in der trainiert wurde. Zu diesem Zweck schickte es zehn geübte Langstreckenläufer jeweils für eine dreiviertel Stunde zum Rennen ins Freie und aufs Laufband. Auf dem Laufband waren zwei Durchgänge zu absolvieren. Einmal wurden die Sportler über Kopfhörer mit Naturgeräuschen beschallt, in der zweiten Runde hörten sie beim Laufen ihren eigenen Atem.

Vor und nach jedem Rennen ermittelten die Wissenschaftler per Fragebogen die Stimmung ihrer Testpersonen und maßen die Streßhormone im Urin. Ergebnis: Ein deutlicher positiver Einfluß auf das Wohlbefinden war nur nach der Bewegung im Freien festzustellen. Vogelgezwitscher und Blätterrauschen vom Band brachten so gut wie nichts. Das eigene Schnaufen als Geräuschkulisse hatte dagegen sogar negative Auswirkungen: Es erhöhte die Punktzahlen für Anspannung, Aggression, Depression und Müdigkeit. Außerdem stiegen die Spiegel von Cortisol und Noradrenalin wesentlich stärker an. Den Unterschied zwischen drinnen und draußen versuchten die Autoren damit zu erklären, daß das Rennen auf dem Laufband langweilig sei und die Sportler dazu verleite, sich mit sich selbst und ihren Problemen zu beschäftigen. Die abwechslungsreiche Umgebung draußen wirke über die Zerstreuung entspannend. Mag sein, daß das auch eine Rolle spielt, uns erscheint allerdings ein anderer äußerer Faktor viel wahrscheinlicher: das Licht.

Daß Licht – um genau zu sein: Sonnenlicht – auf die Laune wirkt, ist durch die umfangreichen Forschungen zur Winterdepression hinreichend nachgewiesen. Nur ein Beispiel: Eine Therapeutin verordnete einem Teil ihrer Patienten, die in der dunklen Jahreszeit regelmäßig in Melancholie und Antriebslosigkeit versanken, einen morgendlichen Spaziergang von einer Stunde Dauer. Deren Symptome verbesserten sich daraufhin deutlich stärker als die einer Vergleichsgruppe, die in der Klinik mit Kunstlicht bestrahlt wurde. Viele Menschen halten sich heute nur noch wenige Minuten pro Tag im Freien bei »echtem« Licht auf. Es zeigte sich, daß depressive Verstimmungen um so häufiger berichtet werden, je kürzer diese Aufenthaltszeiten sind.

Tageslicht bringt es selbst im Winter bei bedecktem Himmel auf größere Helligkeitswerte (3000 Lux) als die übliche Innenraumbeleuchtung (gewöhnlich 300, bestenfalls 1000 Lux). Aber die Helligkeit ist nicht allein für die »Stimmungsmache« verantwortlich. Die spektrale Zusammensetzung des Lichts, also die Kombination aus verschiedenen Wellenlängen, spielt eine wesentliche Rolle. »Helles, weißes Kunstlicht von 3500 Lux für rund 14 Tage [löst] eine Streßreaktion aus, während Tageslicht der gleichen Intensität einen wohltuenden, vitalisierenden Effekt hat«, fand der Münsteraner Augenarzt Fritz Hollwich † heraus. Er hatte Studenten zwei Wochen lang tagsüber hellem Neonlicht ausgesetzt. Deren Streßhormonspiegel im Blut stiegen während dieser

Zeit deutlich an und fielen erst nach zwei Wochen Sonnenlicht-Therapie wieder auf Normalmaß zurück.

Hollwich entdeckte noch weitere Effekte von Licht auf Hormone. Er nahm Patienten mit Linsentrübung vor und nach der Staroperation Blut ab und stellte verblüffende Unterschiede fest. Während viele Hormonwerte vorher von der Norm abgewichen waren, normalisierten sie sich schnell, sobald wieder Licht in die Augen fallen konnte. Das betraf das Wachstumshormon, das antidiuretische Hormon, das die Nierentätigkeit regelt, das Insulin und das Streßhormon Cortisol. Ganz offensichtlich ist Licht nicht nur für das Sehen, sondern auch für Regulationsvorgänge im Organismus notwendig.

Heute wissen wir, daß die Lichtenergie von den Augen aus auf eigenen Nervenbahnen zum Hypothalamus gelangt, *der* Schaltzentrale unseres Körpers. Vom Hypothalamus aus werden Wärme- und Wasserhaushalt, Herz-, Kreislauf- und Atmungsfunktion, Nahrungsaufnahme, sexuelle Reifung und Aktivität sowie der Schlaf-Wach-Rhythmus beeinflußt. Das macht viele der scheinbar so unglaublichen Lichtwirkungen verständlich: Sexualdrüsen, Schilddrüse, Bauchspeicheldrüse und Nebennieren – sie alle erhalten vom Hypothalamus »Befehle«. Die Nebennieren produzieren unter anderem das Streßhormon Cortisol. Außerdem wird der eintreffende Lichtreiz vom Hypothalamus an die Zirbeldrüse weitergeleitet und hemmt dort den Abbau von Serotonin. Serotoninmangel gilt als Ursache der Depression.

Sie sehen, es ist gar nicht so abwegig, daß Bewegung an der frischen Luft die Laune hebt und Streß vertreibt. Aber wenn Sie nicht wollen, brauchen Sie dabei nicht zu hecheln. Genießen Sie lieber ein bißchen die Aussicht, und atmen Sie tief und genüßlich durch. Schließlich ist nicht nur das Auge, sondern auch die Nase mit dem Hypothalamus »verlinkt«, und vielleicht liegt ja ein erdiger Geruch nach Wald, nach frisch gemähter Wiese oder schattigen Kastanien in der Luft … Was lehrt uns das? Womöglich ist der Besuch eines Biergartens sogar gesundheitsförderlicher als der eines Sportstudios – solange man draußen sitzt und nicht mit dem eigenen Wagen heimfährt, sondern (auch wegen der Promille) lieber Schusters Rappen bemüht.

PS: Vielleicht ist es den vielen Studien zum Nutzen des Sports und der körperlichen Aktivität deshalb nicht gelungen, eindeutige und in sich stimmige Effekte nachzuweisen, weil nie zwischen drinnen und draußen unterschieden wurde.

→ **Psyche:** Sport ist gut für die Psyche
→ **Sucht:** Sport schützt vor Suchtgefahren
→ **Bewegungsmangel:** Bewegungsmangel verkürzt das Leben

Quellen:

R. Yeung: Racing to euphoria. New Scientist 23.11.1996, S. 28 ff.

J. L. Harte, G. H. Eifert: The effects of running, enviroment and attentional focus on athletes' catecholamine and cortisol levels and mood. Psychophysiology 1995/32/S. 49 ff.

A. Järvekulg, A. Viru: Opioid receptor blockade eliminates mood effects of aerobic gymnastics. International Journal of Sports Medicine 2002/23/S.155 ff.

A. Wirz-Justice et al.: ›Natural‹ light treatment of seasonal affective disorder. Journal of Affective Disorders 1996/37/S. 109 ff.

D. Avery, K. Dahl: Bright light therapy and circadian neuroendocrine function in seasonal affective disorder. In: J. Schulkin (Hrsg.): Hormonally Induced Changes in Mind and Brain. Academic Press, San Diego 1993, S. 357 ff.

R. C. Espiritu et al.: Low illumination experienced by San Diego adults: association with atypical depressive symptoms. Biological Psychiatry 1994/35/S. 403 ff.

F. Hollwich et al.: Die Wirkung des natürlichen und künstlichen Lichtes über das Auge auf den Hormon- und Stoffwechselhaushalt des Menschen. Klinische Monatsblätter für Augenheilkunde 1977/171/S. 98 ff.

F. Hollwich, B. Dickhues: Die Wirkung von Tages- und Kunstlicht auf den tierischen und menschlichen Organismus. Fortschritte der Medizin 1972/90/S. 25 ff.

F. Hollwich, B. Dieckhues: Augenlicht und Hormonhaushalt. Zeitschrift für Physikalische Medizin 1971/2/S. 485 ff.

F. Hollwich: The Influence of Ocular Light Perception on Metabolism in Man and Animal. Springer, New York 1979

G. W. Lambert et al.: Effect of sunlight and season on serotonin turnover in the brain. Lancet 2002/360/S. 1840 ff.

U. Pollmer et al.: Liebe geht durch die Nase. Was unser Verhalten beeinflußt und lenkt. Kiepenheuer & Witsch, Köln 2001

T. T. Postolache et al.: Patients with seasonal affective disorders have lower odor detection thresholds than control subjects. Archives of General Psychiatry 2002/59/S. 1119 ff.

O. Stoll: Endogene Opiate und Rauschzustände: Was ist Runner's High ? In: http://www.lauftreff.de/publikationen/

D. Alfermann, O. Stoll, S. Wagner, P. Wagner-Stoll: Auswirkungen des Sporttreibens auf Selbstkonzept und Wohlbefinden: Ergebnisse eines kontrollierten Feldexperiments. In: W. Schlicht, P. Schwenkmezger (Hrsg.): Gesundheitsverhalten und Bewegung. Hofmann, Schorndorf 1995, S. 95 ff.

D. Alfermann, O. Stoll: Befindlichkeitsveränderungen nach sportlicher Aktivität. Sportwissenschaft 1996/26/S. 406 ff.

S. J. Leppämäki et al.: Randomized trial of the efficacy of bright-light exposure and aerobic exercise on depressive symptoms and serum lipids. Journal of Chlinical Psychiatry 2002/63/S. 316 ff.

Die Ausdauerleistung hängt von der VO_2max ab

Vor allem in den Ausdauersportarten spielt die sperrige Buchstabenkombination eine wichtige Rolle, nicht zuletzt, weil sie als Maßstab der körperlichen Leistungsfähigkeit gilt. O_2, Sauerstoff, ist der Muskeltreibstoff. Davon will jeder möglichst viel haben. Aber was besagt das Kürzel eigentlich? VO_2max ist die »maximale Sauerstoffaufnahme«, darüber herrscht allgemeine Einigkeit. Doch was sich genau dahinter verbirgt, darüber scheint es gelegentlich Unstimmigkeiten zu geben.

Unter der Sauerstoffaufnahme versteht man laut Lexikon »die Sauerstoffmenge pro Zeiteinheit, die vom Organismus verstoffwechselt bzw. chemisch (und physikalisch) gebunden wird«. In unserem Fall muß der Sauerstoff aus der Atemluft verschiedene Stationen durchlaufen, bis er endlich an seinem Arbeitsplatz, im Muskel, angekommen ist. Gemessen wird die Sauerstoffaufnahme mittels einer Atemmaske, die die Testperson beim Schuften auf dem Ergometer trägt.

Wieviel Sauerstoff pro Minute am Zielort abgeliefert wird, hängt in erster Linie von der Leistungsfähigkeit unserer Pumpe ab. Denn je kraftvoller der Herzschlag, desto mehr Blut kann pro Zeiteinheit bewegt und desto rascher können rote Blutkörperchen wieder neu mit Sauerstoff beladen werden. Deshalb stellt das sogenannte Herzminutenvolumen und nicht die Lungenkapazität den wichtigsten limitierenden Faktor für VO_2max dar. (In der Lunge befindet sich immer mehr Sauerstoff, als ins Blut übernommen werden kann.) Die Menge Sauerstoff, die bei größtmöglicher Anstrengung (»Ausbelastung«) in einer Minute verstoffwechselt wird, ist die VO_2max.

Die Bedeutung dieser Kenngröße wird – wie viele andere Maßzahlen zur sportlichen Leistungsfähigkeit – überschätzt. Sie ist eben nur ein Merkmal von vielen. Professor Georg Neumann vom Institut für Angewandte Trainingswissenschaft in Leipzig beispielsweise sagt mit Blick auf Eliteradsportler, daß die maximale Sauerstoffaufnahme gerade »kein guter Predictor für die aerobe Leistungsfähigkeit« ist. Das bedeutet, daß die Sportler mit dem höchsten VO_2max noch lange nicht die besten Ausdauerleistungen zeigen. Die werden schließlich nicht mit maximaler Intensität binnen weniger Minuten erbracht. Vielmehr müssen sich die Athleten dafür über längere Zeit bei geringerer Intensität (im Bereich der sogenannten aerob-anaeroben Schwelle) bewegen.

Dennoch ist eine hohe VO_2max eine wichtige Eingangsvoraussetzung für jemanden, der Leistungssport betreiben will. Sie bedeutet gewissermaßen einen Start auf hohem Niveau. Am Ende aber kommt es darauf an, wie weit sich die Sauerstoffaufnahme durch Training steigern läßt. Und hier hat die Genetik offenbar Grenzen gesetzt. Der kanadische Forscher Claude Bouchard ließ in einer Studie 47 junge Männer im Alter zwischen 17 und 29 Jahren ein Trainingsprogramm absolvieren, das zwischen 15 und 20 Wochen dauerte. Am Anfang und am Ende des Programms wurden die VO_2max-Werte ermittelt. Es zeigte sich, daß manche Männer selbst nach monatelangem Training kaum mehr Sauerstoff aufnahmen als am Anfang, während andere eine Steigerung um fast einen Liter aufwiesen. (Untrainierte Männer dieser Altersklasse kommen im Schnitt auf drei, Weltklasse-Ausdauersportler auf sieben Liter pro Minute.) Die Steigerungsraten unterschieden sich um Faktoren, die zwischen drei und zehn lagen. Will heißen, es gab Männer, deren VO_2max-Zuwachs nach der Trainingsphase zehnmal größer war als der anderer!

Diese Entdeckung besitzt nun aber nicht nur Bedeutung für ehrgeizige Athleten, sie läßt auch Fitneß-Studien und Präventionsprogramme in einem ganz neuen Licht erscheinen. Denn wenn die Erbanlagen darüber entscheiden, welche Leistungssteigerungen in einem bestimmten Herz-Kreislauf-System möglich sind, dann können manche Menschen trainieren bis zum Umfallen, ohne ihre »kardiorespiratorische Fitneß« wesentlich zu verbessern. Bei anderen dagegen genügt ein relativ geringer Aufwand, um zu beträchtlichen Verbesserungen zu kommen. Das ist vermutlich ein weiterer Grund, warum die Ergebnisse von Fitneß-Studien so uneinheitlich ausfallen. Denn die haben sich nie dafür interessiert, ob die angestrebten Leistungssteigerungen bei den Versuchspersonen überhaupt möglich sind.

→ **Fitneß:** Jeder kann fit sein, wenn er will
→ **Ergometrie:** Das Ergometer mißt die allgemeine Leistungsfähigkeit

Quellen:

A. Hohmann et al.: Einführung in die Trainingswissenschaft. Limpert, Wiebelsheim 2003

G. Neumann: Physiologische Grundlagen des Radsports. Deutsche Zeitschrift für Sportmedizin 2000/51/S. 169 ff.

K. Moosburger: Die maximale Sauerstoffaufnahme als Bruttokriterium für die Ausdauerleistungsfähigkeit. 1998. In: http://gin.uibk.ac.at/gin/freihtml/sauerstoffaufnahme.htm

C. Bouchard: Heredity and Health-Related Fitness. Physical Activity and Fitness Research Digest Nov. 1993. In: http://www.fitness.gov/activity/activity7/heredity/heredity.html

C. Bouchard et al.: Genetics of Aerobic and Anaerobic Performances. Exercise and Sport Sciences Reviews 1992/20/S. 27 ff.

G. Lortie et al.: Responses of maximal aerobic power and capacity to aerobic training. International Journal of Sports Medicine 1984/5/S. 232 ff.

C. Bouchard, T. Rankinen: Individual differences in response to regular physical activity. Medicine & Science in Sports & Exercise 2001/33/H. 6 Suppl./S. 446 ff.

Sauerstoffwasser bringt Power

In Sachen Versprechungen ist das »Sauerstoffwasser« unübertroffen, sogar herkömmliche Vitaminpillen können dagegen vor Neid erblassen! Die Abfüller des teuren Naß' zeigen als Sponsoren von Fußball und Formel 1, wo der Bartel den Most – ach was, nur sein Wasser holt. Tolle Idee, ein Lebensmittel, das aus den meisten Wasserhähnen in fast gleicher Qualität gezapft werden könnte, in Flaschen zu füllen, und mit einem anderen Stoff, der noch leichter zu beschaffen ist – nämlich einem Bestandteil der Luft – anzureichern. Wasser mit Sauerstoff ist eine Marketingidee, die sogar den Versuch, in der Wüste Sand zu verhökern, in den Schatten stellt.

Jeder weiß: Ohne Sauerstoff kein Leben. Der Mensch atmet Tag für Tag eine Menge ein, die zusammengenommen zwischen einem und 20 Pfund wiegt. Mit zwei Litern »Sauerstoffwasser«, ebenfalls einer Tagesration, schluckt man allerhöchstens ein halbes Gramm. Die landen dann dummerweise im Magen und nicht in der Lunge. Es gäbe natürlich eine billigere Methode, seinen Verdauungstrakt mit einer Extraportion frischen Sauerstoffs zu versorgen: durch gelegentliches Luftschlucken.

Forscher der TU München wollen nun herausgefunden haben, daß sich mit dem Powerwasser der Sauerstoffanteil im venösen Blut um bis zu 15 Prozent erhöhen ließe. Aber was heißt das? »Venös« nennt man das Blut, das zurückströmt, *nachdem* es seinen Sauerstoff aus der Lunge am Zielort abgeliefert hat. Da wollen maximal 15 Prozent, so sie denn überhaupt stimmen, nichts heißen – denn 15 Prozent Steigerung von einem sehr niedrigen Ausgangsniveau sind belanglos. Und selbst wenn sie da wären: Was soll bitte der Sauerstoff an einem Ort, an dem ihn der Körper gar nicht haben will und folglich auch nicht brauchen kann?

Die Stiftung Warentest prüfte unlängst sechs verschiedene Produkte dieses Genres. Nicht nur, daß die Experten nach Auswertung der Fachliteratur und der Herstellerangaben das Fehlen wissenschaftlicher Belege für die behaupteten Wunderwirkungen beklagten, auch bei der Verkostung gab's enttäuschte Gesichter: »Geschmacklich sind die Trendwässer eher Schnee von gestern:

leicht flach, abgestanden und wenig spritzig.« Der Sauerstoff macht das Wasser zwar weicher, »hinterläßt aber mitunter ein kratziges, pelziges Mundgefühl. Keine Spur von neuer Frische«. Statt dessen rochen vier der sechs Produkte nach Kunststoff. Als Ursache entpuppte sich Acetaldehyd, eine ungehörige Zutat aus den PET-Flaschen.

Wer glaubt, durch das Trinken dieser Wässerchen seine Versorgung mit Sauerstoff zu verbessern, der verwechselt – salopp gesagt – atmen mit rülpsen. Deshalb ein Tip zur weiteren Verwendung derartiger »Luftnummern«: Wenn Sie den teuren Zusatz schon optimal nutzen wollen, kippen Sie das Ganze am besten ins nächste Aquarium – die Goldfische werden es Ihnen danken. Sie atmen nämlich mit den Kiemen – deshalb ertrinken sie ja auch nicht …

→ **Energydrinks:** Energydrinks bringen mehr Leistung
→ **Brainfood:** Richtige Ernährung steigert die geistigen Fähigkeiten

Quellen:

W. Binder: Sauerstoffwasser & Entgiftungsmittel. VNB-Verlag, Fridolfing 2001
Stiftung Warentest: Luftnummern. test 2003/H. 5/S. 20 ff.

Wer lange schläft, wird schneller dick …

… weil er sich nicht bewegt und so natürlich weniger Kalorien verbraucht. Aus sportmedizinischer Sicht liegt diese Schlußfolgerung nahe. Aber weiß unser Körper auch davon? Leider nein, er hält es genau umgekehrt. Zumindest statistisch gibt es einen eindeutigen Zusammenhang zwischen Übergewicht und kurzem Schlaf – gesichert bei Kindern, wahrscheinlich bei Erwachsenen. Dabei ist der Einfluß des Schlafes sogar größer als der von Fernsehen, Sport und Essen. Das klingt verblüffend, also sehen wir uns die Resultate mal genauer an:

Eine Studie aus Japan mit über 8200 Schülern im Alter von sechs bis sieben Jahren fand heraus, daß Kinder, die spät ins Bett kommen und weniger als zehn Stunden schlafen, viel mehr zu Übergewicht neigen als Kinder, die früh zu Bett gehen und lange schlafen. Der Einfluß des Schlafes blieb auch erhalten, wenn man den Einfluß des Fernsehkonsums mit statistischen Mitteln herausrechnete. Vergleichbare Ergebnisse liegen aus Frankreich und Spanien vor. Und in Deutschland? Eine Arbeitsgruppe der Universität München bestätigt anhand der Daten von 7700 Kindern im Alter von fünf bis sechs Jahren die japanischen Befunde: »Mit der Schlafdauer sank die Häufigkeit von Übergewicht«, stellten die Autoren verblüfft fest. Außerdem scheint dieser Effekt »unabhängig von anderen Risikofaktoren für Übergewicht im Kindesalter« aufzutreten.

Dabei hatten die Forscher kaum einen denkbaren Einflußfaktor außer acht gelassen. Sie überprüften nicht nur die verspeisten Kalorien und die sportlichen Aktivitäten, sondern auch den Chipsverzehr vor dem Fernseher, die Anzahl von Hauptmahlzeiten, die allein eingenommen werden, das Stillen, den Einfluß des Fläschchens, das die Kinder als Säuglinge zum Einschlafen bekommen hatten, das Alter, als sie das erste Gläschen bekamen usw. Am Schluß blieben als Risikofaktoren vor allem das Körpergewicht der Eltern, gefolgt vom Geburtsgewicht und den Stunden vor dem Fernseher übrig. Auf den Plätzen landeten die Chips, die vor der Glotze geknabbert werden sowie das Rauchen der Mutter während der Schwangerschaft. Sie alle korrelierten mit einem höheren Körpergewicht, aber völlig unabhängig von der Dauer des Schlafs. Aus Sicht der Autoren erlaubt das den Schluß, daß »die Wirkung der Schlafdauer auf das Übergewicht mit keinem der vielen genetischen, soziodemographischen, konstitutionellen oder Lebensstil-Risikofaktoren für Übergewicht im Kindesalter erklärt werden kann«.

Das paßt natürlich nicht in das Bild des Frühsportlers, der seinen Tag mit der aktiven Kalorienverbrennung beginnt, um schlank zu bleiben. Rein theoretisch sollten wachere Kinder ja mehr Energie verbrauchen als die Schnarchnasen mit dem festen Schlaf. In der Tat erhöht ein unruhiger Schlaf den Kalorienverbrauch. Aber Gewicht ist nun mal weniger eine Frage der Kalorien als vielmehr der Hormone. Ein kurzer Schlaf erhöht sowohl den Cortisolspiegel als auch die Insulinresistenz. Cortisol fördert die Fettsucht am Rumpf, die Insulinresistenz gilt als das Grundleiden der meisten Krankheiten, die mit Übergewicht verbunden sind (metabolisches Syndrom). Da die beiden Hormone einer Tag-Nacht-Rhythmik unterliegen, erscheint es durchaus plausibel, wenn – wie in der eingangs zitierten japanischen Arbeit gezeigt – tatsächlich der Zeitpunkt des Zubettgehens eine Rolle spielt. Hatte Großmutter also doch recht, die immer verkündete, der Schlaf vor Mitternacht sei der beste?

Nur: Für Erwachsene trifft das Gesagte nicht unbedingt in gleicher Weise zu. Hier profitiert nicht jeder von der Langschläferei. Langer Schlaf kann – zumindest bei Erwachsenen – auch von Nachteil sein: Er fördert unter Umständen schlechte Laune und Depressionen. Je länger sie schlafen, desto zerschlagener fühlen sich die Betroffenen beim Aufwachen. Hier wirkt eine Schlafverkürzung vielfach Wunder.

Bei den meisten Kindern ist es jedoch von Vorteil, wenn sie rechtzeitig ins Bett kommen und lange genug schlafen. Auch aus Sicht der Mütter und Väter, die ebenfalls ihre Ruhe brauchen, zum Beispiel für ein nettes Schäferstündchen.

→ **Fernsehen:** Fernsehen macht dick (1)

Quellen:

M. Sekine et al.: A dose-response relationship between short sleeping hours and childhood obesity: results of the Toyama Birth Cohort Study. Child: Care, Health & Development 2002/28/S. 163 ff.

R. von Kries et al.: Reduced risk for overweight and obesity in 5- and 6-y-old children by duration of sleep – a cross-sectional study. International Journal of Obesity 2002/26/S. 710 ff.

E. Locard et al.: Risk factors of obesity in a five year old population. Parental versus environmental factors. International Journal of Obesity Related Metabolic Disorders 1992/16/S. 721 ff.

J. Vioque et al.: Time spent watching television, sleep duration and obesity in adults living in Valencia, Spain. International Journal of Obesity Related Metabolic Disorders 2000/24/S. 1683 ff.

K. Spiegel et al.: Impact of sleep debt on metabolic and endocrine function. Lancet 1999/354/S. 1435 ff.

Sex vor dem Wettkampf verhindert die sportliche Höchstleistung

Viele Athleten und Trainer, ja sogar sportliche Halbgötter wie Muhammead Ali, der schönste Boxer aller Zeiten, schwören auf sexuelle Enthaltsamkeit vor dem Wettkampf. Das soll die Kräfte schonen und einen unnötigen Verlust an Körpersäften verhindern, weil das doch der Leistung abträglich sei. »Sex macht glücklich, und wer glücklich ist, rennt die Meile nicht in drei Minuten 47«, weiß Martin Liquori, einer der weltbesten 5000-Meter-Läufer. Der brasilianische Trainer Luiz Felipe Scolari verhängte deshalb während der Fußball-WM in Südkorea und Japan ein totales Sexverbot für seine Mannschaft. Der Erfolg scheint ihm recht zu geben. Bei den deutschen Kickern dagegen verlottern seit Bundesberti die Sitten. Der vertrat die Auffassung: »Sex vor einem Spiel? Das können die Jungs halten wie sie wollen. Nur in der Halbzeit, da geht nichts.« Ob das Team deswegen oder trotzdem 1996 Europameister wurde, muß leider offen bleiben. 2002 verlor es jedenfalls das WM-Endspiel gegen die keuschen Brasilianer.

Im American Football erfreut sich die Forderung nach sexueller Askese vor dem Wettkampf ebenfalls großer Beliebtheit. So setzte beispielsweise Marv Levy, der Cheftrainer der Buffalo Bills, durch, daß vor jedem der vier Super-Bowl-Endspiele unter seiner Regie die Ehefrauen von den Spielern getrennt untergebracht wurden. In diesem Fall war die Maßnahme jedoch nicht von Erfolg gekrönt: Alle vier Spiele gingen verloren. Doch es gibt offenbar auch Sportler, die Sex als Leistungsstimulanz betrachten. Etwa die kanadische Goldmedaillengewinnerin in der Abfahrt, Karin Lee Gardner, die augenzwinkernd auf ihre »besondere Wettkampfvorbereitung« verwies.

Bei soviel sexueller Verwirrung machten sich Forscher daran – die Wissenschaft steckt ihre neugierige Nase bekanntlich überall hinein –, die Sache aufzuklären. Besonders eifrig waren Samantha McGlone and Ian Shrier von der Universität Montreal. Bei ihren Recherchen förderten sie stolze drei Studien zutage, die sich bereits der brennenden Frage »Sex und Leistungssport« gewidmet hatten. Eindeutiges Ergebnis: Sex am Vorabend hat keinen Einfluß auf die körperliche Leistung. In einem Versuch mußten 14 verheiratete Männer, alles ehemalige Athleten, am Morgen nach einem Koitus einen Krafttest machen. Später wiederholten sie den Test nach mindestens sechstägiger sexueller Abstinenz. Es zeigten sich keine Unterschiede. Das gleiche Ergebnis erhielten die Forscher, als sie Gleichgewichtsgefühl, Reaktionszeit, aerobe Kapazität und VO_2max mit oder ohne vorherigen Sex testeten. Auch eine Schweizer Arbeitsgruppe, die 15 hochtrainierte Sportler testete, fand weder eine Beeinträchtigung der Leistungsparameter noch der Konzentrationsfähigkeit durch vorausgegangene sexuelle Aktivität.

Wurden die armen brasilianischen Fußballer also ganz umsonst kaserniert, mußten sie unnötig darben? Nach dem momentanen Kenntnisstand scheint die Behauptung, Sex sei schlecht für die sportliche Leistung, ein Mythos zu sein. Aber exakte Wissenschaft gibt sich damit nicht zufrieden.

McGlone und Shrier mutmaßen, daß wesentliche Aspekte des Problems durch die Tests gar nicht erfaßt wurden. Was wäre, wenn die Studienergebnisse nur für Parameter wie Kraft oder Sauerstoffaufnahme gelten, aber nicht für die emotionale Verfassung des sexuell Aktiven. Vielleicht führt Sex vor dem Wettkampf zu einer solchen Entspannung, daß es dem Athleten danach an der notwendigen Aggressivität mangelt? Für einen Boxer wäre das fatal. In Sportarten, in denen es auf ein ruhiges Händchen ankommt, wie dem Bogenschießen, könnte man nervösen Kandidaten ein bißchen Sex vor dem Wettkampf nur empfehlen.

Weitere Fragen müssen dringend geklärt werden, zum Beispiel: Welche Einflüsse sind durch besondere individuelle Vorlieben, sagen wir mal durch Sado-Maso-Praktiken, zu erwarten? Schließlich schwanken die Pulsraten während sexueller Aktivität schon je nach Position und Temperament. Auch spielt es eine Rolle, ob man sich mit dem vertrauten Partner oder außer der Reihe vergnügt. Da nach Auswertung der Fachliteratur, so Shrier und McGlone, Sex nicht immer gleich abläuft – Kamasutra läßt grüßen – dürfe man sich mit den bisherigen Einsichten nicht zufriedengeben.

Wie immer, wenn ein weltbewegender Sachverhalt offen ist, von dessen Klärung das Wohl und Wehe der Menschheit abhängt, fordern die Wissenschaftler weitere Forschungsgelder, um die Tür der Erkenntnis einen Spalt weiter aufzustoßen. Aber wie kann man herausfinden, welche Athleten leistungsmäßig von Sex profitieren (»*responders*«) und welche aus den gleichen Gründen versagen (»*non-responders*«). Der wissenschaftlich Geschulte weiß, was sich Forscher wie Shrier und McGlone wünschen. Richtig! Kontrollierte Doppelblind-Studien mit Zufallsverteilung im Crossover-Design. Unser Vorschlag: Man nehme die Eishockey-Mannschaft des Vereins A und – um spätere Komplikationen zu vermeiden – die Synchronschwimmerinnen des Vereins B und kombiniere die Damen und Herren streng nach Zufallsprinzip und mit Kontrollgruppen. Und auch das doppelblinde Design sollte kein unüberwindliches Problem darstellen. Wie wär's mit ein paar Augenbinden?

Nachdem wir auf die bahnbrechenden Erkenntnisse aus Montreal wohl noch ein wenig warten müssen, hören wir solange einen Praktiker. Casey Stengel, der legendäre Manager der New York Yankees, sah die Sache pragmatisch: »Nicht der Sex macht die Jungs schlapp, sondern daß sie die ganze Nacht unterwegs sind, um ihn zu suchen.«

→ **Sex:** Sex ist eine ungefährliche körperliche Aktivität

Quellen:

Anon.: Sex oder Sieg. ZDF Abenteuer Wissen 20.11.2002. In: http://www.zdf.de/inhalt/4/0,1872,2022052,00.html

Vogts-Zitat in: http://www.worldof-soccer.de/Download/Texte/sprueche.htm#vogts

S. McGlone, I. Shrier: Does sex the night before competition decrease performance? Clinical Journal of Sport Medicine 2000/10/S. 233 f.

J. Sztajzel et al.: Effect of sexual activity on cycle ergometer stress parameters, on plasmatic testosterone levels and on concentration capacity. Journal of Sports Medicine and Physical Fitneß 2000/40/S. 233 ff.

Sex ist eine ungefährliche körperliche Aktivität

Sex sells. Warum sollte gerade der Fitneß-Markt auf dieses verkaufsträchtige und immer aktuelle Thema verzichten? Schließlich hat Sex ja auch irgendwie was mit Bewegung zu tun, meistens jedenfalls. Und immerhin, so meinen die Fachleute, werden dabei je nach Intensität und Technik 20 bis 150 Kilokalorien verbraucht; das entspricht etwa zehn Minuten Joggen, Treppensteigen über zwei Stockwerke oder zehn Klimmzügen. Nach dem Vollzug darf man dann gemeinsam einen Riegel Schokolade mehr verzehren, vorausgesetzt, die Rechnungen der Kalorienzähler stimmen (siehe *Kalorienverbrauch: Sport verbraucht mächtig Kalorien*). Was Wunder, daß Sexseiten einen festen Platz in den einschlägigen Postillen der für immer Jungen, Schönen und Fitten gefunden haben: »Da kreischt sie vor Lust« in *Men's Health*, und *fit for fun* lockt mit »Service: der neue Erotik-Ratgeber!«

Da Bewegung heutzutage immer gut ist, muß Sex im Zeitalter einer von Bewegungsmangel bedrohten Gesellschaft per se schon einen Gesundheitsnutzen besitzen. Und weil man nichts einfach so zum Spaß und schon gar nicht aus Lust und Laune heraus tun darf, ohne dafür mit einem schlechten Gewissen bestraft zu werden, sind wie immer medizinische Vorwände willkommen. Es fehlt natürlich nicht an Experten, die wissen, was Sex so alles an schier Unglaublichem kann: Depressionen vertreiben und das körperliche und seelische Wohlbefinden verbessern. Er soll Falten glätten, Wunden heilen und – natürlich! – vor Herzinfarkt schützen. Sex stabilisiert außerdem das Immunsystem und schützt vor Erkältungen. Da verblaßt sogar der künstliche Farbstoff in den Multivitaminbonbons vor Neid. (Wenn Sex so gesund ist, mag sich sogar die spröde Ernährungsbewußte pflichtschuldigst ins therapeutisch Notwendige fügen.)

Schon C. G. Jung (oder war es Sigmund Freud?) soll die Ansicht vertreten haben, die Hälfte seiner Patienten sollte statt in die psychotherapeutische Sprechstunde doch besser einfach ins Bordell gehen. Da fragt man sich, warum es dieses Wundermittel eigentlich nicht auf Rezept gibt: Wie wär's mit dreimal täglich nach dem Essen mit reichlich Flüssigkeit? Die Kurschatten könnten endlich aus ihrem sprichwörtlichen Schattendasein heraustreten und den unter der Gesundheitsreform darbenden Kurorten rundum zufriedene Kunden verschaffen. Nach Fitneß- und Gesundheitskassen wäre es doch höchste Zeit für eine Erotikkasse!

Der Herzschutz durch Sex soll, da er ja den Puls beschleunigt, über den trainierenden Effekt auf die Pumpe entstehen. Daraus folgt: je intensiver das Training, desto besser für den Kreislauf. Aber Vorsicht! Wie bei allen Aktivitäten, die das Herz antreiben (von Sport bis Streß), kann dies für ein vorgeschädigtes Organ auch negative Folgen haben. Ein eindrucksvolles Beispiel, welchen Gefahren sich dabei sogar Gesunde aussetzen, finden wir im Tierreich – im Paarungsverhalten der australischen Springbeutelmaus *Antechinus stuartii.* Wenn die Männchen um die Weibchen kämpfen, steigt ihr Streßhormonspiegel um das Zehnfache an. Die physische Belastung durch diese Kämpfe und die anschließenden häufigen und langen Kopulationen stressen die Mäuseriche so sehr, daß alle Männchen am Ende der Paarungszeit sterben und nur die Weibchen überleben. Im Käfig gehaltene Männchen, die nicht diesem Paarungsstreß ausgesetzt werden, leben dagegen zwei Jahre länger. (Wahrscheinlich ist es nur eine Frage der Zeit, bis Tierschützer ins australische Outback ziehen, um die künstliche Befruchtung für Springbeutelmäuse zu fordern.)

Und die Menschen? Bei einer Untersuchung wurde festgestellt, daß etwa drei Prozent der Herzinfarktpatienten zwei Stunden vor Eintreten des Infarkts sexuell aktiv waren. Das ist noch nicht sonderlich bemerkenswert, denn irgend etwas müssen sie ja vorher getrieben haben. Stutzig wurden die Forscher aber, als sie herausfanden, daß trainierte Menschen nur zu etwa einem Prozent betroffen waren. Die Wissenschaft interessiert sich seither beim Thema Sex besonders für das Herz. Ergebnis: Durchschnittlicher Pulswert je nach Studie im Schnitt 102 bis 137 Schläge pro Minute. Wobei wir nicht wissen, was aufregender war: das Gefühl, gerade an einem spannenden Forschungsprojekt teilzunehmen, oder die Aussicht auf einen altbewährten Orgasmus. Dank nimmermüden Forscherfleißes können wir inzwischen mit weiteren Details aufwarten: Durchschnittspuls von Männern bei Stimulation durch die Ehefrau 102, bei Selbststimulation 102, beim Koitus (Frau oben) 110 bzw. (Mann oben) 127.

In den Reha-Zentren für Infarktpatienten widmet man der sexuellen Aktivität ähnliche Aufmerksamkeit wie dem Radfahren und dem Joggen. Allgemein wird empfohlen, den Belastungsgrad nicht zu überschreiten, der vorher auf dem Ergometer als ungefährlich ermittelt wurde. Damit ergeben sich völlig neue Absatzmöglichkeiten für trendige Pulsuhren (»Mach langsam, Schatz, die Pulsuhr piepst!«). Wer bereits tiefer in die Thematik eingedrungen ist, wird seine Belastung über eine Laktatbestimmung messen wollen. Der wiederholte Stich ins Ohrläppchen wird von manchem vielleicht sogar als anregend empfunden und ließe sich zwanglos ins Liebesspiel integrieren.

Insgesamt wird dem ehelichen Beischlaf ein niedriges Risiko zugeordnet, da es dabei anscheinend eher gemütlich zugeht und das Herz weniger gefordert wird. Hier könnten Lockenwickler oder Dessous vom Typ Schiesser Feinripp helfen, das Risiko noch weiter abzusenken. Vorsicht ist jedoch bei Seitensprüngen geboten. Gerichtsmediziner, die 5559 Fälle von plötzlichem Herztod untersuchten, stellten fest, daß 34 davon während des Koitus eingetreten waren (0,6 Prozent). 28 der Toten waren männlich, 25 hatte es in einem »Hotel« dahingerafft. Die Gespielinnen der Verstorbenen waren im Schnitt 20 Jahre jünger als diese und nicht ihre rechtmäßigen Ehefrauen.

Nach eingehender Bewertung der vorliegenden Daten kommen wir nicht umhin, auf die Forderung der deutschen Sportärzte zu verweisen, daß sich jeder über 35, der mit Sport anfangen will, dringend vorher einer ärztlichen Untersuchung unterziehen sollte. Diese Vorsorgeuntersuchung muß logischerweise auch für alle über 35 gelten, die planen, mit Sex anzufangen, ihre sexuellen Praktiken zu ändern oder die mit einem Seitensprung liebäugeln.

→ **Check-up:** Gesundheits-Checks helfen, das Herztodrisiko beim Sport zu senken

→ **Fitneß-Arzt:** Sportärzte empfehlen Sport, weil sie die Gesundheit fördern wollen

→ **Maximalpuls:** Der Maximalpuls läßt sich anhand einer Formel berechnen

Quellen:

Anon.: Sex oder Sieg. ZDF Abenteuer Wissen 20.11.2002. In: http://www.zdf.de/inhalt/4/0,1872,2022052,00.html

G. Breuer: Wann sind Tiere »glücklich«? Naturwissenschaftliche Rundschau 2003/56/S. 42 f.

P. Rerkpattanapipat et al.: Sex and the heart: what is the role of the cardiologist? European Heart Journal 2001/22/S. 201 ff.

J. G. Bohlen et al.: Heart rate, rat-pressure product, and oxygen uptake during four sexual activities. Archives of Internal Medicine 1984/144/S. 1745 ff.

M. Ueno: The so-called coition death. Japanese Journal of Legal Medicine 1963/17/S. 333 ff.

G. S. Walbroehl: Sexual activity and the postcoronary patient. American Family Physician 1984/29/S. 175 ff.

R. J. Watts: Sexuality and the middle-aged cardiac patient. Nursing Clinics of North America 1976/11/S. 349 ff.

Vorbräunen im Solarium schützt am Strand vor Sonnenbrand

Nach dem langen, dunklen Winter und vor allem kurz vor dem ersten Strandurlaub des Jahres bevölkern auch solche Zeitgenossen die Sonnenstudios, die sonst nicht zur Stammklientel dieser Einrichtungen zählen. Gut vorbereitet sein, heißt die Devise, denn wer will schon bleicher als der Schnee von gestern am Pool auftauchen. Außerdem soll die künstliche Bräune vor echtem Sonnenbrand schützen. Was viele Lederhautfans nicht wissen: Braun ist nicht gleich Braun.

Beim Sonnenbaden wirken zwei unterschiedliche Mechanismen. Sobald das UV-Licht der Sonne die Haut erreicht, setzt eine »schnelle Bräunung« ein. Hierfür werden bereits vorhandene farblose Pigmente aus tiefer gelegenen Hautschichten nach oben geschafft und vom Licht dunkel gefärbt. Diese Pigmentierung hält aber nicht lange. Ein zweiter Mechanismus ist das »verzögerte Bräunen«, das mehr als drei Tage in Anspruch nimmt. Dauerhafte Bräune entsteht erst, wenn UV-B-Strahlen die Neubildung von Pigmenten anregen, die dann auch einen gewissen Sonnenschutz bieten. Gleichzeitig wird die Haut etwas dicker (Lichtschwiele). Sowohl die Bräunung als auch die Lichtschwiele sind natürliche Schutzmechanismen, die durch das Sonnenlicht hervorgerufen werden.

In den meisten Sonnenstudios geben die Lampen nur einen Teil des UV-Spektrums der Sonne ab, nämlich das UV-A. Es gilt im Gegensatz zum UV-B als harmlos, weil es keinen Sonnenbrand verursacht. Da es außerdem für eine schnelle Bräunung sorgt, bieten Solarien ein Vielfaches von dem, was unser Zentralgestirn dem gewöhnlichen Sonnenbadenden im Freien zumutet (zu den Risiken von UV-A-Strahlen siehe *Sonnenschutz: Sonnencremes schützen vor Hautkrebs*). Doch diese schnelle Bräune ist nur Kosmetik. Für die echte Bräune braucht man nicht nur die UV-B-Strahlung der Sonne, sondern auch Zeit. Gönnt man dem Körper diese Zeit nicht, zum Beispiel weil man sich gleich für Stunden in die Sonne legt, führt das UV-B je nach Hauttyp mehr oder weniger schnell zu Sonnenbrand.

Wer also UV-A vorgebräunt ist, besitzt nur die oberflächliche Sofortpigmentierung. Beim »richtigen« Sonnenbaden kommt es dann fast genauso schnell zum Sonnenbrand wie ohne Vorbehandlung im Studio. Allenfalls mit dem Unterschied, daß die Rötung wegen der UV-A-Vortönung weniger rasch auffällt. Deshalb sind, so Rüdiger Matthes vom Institut für Strahlenhygiene, »UV-A-Solarien nicht zum Aufbau eines Sonnenschutzes geeignet«.

→ **Hautkrebs:** Hautkrebs kommt vom Sonnenbrand
→ **Hautkrebs:** Durch das Ozonloch steigt die Hautkrebsgefahr

Quellen:

W. Frain-Bell: Cutaneous Photobiology. Oxford University Press, Oxford 1985

R. Matthes: Gesundheitliche Gefahren der ultravioletten Strahlung. Bundesgesundheitsblatt 1994/Sonderheft Okt./S. 27 ff.

Strahlenschutzkommission (SSK): Schutz des Menschen vor den Gefahren der UV-Strahlung in Solarien. Empfehlung der SSK. 8.6.2001. In: http://www.ssk.de/thema/st-740.htm

Strahlenschutzkommission (SSK): Schutz des Menschen vor den Gefahren der UV-Strahlung in Solarien. Wissenschaftliche Begründung zur gleichnamigen Empfehlung. 8.6.2001. In: http://www.ssk.de/thema/st-740.htm

Sonnencremes schützen vor Hautkrebs

Soll die Weihnachtsgans rundherum schön braun und knusprig werden, muß man sie gelegentlich wenden und von Zeit zu Zeit mit Fett begießen. Diese alte Hausfrauenweisheit haben die Sonnenanbeter, die alle Jahre wieder zu den berühmt-berüchtigten Teutonengrillstationen pilgern, offenbar verinnerlicht. Jedenfalls wird geschmiert, was das Zeug hält. Der andere Grund für die Sonnenmilchorgie: Licht kann nicht nur knackig braun, sondern auch puterrot machen, und das ist mega-out. Und schließlich hört man allerorten, daß es einen statistischen Zusammenhang zwischen Sonnenbrand- und Hautkrebshäufigkeit gibt. Als Ursache des Sonnenbrands gilt der UV-B-Anteil des Sonnenlichts. Was also tun?

»Wasch-mich-aber-mach-mich-nicht-naß« hieß die Devise, und tatsächlich gelang es der Kosmetikindustrie, Sonnenschutzmittel zu kreieren, die Sonnenbrand verhinderten und trotzdem Bräunung ermöglichten. Filtersubstanzen fingen die hautrötenden UV-B-Strahlen aus dem Sonnenlicht ab, ließen das bräunende UV-A aber durch (siehe *Solarium: Vorbräunen im Solarium schützt am Strand vor Sonnenbrand*). Prima! Zufrieden lehnten sich die sonnenhungrigen Kunden in ihren Liegestühlen zurück und verlängerten die Bratzeit. Filtersubstanzen in allen möglichen Hautpflegemitteln wiegten sie zusätzlich in Sicherheit. Endlich konnte man ohne Reue Sonne genießen.

Doch inzwischen ist selbst den Fachleuten dabei nicht wohl: »Die Wirkung von Sonnencreme-Anwendungen auf das Melanomrisiko wird uneinheitlich beurteilt«, orakelte die Strahlenschutzkommission. Und die Krebsexperten der Weltgesundheitsorganisation (WHO) kommen zu dem Schluß: »Es bleibt unklar, ob Sonnencremes vor malignen Melanomen [bösartigem Hautkrebs] schützen. In einigen Arbeiten wird die Verwendung von Sonnencremes sogar mit einer Erhöhung des Melanomrisikos in Verbindung gebracht.« Und wie sieht es mit den beiden anderen Hautkrebsarten aus? Die wenigen aussagekräftigen Studien, die die WHO zum Thema Sonnenschutzmittel anführen kann, zeigen, daß sich auch das Basaliom und das Plattenepithelkarzinom mit Einschmieren nicht verhindern lassen.

Jetzt ist guter Rat teuer. Viele Fachleute gehen inzwischen davon aus, daß die Vorstellung, das UV-B sei der Übeltäter, falsch war. Weil die Sonnenschutzmittel das UV-B herausfilterten, das mit einer Rotfärbung der Haut auf den drohenden Sonnenbrand aufmerksam gemacht hätte, konnten die Sonnenfreunde viel länger im UV-A der Sonne liegen. Das UV-A dringt sogar tiefer in die Haut ein als das UV-B und erreicht dort nicht nur das Bindegewebe (Stichwort: Hautalterung), sondern auch die pigmentbildenden Zellen, die Melanozyten. »Es besteht heute kein Zweifel mehr«, konstatiert Rüdiger Matthes vom Institut für Strahlenschutz, daß »auch durch UV-A Krebs ausgelöst werden kann«. Bestrahlungsversuche mit Tieren an der University of Texas in Houston bestätigen, daß die Sonnencremes zwar wirksam den Sonnenbrand verhindern, nicht jedoch das Melanom.

So gesehen hätten die Sonnenschutzmittel dem Hautkrebs sogar Vorschub geleistet. Die Kosmetikbranche hat reagiert, und seit einigen Jahren enthalten Sonnenschutzmittel nun auch noch UV-A-Filter. Die bremsen dann aber auch das beliebte Braunwerden – mit der mutmaßlichen Folge, daß die Menschen schlußendlich noch länger in der Sonne bleiben, bis sich ihre Haut doch wieder der einer knusprigen Weihnachtsgans annähert.

Es gibt allerdings noch eine andere Erklärung, die die Experten nur sehr ungern in der Öffentlichkeit diskutieren: Es wäre sogar denkbar, daß weniger die Sonne, sondern die eine oder andere Sonnencreme den Hautkrebs gefördert hat. Nachdem einige Studien den Verwendern von Sonnenschutzmitteln ein größeres Melanomrisiko bescheinigen als den Menschen, die nichts als die reinen Sonnenstrahlen auf ihre nackte Haut lassen, erwägen die Krebsexperten der WHO sehr wohl die Möglichkeit einer Schädigung der Haut durch Sonnencremes: »Die Wirkstoffe in Sonnenschutzmitteln können die Zellen schädigen – mit oder ohne UV-Strahlung –, Schädigungen der DNA, der Zellfunktion und Zelltod eingeschlossen.« Sie beklagen zu Recht, daß in keiner Studie die krebserzeugenden Wirkungen von Sonnenschutzmitteln in geeigneter Weise getestet wurden. Da in Deutschland Tierversuche für kosmetische Zwecke verboten sind, ist nicht mit einer schnellen Klärung dieser Frage zu rechnen.

Bei der Fülle von Substanzen, die in einer Sonnenmilch enthalten sind, ist es naturgemäß schwierig, die vielfältigen Reaktionen vorherzusagen, wenn diese Mixturen bei erhöhter Temperatur in dünner Schicht mit UV-Licht bestrahlt werden. Eine Überprüfung eines beliebten UV-Filterstoffes (Methylmethoxycinnamat) durch die norwegische Strahlenschutzbehörde zeigte, daß der Stoff von der UV-Strahlung in toxische Bruchstücke zerlegt wird und damit seinerseits ein Krebsrisiko darstellt.

Fazit: Es muß offen bleiben, welche Rolle den Sonnenschutzmitteln bei der Entstehung von Hautkrebs zukommt. Es ist aber wenig beruhigend, wenn die Experten derzeit in der Fachpresse verlauten lassen, Sonnenschutzmittel erhöhten die Hautkrebsrate »wahrscheinlich nicht«. Denn so hatten wir nicht gewettet.

→ **Hautkrebs:** Hautkrebs kommt vom Sonnenbrand
→ **Hautkrebs:** Durch das Ozonloch steigt die Hautkrebsgefahr

Quellen:

S. T. Butt, T. Christensen: Toxicity and phototoxicity of chemical sun filters. Radiation Protection Dosimetry 2000/91/S. 282 ff.

WHO, International Agency for Research on Cancer. IARC Handbooks of Cancer Prevention. Vol. 5, Sunscreens. Lyon 2001

J. M. McGregor , A. R. Young: Sunscreens, suntans, and skin cancer. British Medical Journal 1996/312/S. 1621 f.

P. Autier et al.: Melanoma and use of sunscreens: an EORTC case-control study in Germany, Belgium and France. International Journal of Cancer 1995/61/S. 749 ff.

R. Matthes: Gesundheitliche Gefahren der ultravioletten Strahlung. Bundesgesundheitsblatt 1994/Sonderheft Okt./S. 27 ff.

P. Wolf et al.: Effect of sunscreens on UV radiation-induced enhancement of melanoma growth in mice. Journal of the National Cancer Institute 1994/86/S. 99 ff.

A. Schleusener: Gesetzliche Regelungen für Sonnenschutzmittel. Bundesgesundheitsblatt, Gesundheitsforschung, Gesundheitsschutz 2001/44/S. 453 ff.

M. Huncharek, B. Kupelnick: Use of topical sunscreens and the risk of malignant melanoma: a meta-analysis of 9067 patients from 11 case-control-studies. American Journal of Public Health 2002/92/S. 1173 ff.

P. Youl et al.: Melanoma in adolescents: a case-control study of risk factors in Queensland, Australia. International Journal of Cancer 2002/98/S. 92 ff.

Sonnenmilch kann man nicht trinken

Gewiß, ein kleiner Scherz, denn Sonnenschutzmittel werden natürlich äußerlich aufgetragen. Nur so können sie das Eindringen von UV-Strahlen in die Haut verhindern. Zu diesem Zweck enthalten sie sogenannte UV-Absorber, die die Strahlungsenergie auf der Haut abfangen und sie in Wärme verwandeln. So weit, so gut. Mittlerweile hat der Zeitgeist mit seiner Vorstellung, ohne Sonnenschutz müßten wir alle den Ozonloch-Krebstod sterben, der Kosmetikindustrie Milliardenumsätze in die Kassen gespült. Jeder, der auf sich hält, braucht inzwischen sogar im Büro eine Tagescreme mit UV-Absorbern. Selbst Haarsprays können heute mit Sonnenschutzfaktoren aufwarten, die sich früher allenfalls bleichsüchtige Bergwanderer auf die Haut zu schmieren wagten. Die Dosierungen sind nach einer Untersuchung des Kantonalen Laboratoriums Basel teilweise extrem hoch und haben nicht unbedingt etwas mit dem beworbenen Sonnenschutzfaktor zu tun.

Und genau das kann ziemlich auf den Magen schlagen. Denn wir alle nehmen eben diese Ingredienzien regelmäßig zu uns – auch jene Zeitgenossen, die nur Sonne, aber kein Sonnenöl an ihre Haut lassen. Wer Sonnenmilch verkosten möchte, muß keinen Sonnenmilchshake schlürfen. Es reicht, Fisch zu essen, der in Gewässern gefangen wurde, in denen sich gelegentlich Badende tummeln. Bei den Konzentrationen, von denen wir hier sprechen, handelt es sich aber nicht etwa um Ultraspuren, im Gegenteil: Die UV-Absorber gehören mengenmäßig zu den wichtigsten Schadstoffen. Mit zwei Milligramm pro Kilogramm Fettgewebe entspricht ihr Gehalt dem von Rückständen an DDT oder PCB. Wie viel von dem Zeug beim Abschminken in die Kläranlagen gelangt und darüber wiederum in Klärschlamm und Gewässer, hat unseres Wissens noch niemand untersucht.

Dank der weiten Verbreitung von UV-Absorbern »versorgt« die stillende Mutter damit sogar ihren Säugling. Dafür ist allerdings nicht nur Verzehr verantwortlich, sondern auch das äußerliche Auftragen. Denn die UV-Filtersubstanzen in den diversen Cremes und Milchen werden auch über die Haut aufgenommen. Für Chemiker noch schockierender: Die UV-Absorber wurden selbst in Reinst-Lösemitteln gefunden, die eigentlich überhaupt keine Fremdstoffe enthalten dürften, weil sie Spezialreagenzien für die Analytik sind. Das spricht für eine erschreckend weite und völlig unkontrollierbare Verbreitung in der Umwelt, deren Konsequenzen noch gar nicht überschaubar sind.

Eine Arbeitsgruppe am Institut für Pharmakologie und Toxikologie der Universität Zürich wies bei einer Reihe von UV-Filtersubstanzen Wirkungen nach, die sonst Sexualhormonen vorbehalten sind: Als sie heranwachsenden Rattenweibchen übliche UV-Absorber auf die Haut pinselten, bekam die Gebärmutter der Tiere einen Wachstumsschub. Welche Folgen sich daraus für den Menschen ergeben, ist bis jetzt Gegenstand von Spekulationen, zu denen vor allem die Reizworte Unfruchtbarkeit, Verweiblichung oder Brust- bzw. Prostatakrebs zählen. »Angesichts des weit verbreiteten Gebrauchs von Sonnenschutzmitteln«, so das Forscherteam, »sollten die Toxikokinetik, hier vor allem die Durchdringung der Haut, und die systemische Toxikologie [die Giftwirkung auf den Gesamtorganismus] dieser Substanzen genauer untersucht werden.«

Fazit: Sonnenschutzmittel kann man zwar nicht essen, dennoch werden sie uns immer wieder aufgetischt. Auch wer sich gesundheitsbewußt verhalten will, kann die Umwelt nachhaltig mit Schadstoffen belasten, die eine Gefahr für kommende Generationen darstellen.

Quellen:

J. Hany, R. Nagel: Nachweis von UV-Filtersubstanzen in Muttermilch. Deutsche Lebensmittel-Rundschau 91/1995, S. 341 f.

M. Schlumpf et al.: In Vitro and in Vivo Estrongenicity of UV Screens. Environmental Health Perspectives 109/2001/S. 239 ff.

H. Tinwell et al.: Confirmation of uterotrophic activity of 3-(4-methalbenzylidine)camphor on the immature rat. Environmental Health Perspectives 2002/110/S. 533 ff.

J. O. Straub: Concentrations of the UV filter ethylhexyl methoxycinnamate in the aquatic compartment: a comparison of modelled concentrations for Swiss surface waters with empirical monitoring data. Toxicology Letters 2002/131/S. 29 ff.

U. Hauri et al: Determination of organic sunscreen filters in cosmetics with HPLC/DAD. Travaux de chimie alimentaire et d'hygiene 2003/94/S. 80 ff.

Spezielle Ernährung für Sportler ist eine moderne Erscheinung

»Terminator wird man nicht mit Babybrei«, verkündet ein Hersteller von Produkten zur Sportlerernährung. Nur die richtige Spezialnahrung, so die Werbung, »verspricht enormen Muskelzuwachs«. Besonders populär sind Eiweißpülverchen, da der Sportsfreund gar nicht so viele Steaks essen könnte, wie er angeblich braucht, um sich die begehrten Muckis aufzubauen. Außerdem meidet er so natürlich das böse Cholesterin.

An biochemischem Wissen über Nahrungsmittel und Stoffwechselwege mag es den Sportlern der Antike vielleicht gefehlt haben, aber sie kannten sehr wohl den Einfluß des Körpergewichts auf die Chancen, den Gegner beim Ringen bzw. Boxen niederzuwerfen oder -zuschlagen. Gewichtsklassen wurden im Boxen erst 1855 eingeführt, kein Wunder also, daß sich vorher so mancher Schwerathlet durch Anfuttern von Körpermasse einen Vorteil zu verschaffen versuchte.

Milon von Kroton, eine Ringerlegende des 6. Jahrhunderts v. Chr., war schon von Natur aus ein Hüne mit überdurchschnittlichem Kampfgewicht. Die von ihm überlieferten Ernährungsgewohnheiten muten aber fast so sagenhaft an wie der Mann und seine Siege: acht bis neun Kilo Fleisch, die gleiche Menge Brot und an die zehn Liter Wein soll er täglich konsumiert haben. Mag sein, daß diese Art der Sportlerernährung zu seiner Zeit noch die Ausnahme war, knapp 200 Jahre später berichtet Aristoteles jedoch von einer »Anankophagie«, wörtlich übersetzt einer »Zwangsernährung«, der sich alle Ringer unterziehen müßten. Hauptnahrungsmittel war Fleisch, als Beilage gab's Weißbrot. Einziges Ziel dabei: Gewichtszunahme.

Der berühmteste Arzt der römischen Kaiserzeit, Galenus (131-201 n. Chr.), kritisierte die diätetischen Praktiken der Berufsathleten scharf, speziell den maßlosen Genuß von Ziegenfleisch. Da es relativ fettarm ist, sollte es den Muskelaufbau fördern und zugleich den Körper entfetten. Aus Sicht des Mediziners ruinierte es jedoch die Gesundheit der Sportler. Vielleicht spielte bei diesen Vorbehalten noch etwas anderes mit: Die Athleten werden wohl kaum das zähe Fleisch alter Ziegen, sondern vermutlich das äußerst schmackhafte junger

Zicklein genossen haben. Letzteres war aber durch ein römisches Anti-Luxus-Gesetz, die Lex Licinia, eigens verboten worden – allerdings ohne große Wirkung.

Übrigens setzen Ringer und Boxer das Gewicht auch heute noch als Mittel zum Zweck ein, allerdings meist in umgekehrter Richtung. Mit Diät, Saunieren und Entwässerungspillen wird »Gewicht gemacht«, das heißt, der Zeiger der Waage unter eine bestimmte Gewichtsklassengrenze gedrückt, so daß der Athlet mit dem höchstmöglichen Kampfgewicht in der nächsttieferen Klasse antreten kann.

→ **Carnitin:** Carnitin beschleunigt den Fettabbau und verbessert die Muskelleistung
→ **Kreatin:** Kreatin erhöht die Leistung
→ **Isotonische Getränke:** Isodrinks gleichen die Mineralienverluste beim Sport aus

Quellen:

U. Sinn (Hrsg.): Sport in der Antike. Ergon, Würzburg 1996

F. A. Schmidt: Die körperliche Erziehung und die Leibesübungen in der Geschichte der Hygiene. In: G. A. E. Bogeng: Geschichte des Sports aller Völker und Zeiten. Seemann, Leipzig 1926, S. 76 ff.

J. Swaddling: The Ancient Olympic Games. British Museum Press, London 1999

J. André: L'alimentation et la cuisine à Rome. Les Belles Lettres, Paris 1981

Sport ist das beste Medikament

Bewegung ist gesund. Nichts scheint plausibler. Schon Hippokrates, der antike »Urvater« aller Ärzte, forderte 400 v. Chr. in seiner *Diaita*, der Lehre vom gesunden Leben, ein gewisses Maß an Bewegung. Stillstand schadet dem Motor. Jeder Oldtimerbesitzer kennt die Probleme, wenn sein Liebling nach jahrelangem Schönheitsschlaf plötzlich zum Leben erwachen soll: Die Hydraulik leckt, die Bremsen sind eingerostet, das Öl ist zäh, und es droht der Kolbenfresser. Was das rechte Maß sei, hat der alte Grieche allerdings nicht verraten.

Dies zu klären sollte der modernen Sportwissenschaft vorbehalten bleiben. Wie weit sie dabei gekommen ist, können Sie unter *Fitneß-Empfehlungen: Die Fitneß-Empfehlungen sind wissenschaftlich gesichert* nachlesen. Seitdem der Bewegungsmangel neben der Fehlernährung zum Hauptübel unserer Tage erklärt wurde, fordern berufene Geister dazu auf, nicht nur den aufrechten Gang zu pflegen, sondern zudem regelmäßig ins Schwitzen zu kommen. Der Ruf verhallte nicht ungehört: Auf die Trimm-dich-Bewegung der siebziger folgte die Aerobicwelle der achtziger Jahre, heute läuft man sich *forever young*. Allenthalben erklingt das hohe Lied der Prävention, schließlich soll Vorbeugen besser sein als Heilen. Und weil das dem Gesundheitssystem Geld spart (siehe *Gesundheitswesen: Sport senkt die Krankheitskosten*), legen sich Politik und Krankenkassen mächtig ins Zeug, um lahmen Zeitgenossen Beine zu machen.

Argumentative Schützenhilfe erhalten sie von sportwissenschaftlicher Seite. Einer der renommiertesten Vertreter dieser Zunft, Professor Dr. med. Dr. h.c. Wildor Hollmann, seines Zeichens Ehrenpräsident des Weltsportbundes und ehemaliger Lehrstuhlinhaber für Kardiologie und Sportmedizin am Institut für Kreislaufforschung und Sportmedizin der Deutschen Sporthochschule Köln, hat für den gesundheitlichen Nutzen von Sport gar ein geflügeltes Wort geprägt. Im Vorwort zu einem seiner Bücher schreibt er: » ... gäbe es ein Medikament, welches wie körperliches Training folgende Eigenschaften in sich vereinigen würde: den Sauerstoffbedarf des Herzens senkend, antiarrhythmisch, antihypertensiv, Fließeigenschaften des Blutes verbessernd, Arterioskleroseentwicklung vermindernd, Hämodynamik und Metabolismus durch eine Vielzahl von physikalischen und chemischen Adaptationen bis in ein hohes Alter positiv beeinflussend, Psyche und Wohlbefinden anhebend, aber ohne physiologische Nebenwirkungen – mit welchen Worten würde ein solches Präparat angepriesen werden? Vermutlich käme ihm die Bezeichnung ›Medikament des Jahrhunderts‹ zu.« Angesichts solcher Lobeshymnen ist es nicht verwunderlich, daß sich Sport als Wunderwaffe im Kampf gegen Herz-Kreislauf-Krankheiten, Depressionen und Altersschwäche bei Gesundheitsfunktionären größter Beliebtheit erfreut.

Nun werden »richtige« Medikamente vor der Zulassung auf ihre Nebenwirkungen überprüft. Erst wenn ihre Unbedenklichkeit festgestellt ist, dürfen sie vermarktet werden. Wer Sport als Jahrhundertmedikament preist, sollte auch diesen Aspekt berücksichtigen. Das heißt, bevor man körperliches Training flächendeckend gegen fast alles und jedes »verordnet«, müßte eigentlich eine Medikamentenprüfung erfolgen. Ganz besonders dann, wenn sich dieses Medikament an Personen richtet, die bis dato noch keine gesundheitlichen Probleme haben. Und natürlich sollte auch die Dosierung überprüft werden, denn wie ein anderer berühmter Arzt aus vergangenen Tagen schon sagte: »Die Dosis macht das Gift.« (Theophrastus Bombastus von Hohenheim, genannt Paracelsus)

Eine solche Überprüfung auf Nebenwirkungen gibt es für das »Medikament Sport« nicht. Statt dessen bemühen sich alle Sportprotagonisten eifrig, kritische Fragen und Einwände mit dem Verweis auf die vermeintliche Hauptwirkung – Gesundheit – vom Tisch zu wischen. Eigenartigerweise findet man aber sowohl per Augenschein – ein Blick in eine Sporthochschule zeigt reichlich humpelnde Gestalten – als auch in der Fachliteratur klare Indizien dafür, daß nicht alles so uneingeschränkt positiv ist, wie es gerne dargestellt wird. Zum Beispiel beschäftigt sich das *Lehrbuch der Sportmedizin* von Richard Rost auf über 200 Seiten (von 683) mit den gesundheitlichen Risiken des Sports. Verglichen mit gängigen Medikamenten ein ziemlich langer Beipackzettel. Einen weiteren Hinweis liefert die Deutsche Gesellschaft für Sportmedizin und Prävention höchstselbst, indem sie verlautbart, jeder über 35jährige solle sich sportärztlich untersuchen lassen, bevor er in die Turnschuhe schlüpft – um gesundheitliche Nachteile auszuschließen. Offenbar haben nicht einmal Sportärzte großes Vertrauen in ihr Jahrhundertmedikament.

Nach den Indizien für Nebenwirkungen nun die Frage: Wie sieht es mit Zahlenmaterial aus? Bei der Meldung von Unfällen mit Todesfolge gibt es keine Rubrik »Sport«. Solche Ereignisse fallen unter »Heim- und Freizeitbereich«

oder unter »Sonstige«. In diesen Rubriken weist die Bundesanstalt für Arbeitsschutz und Arbeitsmedizin für das Jahr 2000 rund 12 000 Unfalltote aus. Wenn die Toten aus Sportunfällen daran einen ähnlichen Anteil haben wie in der Schweiz, ist pro Jahr mit etwa 1000 zu rechnen. Dazu kommen etwa 700 weitere Leichen bedingt durch plötzlichen Herztod in Ausübung von (Gesundheits-)Sport. Nicht zu vergessen die nicht erfaßten Todesfälle aufgrund von Doping oder infolge von Magersucht. Es scheint daher nicht unrealistisch, von 2000 Sporttoten pro Jahr auszugehen; das ist mehr als ein Viertel der Zahl der Verkehrstoten.

Nun landen glücklicherweise nicht alle sportlich Aktiven gleich in der Leichenhalle, aber doch ziemlich viele in der Arztpraxis oder im Krankenhaus: Nach Angaben der Bundesanstalt für Arbeitsschutz und Arbeitsmedizin ereignen sich 27 Prozent der gemeldeten Verletzungen (Unfälle in Heim und Freizeit) beim Sport. Im Jahr 2000 waren das 1,46 Millionen! Dazu kommen noch fast 700 000 Unfälle im Sportunterricht. Hinter diesen Zahlen verbergen sich allein die akuten, ärztlich versorgten Verletzungen. Nicht erfaßt sind selbst behandelte Blessuren und etwaige Folgeschäden. Zum Beispiel lassen sich viele chronische Gelenkschäden, die erst Jahre später auftreten, auf schwere Sportverletzungen zurückführen.

Außerdem fehlen in der Rechnung die sogenannten Overuse-Verletzungen, wie Achillessehnenreizung, Tennisellbogen oder Läuferknie, die meist nicht als Sportverletzung gezählt werden, weil sie nicht direkt nach einer sportlichen Betätigung auftreten. Sie machen sich erst nach einiger Zeit bemerkbar, wenn Sehnen und Muskeln ständig überlastet werden. Dieser Verletzungstyp nimmt massiv zu. Schätzungen gehen davon aus, daß er inzwischen ebenso häufig ist wie die akute Verletzung. Ursache des Anstiegs ist vermutlich die anhaltende Propaganda für die »gesunden« Ausdauersportarten wie Joggen oder Radfahren (siehe *Ausdauersport: Ausdauersportarten sind gesünder*). So gesehen muß man wohl eher drei bis vier Millionen sportbedingte und ärztlich zu versorgende Verletzungen pro Jahr ansetzen.

Leider ist das aber noch nicht alles. Das Gruselkabinett des *Oxford Textbook of Sportsmedicine* nennt des weiteren Eß- und Menstruationsstörungen, Streßfrakturen, Übertrainingssyndrom, Häufung von Infektionen ... Das Argument, derartige Verletzungen und Nebenwirkungen kämen nur bei Leistungssportlern vor, ist allein schon durch die Häufigkeit widerlegt: Es gibt keine drei bis vier Millionen Leistungssportler in Deutschland.

Bleibt noch die Frage der Dosierung des Medikaments Sport zu klären. Wohl liegen Hinweise vor, daß Menschen, die sich mäßig, aber regelmäßig bewegen, gesundheitliche Vorteile haben, zum Beispiel eine höhere Knochendichte, eine verbesserte Immunabwehr, weniger Herzinfarkte. Bei höheren »Dosierungen« kehrt sich die Wirkung allerdings um (siehe entsprechende Irrtümer unter den Stichworten *Osteoporose, Immunsystem, Herztod*). Für andere oft behauptete positive Wirkungen, wie Schutz vor Krebserkrankungen oder Lebensverlängerung, ist die Situation auch bei mäßiger Bewegung noch weniger klar. Und außerdem: Was ist mäßige Bewegung?

In manchen Untersuchungen ist das Bewegungsmaß, unter dem die gesundheitlichen Nachteile anfangen, eigentlich nur für Fußlahme und Bettlägerige typisch. Schon die ganz normale Alltagsbewegung zeigt in den entsprechenden Gruppen günstige Auswirkungen. Generell werden die Empfehlungen, wieviel Bewegung denn nun gesund sein soll, immer moderater. Mittlerweile gibt man sich mit 30 Minuten flottem Gehen pro Tag zufrieden. Dabei ist es schon fast müßig zu erwähnen, daß der *ursächliche* Zusammenhang von Bewegung und Gesundheit – die behauptete Hauptwirkung von Sport – immer noch nicht erbracht ist. Wir wissen zwar, daß mäßig bewegte Menschen gesünder sind als Bewegungsmuffel, wir wissen aber nicht, ob die Bewegungsmuffel gesünder werden, wenn sie sich mehr bewegen. Im Gegensatz dazu sind die gesundheitlichen Nebenwirkungen von Sport, insbesondere die Verletzungsgefahr, nicht von der Hand zu weisen.

Welches Fazit können wir ziehen? Der Nutzen des Sports ist reichlich spekulativ. Fragt man nach Beweisen, wie sie für eine Zulassung als Medikament heute unabdingbar sind, hat der Sport keine Chance. Die gesicherten Nebenwirkungen des »Jahrhundertmedikaments« füllen nicht nur dicke Lehrbücher, sondern auch Krankenhäuser. Müssen wir das »Jahrhundertmedikament« also vom Markt nehmen?

Nein, ehrlich, wir wollen das Kind nicht mit dem Bade ausschütten. Es soll ja Menschen geben, die nicht deshalb Sport treiben, weil sie sich vor Herzinfarkt schützen oder dem Brustkrebs vorbeugen wollen, sondern, man höre und staune, weil ihnen die Bewegung Spaß macht oder sie gerne mit Gleichgesinnten herumtoben. Ihnen seien ihre Aktivitäten von Herzen gegönnt – gleichgültig, ob ihre Sportart gerade als besonders gesund gilt oder ob sie nachher mit Meniskusschaden im Krankenhaus liegen. Wer des Abends in die Kneipe geht, tut das ja auch nicht, weil der Alkohol sein Herz stärkt, und wer im Kino das

Taschentuch zückt, um sich verschämt eine Träne aus den Augen zu wischen, hat wohl kaum die Absicht, der Entstehung emotionaler Defizite vorzubeugen.

So verschieden wie die Menschen ist auch ihre Freizeitgestaltung. Wir alle betreiben unsere Hobbys, weil wir Freude daran haben. Und diese Freude ist ein Stück Lebensqualität, mag sie aus etwas »Sinnvollem« oder etwas völlig »Überflüssigem« erwachsen. Wenn wir anfangen, jede erfreuliche oder auch nur belanglose Tätigkeit unter moralischen, medizinischen oder psychologischen Gesichtspunkten zu bewerten und zu besteuern, dann schaffen wir einen von Neurotikern besiedelten und von Paragraphenreitern kontrollierten Überwachungsstaat. »Haben Sie heute schon geturnt, optimistisch gedacht oder etwa Pommes gegessen?« – Na, danke. Die Inquisition läßt grüßen! Und daß dem Körper ein bißchen Bewegung guttut (»Wer rastet, der rostet«), wußten auch schon unsere Großeltern, ganz ohne Sportwissenschaft und aufwendige Studien.

Deshalb ein dringender Appell an die Experten: Hört auf, den Leuten den Spaß zu verderben, und verschont uns mit nicht zugelassenen Jahrhundertmedikamenten! Gehen wir für Medikamente wieder in die Apotheke und zum Vergnügen auf den Sportplatz.

→ **Fitneß-Empfehlungen:** Die Fitneß-Empfehlungen sind wissenschaftlich gesichert
→ **Herzgesundheit:** Sport schützt das Herz
→ **Herztod:** Der plötzliche Herztod beim Sport ist ein seltenes Ereignis
→ **Krebs:** Sport schützt vor Krebs
→ **Osteoporose:** Sport schützt vor Osteoporose
→ **Lebenserwartung:** Sport verlängert das Leben

Quellen:

W. Hollmann, T. Hettinger: Sportmedizin – Grundlagen für Arbeit, Training und Präventivmedizin. Schattauer, Stuttgart 2000

R. Rost: Lehrbuch der Sportmedizin. Deutscher Ärzte-Verlag, Köln 2002

Bundesanstalt für Arbeitsschutz und Arbeitsmedizin: Unfalltote und Unfallverletzte 2000 in Deutschland. In: http://www.baua.de/info/statistik

Bundesverband der Unfallkassen: Statistik-Info zum Schülerunfallgeschehen 2000. In: http://www.unfallkassen.de

B. W. Martin et al.: Volkswirtschaftlicher Nutzen der Gesundheitseffekte der körperlichen Aktivität: erste Schätzungen für die Schweiz. Gemeinsame wissenschaftliche Stellungnahme des Bundesamts für Sport BASPO, des Bundesamts für Gesundheit BAG, der Schweizerischen

Beratungsstelle für Unfallverhütung bfu, der Schweizerischen Unfallversicherungsanstalt SUVA, der Abteilung für medizinische Ökonomie des Instituts für Sozial- und Präventivmedizin und des Universitätsspitals Zürich, des Netzwerks Gesundheit und Bewegung Schweiz. Schweizerische Zeitung für Sportmedizin und Sporttraumatologie 2001/49/S. 84 ff. oder http://www.hepa.ch/Publikationen/Stn_Volkswirtschaft_de.pdfA.

A. Kreutz, D. Kohn: Gelenkschäden nach Sportverletzungen. Deutsche Zeitschrift für Sportmedizin 2002/53/S. 45 ff.

Bundesamt für Sport BASPO, Bundesamt für Gesundheit BAG, Netzwerk Gesundheit und Bewegung Schweiz: Gesundheitswirksame Bewegung. Empfehlungen. In: http://www.hepa.ch/Publikationen/EMPF_D.PDF

Der Staatsamateur ist eine Erfindung des sozialistischen Systems

Während die sozialistischen Staaten dem Klassenfeind auf wirtschaftlichem Gebiet meistens hinterherhinkten, liefen sie ihm in der Sportarena nur allzuoft den Rang ab. Mit Hilfe sportlicher Erfolge die Überlegenheit eines Gesellschaftssystems demonstrieren zu wollen, ist indes kein neuer Gedanke. Auch im antiken Olympia ging es den teilnehmenden Stadtstaaten vor allem um den Prestigegewinn durch möglichst viele Sieger.

Im 7. Jahrhundert v. Chr. dominierten die Spartaner die Olympischen Spiele in fast beängstigender Weise. Was war das Geheimnis ihres Erfolgs? Es herrschte eine harte Auslese. Nur die Kräftigsten überlebten. Das begann gleich nach der Geburt. Der Vater brachte das Neugeborene an einen bestimmten Ort, wo eigens dafür bestellte Greise den neuen Erdenbürger begutachteten. Der griechische Schriftsteller Plutarch schildert diese grausame Auslese: »Die Ältesten besichtigten das Kind ganz genau, und wenn es stark und wohlgebaut war, ließen sie den Vater es aufziehen (…) War es aber schwach und unschön gestaltet, ließen sie den Säugling in (…) ein tiefes Loch am Taygetosgebirge werfen.«

Alle männlichen Bürger mußten sich von Kindesbeinen an einer harten, vom Staat verordneten und durchgeführten Erziehung, inklusive paramilitärischer Ausbildung, unterwerfen. Die Spartaner setzten ihre Kinder beispielsweise in trostlosen Gebirgseinöden aus, um ihre Überlebensfähigkeit zu prüfen. Da die Arbeit auf den Feldern von staatseigenen Sklaven, den sogenannten Heloten, verrichtet wurde und die Mahlzeiten an öffentlichen Tafeln bereit standen, konnten (und mußten) sich die spartanischen Männer ganz der Körperertüchtigung hingeben. Für die prestigeträchtigen Olympischen Spiele konnte Sparta dann problemlos aus dem Vollen schöpfen.

Wenn ein Staatsamateur ein Sportler ist, dem der Staat durch intensive Förderung und Privilegien das Erbringen sportlicher Hochleistungen ermöglicht (und diese auch einfordert), dann waren die spartanischen Olympioniken die direkten Vorläufer der sozialistischen Staatsamateure. Deren Erfolg verdankte sich der konsequenten Talentsuche und -förderung (auch wenn sie, wie man heute weiß, nicht selten mit unerlaubten Mitteln unterstützt wurde). Spitzenathleten kamen leichter an eine der raren Wohnungen, eines der begehrten Autos und womöglich die Gelegenheit zu Reisen in den goldenen Westen.

→ **Amateur:** Das Amateur-Ideal geht auf die alten Griechen zurück
→ **Athlet:** Der griechische Athlet trieb Sport um seiner selbst willen
→ **Profitum:** Das Profitum ist im Sport eine moderne Entwicklung

Quellen:

C. W. Weber: Die Spartaner. Enthüllung einer Legende. Heyne, München 1979
K.-W. Weeber: Die unheiligen Spiele. Das antike Olympia zwischen Legende und Wirklichkeit. Artemis und Winkler, Düsseldorf 2000

Stretching steigert die Leistung

»Bedenkt man«, schreibt Professor Klaus Wiemann, Sportwissenschaftler an der Uni Wuppertal, »wie spärlich derzeit das gesicherte Wissen um die Effekte des Dehnens ist, muß es erstaunen,

- mit welcher Hingabe und welchem rituellen Eifer Sportprofis und Freizeitsportler ihre Muskeln dehnen,
- mit welcher Eindringlichkeit Gebote und Verbote im Hinblick auf ›funktionelle‹ Dehnübungen vorgetragen werden und
- mit welcher Überzeugung in der Physiotherapie dem Dehnen heilende Wirkungen zugeschrieben werden.«

Dabei läßt sich der Wahrheitsgehalt dieser gebetsmühlenhaft verbreiteten Behauptung durchaus überprüfen. So geschehen im Biomechanik-Labor der Universität Essen. Dort bat man 46 junge Männer, alles Sportstudenten oder Leichtathleten, zum Sprung-Test. Die Kandidaten sollten auf einer sogenannten Kraftmessplattform aus dem Stand so hoch wie möglich springen. An zwei aufeinanderfolgenden Tagen absolvierten die Sportler zwei verschiedene Versuchsabläufe. Variante A: fünf Sprünge ohne Vorbereitung, fünf Sprünge nach einfachen statischen Dehnübungen für Arme und Beine, fünf Sprünge nach zehn Minuten lockerem Warmlaufen. Variante B: fünf Sprünge ohne Vorbereitung, fünf Sprünge nach Warmlaufen, fünf Sprünge nach Stretching. Zwischen den einzelnen Sprungserien hatten die Männer ausreichend Erholungszeit.

Die Versuchsergebnisse fielen überraschend klar aus: Verglichen mit den unvorbereiteten Sprüngen stieg die Sprunghöhe nach dem Warmlaufen (B) um mehr als sechs Prozent, nach dem Stretching (A) blieb sie unverändert. Stretchen nach Warmlaufen (B) führte zu einer Steigerung von etwa 2,5 Prozent, also weniger als Warmlaufen alleine, während Warmlaufen nach Stretchen 5,5 Prozent mehr Höhe brachte. Die Unterschiede in den Sprunghöhen waren statistisch hochsignifikant, das heißt, sie beruhen nur mit einer sehr geringen Wahrscheinlichkeit (0,1 Prozent; $p < 0{,}001$) auf Zufall. Um »self-fullfilling prophecies« kann es sich auch nicht gehandelt haben, denn die Versuchspersonen waren überzeugt, mit den Dehnübungen bessere Ergebnisse zu erzielen und nicht, wie geschehen, schlechtere.

Wie stark Dehnungsübungen die Leistung beeinträchtigen können, demonstriert Klaus Wiemann an folgendem Beispiel: »Versuchspersonen (aktive Sportler), die zwischen 40-Meter-Sprints ein 15 min. dauerndes Stretchingprogramm für die Hüftbeuge- bzw. Hüftstreckmuskulatur absolvierten, verschlechtern sich um rund 0,14 s, während die Kontrollgruppe (...) sich nicht verschlechterte.« Wiemann weiter: »Diese Befunde lassen es angeraten erscheinen, unmittelbar vor Schnellkraftleistungen die relevanten Muskeln nicht mit einem kurzzeitigen Dehnungsprogramm zu behandeln.«

Damit nicht genug. Wiemanns Mitarbeiter, Dr. Andreas Klee, geht nach Auswertung der vorliegenden Daten noch einen Schritt weiter: »Ein für Liebhaber des Dehnungstrainings eher bedauerlicher Nebeneffekt dieser Entwicklung ist, daß auch andere dem Dehnungstraining zugesprochene Effekte nicht nachgewiesen werden können, wie die Herabsetzung der Ruhespannung« Nicht einmal in der Physiotherapie, die Dehnungsübungen zur Behandlung muskulärer Dysbalancen anwendet, hatten sich die heilenden Wirkungen des Dehnens belegen lassen. Wiemann und Klee fanden statt dessen »Anzeichen für einen gegenteiligen Effekt«.

Die Deutsche Gesellschaft für Sportmedizin und Prävention bleibt ungerührt. Sie läßt sich von wissenschaftlichen Erkenntnissen nicht so leicht ins Bockshorn jagen. Schließlich verkündet sie die »10 Goldenen Regeln für gesundes Sporttreiben«. In ihrem sechsten Gebot rät sie der gläubigen Gemeinde: »Dehnen nicht vergessen.« Wer schützt unsere Freizeitsportler vor soviel Aberglauben?

→ **Muskelkater:** Stretching verhindert Muskelkater
→ **Zerrung:** Stretching vermindert die Verletzungsgefahr

Quellen:

D. Taylor et al.: Viscoelastic properties of muscle tendon units – the biomechanical effects of stretching. The American Journal of Sports Medicine 1990/18/S. 300 ff.

E. Henning, S. Podzielny: Die Auswirkungen von Dehn- und Aufwärmübungen auf die Vertikalsprungleistung. Deutsche Zeitschrift für Sportmedizin 1994/45/S. 253 ff.

K. Wiemann, A. Klee: Dehnen und Stretching – Effekte, Methoden, Hinweise für die Praxis (Teil 1). Sportpraxis 1999/40/H. 3/S. 8 ff.

K. Wiemann, A. Klee: Dehnen und Stretching – Effekte, Methoden, Hinweise für die Praxis (Teil 2). Sportpraxis 1999/40/H. 4/S. 37 ff.

A. Klee: Neue Erkenntnisse aus der Trainingslehre erfahrbar machen. Verschiedene Dehnungsmethoden im Vergleich. In: http://www2.uni-wuppertal.de/fb3/sport/bewegungslehre/klee/publi.htm (Nr. 22)

G. Wydra: Stretching – ein Überblick über den aktuellen Stand der Forschung. Sportwissenschaft 1997/27/S. 409 ff.

Deutsche Gesellschaft für Sportmedizin und Prävention (Deutscher Sportärztebund) e.V.: Stellungnahme zu den 10 Goldenen Regeln für gesundes Sporttreiben. In: http://www.dgsp.de/dse001.htm

Sport schützt vor Suchtgefahren

Sport und Drogen hängen enger zusammen als manchem Sportsfreund lieb sein kann. Es geht dabei weder um Doping noch darum, daß in den Vereinsheimen Bier in Strömen fließt und Tabak schachtelweise verqualmt wird. Wir sprechen von einer Droge, die (bisher) keinen Drogenbeauftragten interessiert, eine, die der Körper selbst herstellt.

Viele, die intensiv Sport treiben, kennen einen Effekt, der als »Runner's High« oder als »zweiter Wind« bekannt ist und der nach einer extremen Belastung noch einmal neue Kraft gibt. Gemeint ist ein euphorisches Glücksgefühl, das sich manchmal bei Ausdauersportarten einstellt, wenn man sie nur intensiv genug betreibt, ja vor allem übertreibt. Jogger, die über ihre Leistungsgrenze hinaus laufen, spüren irgendwann die Schmerzen ihrer wunden und blutenden Füße nicht mehr.

Diese Schmerzfreiheit wird von sogenannten Endorphinen bewirkt, körpereigenen Opiaten. Normalerweise setzt der Organismus seine Drogen ein, um zum Beispiel bei lebensbedrohlichen Verletzungen den Schmerz zu dämpfen und die Angst zu lösen. Ohne Endorphine gäbe es auch keine Euphorie und keine Sucht. Klassische Drogen wie Opium oder Heroin können nur deshalb ein Hochgefühl erzeugen, weil sie an die Rezeptoren andocken, die eigentlich für die Endorphine bestimmt sind, und damit den »Glücksgefühlschalter« umlegen.

Physiologisch handelt es sich um eine Streßfolge. Streß bewirkt eine Ausschüttung des Hormons ACTH, das seinerseits für die Bereitstellung von Cortisol sorgt. Für jedes Molekül ACTH wird auch ein Molekül Endorphin freigesetzt. Woher der Streß kommt, ist dabei egal. Neben Ausdauersport spielt vor allem Hunger eine wichtige Rolle. Aber auch Schmerzen können über diesen Mechanismus letztlich eine euphorisierende Stimulierung haben. Und weil sich die Effekte so trefflich ergänzen, sind sie zusammen besonders wirksam: Wer hungersüchtig ist, verspürt oft einen enormen Bewegungsdrang. Wer einen hohen Bewegungsdrang hat, hungert mit Begeisterung. »Durch regelmäßiges Training gewöhnt sich der Körper an sein eigenes Doping«, sagt der

Sportwissenschaftler Dr. Ralf Pfeifer. Wer abhängig ist, »muß wieder Sport bis zur Erschöpfung treiben, um die Entzugserscheinungen zu vermeiden«. So mancher Leistungssportler ist schon in ein tiefes Loch von Depressionen gefallen, wenn er verletzungsbedingt mit dem Training aussetzen mußte.

Ihnen kommt der Zusammenhang von Sport, Diät und Sucht trotzdem ziemlich hanebüchen vor? Er funktioniert aber auch im Tierversuch: Ratten mit freiem Zugang zu Futter und einem Laufrad für gelegentliche körperliche Betätigung halten ihr Gewicht konstant. Das ändert sich, wenn sie nur noch eine Stunde lang fressen dürfen, das heißt, den Rest des Tages »auf Diät« sind. Dann geschieht etwas recht Merkwürdiges: Die Nager scheinen keinen Appetit mehr zu haben. Sie rennen, ohne ausreichend zu fressen, und magern schnell ab. Dabei steigern sie ihr sportliches Pensum, je mehr sie an Gewicht verlieren. Die meisten Tiere sterben durch die Kombination »Diät« und »Rennen« nach kurzer Zeit. Im Blut der Versuchstiere zirkulieren erhöhte Konzentrationen derselben stimmungs- und appetitbeeinflussenden Hormone wie bei eßgestörten Joggern. Es gibt allerdings erhebliche individuelle Unterschiede zwischen den Tieren. Als besonders gefährdet erweisen sich Individuen mit starken Schwankungen der Körpertemperatur. Außerdem geraten jugendliche Ratten leichter in den Teufelskreis von Lauf- und Magersucht als ältere Tiere.

Untersuchungen am Menschen legen ebenfalls nahe, daß vor allem von Natur aus Dünne mit einer schlechten Temperaturregulation Gefahr laufen, sport- und magersüchtig zu werden. In der Sprechstunde stellt der dafür sensibilisierte Arzt bei extrem schlanken Patientinnen, die eigentlich wegen Verdauungsproblemen kommen, nicht selten ein gestörtes Eßverhalten fest. Gleichzeitig berichten die jungen Frauen häufig stolz, daß sie mehrmals pro Woche intensiv Fitneß-Sport betreiben. Als I-Tüpfelchen fallen dann womöglich noch eine große Zahl von Ohrringen und bei der weiteren Untersuchung Tattoos und Bodypiercings auf. Dann hat die Patientin die Palette der Streßreize ziemlich ausgeschöpft und damit unter Umständen die Grenzen gesunder Regulationsmechanismen gesprengt.

Für das Suchtpotential von Sport sprechen noch zwei weitere Beobachtungen. Einmal seine Ersatzfunktion bei Alkoholismus: Man mag es für pervers halten, aber es gibt tatsächlich Laborratten, die leicht von Alkohol abhängig gemacht werden können. In einem Versuch, den eine schwedische Forschergruppe durchführte, wurden solche Ratten auf Entzug gesetzt. Ein Teil der Tiere erhielt in dieser Zeit Zugang zu einem Laufrad, ein anderer Teil nicht.

Danach kamen alle Tiere in Käfige mit zwei Flüssigkeitsspendern, wo sie frei zwischen Wasser und Alkohol wählen konnten. Diejenigen, die sich während der Entzugsphase mit Rennen beschäftigen konnten, entschieden sich deutlich häufiger für den »Stoff« und nahmen höhere Dosen zu sich als die Tiere aus der Kontrollgruppe, die in der »Trockenzeit« keine Sportgelegenheit hatten.

Der zweite deutliche Hinweis ist die Effektivität von sogenannten Rezeptorblockern. Naloxon und Naltrexon besetzen im Nervensystem die Bindungsstellen von Opiaten und verhindern so, daß die Rauschmittel ihre Wirkung entfalten. Das Gleiche gilt offenbar auch für die körpereigenen Opiate, die Endorphine. Bei einer Gruppe von Sportlerinnen ermittelte man beispielsweise vor und nach einem 50minütigen Aerobic-Workout, wie sich die Stimmungslage durch das Training veränderte. Ergebnis: Die Frauen, die ein Scheinmedikament erhalten hatten, berichteten, ihre Laune habe sich verbessert, Ängstlichkeit und depressive Anwandlungen seien geringer geworden. Bei ihren Kolleginnen, die vor dem Training eine Naltrexon-Pille genommen, traten all diese Effekte jedoch nicht ein. Die Endorphine konnten nicht wirken.

Es mag ja sein, daß es Menschen gibt, die jeden Tag ihren Zehn-Kilometer-Waldlauf oder mindestens 50 Kilometer auf dem Fahrrad »brauchen«, um zufrieden mit sich und der Welt zu sein. Es sei ihnen gegönnt. Möglicherweise steckt aber etwas anderes dahinter als die sportliche Betätigung (siehe dazu *Runner's High: Das Runner's High sorgt für Wohlbefinden beim Sport*). Gewiß ist auch nicht jeder Jogger laufsüchtig, ebenso wenig wie jeder, der mal eine Diät gemacht hat, Magersucht entwickelt. Aber die Gefahr wächst, je intensiver das eine wie das andere betrieben wird. Doch als geradezu unverantwortlich ist es nach dem gegenwärtigen Stand des Wissens einzuschätzen, wenn Jugendliche von ehrgeizigen Trainern und/oder Eltern zu hartem Training plus »Gewicht machen« angehalten werden. Jeder, der einmal Bekanntschaft mit Drogen gemacht hat, egal ob mit körpereigenen oder von außen zugeführten, läuft Gefahr, davon immer mehr zu wollen. Er muß die Dosis erhöhen – bis zum bitteren Ende.

Wenn die Sportfunktionäre also von Plakatwänden herab verkünden lassen »Keine Macht den Drogen«, möchte man hinzufügen, »auch nicht der Droge Sport«.

→ **Athlet:** Die athletische Triade ist eine olympische Disziplin
→ **Gymnastik:** Ästhetische Sportarten fördern die Weiblichkeit
→ **Psyche:** Sport ist gut für die Psyche
→ **Runner's High:** Das Runner's High sorgt für das Wohlbefinden beim Sport
→ **Drogen:** Sport hält Jugendliche vom Drogenkonsum ab

Quellen:

C. Bergh, P. Södersen: Anorexia nervosa, self-starvation and the reward of stress. Nature Medicine 1996/2/S.21 f.

H. Hübner: Endorphins, Eating Disorders and Other Addicitve Behaviors. Norton & Company, New York 1993

O. Lanner: Hungern für den Sieg. http://www.netdoktor.de/feature/bulimie.htm

J. Sundgot-Borgen, R. Bahr: Eating disorders in athletes. In: M. Harries et al. (Hrsg.): Oxford Textbook of Sports Medicine. Oxford Universiy Press, Oxford 1998, S. 138 ff.

R. Pfeifer: Endorphine und Sport. In: http://www.arsmartialis.com/physio/endorphin.html

H.-C. Heitkamp et al.: Endurance training in females: changes in ß-endorphin and ACTH. International Journal of Sports Medicine 1998/19/S. 260 ff.

R. I. Dorin, J. M. Crapo: ACTH – Normal Physiology. In: M. E. Wierman (Hrsg.): Diseases of the Pituitary. Humana Press,Totowa 1997, S. 153 ff.

N. S. Morrow et al.: Body temperature and wheel running predict survival times in rats exposed to activity-stress. Physiology & Behavior 1999/62/S. 815 ff.

K. Pirlet, U. Jessel: Die Koordination von physikalischer und chemischer Wärmeregulation unter kalten Bedingungen. Zeitschrift für Physikalische Medizin, Balneologie und Medizinische Klimatologie 1982/11/S. 91 ff.

M. Werme et al.: Running increases ethanol preference. Behavioural Brain Research 2002/133/S. 301 ff.

J. L. Harte et al.: The effects of running and meditation on beta-endorphin, corticotropin-releasing hormone and cortisol in plasma, and on mood. Biological Psychology 1995/40/S. 251 ff.

A. Järvekülg, A. Viru: Opioid Receptor Blockade Eliminates Mood Effects of Aerobic Gymnastics. International Journal of Sports Medicine 2002/23/S. 155 ff.

K. Hara, J. S. Floras: Influence of naloxone on muscle sympathetic nerve activity, systemic and calf haemofynamics and ambulatory blood pressure after exercise in mild essential hypertension. Journal of Hypertension 1995/13/S. 447 ff.

G. Frank: Keine Macht der Droge Sport! EU.L.E.n-Spiegel – Wissenschaftlicher Informationsdienst des Europäischen Institutes für Lebensmittel- und Ernährungswissenschaften e.V. 2002/H. 1/S. 12 ff.

Der Wunsch nach mehr Muskeln entspringt gesundem männlichen Ehrgeiz

Männlichkeit liegt voll im Trend, und die Unzufriedenheit mit dem eigenen Körper ist schon lange kein weibliches Phänomen mehr (siehe auch *Bodybuilding: Bodybuilder sind echte Kerle*). Im Gegenteil: Die Fixierung auf ein bestimmtes männliches Idealbild hat mittlerweile solche Ausmaße angenommen, daß Wissenschaftler sie ganz ernsthaft mit der Anorexie bei Frauen vergleichen. So wie Magersüchtige sich zu fett finden und unbedingt abnehmen wollen, selbst wenn die Knochen schon an allen Ecken und Enden rascheln, halten sich manche Männer für zu schmächtig und wollen unbedingt noch ein paar Muskelpakete drauflegen, obwohl sie längst das Normalmaß überschritten haben. Für dieses Phänomen gibt es verschiedene Bezeichnungen, zum Beispiel »reverse anorexia nervosa« (umgekehrte Magersucht), »biggerexie« (Größersucht) oder »muscle dysmorphia« (Muskelfehlbildung).

Wie bei den Magersüchtigen dreht sich bei den »Größersüchtigen« alles ums Aussehen und ums Essen. Trotz des grundsätzlichen Unterschieds – die einen wollen ab-, die anderen zunehmen – weisen beide Gruppen ganz ähnliche, krankhafte Verhaltensmuster auf. Das brachte eine österreichische Studie an den Tag, die das Selbstbild, die Psyche und das Sexualleben von Bodybuildern, männlichen Eßgestörten (die gibt es auch!) und einer Kontrollgruppe miteinander verglich. Zum Beispiel aß kaum einer der Bodybuilder noch außer Haus. Fast alle kochten selbst für sich, denn nur so konnten sie sicher sein, daß sie ihre spezielle Eiweißdiät bekamen. Und das schlechte Gewissen plagte sie, wenn sie ihre Diät im Urlaub oder auf Geschäftsreisen nicht einhalten konnten.

»Ein Großteil der Patienten [mit gestörtem Körperbild] muß stationär in die Klinik aufgenommen werden, viele von ihnen sind selbstmordgefährdet«, beschreibt Katherine Phillips von der Brown University School of Medicine in Rhode Island und Leiterin des dortigen »Body Dysmorphic«-Programms ihre Klientel. Die seien nicht mehr in der Lage an etwas anderes zu denken als ihr Äußeres, und ihr ganzer Tagesablauf drehe sich um Körperpflege und die krankhafte Sorge um Hautunreinheiten, Haarausfall, die Form ihrer Nase sowie die Beschaffenheit ihrer Geschlechtsteile.

Viele Bodybuilder verbindet mit Eßgestörten nicht nur eine ausgeprägte Angst vor Fett, sie teilen auch den Hang zur »sportlichen« Betätigung, nur eben in anderen Disziplinen. Selbst den Verlust des sexuellen Verlangens (bei 42 bzw. 32 Prozent der Befragten) sowie ein gehäuftes Auftreten von Depressionen haben sie mit ihnen gemeinsam. Die Depressionen werden einerseits von der Angst um das eigene vermeintlich mangelhafte Körperbild ausgelöst. Andererseits sorgt eine fettarme und eiweißreiche Ernährung zwangsläufig für miese Laune, eine Erfahrung, die schon viele machen mußten, die sich zum Zwecke des Abnehmens auf die sogenannte Atkins-Diät eingelassen hatten.

In der Hoffnung, so die fettfreie Muskelmasse zu steigern, schlucken Bodybuilder zudem oft ohne Rücksicht auf die Folgen Medikamente und Chemikalien. Nicht selten kommt es dadurch zu lebensbedrohlichen Situationen. Beispielsweise, wenn sie Stoffe einnehmen, die die Schilddrüse lahmlegen oder zerstören, weil sie damit »Gewicht machen« wollen. Oft werden Betäubungsmittel wie Gammahydroxybuttersäure mißbraucht, die in Kombination mit Alkohol tödliche Folgen haben können. Nicht zu vergessen die Sexualhormone (Anabolika), bei denen Leberschäden noch zu den harmloseren Nebenwirkungen zählen. Und wenn das nicht reicht, um die Muckis quellen zu lassen, spritzen sie sich Speiseöl direkt in den Muskel. Die Methode ist sicher schmerzhaft und zur Freisetzung von Endorphinen ebenso wirksam wie Hungern oder Marathonlaufen. Sie hat allerdings einen gravierenden Nachteil: An den Injektionsstellen kann Krebs entstehen.

Bryan Chang vom Sportmedizinischen Zentrum der Universität in Calgary (Kanada) glaubt, den konkreten Anlaß für diese Körpermanie zu kennen: »Arnold Schwarzeneggers Aufstieg zu Ruhm könnte den Wendepunkt markieren, wie Männer ihre eigenen Körper betrachteten und eine anerkannte Muskularität definierten. Nicht nur, daß Schwarzenegger in berühmten Filmen wie ›Predator‹ oder ›Terminator‹ mitwirkte, er wurde zum Vorsitzenden des Fitneß-Rates des amerikanischen Präsidenten während der zweiten Amtsperiode von Ronald Reagan ernannt. Eine Person, die vorher von der Bevölkerung als ausgeflippt angesehen wurde, war nun der Inbegriff von Gesundheit und Wellness, ein Experte auf diesem Gebiet. Dies erhöhte den Standard dessen, was als anerkannte Bemuskelung in der allgemeinen Bevölkerung galt, und war damit nicht mehr nur auf die Bodybuilder-Kreise beschränkt. Filme wie ›Pumping Iron‹ wurden Allgemeinplatz, populär und sorgten für Inspiration.« Und wer vom Film inspiriert dem Vorbild nacheifern wollte, wurde von den Medien bereitwillig mit allen nötigen Infos beliefert. Ein neues Menschenbild war geboren – eins, das bei den Jugendlichen auf fruchtbaren Boden fiel. Eins, das sie aber nie erreichen– ohne dabei ihre Gesundheit zu ruinieren.

Übrigens: Beileibe nicht jeder, der Kraftsport betreibt, Gewichte stemmt und seine Muskeln spielen läßt, ist ein hochgedopter Psychopath. Selbst dann nicht, wenn die Sportsfreunde eher ungewöhnliche Leistungen vollbringen, zum Beispiel Wackersteine um die Wette schleppen, mit der Axt im Akkord Bäume fällen oder ganze Lastzüge am Seil hinter sich herziehen. Solche Kraftprotze entsprechen in aller Regel nicht dem Ideal des Bodybuilders. Im Gegenteil: Sie wirken mehr oder weniger übergewichtig, weil ihre Muskelpakete zusätzlich in schützendes Fett eingebettet sind. Jede konventionelle Ernährungsberaterin ließe ihnen sofort eine Abmagerungskur angedeihen. Aber, verehrte Leserinnen und Leser: So sieht Kraft in Reinkultur aus! Von wegen Waschbrettbauch. Für den Hausgebrauch tut's auch ein Waschbärbauch.

→ **Bodybuilding**: Bodybuilder sind echte Kerle
→ **Bodybuilding:** Ein muskulöser Körper ist harte Arbeit
→ **Doping:** Doping gibt es nur im Hochleistungssport

Quellen:

B. Mangweth et al.: Body Image and Psychopathology in Male Bodybuilders. Psychotherapy and Psychosomatics 2001/70/S. 38 ff.

B. Chung: Muscle dysmorphia – a critical review of the proposed criteria. Perspectives in Biology and Medicine 2001/44/S. 565 ff.

R. Olivardia et al.: Muscle dysmorphia in male weightlifters: a case-control study. American Journal of Psychiatry 2000/157/S. 1291 ff.

P. Y. L. Choi et al.: Muscle dysmorphia: a new syndrome in weightlifters. British Journal of Sports Medicine 2002/36/S. 375 ff.

U. Darsow et al.: Subcutaneous oleomas induced by self-injection of sesame seed oil for muscle augmentation. Journal of the American Academy of Dermatology 2000/42/S. 292 f.

I. C. Munch, J. J. Hvolris: Bodybuilding ved hjaelp af intramuskulaer injektion af valnoddeolie. Ugeskrift for Laeger 2001/163/S. 6758

P. Sand, S. Madsen: Dinitrofenol – risikabel doping. Tidskrift for Den Norske Laegeforening 2002/122/S. 1363 ff.

F. Lapostolle et al.: Intoxication aigue involontaire à l'acide gamma-hydroxybutyrique (gamma-OH). Annales Francaises d'Anesthésie et de Réanimation. 2001/20/S. 485 ff.

A. J. Gruber, H. G. Pope: Psychiatric and medical effects of anabolic-androgenic steroid use in women. Psychotherapy & Psychosomatics 2000/69/S. 19 ff.

W. Habscheid et al.: Schwere Cholestase mit Nierenversagen durch Anabolika bei einem Bodybuilder. Deutsche Medizinische Wochenschrift 1999/124/S. 1029 ff.

K. A. Phillips, D. J. Castle: Body dysmorphic disorder in men. British Medical Journal 2001/323/S.1015 f.

Frauen stehen auf Muskelmänner

Imponieren gehört – rein biologisch gesehen – zum Balzverhalten: Weibchen sollen damit beeindruckt, Konkurrenten eingeschüchtert werden. Darum schlägt der Pfau sein Rad, darum kräht der Hahn, darum trommelt sich der Gorillamann auf die breite Brust. Die Ähnlichkeit mit posierenden Bodybuildern ist keineswegs zufällig. Möglichst groß wirken, größer und kräftiger als die anderen, dann bist du der King – flüstert der Instinkt. Ja, und die Mädels himmeln dich an, bestätigen die Fotos in einschlägigen Hochglanzmagazinen. Wer also Angst hat, daß er mit seinen sonstigen Qualitäten kein weibliches Wesen für sich einnehmen kann, muß das fehlende Ego mit ein paar Muskeln aufpeppen.

Aber bevorzugen Frauen tatsächlich Männer mit Supermann-Figur? Oder anders herum: Lohnt sich die Schinderei, das ganze Schwitzen, Spritzen und Pillenschlucken, überhaupt? Viele junge Männer scheinen davon überzeugt zu sein (siehe *Bodybuilding: Ein muskulöser Körper ist harte Arbeit*). Obwohl sie wirklich nicht schlecht gebaut waren, glaubten Studenten aus drei Ländern, zwölf bis 14 Kilogramm Muskelmasse mehr mitbringen zu müssen, um Frauen zu gefallen.

Ein britisches Forscherteam ließ Studentinnen Fotos von 50 Männern nach Attraktivität beurteilen. Die vorgelegte Typenliste reichte dabei vom Spargel bis zum Kleiderschrank (das Gesicht war jeweils abgedeckt). Das Ergebnis hätte kaum eindeutiger ausfallen können: Je V-förmiger der Oberkörper, desto attraktiver fanden die jungen Engländerinnen einen Mann. Der BMI, also die Maßzahl für die Gewichtsklasse, hatte einen deutlich geringeren Einfluß auf die Bewertung.

Trotzdem besteht für Nicht-Supermänner keineswegs überall Grund zur Panik: Als man österreichischen Studentinnen Computerbilder von mehr oder weniger stark bemuskelten Jungs zeigte, fiel die Damenwahl auf das Exemplar mit dem durchschnittlichen art- und altersgemäßen Körperbau. Also genau den Typ, den die Frauen auch in freier Wildbahn, das heißt, an der Uni, in der Straßenbahn oder in der Disco treffen. Da für andere Länder bisher keine

Ergebnisse vorliegen, kann über die unterschiedliche Bewertung in den beiden Studien aus England und Österreich nur spekuliert werden. Denkbar wäre, daß die gezielte Frage nach der Körperform das britische Ergebnis beeinflußt hat. Vielleicht spiegelt das österreichische Resultat aber auch nur den Tatbestand wider, daß die Alpenrepublik – was zeitgeistabhängige Trends betrifft – gewöhnlich ein paar Jahre hinter anderen Industriestaaten herhinkt.

Wenn es also nach ihren österreichischen Kommilitoninnen ginge, könnten sich die Herren Studiosi falschen und womöglich ungesunden Ehrgeiz im Fitneßstudio weitgehend sparen. Ein bißchen Männlichkeit wird zwar durchaus goutiert, aber es ist nicht das Maß aller Dinge. Im richtigen Leben kommt es den meisten Frauen weniger auf das Aussehen des zukünftigen Partners an als vielmehr auf gewisse »innere Werte«: Hauptsache, er verdient genug Geld – so das eindeutige Ergebnis einschlägiger Forschungsarbeiten –, ist zuverlässig und zudem willens, für seine Partnerin und den eventuellen gemeinsamen Nachwuchs Verantwortung zu übernehmen.

PS: Das sind keine Parolen konservativer Politiker, sondern Erkenntnisse evolutions- und verhaltensbiologischer Forschung. Bei der Partnerwahl spielen die verfügbaren Ressourcen für eine erfolgreiche Fortpflanzung eine entscheidende Rolle. Die Mühlen der Evolution mahlen langsamer als der Zeitgeist vermuten läßt.

→ **Bodybuilding:** Ein muskulöser Körper ist harte Arbeit
→ **Figur:** Männer bevorzugen Frauen mit Model-Figur

Quellen:

B. Mangweth et al.: Body Image and Psychopathology in Male Bodybuilders. Psychotherapy and Psychosomatics 2001/70/S. 38 ff.

H. G. Pope et al.: Body Image Perception Among Men in Three Countries. American Journal of Psychiatrie 2000/157/S. 1297 ff.

D. S. Maisey et al.: Characteristics of male attractiveness for women. Lancet 1999/353/S. 1500

K. Koch: Der gedopte Adonis. Süddeutsche Zeitung 16.8.2000, S. V2/7

J. M. Townsend, T. Wasserman: Sexual Attractiveness: Sex Differences in Assessment and Criteria. Evolution and Human Behavior 1998/19/S. 171 ff.

Nur die Fitten überleben

Charles Darwin würde sich erstaunt die Augen reiben, wenn er wüßte, was die Menschen heute unter »fit« und »Fitneß« verstehen. (Das berühmte Zitat stammt übrigens nicht vom Meister persönlich, sondern von einem Zeitgenossen, dem englischen Philosophen Herbert Spencer, der auch das Wort »Evolution« erfunden hat.) Das »survival of the fittest« bezog sich keineswegs auf den Sportlichsten oder den Stärksten, ja nicht einmal auf den »Tüchtigsten«, wie es häufig in deutschen Übersetzungen heißt. Der »Fitteste« ist nach Darwins Theorie der natürlichen Selektion derjenige, der an eine bestimmte Umweltsituation *am besten angepaßt* ist. Denn er hat die größten Chancen, sich im Kampf ums Dasein gegen die Konkurrenz durchzusetzen.

Die biologische Bedeutung von »Fitneß« umfaßt also sehr viel mehr als den durchtrainierten Körper eines Arnold Schwarzenegger. Vielmehr gehören dazu alle Eigenschaften, die im Überlebenskampf wichtig sind: außer Kraft, Mut oder Intelligenz auch Brutalität, List und Tücke sowie die Fähigkeit, sich im richtigen Moment zu verstecken, nachzugeben oder zu fliehen. Fitneß kann aber auch heißen, daß helle Haut, die in Afrika zum Nachteil gereicht, in nördlichen Breiten Vorteile bringt. Oder daß ein »Futterverwertungsgen«, das Südseeinsulanern früher über regelmäßige Hungerzeiten hinweghalf, Menschen dieser Abstammung in einer Welt des Überflusses zu Übergewicht und Diabetes verdammt.

In den heutigen Zivilisationen geht es weniger ums nackte Überleben als darum, länger zu leben. Die Fitneß in sportlichem Sinne gilt vielen Medizinern als Königsweg dahin. Statistiker haben allerdings andere, aus ihrer Sicht wichtigere Faktoren dingfest gemacht, beispielsweise den sozialen Status, die Intelligenz oder das Alter der Vorfahren. Wer hier vom wünschenswerten Sollwert abweicht, der muß – rein statistisch – mit einem vorzeitigen Tod rechnen. Aber Vorsicht, es handelt sich bisher nur um Korrelationen (das gleichzeitige Auftreten verschiedener Faktoren), die ursächlichen Zusammenhänge kennt niemand. So fehlt der Beweis, daß die Beförderung des Hilfsarbeiters zum Chef, die Abmagerungskur des Kochs oder das Intelligenztraining für Blondinen den Betreffenden tatsächlich ein paar Extra-Jahre im Altersheim verschaffen.

Dennoch starren wir auf die Normwerte, die uns von Gesundheitsexperten vorgegeben werden, und glauben, unsere Zukunft sei vom Cholesterin, vom Körpergewicht oder vom Herzschlag am Ergometer abhängig. Dabei entstehen diese Vorgaben nach dem gleichen Prinzip wie die eben genannten Beispiele. Sie funktionieren nach der gleichen scheinbaren Logik: Mit Korrelationen wird argumentiert, als handele es sich um Ursachen. Mittlerweile sind diese Werte aber zu festen Bestandteilen der Fitneßkultur geworden. An ihnen überprüft man den Erfolg von Maßnahmen.

Doch es gibt noch ganz andere Faktoren, über die unsere Gesundheitsspezialisten einmal nachdenken sollten. So wie nicht alle Menschen idealgewichtig sind, entsprechen die meisten auch in anderer Hinsicht nicht den DIN-Normen des Gesundheitsgeschäfts. Sie sind beispielsweise etwas zu lang oder zu kurz geraten. Wer hat schon Idealmaße? Wie wäre es denn, analog zu Übergewicht und Untergewicht die Begriffe Überlänge und Unterlänge zu prägen? Hier war Kater Garfield seinen menschlichen Dosenöffnern und Katzenkloreinigern wieder weit voraus, als er sagte: »Ich bin nicht übergewichtig, ich bin nur untergroß.« In der Tat korreliert Unterlänge beispielsweise mit einem deutlich erhöhten Risiko für Schlaganfall und Herzinfarkt. Auch die Chancen, diese zu überleben, sind bei kleinen Leuten geringer als bei großen Zeitgenossen. Jeder, der zu kurz geraten ist, sollte sich deshalb rechtzeitig nach der Decke strecken …

Wie schön, wenn man statt Zwergenmief Höhenluft schnuppern darf. Aber freuen Sie sich nicht zu früh. Auch bei Ihnen haben die Statistiker schon ausgerechnet, woran Sie sterben könnten: Große Männer haben ein höheres Krebsrisiko. Das trifft für die meisten Krebsarten zu, lediglich der Lungentumor tanzt aus der Reihe und rafft die Betroffenen ohne Ansehen von Körpermaßen hin. Doch es gibt auch Positives: So liegt das Krebsrisiko von Blinden etwa 30 Prozent niedriger als von Sehenden. Ganz im Ernst! Ersparen wir uns die Schlußfolgerung aus Sicht der Präventivmedizin …

So wie nicht alle Menschen die gleiche Länge, das gleiche Gewicht oder den gleichen IQ haben, so tragen sie alle entsprechend ihrer Konstitution unterschiedliche Risiken. Nicht weil der eine zuviel Salz ißt und der andere zuwenig Klimmzüge macht, verscheiden die Menschen an unterschiedlichen Todesursachen, sondern weil sich ihr Körper in vielen Details unterscheidet. Und weil er sich unterscheidet, lieben nicht alle Menschen das Gleiche, egal ob es ums Essen, den Partner oder die Bewegungsfreude geht. Jeder hat andere Bedürfnisse. Deshalb werden Versuche, den jeweiligen statistisch optimalen Fitneß-Durchschnitt zu erreichen, nur selten mit einem längeren Leben, sondern viel eher mit einer herben Enttäuschung »belohnt«.

Entscheidend in Sachen Lebenserwartung ist beim zivilisierten Menschen etwas ganz anderes: das Alter seiner Vorfahren. Wessen Eltern hochbetagt sterben, hat eine gute Chance, ebenfalls sehr alt zu werden – egal ob er Fitneßtraining, Denksport oder Prävention betreibt. Was lehrt uns das? Man kann bei der Auswahl seiner Eltern nicht vorsichtig genug sein. Den Rest muß man nehmen, wie er kommt.

→ **Denksport:** Fitneßtraining bringt mehr Lebensjahre als Denksport
→ **Lebenserwartung:** Sport verlängert das Leben
→ **Anti-Aging:** Wer hungert, lebt länger

Quellen:

P. Skelton: Evolution. A biological and paleontological approach. Addison-Wesley, Wokingham 1993

T. T. Samaras, H. Elrick: Height, body size and longevity. Acta Medica Okayama 1999/53/ S. 149 ff.

S. P. Wamala et al.: Short stature and prognosis of coronary heart disease in women. Journal of Internal Medicine 1999/245/S. 557 ff.

G. Davey Smith et al.: Height and risks of death among men and women: aetiological implications of associations with cardiorespiratory disease and cancer mortality. Journal of Epidemiology & Community Health 2000/54/S. 97 ff.

P. R. Hebert et al.: Adult height and incidence of cancer in male physicians. Cancer Causes & Control 1997/8/S. 591-597

D. Albanes et al.: Adult stature and risk of cancer. Cancer Research 1998/48/S. 1658 ff.

M. Feychting et al.: Reduced cancer incidence among the blind. Epidemiology 1998/9/S. 490 ff.

S. Robinson, D. G. Johnston: Advantage of Diabetes? Nature 1995/375/S. 640

A. Cournil, T. B. L.Kirkwood: If you would live long, choose yours parents well. Trends in Genetics 2001/17/S. 233 ff.

Taurin verhilft zu (s)tierischer Power

Eigentlich braucht es außer dem Namen kein weiteres Werbeversprechen: Zusammen mit dem Bild eines roten Stiers signalisiert er Kraft, Feuer, Potenz und löst damit bei Heerscharen von Jungmännern den Kaufimpuls aus. Da moderne junge Frauen ihren männlichen Pendants in nichts nachstehen wollen, lassen auch sie sich nicht lange bitten. Gratulation an die Marketingabteilung!

Der Name »Taurin« hat zwar etwas mit Rindviechern zu tun, aber er geht keineswegs auf Manneskraft verheißende Stierhoden zurück, wie gerne behauptet wird, sondern auf die völlig unromantische Ochsengalle. Aus dieser wurde der Stoff 1824 erstmals isoliert. Damals bekam er seinen werbewirksamen Namen, abgeleitet vom altgriechischen *tauros*, das bedeutet sowohl »Ochse« als auch »Stier«. Bis zu seinem Einsatz als »Kraftspender« war Taurin »nur« ein Zwischenprodukt zur Herstellung von Farbstoffen, Medikamenten und Reinigungsmitteln. Ansonsten taugte es noch zur Behandlung von Gallensteinen und zur Bekämpfung von Schimmel.

Taurin ist in allen tierischen Lebensmitteln enthalten. Da der Mensch selbst auch zum Tierreich zählt, produziert es sein Körper in Eigenregie. Er regelt seinen Bedarf nach Angebot und Nachfrage: Bei geringer Zufuhr von außen wird wenig, bei hoher Zufuhr viel ausgeschieden. Taurin senkt den Blutdruck, bremst die Wirkung von Morphium und kann positive Effekte auf Regelmäßigkeit und Stärke des Herzschlags ausüben. Wenn es allerdings um die angeblichen »erogenen« Wirkungen geht, die Taurin in der Lifestyle-Presse zugeschrieben werden, sind harte wissenschaftliche Fakten Mangelware. Und soweit sie vorhanden sind, stützen sie nicht unbedingt die Vorstellung eines kraftspendenden Wirkstoffs.

Nachdenklich stimmen sollte in diesem Zusammenhang ein Versuch, bei dem Ratten gleichzeitig Salz und Taurin verabreicht wurde. Bei einigen Tieren trat daraufhin eine lebensbedrohliche Hypernaträmie ein, also eine Salzvergiftung, verbunden mit Verwirrung, Übererregbarkeit und Anfällen. Unbehandelt kann sie zu Koma und schließlich zum Tode führen. Sollten Menschen ähnlich reagieren, wäre der gleichzeitige Konsum von reichlich Energydrinks mit Chips und Salzbrezeln nicht ungefährlich. Vor allem dann, wenn die Konsumenten dabei stark schwitzen – eine Kombination, die bei Technoparties oder bei ausgiebigem Training nicht ungewöhnlich ist. Insofern sollten Meldungen über vereinzelte Todesfälle nicht leichtfertig vom Tisch gewischt werden.

Wer braucht dann Taurin? Neugeborene für die Entwicklung des Nervensystems und Gehirns. Da ihre körpereigene Produktion womöglich nicht immer ausreicht, wird es vorsorglich Säuglingsmilchen zugesetzt. Gestillte Kinder bekommen ihr Taurin dagegen mit der Muttermilch. Ansonsten gibt es nur eine Gruppe, die wirklich auf Taurin angewiesen ist: Katzen. Ohne den Stoff geht ihre Netzhaut vor die Hunde, sie werden blind. Katzenfutter ist aus diesem Grund mit Taurin angereichert. Sollten Sie Ihren Stubentiger vegetarisch ernähren (das ist unter ernährungsbewußten Tierfreunden in), sollten Sie ihm Taurintabletten verabreichen – oder es mal mit einem Schuß Red Bull im Wassernapf versuchen.

→ **Energydrinks:** Energydrinks bringen mehr Leistung
→ **Sauerstoffwasser:** Sauerstoffwasser bringt Power
→ **Kreatin:** Kreatin erhöht die Leistung

Quellen:

M. Bretz: Taurin. Chemie, Biochemie, Anwendung. Seminararbeit am Institut für Pharmazie und Lebensmittelchemie Würzburg, Wintersemester 2001/2002. In: http://www.pzlc.uni-wuerzburg.de/files/taurin.pdf

M. J. McBroom, N. Davidson: β-Alanine Protects against Taurine and NaCl-Induced Hypernatremia in the Rat. Proceedings of the Society for Experimental Biology and Medicine 1996/211/ S. 184 ff.

Anon.: Warnungen in Schweden vor Energiegetränk. Frankfurter Allgemeine Zeitung, 12.7.2001

K.-R. Geiß et al.: The effect of taurin-containing drink on performance in 10 endurance-athletes. AminoAcids 1994/7/S. 45 ff.

J. Falbe, M. Regitz (Hrsg.): Römpp Chemie Lexikon. Thieme, Stuttgart 1992

F. Brouns, E. Kovacs: Functional drinks für athletes. Trends in Food Science & Technology 1997/8/S. 414 ff.

T. B. Ng et al: Peripheral administration of taurine antagonizes morphine-induced analgesia in mice. General Pharmacology 1993/24/S. 311 ff.

Turnvater Jahn lag vor allem die Gesundheit der Jugend am Herzen

Klar kennen Sie Friedrich Ludwig Jahn, den man gemeinhin den »Turnvater« nennt. Schließlich tragen Sportplätze, Vereine, Kneipen und Straßen seinen Namen – wie es Brauch ist, wenn sich jemand mit Ruhm bekleckert hat. Doch vermutlich wissen selbst die eifrigsten Turner nicht, was an dem alten Herrn besonders verehrungswürdig sein soll.

Richtig ist, daß er das Turnen als Mittel der Körperertüchtigung und Leibeserziehung zu einem vollständigen System entwickelt hat – einschließlich höchst detaillierter Beschreibungen, wie ein Turnplatz angelegt sein soll, welche Übungen an welchen Geräten wie auszuführen sind, wann und wie Pause gemacht wird und wie die geeignete Bekleidung beschaffen sein muß. Jahns Elaborat füllt 300 Seiten und trägt den Titel *Die Deutsche Turnkunst.* Das Wort »deutsch« darin ist wichtig, nicht nur als Abgrenzung zu der im 19. Jahrhundert ebenfalls aufkommenden »Schwedischen Gymnastik«. Denn Jahn ging es keineswegs nur ums Turnen, im Gegenteil, es war ihm lediglich Mittel zum Zweck: »Die Leibesübungen sollten ein Mittel zur Errettung des deutschen Volkes aus tiefer Erniedrigung sein und die Turner zu kräftigen Verteidigern des Vaterlandes machen«, so beschreibt Carl Cotta in seinem *Leitfaden für den Unterricht in der Turngeschichte* aus dem Jahr 1919 Jahns Ziele. Mit »Erniedrigung« ist Preußens Niederlage gegen Napoleon im Jahr 1806 gemeint.

Im Turnunterricht sah Jahn eine nationale Aufgabe, einen Schritt auf dem Weg zur Beendigung der Franzosenherrschaft und hin zu einem geeinten Deutschen Reich. So lesen wir in der »Präambel« zu seinen Turngesetzen: »Des deutschen Knaben und deutschen Jünglings höchste und heiligste Pflicht ist, ein deutscher Mann zu werden (...), um für Volk und Vaterland kräftig zu wirken.« Von daher gesehen wundert es wenig, daß Jahn und die Turner eng mit den ebenfalls national gesinnten Burschenschaften verzahnt waren. Im übrigen meinte Jahn, wenn er von »Jugend« sprach, immer nur die männliche Jugend. Frauen waren nicht einmal als Zuschauerinnen erwünscht, denn »zärtliche Mütter und andere Verwandtinnen sind auf dem Turnplatze nur im

Weg«. Das Mädchenturnen wurde denn auch von einem anderen ins Leben gerufen.

»Jahn hat das deutsche Turnen geschaffen; er hat dem Turnen den deutschnationalen, volkstümlichen Charakter aufgeprägt«, urteilt Carl Cotta in seinem »*Leitfaden*«. Das ist eine nüchterne Beschreibung dessen, was in Jahns eigenen Worten so klingt: »Wer wider die deutsche Sache und Sprache freventlich tut oder verächtlich handelt (...), der soll erst ermahnt, dann gewarnt, und so er von seinem undeutschen Tun und Treiben nicht abläßt, vor jedermann vom Turnplatz verwiesen werden. Keiner darf zur Turngemeinschaft kommen, der wissentlich Verkehrer der deutschen Volkstümlichkeit ist und Ausländerei liebt, lobt, treibt und beschönigt.« Hier spukt der »Geist der Turngesetze« aus der *Deutschen Turnkunst* von 1816.

Verständlich, daß sich ein Jahrhundert später die Nazis gerne auf Friedrich Ludwig Jahn beriefen. Sie wußten, auf die Turner konnte man sich verlassen. Schon 1929 schrieb Edmund Neuendorff, damals Jugendwart der Deutschen Turnerschaft und Leiter der preußischen Turnlehrerausbildung: »Nirgendwo konnte der Boden für die Aufnahme all des Ungeheuren, das Adolf Hitler neu über Deutschland strömen ließ, besser vorbereitet sein als in der Turnerschaft.« Nur folgerichtig gelobte die Deutsche Turnerschaft Adolf Hitler auf dem 15. Turnfest 1933 in Stuttgart die Treue (»in dunklen wie in hellen Tagen«). Dazu bekannte der Vorsitzende des Anklamer Turnerbundes: »Wir können das Erbe Jahns nie in bessere und mächtigere Hände als die des Führers legen. Das ist nicht zufällig der Fall, sondern entspricht dem völkischen Vermächtnis des Turnvaters.« Die Erbschaftssteuer für dieses Vermächtnis bestand allerdings in ziemlich viel Blut und ausgesprochen wenig Gesundheit.

Quellen:

F. L. Jahn: Die Deutsche Turnkunst. Wilhelm-Limpert-Verlag Dresden 1927 (Nachdruck der Ausgabe von 1816)

C. Cotta: Leitfaden für den Unterricht in der Turngeschichte. R. Voigtländers Verlag, Leipzig 1919

H. Ueberhorst: Edmund Neuendorff. Turnführer ins Dritte Reich. Verlag Bartels & Wernitz, Berlin 1970

A. Krüger: Sport und Politik. Von Turnvater Jahn zum Staatsamateur. Fackelträger, Hannover 1975

Die antiken Olympischen Spiele dienten der Völkerverständigung

Keine Rede! Die Verständigung lief allein auf Griechisch, denn es wurden überhaupt nur Griechen zu den Spielen zugelassen. Keinem Hellenen wäre im Traum eingefallen, sich mit einem Barbaren – wie sich die Nicht-Griechen nennen lassen mußten – auf eine Stufe zu stellen und sei es nur beim Stadionlauf. Im übrigen war die »Nationalität« nicht die einzige Zulassungsbeschränkung, die heute als krasse Diskriminierung gelte würde: Es durften nur Männer, nur Freie und nur Griechen an den Olympischen Spielen teilnehmen. Verheirateten Frauen erlaubte man nicht einmal das Zuschauen, sollten sie es trotzdem wagen, sich bei den Spielen zu vergnügen, mußten sie sogar mit der Todesstrafe rechnen. Das Verbot galt aber nicht für unverheiratete Mädchen. Warum, ist unbekannt. Sklaven zählten nicht als Menschen, sondern als »beseelte Werkzeuge«. Und Barbaren waren für die Griechen unzivilisierte Wilde und damit Menschen 2. Klasse. Ganz einfach.

Doch auch hier gab es die berühmten »Ausnahmen«, die Lücken im System, die mutige und pfiffige Zeitgenossen für sich in Anspruch nehmen konnten: Da beim Pferderennen der Besitzer des »Rennstalls«, nicht aber der Jockey die Siegespalme erhielt, konnten Frauen als Reiter oder Wagenlenker sehr wohl an den Spielen teilnehmen. Die Königstochter Kyniska aus Sparta war die erste Olympionikin, die einen Sieg errang. Ihr Siegesepigramm wird im Museum von Olympia aufbewahrt: »Könige Spartas sind mir Väter und Brüder. Als Siegerin mit dem Gespann der schnellfüßigen Pferde hat Kyniska dieses Bildwerk aufgestellt. Und ich erkläre: der Frauen einzige aus ganz Hellas bin ich, die diesen Kranz errungen.« Ihr gelang noch ein zweiter Sieg, und später folgten andere Frauen ihrem Beispiel.

Schwieriger wurde es für die Griechen mit ihrem olympischen Lokalkolorit, als sich der griechische Einflußbereich bis weit nach Vorderasien und Ägypten ausdehnte. Wie die Veranstalter da im Einzelfall zwischen Griechen und Barbaren unterschieden, wissen wir nicht. Bekannt ist jedoch, daß man so manchem guten Athleten das Bürgerrecht einer griechischen Stadt andiente, damit er durch seine sportlichen Erfolge deren Ruhm mehren möge. So finden auch die berühmten und mancherorts immer noch umstrittenen »Fußball-Legionäre« unserer Zeit ihr Vorbild in der Antike. Als Griechenland dann im 2. Jahrhundert n. Chr. von den römischen Legionären besiegt und Provinz des römischen Reiches wurde, »durften« auch Bürger Roms an den Olympischen Spielen teilnehmen.

→ **Olympischer Friede:** Während der antiken Olympischen Spiele herrschte Frieden
→ **Nero:** Kaiser Nero war Olympiasieger

Quellen:

K.-W. Weeber: Die unheiligen Spiele. Das antike Olympia zwischen Legende und Wirklichkeit. Artemis und Winkler, Düsseldorf 2000, S. 188 ff.
V. Olivova: Sport & Spiele im Altertum – Eine Kulturgeschichte. Copress Verlag, München 1985
W. Decker: Sport in der griechischen Antike. C.H. Beck, München 1995

Von der Brustkrebs-Früherkennung profitieren viele Frauen

Brustkrebs, bei diesem Thema kochen die Emotionen von Frauen, Ärzten und Politikern seit Jahren hoch. Dabei ist an den guten Absichten wie immer wenig auszusetzen: Die schreckliche Krankheit, die Frauen im Kern ihrer Weiblichkeit berührt, soll frühzeitig erkannt und behandelt werden, um Leben zu retten. Prima. Was die Gemüter erhitzt, ist die Frage, ob dadurch die Zahl der Brustkrebstoten tatsächlich gesenkt wird. Außerdem stehen die Nebenwirkungen zur Diskussion, sprich: Entstehen durch die Vorsorgemaßnahmen Schäden, die ohne sie nicht aufgetreten wären? Überwiegen die Nachteile womöglich die Vorteile?

Wie immer in solchen Fällen versucht man, die aufgeworfenen Fragen mit Hilfe von wissenschaftlichen Studien zu klären. Aber die Studien liefern widersprüchliche Ergebnisse: Mal fanden die Wissenschaftler für Frauen, die regelmäßig zur Mammographie gegangen waren, eine deutliche Senkung der Brustkrebssterblichkeit, mal waren die Unterschiede praktisch Null.

Zwei dänische Forscher ließ das nicht ruhen, und sie analysierten die vorhandenen randomisierten Studien, insgesamt sieben an der Zahl. Die beiden Dänen legten bei ihrer Meta-Analyse den Maßstab der evidenzbasierten Medizin an, also den solidesten und weltweit anerkannten Standard zur Beurteilung wissenschaftlicher Studien. Erschreckendes Ergebnis: Keine Studie besaß einen hohen Qualitätsstandard, zwei waren von mittlerer, drei von schlechter Qualität und zwei fehlerhaft. Die Gründe für die schlechte Beurteilung: Verdacht der Voreingenommenheit bei der Feststellung der Todesursachen – unklare Tode wurden in der Kontrollgruppe häufiger als in der Studiengruppe dem Brustkrebs zugeschrieben. Außerdem bemängelten die Wissenschaftler fehlende Angaben zu den Ausgangsdaten der beiden Gruppen, was der Manipulation normalerweise Tür und Tor öffnet.

Wenn Ole Olsen und Peter Gøtzsche die Studien (ohne die beiden fehlerhaften) zusammen auswerteten, errechneten sie eine 20prozentige Senkung des Risikos, an Brustkrebs zu sterben. Werteten sie jedoch nur die zwei besten Studien aus, sank das Risiko nicht. Wirklich nachdenklich machen jedoch zwei andere Befunde der Wissenschaftler: Die Gesamtsterblichkeit (Tod aller Ursachen) verringerte sich in keiner der analysierten Studien, dafür stieg die Zahl der Brustamputationen um 20 Prozent! Anders ausgedrückt heißt das: Durch Mammographie-Reihenuntersuchungen wird das Risiko, an Brustkrebs zu sterben, wahrscheinlich nicht gesenkt. Doch selbst wenn, verlängert sich die Lebenszeit der betreffenden Frauen trotzdem nicht. Dafür erhöht sich die Wahrscheinlichkeit, daß ihnen eine oder beide Brüste abgenommen werden. Und das, obwohl man sich von der Früherkennung gerade auch eine schonendere Therapie erhofft hatte!

Grund für die stark zunehmende Zahl von Operationen sind Veränderungen in der Brust, die ohne Mammographie nie entdeckt worden wären, weil sich aus ihnen gar kein Krebs entwickelt hätte; zum Beispiel langsam wachsende oder auf die Milchgänge beschränkte Geschwulste. Das heißt, hier wurde »vorsorglich« beseitigt, was ohne das Screening nie zum Problem geworden wäre. »Die überwiegende Mehrzahl der Knoten in der Brust«, schrieb kürzlich der britische *New Scientist*, »ist nicht bösartig und erfordert keinerlei Behandlung.« In den USA haben sich acht von zehn Knoten, dic im Rahmen der Mammographie als »Krebs« erkannt wurden, im nachhinein als harmlos erwiesen. Natürlich ist es möglich, durch Nadelbiopsien das Gewebe histologisch zu untersuchen, aber womöglich trägt das seinerseits zur Krebsentstehung bei. Aus einer Studie aus Singapur geht hervor, daß Brustbiopsien an harmlosen Knoten mit einem mehr als dreifachen Risiko verbunden sind, später an Brustkrebs zu erkranken. »Weil weder die Mammographien noch die darauf folgenden Untersuchungen 100 Prozent genau sind, wird zwangsläufig eine gewisse Zahl an Frauen gegen Krebs behandelt, obwohl sie gar keinen haben«, urteilte der *New Scientist.*

Diese Aussage unterstreicht eine kalifornische Studie. Selbst Mammographien, die Röntgenärzte mit »Verdacht auf Bösartigkeit« und »nach radiologischen Kriterien bösartig« befundet hatten, erwiesen sich häufig als falsch-positiv. »Falsch-positiv« heißt, die Ärzte glaubten fälschlicherweise, etwas gefunden zu haben. Nur etwa die Hälfte der so diagnostizierten Frauen bekam in den folgenden 13 Monaten tatsächlich Brustkrebs. Die Fehldiagnosen führen dazu, so Geoff Watts im *New Scientist*, »daß manche Frauen unnötigerweise operiert, mit Chemo- oder Strahlentherapie behandelt und dem Risiko von postoperativen Komplikationen, schweren Infektionen und anderen Nebenwirkungen ausgesetzt werden«.

Noch tragischer als die überflüssigen Aufregungen und Operationen wegen falsch-positiver Befunde sind die Fälle von Brustkrebs, die überhaupt erst entstehen, weil die Frauen regelmäßig zur Mammographie gehen. Ein Risikofaktor ist beispielsweise die Mammographie selbst: Dabei werden Röntgenstrahlen eingesetzt, deren »relative biologische Wirksamkeit« bei gleicher physikalischer Dosis drei- bis viermal höher ist als die normaler Röntgenstrahlen. »Die Brustdrüse ist das strahlenempfindlichste Organ der Frau«, erklärt Inge Schmitz-Feuerhake, Professorin für Medizinische Physik und Mitglied der Gesellschaft für Strahlenschutz, »noch empfindlicher als das Knochenmark, in dem Leukämie ausgelöst wird.« Die Gesellschaft für Strahlenschutz weist darauf hin, daß auch bei Frauen, deren Oberkörper aus anderen Gründen mehrfach geröntgt wurde (zum Beispiel wegen Lungenerkrankungen oder Wirbelsäulenproblemen), die Brustkrebsrate deutlich erhöht ist.

Eine besonders große Gefahr stellt die regelmäßige Mammographie-Reihenuntersuchung zudem ausgerechnet für Frauen mit hohem Brustkrebsrisiko dar: Etwa fünf bis zehn Prozent der weiblichen Bevölkerung tragen mutierte BRCA-1- und BRCA-2-Gene; in ihren Familien kommt Brustkrebs wesentlich häufiger vor als in anderen. Diese Mutationen machen die Zellen empfindlicher gegen äußere Einflüsse, so daß die Röntgenstrahlen die Entstehung von Krebs noch begünstigen dürften. Dafür spricht auch, daß bei der besten der oben erwähnten Brustkrebsstudien unter den 40- bis 49jährigen der Screening-Gruppe die Brustkrebssterblichkeit anstieg; nach wenigen Jahren lag sie deutlich über der der Kontrollgruppe! Nach Schätzungen der Gesellschaft für Strahlenschutz kommen auf 100 durch das Screening entdeckte Brustkrebserkrankungen 20 bis 30 neu durch die Mammographie verursachte. Seit der Einführung der kostenlosen Vorsorge vor drei Jahrzehnten ist die Brustkrebssterblichkeit – zumindest in den Statistiken – um rund 20 Prozent gestiegen.

Auch Professor Ingrid Mühlhauser von der Universität Hamburg war im Rahmen einer eigenen Analyse der Studien bereits 1999, also schon vor Olsen und Gøtzsche, zu demselben Ergebnis gekommen: Da die Unterschiede in der Gesamtsterblichkeit »zwischen den Gruppen mit und ohne Mammographie nicht statistisch signifikant sind, könnte man vereinfachend folgendes formulieren:

- Im Laufe von zehn Jahren sterben gleich viele Frauen, egal ob Mammographien zur Früherkennung von Brustkrebs angeboten werden oder nicht.

- Ohne Mammographie-Früherkennungsuntersuchungen sind von 100 verstorbenen Frauen vier an Brustkrebs, 96 an anderen Todesursachen verstorben.
- Mit Mammographie-Früherkennungsuntersuchungen sind von 100 verstorbenen Frauen drei an Brustkrebs, 97 an anderen Todesursachen verstorben.«

Der beratende Ausschuß zur Krebsprävention der EU bestätigt sie: »Bei Frauen im Alter von 40 bis 49 Jahren können Mammographie-Vorsorge-Untersuchungen aufgrund ihrer geringen Aussagekraft für diese Altersgruppe, des möglichen Nachweises nichtprogredierender Karzinome und der höheren Strahlenbelastung mit nicht unbeträchtlichen negativen Wirkungen einhergehen.« Und bei älteren Menschen? Da nimmt aufgrund des häufigeren Auftretens von Brustkrebs die Trefferquote zu. Parallel dazu sinkt aber mit zunehmendem Alter die Anzahl der gewonnenen Lebensjahre – und auch die Therapie wird schlechter vertragen, so daß die Lebensqualität sinkt. Bemerkenswert an dem EU-Bericht ist aber, daß er offenließ, ob die Nachteile nicht größer sein könnten als die Vorteile. Eine Möglichkeit, die eine aktuelle britische Studie nahelegt. Dabei war die Krebsrate bei Frauen, die nicht zur Vorsorge gehen, sogar geringer als die, die sich regelmäßig einer Mammographie unterziehen. Vielleicht liegt das ja nicht an den immer wieder beschworenen »psychologischen« Ursachen, sondern ist eine Folge der Mammographien selbst.

Auch viele Ärzte sind viel skeptischer, als die Medienauftritte ihrer Vertreter vermuten lassen. Bei einer medizinischen Fachtagung stellte der Tagungsleiter an die teilnehmenden 60 Mediziner folgende Frage: »Ich würde gerne wissen, wie viele von Ihnen am Mammographie-Screening teilnehmen. Für Männer lautet die Frage: Wenn Sie eine Frau wären, würden Sie teilnehmen? Ich bitte um Handzeichen.« Resultat: »Keine der Anwesenden nimmt teil. 55 sagen, sie würden nicht teilnehmen. Und fünf Männer sind unentschieden.« Wer als Arzt selbst nicht zur Früherkennung geht, empfiehlt sie dennoch seinen Patienten. Dies hat weniger mit Gedankenlosigkeit oder dem Wunsch nach Abrechnungsmöglichkeiten zu tun. Eine Gynäkologin, die selbst bewußt auf die Mammographie verzichtet, formuliert es so: »Ich fürchte mich davor, einer Frau ein Mammogramm *nicht* zu empfehlen, die vielleicht später mit Brustkrebs wiederkommt und mich fragt: ›Warum haben Sie kein Mammogramm machen lassen?‹ (...) Dennoch glaube ich, es sollte nicht empfohlen werden.«

PS: Am 24. März 2003 wurde von Ärzten und Krankenkassen beschlossen, das Mammographie-Sreening, also die Röntgenuntersuchung der Brüste, ab dem Jahr 2005 flächendeckend für Frauen zwischen 51 und 70 Jahren einzuführen. 430 bis 530 Millionen Euro zusätzlicher Kosten ist dieses Programm den Krankenkassen wert.

→ **Prävention:** Gesundheitsaufklärung senkt die Kosten im Gesundheitswesen
→ **Prävention:** Gesundheitsaufklärung führt zu mehr Gesundheit

Quellen:

P. C. Gøtzsche, O. Olsen: Is screening for breast cancer with mammography justifiable? Lancet 2000/355/S. 129 ff.

P. C. Gøtzsche, O. Olsen: Cochrane review on screening for breast cancer with mammography. Lancet 2001/358/S.1340 ff.

J. Randerson: Breast tests best. New Scientist 23.3.2002, S. 6

G. Watts: Safe or sorry. New Scientist 22.6.2002, S. 34 ff.

J. Hogan: Is that sinister spot cancer? New Scientist 15.3.2003, S. 14

K. Koch: Mammographie. Für ein Screening fehlt die wissenschaftliche Grundlage. Deutsches Ärzteblatt 2001/98/S. A2780 ff.

A. G. Threlfall, C. B. J. Woodman: Risk of breast cancer in women who attend the NHS breast screening programme: cohort study. British Medical Journal 2001/323/S. 140

L. L. Humphrey et al.: Breast cancer screening: a summary of the evidence for the U.S. preventive services task force. Annals of Internal Medicine 2002/137/S. 347 ff.

E. H. Ng et al.: Risk factors for breast carcinoma in Singaporean Chinese women: the role of central obesity. Cancer 1997/80/S. 725 ff.

H. Dieckmann, I. Schmitz-Feuerhake: Brustkrebsvorsorge und Früherkennung Ja, Reihenuntersuchung mit Mammographie Nein! Umwelt Medizin Gesellschaft 2002/15/S. 233 ff.

M. Frankenberg-Schwager et al.: Mutagenicity of low-filtered 30 kVp X-rays, mammography X-rays and conventional X-rays in cultured mammalian cells. International Journal of Radiation Biology 2002/78/S. 781 ff.

I. Mühlhauser, B. Höldke: Mammographie-Screening – Darstellung der wissenschaftlichen Evidenz-Grundlage zur Kommunikation mit der Frau. arznei-telegramm 1999/H. 10/S. 101 ff.

A. Köhler, B. Gibis, A. Mühlich: Mammographie-Screening – Flächendeckendes Angebot bereits im Jahr 2005. Deutsches Ärzteblatt 2003/19/S. A1240 ff.

Krebsvorsorge und ihre Alternativen

Angesichts der angeführten Daten liegt es nahe, auf die Mammographie vor allem bei jüngeren Frauen zu verzichten und statt dessen die Selbstuntersuchung zu empfehlen. Vielleicht erinnern Sie sich noch an die Zeit, als man kaum eine Frauenzeitschrift aufschlagen konnte, in der die Leserinnen nicht von bebrillten Gutmenschen aufgefordert wurden, einmal im Monat ihre Brüste auf Knoten abzutasten? Doch auch das wird mittlerweile von Fachleuten in Frage gestellt. Nicht nur, weil die meisten Knoten harmlos sind, rituelle Selbstprüfungen bestenfalls die psychische Stabilität untergraben oder weil die allermeisten Frauen einen Krebs auch ohne spezielle Abtastaktionen spüren. Nein, sondern weil Studien gezeigt haben, daß die Selbstuntersuchungen die Zahl der Krebstoten nicht senken. So kommt auch der beratende Ausschuß zur Krebsprävention der EU zu dem Urteil: »Derzeit gibt es keine überzeugenden Beweise für die Wirksamkeit der Vorsorge mittels Selbstuntersuchung oder klinischer Brustuntersuchung.«

Aber man will doch etwas gegen die heimtückische Gefahr tun, damit man sich später keine Vorwürfe machen muß? Nun gut, es gibt neben der Mammographie und dem Abtasten noch die Möglichkeit der Primärprävention, das heißt, einer Methode, mit der das Entstehen der Erkrankung verhindert wird. Dafür steht mit Tamoxifen ein Medikament zur Verfügung, das sich nicht nur bei der Behandlung von Brustkrebs bewährt hat, sondern das sogar – belegt durch eine aktuelle klinische Studie – das Risiko von Brustkrebs deutlich vermindert. Dazu muß man das Hormon allerdings ein halbes Leben lang vorbeugend einnehmen. Und der Preis ist hoch, zu hoch, wie das *arznei-telegramm*, ein unabhängiger Fachdienst für Ärzte, mitteilt: »Die Gesamtsterblichkeit nimmt signifikant zu. Gebärmutterkrebs, venöse Thrombosen, Embolien und wahrscheinlich auch Schlaganfälle kommen häufiger vor als unter Placebo.« Fazit der Experten: »Tamoxifen ist zur Primärprophylaxe des Brustkrebses nicht vertretbar.«

Aber es muß doch eine Möglichkeit geben, um … Einverstanden. Wie wär's zur Abwechslung mit weniger Prävention? Das ist kein Scherz, sondern eine bittere Lehre, die die Medizin aus den Hormongaben an Frauen zog. Man hatte die Pillen jahrelang zur Vorbeugung vor Osteoporose und gleichzeitig zur Behandlung von Wechseljahr-Beschwerden empfohlen. Ergebnis der größten Studie mit insgesamt über 16 600 Frauen im Alter von 50 bis 79 Jahren: In der Hormongruppe erkrankten im Vergleich zur Placebogruppe innerhalb eines Zeitraums von nur fünf Jahren 700 Frauen zusätzlich an koronarer Herzkrankheit und 800 zusätzlich an Brustkrebs. In der Hormongruppe waren außerdem 800 Schlaganfälle und 1800 venöse Thromboembolien mehr zu verzeichnen als in der Placebogruppe. Das war der Preis für eine Risikosenkung um 500 Hüftfrakturen und 600 Darmkrebse. Da das Brustkrebsrisiko erst im fünften Versuchsjahr nach oben schoß, bieten diese Ergebnisse nur einen Vorgeschmack auf das, was hier noch folgen dürfte. Wegen der verheerenden Ergebnisse in der Osteoporosevorsorge-Studie mußten weitere Studien mit Hormonersatztherapie abgebrochen werden.

Und wie beugt man dann Osteoporose vor? Versuchen Sie's doch mal mit etwas weniger Gesundheitsbesorgnis. Vermeiden Sie einfach, Ihrem Körper durch kalorienbewußte Ernährung zu schaden. Denn Diäten – gleich welcher Art, egal ob von Krankenkassen, Medizinprofessoren oder Aufklärungsvereinen empfohlen –, alle Diäten fördern massiv Osteoporose. Verzichten Sie einfach darauf, Ihren lieben Körper durch Hunger, Magerquark und Joggen neu designen zu wollen. Vielleicht wäre es besser, das kaum merkliche Altern mit Wohlwollen und mit Genugtuung über das bereits Geleistete zu betrachten, statt angsterfüllt in die Zukunft zu blicken. Auch ein wenig Dankbarkeit, daß das geniale Wunderwerk Ihres Körpers Sie bis hierhin geduldig getragen hat, könnte nicht schaden.

Quellen:

Beratender Ausschuß zur Krebsprävention: Empfehlungen zur Krebsvorsorge in der Europäischen Union. Wien 18./19. November 1999

Anon: Primärprävention des Brustkrebses mit Tamoxifen erhöht Sterblichkeit. arznei-telegramm 2002/H. 10/S. 98

Anon: Hormone nach den Wechseljahren: Der Skandal setzt sich fort. arznei-telegramm 2002/H. 8/S. 81 ff.

Heilung durch Prozente

Statistik steckt voller Fallstricke, dennoch können ein paar einfache Kenntnisse auf dem Gebiet medizinischer Zahlenspielereien zu mehr Gelassenheit und Lebensqualität führen, wie Professor Gerd Gigerenzer, Kognitionspsychologe am Max-Planck-Institut für Bildungsforschung in Berlin am Beispiel Brustkrebs zeigt:

Gesetzt den Fall, eine 40jährige geht zur Vorsorge, dann liegt ihre Wahrscheinlichkeit, daß sie tatsächlich Brustkrebs hat, bei etwa einem Prozent. Durch eine Mammographie wird ein Krebsherd mit 90prozentiger Sicherheit erkannt. Daraus folgern die Betroffenen – und die meisten Ärzte –, daß die Diagnose »Brustkrebs« mit 90prozentiger Sicherheit stimmt. Irrtum! Denn bei neun von 100 Frauen, die frei von Brustkrebs sind, wird fälschlicherweise ebenfalls die Verdachtsdiagnose »Krebs« gestellt – weil der Test eben nur zu 90 Prozent sicher ist. Das heißt: von 100 Frauen, die zur Brustkrebs-Vorsorge gehen, müssen anschließend zehn um ihr Leben bangen, aber nur eine ist wirklich krank. Ob dann die »Richtige« unters Messer kommt, hängt auch wieder ein wenig vom Zufall ab.

Angenommen, die Nachrichten melden, regelmäßige Mammographien hätten die Sterblichkeit an Brustkrebs um 20 Prozent vermindert, dann klingt das beeindruckend – da die meisten Menschen nicht wissen, wie häufig Brustkrebs überhaupt vorkommt. Professor Ingrid Mühlhauser hat diese Meldung einmal in die tatsächlichen Zahlen umgerechnet. Dann lautet die *gleiche* Nachricht: »Durch Mammographie-Früherkennungsuntersuchungen kann der Anteil der Frauen, die nicht an Brustkrebs sterben, um sieben Zehntausendstel erhöht werden.« Allerdings leben die sieben Zehntausendstel nicht länger, sondern sie sterben nur an etwas anderem, so Professor Mühlhauser.

Wie viele Frauen sterben nun an Brustkrebs? Die deutsche Todesursachenstatistik nennt 3,9 Prozent. Allerdings ist dieser Wert, wie Überprüfungen von Totenscheinen ergeben haben, überhöht, so daß die tatsächliche Zahl derzeit bei etwa drei Prozent liegen dürfte. Zum Vergleich: Erkrankungen des Herz-Kreislauf-Systems machen bei uns 36 Prozent der Todesursachen bei Frauen aus. Daraus folgt: Brustkrebs ist eigentlich eine seltene Krankheit.

Anderes Beispiel gefällig? Der Statistiker und Biophysiker Hans-Peter Beck-Bornholdt von der Universität Hamburg zum Thema Darmkrebs-Früherkennung: »Die Wahrscheinlichkeit für einen Fehlalarm beträgt hier bei dem gängigen Verfahren drei Prozent. Von 100 Getesteten wird also bei dreien irrtümlich ein Karzinom vermutet. Bei den anderen 97 Prozent gibt der Test korrekt an, daß sie nicht an Darmkrebs leiden. Umgekehrt übersieht das Verfahren allerdings die Hälfte aller vorhandenen Karzinome. Diese Zahlen allein reichen aber noch nicht aus, um das Testergebnis richtig einzuschätzen. Entscheidend ist auch, wie oft ein solcher Tumor in der Gruppe der Getesteten vorkommt. Insgesamt leiden nur sehr wenige Menschen an Mastdarmkrebs, ohne es zu merken (...) Bei einem 33jährigen Mann etwa ist die Erkrankung 100mal seltener als bei einem 77jährigen. Das heißt: Die Wahrscheinlichkeit, bei positivem Testergebnis tatsächlich krank zu sein, beträgt bei den Älteren 3,2 Prozent. Bei den Jüngeren sind es gerade einmal 0,3 Promille.« Der Vollständigkeit halber sei erwähnt, daß im Falle von Darmkrebs, Diagnostik und Therapie, die einem Krebsverdacht folgen kann, meist weniger invasiv und mit weniger Nebenwirkungen verbunden ist, als bei Brust- und Prostatakrebs.

Ein Gewinner der Früherkennung steht jedoch sicher fest: 250 Millionen Euro gaben die Krankenkassen 1999 dafür aus. Aber das ist nur ein Teil der Kosten. Mehr Umsatz bringt der diagnostische und therapeutische Aufwand als Folge falsch-positiver Befunde. Es ist deshalb wenig verwunderlich, daß die Lobby angesichts der drohenden Kostensenkungen im Gesundheitswesen stark an einer Ausweitung der Prävention als Kassenleistung interessiert ist. Wer es dennoch wagt, Einspruch zu erheben, hat sich als Politiker in der öffentlichen Diskussion moralisch diskreditiert. Seitdem es fürs Heilen weniger und fürs Vorbeugen mehr Geld gibt, haben die Gesundheitsverkäufer das schöne Sprichwort »Vorbeugen ist besser als heilen« für sich entdeckt. Das erstickt Kritik im Keim und verhindert jede Früherkennung präventiver Fehlentwicklungen.

Quellen:

I. Mühlhauser, B. Höldke: Mammographie-Screening – Darstellung der wissenschaftlichen Evidenz-Grundlage zur Kommunikation mit der Frau. arznei-telegramm 1999/ H. 10/S. 101 ff.

G. Gigerenzer: Das Einmaleins der Skepsis. Über den richtigen Umgang mit Zahlen und Risiken. Kapitel 5: Brustkrebs-Screening. Berlin Verlag, Berlin 2002

C. Stolze, H.-P. Beck-Bornholdt: Die Sicherheit ist nur vorgegaukelt. Interview. Die Woche 22.2.2003, S. 27

G. Schubert-Fritschle et al.: Qualität der Angaben von Todesbescheinigungen. Deutsches Ärzteblatt 2002/99/S. A50 ff.

Statistisches Bundesamt Deutschland: Sterbefälle nach den 10 häufigsten Todesursachen insgesamt und nach Geschlecht 2001. In: http://destatis.de/basis/d/gesu/gesutab20.htm

Die Prostatakrebs-Früherkennung rettet viele Männerleben

Gilt der Busen als Symbol der Weiblichkeit, dient dem Manne das Gemächt als Zeichen seiner Herrlichkeit. Nur folgerichtig werden Erkrankungen an diesen edlen Körperteilen als Bedrohung der sexuellen Identität erlebt. Wegen dieser emotionalen Verbindung gehören Brust- und Prostatakrebs zu den absoluten Horrorszenarien. Im Falle der Prostata liegen die Dinge aber etwas anders als bei der Brust. Denn Prostatakrebs ist zwar weitaus häufiger als Brustkrebs, doch er wächst in den meisten Fällen extrem langsam. Eine gute Voraussetzung für Früherkennungsmaßnahmen, sollte man meinen.

Hoch gesteckt waren deshalb die Erwartungen, als es in den achtziger Jahren gelang, einen Test zu entwickeln, von dem es hieß, er könne Prostatakrebs frühzeitig aufdecken. Beim sogenannten PSA-Test wird das »prostataspezifische Antigen« (PSA) bestimmt. Diese Substanz sorgt dafür, daß die Samenflüssigkeit auch wirklich flüssig ist. In einer krankhaft oder altersbedingt vergrößerten oder auch nur durch einen Fahrradsattel gereizten Prostata entsteht mehr PSA, das sich auch im Blut nachweisen läßt. Ab einem Wert von vier Nanogramm pro Milliliter Blut wird den Männern zur weiteren Abklärung eine Biopsie empfohlen. Wenn die Gewebeprobe den Verdacht auf Krebs erhärtet, folgt in der Regel eine Operation, bei der die Prostata entfernt wird, oder eine Strahlentherapie. So weit, so gut – oder auch nicht.

Denn die Vorsorge hat ihre Tücken. Hildegard Kaulen von der *Frankfurter Allgemeinen Zeitung* hat dies eindrucksvoll dargestellt: »Prostatakrebs ist bei alten Männern sehr häufig. Man geht davon aus, daß im fortgeschrittenen Alter rund fünfzig von hundert Männern Prostatakrebs haben. Bei vierzig dieser Männer verursacht der Krebs keinerlei Beschwerden und wird auch nicht die Todesursache sein. Diese Männer müssen deshalb nicht behandelt werden. Sie profitieren nicht von einer Früherkennung, sondern werden dadurch eher belastet. Bei fünf der übrigen zehn Männer ist der Tumor so weit fortgeschritten, daß ihnen keine Behandlung mehr helfen wird. Auch sie profitieren nicht von der Früherkennung, sondern werden früher mit ihrem unausweichlichen Schicksal konfrontiert. Von der Früherkennung profitieren nur die restlichen fünf Prozent der Männer, deren Tumor noch behandelt werden kann. Diese Gruppe kann aber durch den Test nicht zweifelsfrei identifiziert werden. Selbst eine Gewebeprobe zeigt nicht eindeutig, wie aggressiv oder wenig aggressiv der Tumor ist.«

Halt, das darf doch nicht wahr sein! Als Resultat der Früherkennung kämen demnach in erster Linie Gesunde unters Messer? Da ist leider mehr als nur ein Körnchen Wahrheit dran. Eine Überprüfung des PSA-Tests anhand von 900 Patienten, die eine Radikaloperation über sich ergehen ließen, ergab, daß die Test-Resultate von geringem Wert sind. Das vernichtende Urteil des kalifornischen Forscherteams: Der PSA-Test sei »klinisch nutzlos«. Statt bösartiger Tumore findet man damit zuverlässig nur gutartige Hyperplasien, also vergrößerte Organe ohne Krankheitswert. Im Medizinerdeutsch lautet das Ergebnis wörtlich: »PSA-Werte zwischen zwei und neun Nanogramm pro Milliliter weisen eine schwache und nicht zuverlässige Beziehung zum Prostatakrebs auf. Stark ist die Beziehung dagegen zum Prostatagewicht und damit zur benignen [gutartigen] Prostatahyperplasie.«

Wer unter den zum Grenzwert erhobenen vier Nanogramm pro Milliliter liegt, kann trotzdem unheilbar an Prostatakrebs erkrankt sein, und wer deutlich höhere Werte aufweist, hat trotzdem wahrscheinlich nur eine ungefährliche Hyperplasie. Das heißt, ob Sie mit »harmlosen« zwei oder »bedrohlichen« neun Nanogramm pro Milliliter nach Hause geschickt werden, Ihr Krebsrisiko ist fast das gleiche. Aber dafür nimmt man doch zur Sicherheit noch eigens eine Gewebeprobe? Richtig. Allerdings ist diese ebenfalls unzuverlässig. Auch hier stimmen die Befunde der Vorsorge nicht mit der tatsächlichen Entwicklung des Gewebes überein, so das Resultat einer Gruppe von Pathologen, Urologen und Onkologen aus Baltimore (USA).

Wenn Ihnen das Gerangel um die Aussagekraft von Blutwerten und Gewebeproben zu verwirrend oder zu theoretisch ist, gehen wir in die Praxis. Angenommen, die Vorsorgeuntersuchung mittels PSA-Bestimmung brächte etwas, dann müßte in Ländern oder Regionen, in denen viele Männer PSA-Tests machen, die Sterblichkeit aufgrund von Prostatakrebs niedriger sein als andernorts, wo man das nicht tut. Solche Beispiele gibt es, etwa die Vereinigten Staaten und Großbritannien: Seit Mitte der achtziger Jahre hat das PSA-Screening in den USA weite Verbreitung gefunden. Die Zahl der entdeckten Prostatakrebsfälle verdoppelte sich dadurch innerhalb von zehn Jahren. Im Vereinigten Königreich dagegen wurde weit weniger gescreent. Logisch, daß die Zahl der Neuerkrankungen weniger stark anstieg. Wer nicht sucht, der findet auch nicht. Nur eins war merkwürdig: Die Sterblichkeit aufgrund von Prostatakrebs hatte sich nach der Einführung des PSA-Tests in beiden Ländern so gut wie nicht geändert (siehe Abbildung).

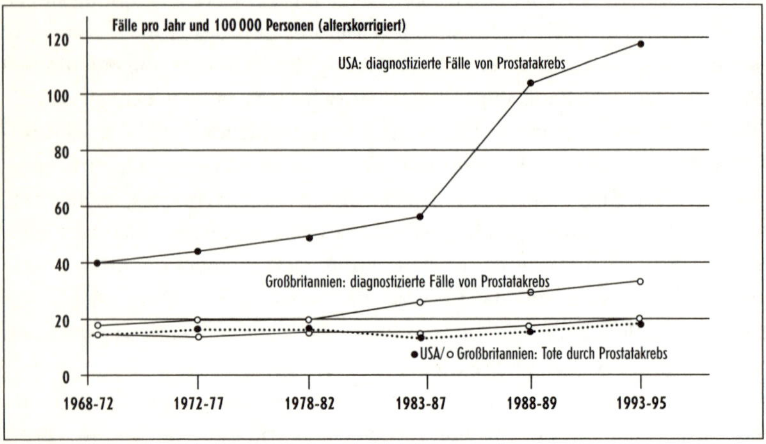

In den USA werden seit Mitte der achtziger Jahre PSA-Screenings durchgeführt. Dadurch stieg die Zahl der entdeckten Fälle von Prostatakrebs stark an. In Großbritannien werden weniger PSA-Tests durchgeführt, daher gibt es auch weniger entdeckte Prostatakrebsfälle. Doch obwohl in den USA wesentlich mehr Krebsfälle entdeckt und behandelt werden, sterben nicht weniger Männer an Prostatakrebs als in Großbritannien (nach Tannock 2002).

Die gleiche Beobachtung machten amerikanische Forscher, die eine Studiengruppe aus dem Raum Seattle mit einer anderen Gruppe im Staat Connecticut verglichen, insgesamt über 200 000 Männer. Zwischen 1987 und 1990 wurden in Seattle fünfmal mehr PSA-Tests und doppelt so viele Biopsien durchgeführt wie in Connecticut. Folge war natürlich, daß man in Seattle doppelt so viele Prostata-Neuerkrankungen zu vermelden hatte wie in Connecticut. Weitere Folgen waren sechsmal mehr Prostataentfernungen und mehr als doppelt so viele Strahlentherapien in Seattle! Und doch nützte alles nichts: In Seattle starben nicht weniger Männer an Prostatakrebs als in Connecticut.

Der Fachinformationsdienst *arznei-telegramm* beklagt, daß es vielen Menschen, auch Fachleuten, einfach nicht einleuchten will, daß die Prostata-Früherkennung weder den Krankenstand vermindert noch das Leben verlängert »und somit keine anderen Konsequenzen haben könnte als die Risiken der

Verängstigung und gefährlicher diagnostischer und therapeutischer Folgeeingriffe«. Dazu zählen »insbesondere Impotenz und Inkontinenz (…) oder Störungen der Sexual- und Darmfunktion als Folge einer Strahlentherapie. Hinzu kommt die psychische Belastung durch eine Krebsdiagnose, besonders bei denen, die sich für kontrolliertes Abwarten entscheiden«. Kontrolliertes Abwarten ist für diejenigen eine Alternative, die sich aus den genannten Gründen völlig rational gegen eine vorschnelle Operation entscheiden. Dies schützt sie aber nicht davor, jeden Morgen mit dem Bewußtsein aufzuwachen, Krebs zu haben.

Gavin Yamey, einer der Herausgeber des *Western Journal of Medicine*, hielt seinen Kollegen vor: »Sie machen einen Mann, der niemals erfahren hätte, daß er Krebs hat, inkontinent und impotent und versetzen ihn in Angst und Schrecken. Die Risiken, die damit verbunden sind, sind größer als die Wahrscheinlichkeit, ein Leben zu retten.« Yameys kritische Äußerungen riefen massive Proteste hervor, bei denen er sogar mit dem KZ-Arzt Mengele verglichen wurde. Der Protest kam nicht nur von seinen ärztlichen Kollegen und Testherstellern, sondern auch von Selbsthilfegruppen und Patientenorganisationen. In der Öffentlichkeit wirken zumindest deren Stellungnahmen glaubwürdig, gelten sie doch frei von »kommerziellen Interessen«. Aber die Geschäftsleute aus der Medizinbranche wissen dies natürlich und lassen sich auch die »Information« von Selbsthilfegruppen etwas kosten. »Ich weiß, daß einige Gruppen Geld von Firmen erhalten, die kommerziell Tests oder Behandlungen anbieten«, sagt Yamey.

Fazit: Die derzeitig propagierte Form der Früherkennung des Prostatakrebses ist eine Kapitalvernichtung auf Kosten von Wohlbefinden und Lebensqualität der Patienten. Die amerikanischen Präventionsexperten von der U.S. Preventive Services Task Force geben daher die Empfehlung, *nicht* an Screenings zur Prostata-Früherkennung teilzunehmen. Zum gleichen Ergebnis kam das National Screening Committee in Großbritannien, das ebenfalls diese Art der Vorsorge mangels Nutzens ablehnt. Auch das Deutsche Netzwerk Evidenzbasierte Medizin spricht sich gegen die Einführung von flächendeckenden Vorsorgeuntersuchungen aus.

Natürlich kann man verstehen, daß ein junger Mediziner, der zum ersten Mal machtlos zusehen mußte, wie ein Patient mit einem metastasierten Prostatakrebs leidvoll starb, alles daran setzen möchte, anderen dieses Schicksal zu ersparen. Daß er – ähnlich wie der besorgte Mann vor ihm im Sprechzimmer

– an die Aussagekraft des Tests glauben möchte. Aber von Fachgesellschaften und ihren Exponenten darf man eine abgewogene Einschätzung verlangen, die der Komplexität der Problematik gerecht wird. Sonst müssen sie sich den Vorwurf gefallen lassen, es ginge ihnen mehr um ihren Geldbeutel als um die Gesundheit der Patienten. Mit unnötigen Operationen und Nachbehandlungen lassen sich Praxen und Krankenhäusern schließlich auch füllen.

Doch die Interessengruppen tun sich schwer. So stellte die Arbeitsgemeinschaft der wissenschaftlichen medizinischen Fachgesellschaften fest: »Die Effektivität der Früherkennung beim männlichen Prostatakarzinom ist zur Zeit unbewiesen.« Dennoch empfiehlt sie in der entsprechenden Leitlinie das PSA-Screening. Und in den USA wirbt eine medizinische Fachgesellschaft mit dem Slogan: »Das schönste Geschenk zum Vatertag: ein PSA-Test für Zuhause!«

Wenn das Saarland mit seiner Bundesratsinitiative Erfolg hat, wird das PSA-Screening vielleicht demnächst als Früherkennungsmaßnahme von den gesetzlichen Krankenkassen bezahlt. Wenn das nicht der Fall ist, wird der Test als freiwillige Leistung (Kostenpunkt ca. 25 Euro) angeboten. Hauptergebnis wird in vielen Fällen der Einstieg in einen lebenslangen Kapitaltransfer sein, denn auf den Test folgen teure Operationen und langwierige Therapien. Danach müssen die Nebenwirkungen behandelt werden. Gar nicht zu reden vom Verlust an Lebensqualität für die Betroffenen und ihre Familien. Fragt sich, wo hier eigentlich Geld gespart und Kosten gesenkt werden.

→ **Prävention:** Gesundheitsaufklärung senkt die Kosten im Gesundheitswesen
→ **Prävention:** Gesundheitsaufklärung führt zu mehr Gesundheit

Quellen:

I. F. Tannock: Eradication of a disease: how we cured symptomless prostate cancer: Lancet 2002/359/S. 1341 f.

G. Lu-Yao et al.: Natural experiment examining impact of aggressive screening and treatment on prostate cancer mortality in two fixed cohorts from Seattle area and Connecticut. British Medical Journal 2002/325/S. 740 ff.

G. Gigerenzer: Das Einmaleins der Skepsis. Über den richtigen Umgang mit Zahlen und Risiken. Berlin Verlag, Berlin 2002

R. Harris, K. N. Lohr: Screening for prostate cancer: an update of the evidence for the U.S. Preventive Services Task Force. Annuals of Internal Medicine 2002/137/S. 917 ff.

J. Windeler, M. Perleth: Stellungnahme des Deutschen Netzwerks Evidenzbasierte Medizin (DNEbM e.V.) zu Forderungen nach Einführung eines PSA-Screenings. 11.3.2002 In: http://www.ebm-netzwerk.de/psa_screening.pdf

H. Kaulen: Ein schlüpfriger Test. Frankfurter Allgemeine Zeitung, 23.4.03, S. N1

Deutsche Gesellschaft für Urologie et al.: PSA-Bestimmung in der Prostatakarzinomdiagnostik (Früherkennung des Prostatakarzinoms), AWMF-Leitlinien-Register Nr. 043/036, Stand 09/2002. In: http://www.uni-duesseldorf.de/www/awmf/ll/urol-36.htm

Anon.: PSA-Screening zur Früherkennung des Prostatakarzinoms. arznei-telegramm 2003/34/ S. 33 f.

K. Koch: Nicht die ganze Wahrheit. Kampagnen zur Früherkennung von Prostatakrebs zeichnen ein Bild, das nicht dem Stand des Wissens entspricht. Süddeutsche Zeitung, 17.12.2002, S. 18

G. Watts: Safe or sorry. New Scientist, 22.6.2002, S. 34 ff.

T. A. Stamey et al: Preoperative serum prostate specific antigen levels between 2 und 22 ng/ml correlate poorly with port-radical prostatectomy cancer morphology: prostate specific antigen cure rates appear constant between 2 and 9 ng/ml. Journal of Urology 2002/167/S. 103 ff.

A. M. DeMarzo et al: Pathological and molecular aspects of prostate cancer. Lancet 2003/361/ S. 955 ff.

Waldläufe sind die gesündeste Form des Dauerlaufs

Duftender Waldboden, glimmerndes Licht, rauschendes Laub, ein laues Lüftchen, Vogelgezwitscher und dazwischen das regelmäßige Stampfen und Schnaufen eines schwitzenden Menschenkinds. So klingt ein Wochenende im Stadtwald. Nun suchen nicht wenige Streßgeplagte Erholung und Entspannung in der freien Natur, und – wie Sie dem Irrtum *Runner's High: Das Runner's High sorgt für das Wohlbefinden beim Sport* entnehmen können – kann diese Art der sportlichen Betätigung tatsächlich eine Wohltat für Leib und Seele sein, nicht zuletzt aufgrund des Tageslichtes und der vielfältigen Sinnesreize. Darüber sollten wir aber nicht vergessen, daß überall dort wo viel Licht ist, auch die mehr oder weniger heiteren Schattenseiten zu finden sind.

Eine solche mußte ein Arzt namens Melvin Hershkowitz erfahren, weil ihn nicht einmal ein eisiger Wind von seinem allabendlichen Lauf durch den Park abhalten konnte. In einer Zuschrift an das *New England Journal of Medicine*, einer der angesehensten medizinischen Fachzeitschriften, lesen wir, daß er bereits nach 25 Minuten ein unangenehmes Brennen am Penis verspürte, das mit jedem Schritt zunahm. In seiner nahegelegenen Wohnung angekommen kam der Experte nach gründlicher Prüfung des inzwischen gefühllosen Objekts zu einer wenig erbaulichen Diagnose: Das gute Stück litt an einer Erfrierung. Zwar ließ sich durch vorsichtiges Erwärmen die Funktionsfähigkeit allmählich wiederherstellen, doch dieser Vorgang sorgte für vorübergehende Irritationen bei Frau Hershkowitz. Denn als sie ihren Mann im Schlafzimmer vorfand, wie er vor dem Bett stehend mit heruntergelassener Hose mit der einen Hand die Eichel wärmte, während er mit der anderen in einer medizinischen Fachzeitschrift blätterte, waren Fehlinterpretationen und kritische Nachfragen nicht zu vermeiden.

Wer in freier Wildbahn herumläuft, sollte sich »bewußt sein, daß die Natur ihre eigenen Gesetze hat und kein unbefugtes Eindringen gestattet, ohne Rache zu nehmen«. Mit dieser eindringlichen Mahnung schloß ein weiterer Leserbrief an das *New England Journal of Medicine.* Darin berichtete ein Schweizer Ärzteteam über Vogelangriffe auf Jogger! Zwölfmal seien solche in den zurückliegenden zwei Jahren Opfer von rabiaten Mäusebussarden geworden. Dabei hatten sie so schwere Verletzungen davongetragen, daß sie das Krankenhaus aufsuchen mußten. Die Vögel pflegten hinterrücks im Sturzflug anzugreifen und mit ihren Krallen in der Kopfhaut der nichtsahnenden Freizeitsportler messerschnittartige Wunden zu hinterlassen. Dergleichen geschieht nicht nur in der Schweiz, nein, auch der Kölner Stadtanzeiger beschreibt Szenen wie aus Alfred Hitchcocks Film *Die Vögel*: In Erftstadt, einer Gemeinde südwestlich von Köln, wurden im Juni 2002 innerhalb weniger Tage gleich drei Jogger von Greifvögeln attackiert – weil sie sich in der Nähe des Nests der brütenden Tiere bewegten. Der zuständige Revierförster ließ vorsichtshalber Warnhinweise aufstellen und einige Wanderwege sperren.

In ähnlicher Weise kann man als Waldläufer auch von weiblichen Wildschweinen mißverstanden oder von nicht angeleinten Herrchen und Hunden (»Der tut nichts!«) fälschlicherweise als Beute interpretiert werden. Noch heimtückischer sind Zeckenüberfälle. Wer spendet schon gern ungefragt Blut? Oft ist Undank dann der Spende Lohn: Zusammen mit einem Gerinnungshemmer spucken die lieben Kleinen ihren Opfern gerne noch ein paar Viren bzw. Bakterien in die Blutbahn. Die zeichnen für so unangenehme Erkrankungen wie Frühsommer-Meningoenzephalitis (FSME), Borreliose oder Ehrlichiose verantwortlich. Während die FSME-Hirnhautentzündung vielen dem Namen nach bekannt sein dürfte, ist die Borreliose (Lyme-Disease) den Medizinern erst seit wenigen Jahren geläufig, obwohl sie eine wichtige Ursache von rheumatischen Erkrankungen darstellt. Auch die Ehrlichiose kommt häufiger vor, als dem Waldläufer lieb sein kann. Sie ist von Fieber, Schüttelfrost, Kopf-, Muskel- und Gelenkschmerzen gekennzeichnet, die bis zu Nierenschäden führen können.

In den Weiten Skandinaviens kamen schwedische Orientierungsläufer erst zu Bartonella-Bakterien und wenig später zu Tode. Zwischen 1979 und 1992 starben in Schweden 16 Elitesportler eines mysteriösen Herztodes. Als man sie obduzierte, wurden bei den meisten Bartonella-Bakterien im Herzmuskel gefunden. Über diese Mikroorganismen ist noch relativ wenig bekannt, außer daß sie von Zecken übertragen werden und bei Katzen ebenfalls den Herzmuskel schädigen. Jeder dritte schwedische Orientierungsläufer hat Antikörper gegen Bartonella im Blut. In schwedischen Blutspenden beträgt die Häufigkeit nur sieben Prozent. Das legt die Verbindung zu den schwedischen Wäldern nahe. Doch nicht nur im Stammland der Elche sterben Waldläufer am Herztod, auch in anderen Ländern führen sie die Liste derer an, die am häufigsten bei der Ausübung ihres Sportes das Zeitliche segnen. Diagnose: Herztod durch »verschleppte Infektion«.

Aber das ist beileibe nicht das Ende der Fahnenstange. Denn es gibt noch mindestens zwei Dutzend weitere Erreger, die den Sportsfreund um seine Gesundheit fürchten lassen müssen: Babesien, Hepatitis-C-Viren, Arboviren usw. Wer daran erkrankt, hat zwei Probleme: erstens die Krankheit und zweitens die hilflosen Therapieversuche vieler Ärzte. Vertreter des Zentralen Instituts des Sanitätsdienstes der Bundeswehr sowie des Umweltbundesamtes sprechen offen aus, was Insider seit Jahren beklagen: Die zahlreichen Krankheiten, die durch Zecken und Stechmücken übertragen werden, stellen nicht nur für die allermeisten Allgemeinärzte ein Buch mit sieben Siegeln dar, nein, sie sind »auch dem Fachpersonal nur sehr lückenhaft oder gar nicht bekannt«. Pech für den Patienten.

Vor lauter Naturbegeisterung ist vielen Menschen das Gefühl für die Risiken selbst der gemäßigten Wildnis verlorengegangen. Immerhin überlegt sich manch ein Waldläufer, ob er in FSME-gefährdeten Wäldern ohne Impfung joggen kann, obwohl die Borreliose mit jährlich 20- bis 60tausend Neuerkrankungen in Deutschland wesentlich brisanter ist. Und was ist mit den vielen anderen Krankheiten, die von Zecken übertragen werden? Niemand braucht sich deshalb von einem Waldlauf abhalten lassen – aber jeder Dauerläufer sollte sich bewußt sein, daß nicht nur auf der Straße, sondern auch im Gebüsch so manche Gefahr lauert. Ähnlich wie ein gewisses Gefühl für die Risiken des Straßenverkehrs hilfreich ist, gilt dies in gleicher Weise für den Aufenthalt in Wald, Feld und Flur.

Aber man kann doch nicht jenen das Wort reden, die faul vor dem Fernseher lümmeln, Bier trinken, Chips essen und über die Bluse der Ansagerin raisonnieren, werden einige Prinzipientreue einwenden. Warum denn nicht? Auch das anspruchsloseste Fernsehprogramm hat seine gesundheitlichen Meriten im Vergleich zu einem tierisch aufgepeppten Waldlauf. Es ist nur eine Frage der Perspektive. Eine Studie aus Kalifornien zeigt, daß das Fernsehen die Zahl der Hirnhautentzündungen erheblich gesenkt hat. Und mutmaßlich auch die einiger anderer Krankheiten, die durch Zecken und Stechmücken übertragen werden. Die Regionen, in denen sich die Fernseher am schnellsten durchsetzten, so die Forscher, »hatten auch den größten Rückgang der Encephalitis-Fälle«. Merke: Wer nichts tut, macht eben auch nichts falsch.

→ **Ausdauersport:** Ausdauersportarten sind gesünder

→ **Joggen:** Joggen ist ein idealer Sport für Frauen

→ **Joggen:** Auf das richtige Schuhwerk kommt es an

Quellen:

P. Itin et al.: From the heavens, revenge on joggers. New England Journal of Medicine 1984/311/S. 1703

R. R. Tanz: More on bird attacks. New England Journal of Medicine 1985/312/S. 1066 f.

T. Eisner: Still more on bird attacks. New England Journal of Medicine 1985/313/S.1232 f.

G. Stuckmann: Die heiteren Invaliden oder Vom Risiko der Fitneß. In: http://www.uni-bonn.de/~umm705/Sport2.htm

H. Komuth: Vögel greifen Jogger an. Kölner Stadtanzeiger 12.6.2002. In: http://www.ksta.de/artikel.jsp?id=1023727698177

L. Wesslen et al.: Subacute Bartonella Infection in Swedish Orienteers Succumbing to Sudden Unexpected Cardiac Death or Having Malignant Arrhythmias. Scandinavian Journal of Infectious Diseases 2001/33/S. 429

P. M. Gahlinger et al.: Air conditioning and television as protective factors in arboviral encephalitis risk. American Journal of Tropical Medicine & Hygiene 1986/35/S. 601 f.

M. Faulde, G. Hoffmann: Vorkommen und Verhütung vektorassoziierter Erkrankungen des Menschen in Deutschland unter Berücksichtigung zoonotischer Aspekte. Bundesgesundheitsblatt, Gesundheitsforschung, Gesundheitsschutz 2001/44/S. 116 ff.

B. U. Baumgarten et al: Ehrlichien: Durch Zecken übertragbare Erreger. Deutsches Ärzteblatt 2000/97/S. A2456 ff.

L. G. Wurzel et al.: Can ticks be vectors for Hepatitis C virus? New England Journal of Medicine 2002/347/S. 1724 ff.

Die Well- und Fitneß-Branche hat nur das Wohl ihrer Kunden im Sinn

Ach, Unfug! Es geht allen Anbietern nur um das eine: Geld, Kröten, Mäuse, Zaster, Kohle, Pinkepinke ... Des Menschen Wille ist sein Himmelreich – und wenn die Masse nun auf einmal meint, durch Gewichtheben, Laufband, Stepper, Schwitzen, Ölgüsse, Duft- und Farbbäder und so weiter und so fort, gesünder und glücklicher zu werden, schreibt man sich das halt auf die Fahnen. Hauptsache, der Kunde zahlt. Daß Kurkliniken und Reiseveranstalter auf der Well- und Fitneß-Welle reiten, ist nur zu verständlich, denn irgendwie müssen sie die Verluste auf anderen Gebieten ja ausgleichen.

Im Grunde ist daran nichts Ehrenrühriges. Doch hinter manch einem Angebot steht ein ganz anderes und unerwartetes Motiv: Da geht es dann nicht um Kunden-, sondern oft genug um »Seelenfang«. Denn im Fit- und Wellnessbereich tummeln sich auch dubiose Organisationen. Marathonläufe (gewöhnlich für einen guten Zweck wie den Weltfrieden), Meditationsübungen und Scheintrainings gelten bei vielen Sekten als erfolgversprechende Köder für potentielle Mitglieder. Wie Ingo Heinemann, Geschäftsführer der Aktion für Geistige und Psychische Freiheit (AGPF), Bundesverband Sekten- und Psychomarktberatung e. V., Bonn, erklärt, geben sich die entsprechenden Organisationen häufig nicht direkt zu erkennen. Allen gemein ist jedoch die Verheißung, etwas quasi Unmögliches entweder ganz leicht in einem Wochenendkurs (die richtige Einstellung zum Reich- oder Erfolgreichwerden beispielsweise) oder mit großem persönlichen und finanziellen Einsatz über eine vielstufige Ausbildung zu erreichen (Vollkommenheit, Glückseligkeit, Bewußtseinserweiterung et cetera pe pe). Bei so phantastischen Zielen *muß* jeder Kurs, jedes Seminar natürlich sehr, sehr teuer sein.

Aber letzten Endes machen diese Veranstaltungen weder Ihre Beinmuskeln stramm noch Ihren Kopf frei, statt dessen schaffen sie Abhängigkeiten. Während manche Anbieter mit Heilsversprechen locken, setzen andere auf die massive Verunsicherung von Interessenten. Am Anfang steht meist ein »Persönlichkeitstest«, der regelmäßig so gravierende Mängel erkennen läßt, daß ein

Seminar oder eine Therapie dringend angebracht scheint. Die Behandlung legt natürlich immer schwerwiegendere Probleme offen, die gegen entsprechendes Honorar beseitigt werden könnten. Oder man erklärt dem Kandidaten, daß zur körperlichen und geistigen Vollkommenheit (oder was auch immer) zahlreiche Ausbildungsstufen oder Reinigungsschritte nötig sind. Alsbald befindet auch er sich in den Fängen eines ausgeklügelten Systems, dem keiner so leicht entkommt.

Organisationen dieser Art bieten vordergründig Gemeinschaftserleben und Geborgenheit in der Gruppe. Typischerweise sind sie jedoch völlig auf sich und ihren Guru, Meister oder Gründer fixiert und lassen nichts und niemanden neben sich mehr gelten: keine andere Lehre, kein anderes Ziel, keine andere Meinung. Häufig werden alle Kontakte zu Nichtmitgliedern, ja selbst zur eigenen Familie, untersagt. Abweichler werden gemobbt und bestraft. Und für all das muß man auch noch satt Geld bezahlen oder unentgeltlich schuften! Viele Sekten und sektenähnliche Organisationen besitzen Geschäfte, Immobilien oder Vertriebskanäle für völlig überteuerte »Spezialprodukte«, deren Gewinn in der Regel allein dem Guru und seinem engsten Kreis zugute kommt.

Da viele Menschen bei aller Liebe zum Sport ein natürliches Mißtrauen gegen Sekten haben, suchen diese nach glaubhaften Botschaften und Botschaftern. Dazu gehört nicht nur die beliebte Verbindung zu Wellness, Fitneß und positivem Denken, sondern auch der Hinweis auf Personen und Organisationen wie die Vereinten Nationen, die sich angeblich diese Ziele auf die Fahnen geschrieben haben. Manch ein Prominenter, der medienwirksame Auftritte liebt, entspricht gerne dem Wunsch nach Unterstützung für einen Weltfriedenslauf. Vielleicht wäre der eine oder andere Politiker etwas vorsichtiger mit seinem Engagement, wenn er wüßte, welchen Gruppen er durch sein Erscheinen Seriosität verleiht.

Dann doch lieber ein harmloses Ayurveda-Wellness-Wochenende! Pustekuchen. Nach den Erkenntnissen von Professor Dieter von Schmädel (Uni Regensburg) hat sich auch in dieser Szene eine Sekte etabliert, die eigene Gesundheitszentren und klinische Einrichtungen betreibt sowie über eigene Laien- und Ärzteorganisationen verfügt. Versprochen wird der Menschheit, so Schmädel, »die Lösung aller Probleme, die einem Himmel auf Erden im Wege stehen«. Daneben gibt es noch einen Plan zur Erlangung der perfekten Gesundheit. Wer bereit ist, das nötige Kleingeld zu investieren, darf nicht nur hoffen, von AIDS und Krebs geheilt zu werden, sondern auch darauf, daß sich sein Alterungsprozeß umkehrt, daß er also von Jahr zu Jahr jünger wird. Überflüssig zu sagen, daß die geheimnisvollen Mittelchen aus Indien den Kunden auch noch superintelligent machen.

Offenkundig deckt die Fit- und Wellness-Welle einen gewissen Bedarf an Transzendenz. Wer wollte es einem aufgeklärten Menschen verdenken, wenn er Weihwasser und Orgelklang den Rücken kehrt und die Langeweile oder innere Leere mal mit einem Workout im Fitneßstudio, einem Wellness-Wochenende in einem schönen Hotel oder dem Meditationskurs eines Gurus bekämpft? Natürlich muß nicht hinter jedem Anbieter von fernöstlicher Philosophie gleich eine Sekte stecken. Aber wie kann man sich vor unseriösen Angeboten – egal von wem – schützen?

Die Journalistin Bärbel Schwertfeger, die jahrelang die Veranstaltungen der Psycho- und Sektenszene unter die Lupe genommen hat, rät zu folgender Vorgehensweise: Egal, ob Fitneß-, Persönlichkeits- oder Finanzziele, werden Sie skeptisch, wenn diese Ziele extrem hochgesteckt und trotzdem ganz einfach und schnell zu erreichen sein sollen. Werden Sie auch skeptisch, wenn ein Persönlichkeitstest bedrohliche Konstellationen erbracht haben will, die einer sofortigen Therapie bedürfen. Fragen Sie im Zweifel nach, wie überprüft wird, ob die Teilnehmer tatsächlich einen Nutzen aus dem Seminar oder der Therapie ziehen (zum Beispiel echte Referenzadressen oder wissenschaftliche Veröffentlichungen, in denen die angewandten Methoden auf ihre Wirksamkeit überprüft wurden). Machen Sie unbedingt einen Methoden- und Ausbildungscheck. Seriöse Anbieter werden im Vorfeld einen genauen Ablaufplan des Seminars mit detaillierten Inhalten bekanntgeben und auch die Qualifikation der Trainer anhand eines Lebenslaufs mit exakten Berufsbezeichnungen offenlegen. Unseriöse Anbieter haben immer etwas zu verschweigen.

Eine solche Prüfung ist hier vielleicht sogar wichtiger als beim Autokauf, denn der Staat schützt den Verbraucher so gut wie nicht vor unlauteren Aktivitäten der Sekten oder Mißbräuchen des Psychomarktes. Hier ist der Kunde ganz auf sich allein gestellt.

→ **Erfolg:** Motivationstraining ist der Schlüssel zum Erfolg
→ **Mentale Fitneß:** Mentale Fitneß führt zum Erfolg
→ **Positives Denken:** Durch positives Denken kann man jedes Ziel erreichen

Quellen:

http://www.agpf.de: Website der Aktion für Geistige und Psychische Freiheit, Bundesverband Sekten- und Psychomarktberatung e. V., Bonn

U. Dehn: Weltfriedenslauf der Sri-Chinmoy-Bewegung 2001. Evangelische Zentralstelle für Weltanschauungsfragen. In: http://www.ekd.de/ezw/publ/ftexte/info0801-05.html

U. Dehn: Sri Chinmoy in Verruf. Evangelische Zentralstelle für Weltanschauungsfragen. In: http://www.ekd.de/ezw/33753.html

D. von Schmädel: Ayurveda – Quo vadis? Maharishi Ayur-Veda – Fortschritt oder Sackgasse? In: http://www.biologie.uni-regensburg.de/Med.Soziologie/Schmaedel/Ayurveda/ayurveda.html

B. Schwertfeger: Der Griff nach der Psyche. Campus, Frankfurt a.M. 1998

Stretching vermindert die Verletzungsgefahr

Es gibt Dinge, die bezweifelt eigentlich niemand, weil sie so selbstverständlich sind. Die Dehn- und Lockerungsübungen vor oder nach sportlichen Aktivitäten gleich welcher Art gehören zu diesen scheinbar unumstößlichen Wahrheiten. Sie wurden von einer Sportler- und Trainergeneration an die nächste weitergegeben – und lange nicht wissenschaftlich überprüft. »Der Sport strotzt nur so von Pseudowissenschaft«, klagen denn auch Domhnall MacAuley und Thomas Best im Vorwort zu einer Ausgabe des *British Medical Journal*, die sich dem Schwerpunktthema »Verminderung des Verletzungsrisikos im Sport« widmete. Und sie fügen hinzu: »Es ist ziemlich schwierig, die in den Umkleiden gepredigten Weisheiten und die wissenschaftlichen Belege auseinanderzudividieren.«

Einer, der es versucht hat, ist Ian Shrier vom Fachbereich Physiologie der McGill University in Quebec, Kanada. Dabei ging er zweigleisig vor: Zum einen nahm er die wenigen verwertbaren klinischen Studien unter die Lupe, und zum anderen studierte er die Ergebnisse der Grundlagenforschung in diesem Bereich. Die Studien lieferten zunächst kein eindeutiges Bild: Vier stellten fest, daß Stretching vor Verletzungen schützt. Fünf fanden keinen Unterschied zwischen stretchenden und nicht stretchenden Sportlern, und drei kamen zu dem Ergebnis, daß Stretching schadet. Als Shrier Erkenntnisse aus der Grundlagenforschung in die Bewertung einbezog, lichtete sich das verwirrende Dunkel. In drei der vier positiven Studien hatten die Probanden zusätzlich Aufwärmübungen durchgeführt. Und im Gegensatz zum Stretching gibt es für Aufwärmübungen zumindest Hinweise auf eine schützende Wirkung. In der vierten Untersuchung hatte man den positiven Effekt nur bei Frauen gefunden. Das heißt, bei Lichte besehen stützt keine der zwölf Studien die Behauptung, daß Dehnübungen das Verletzungsrisiko mindern.

Shrier führt noch weitere Argumente an, die gegen Stretching als Verletzungsprophylaxe sprechen: Zum Beispiel führen bereits leichte Dehnübungen zu Schäden in der Muskelzelle. Außerdem setzt Stretching die Schmerzempfindlichkeit herauf; für die Vorbeugung kann es aber wohl nicht sinnvoll sein, daß die Warnlampe später leuchtet als normal. Und dann: Die meisten Verletzungen passieren innerhalb der normalen Bewegungsreichweite. Weshalb sollte eine Vergrößerung der Reichweite durch Dehnübungen vor Verletzungen schützen?

Die Probe aufs Exempel machte eine australische Arbeitsgruppe, der 1500 männliche Rekruten als Versuchskaninchen dienten. Die Soldaten wurden zufällig einer von zwei Gruppen zugeteilt. Eine Gruppe machte vor dem Training nur Aufwärmübungen, die andere zusätzlich Muskelstretching. Nach zwölf Wochen verglich man die Zahl der Sportverletzungen in beiden Gruppen – und fand keinen statistisch signifikanten Unterschied. Das heißt, Stretching plus Aufwärmen bringt einem Sportler nicht mehr Verletzungsschutz als Aufwärmen alleine. Aus dem kleinen, statistisch nicht signifikanten Unterschied errechnen die Organisatoren der Studie: Wenn dieser Unterschied tatsächlich auf dem Stretching (und nicht auf Zufall) beruhen würde, müßte ein einzelner Sportler 23 Jahre stretchen, um eine einzige Verletzung zu vermeiden.

→ **Stretching:** Stretching steigert die Leistung
→ **Muskelkater:** Stretching verhindert Muskelkater

Quellen:

D. MacAuley, T. Best: Reducing risk of injury due to exercise. Stretching before exercise does not help. British Medical Journal 2002/325/S. 451 f.

I. Shrier: Stretching before exercise does not reduce the risk of local muscle injury: a critical review of the clinical and basic literature. Clinical Journal of Sport Medicine 1999/9/S. 221 ff.

I. Shrier: Stretching before exercise: an evidence based approach. British Journal of Sports Medicine 2002/34/S. 324 f.

R. Pope et al.: A randomized trial of preexercise stretching for prevention of lower-limb injury. Medicine & Science in Sports & Exercise 2000/32/S. 271 ff.

R. Herbert, M. Gabriel: Effects of stretching before and after exercising on muscle soreness and risk of injury: systematic review. British Medical Journal 2002/325/S. 468 ff.

Sachregister

Udo Pollmer,
Susanne Warmuth

Lexikon der populären Ernährungsirrtümer

Mißverständnisse, Fehlinterpretationen und Halbwahrheiten von Alkohol bis Zucker. 368 Seiten. Serie Piper

Margarine ist gesünder als Butter, Müsli ist nahrhafter als Weißbrot, Tiefkühllebensmittel enthalten mehr Nährstoffe als Dosenware – die Liste von gängigen Ernährungsirrtümern ließe sich beliebig fortsetzten. Der Lebensmittelchemiker Udo Pollmer und die Biologin Susanne Warmuth haben liebgewonnene Ernährungsgewohnheiten und Halbwahrheiten von A wie Alkohol bis Z wie Zucker kritisch unter die Lupe genommen. Ihr informatives Lexikon ist ein Plädoyer für einen gelasseneren Umgang mit unserem Essen und für mehr Vertrauen in unseren Körper und seine Bedürfnisse.

»Pollmer und Warmuth stellen fast alles auf den Kopf, was wir über die Wirkungen des Essens zu wissen glaubten.«
Focus

05/1828/01/L

Dirk Maxeiner
Michael Miersch

Lexikon der Öko-Irrtümer

Fakten statt Umweltmythen. 494 Seiten. Serie Piper

»Das Klima kippt.« – »Der Wald stirbt.« – »Die Rohstoffe werden immer knapper.« Täglich werden wir mit solchen Schreckensmeldungen konfrontiert. Häufig steckt dahinter jedoch ein Gemisch aus widersprüchlichen oder fragwürdigen Zahlen, aus Annahmen, Schätzungen und unzulässigen Verallgemeinerungen. Die renommierten Journalisten Dirk Maxeiner und Michael Miersch untersuchen rund hundertfünfzig Vorurteile, hinterfragen sie kritisch und lassen kompetente Wissenschaftler zu Wort kommen. Sie plädieren für einen Neuanfang in der Umweltpolitik und empfehlen, die erstarrten Weltbilder durch fröhliche Aufklärung und konstruktive Veränderung zu ersetzen. Sie bringen fundierte Fakten und Zahlen auf den Tisch, die ein erheblich differenzierteres Bild über den Zustand unseres Planeten ermöglichen.

05/1179/01/R

Rolf Degen

Lexikon der Psycho-Irrtümer

Warum der Mensch sich nicht therapieren, erziehen und beeinflussen lässt. 376 Seiten. Serie Piper

Dachten auch Sie, daß Psychotherapie seelische Störungen und Neurosen heilt? Daß die Persönlichkeit des Menschen durch Erziehung bestimmt wird und Kreativität sich durch geeignete Techniken erheblich steigern lässt? Alles falsch, sagt Rolf Degen und fegt die schillernden Mythen der Seele vom Tisch. Er brandmarkt vor allem die psychologischen Irrtümer, die sich besonders heimtükkisch in unserer Selbstwahrnehmung eingenistet haben, und zeigt, dass sie vor allem einem dienen – dem kollektiven Selbstbetrug. Seine provokante Erkenntnis: Unsere Erwartungen an die Formbarkeit des Menschen lassen sich empirisch in keiner Weise untermauern. Auch hundert Jahre nach Sigmund Freud ist der Schlüssel zur Seele noch nicht entdeckt und wird vielleicht auch nie gefunden werden. Sein Fazit: Der Mensch ist nicht zu ändern. Er ist, wie er ist.

05/1156/01/L

Jürgen Brater

Lexikon der rätselhaften Körpervorgänge

Von Alkoholrausch bis Zähneknirschen. ca. 576 Seiten. Serie Piper

Fördert ein Schnaps nach einem opulenten Essen die Verdauung? Warum ist Gähnen ansteckend? Wie entstehen dunkle Ringe unter den Augen? Und spricht ein Bauchredner wirklich mit dem Bauch?
Der Mediziner Jürgen Brater liefert unterhaltsame, lehrreiche und überraschende Erklärungen für fast 700 alltägliche Rätsel unseres Körpers – von A wie Anspannung über M wie Muskelkater bis Z wie Zähneklappern.

»Obwohl das Buch lexikonartig aufgebaut ist, ist man immer wieder versucht, es wie einen Roman zu lesen, da oft die Antwort auf die folgende Frage mindestens so interessant ist wie die gerade gelesene.«
Der Allgemeinarzt

05/1557/01/R